高等学校"十四五"医学规划新形态教材

（供临床、基础、预防、护理、口腔、检验、药学等专业用）

组织学与胚胎学

Zuzhixue yu Peitaixue

第 3 版

主　编　徐　晨
副主编　伍静文　郝立宏　肖　岚
编　者　（按姓氏拼音排序）

陈海滨（汕头大学医学院）　　　　　　陈晓蓉（安徽医科大学）
丁　英（中山大学中山医学院）　　　　冯　颖（四川大学华西基础医学与法医学院）
宫琳琳（大连医科大学）　　　　　　　郝立宏（大连医科大学）
黄天明（广西医科大学）　　　　　　　霍涌玮（西安交通大学医学部）
李　和（华中科技大学同济医学院）　　李　臻（空军军医大学）
梁春敏（复旦大学上海医学院）　　　　林常敏（汕头大学医学院）
刘　琼（复旦大学上海医学院）　　　　罗　彬（广西医科大学）
马　宁（南方医科大学）　　　　　　　任彩霞（北京大学医学部）
王　东（滨州医学院）　　　　　　　　王牧笛（安徽医科大学）
王　越（海军军医大学）　　　　　　　吴　波（首都医科大学）
伍静文（上海交通大学医学院）　　　　夏小雨（上海交通大学医学院）
肖　岚（陆军军医大学）　　　　　　　徐　晨（上海交通大学医学院）
徐　冶（吉林医药学院）　　　　　　　杨耀琴（同济大学医学院）
曾园山（中山大学中山医学院）　　　　张洪芹（滨州医学院）
赵　敏（昆明医科大学）　　　　　　　钟近洁（浙江大学医学院）
周　琳（华中科技大学同济医学院）

高等教育出版社·北京

内容提要

　　本教材由上海交通大学医学院徐晨教授担任主编,全国20余所高等医学院校长期从事“组织学与胚胎学”教学的专家教授共同编写完成。

　　第3版教材是在第2版的基础上,对组织学与胚胎学的基本知识、基本内容进行了全面、系统地阐述。教材配有400多幅精美的图片,包括各编委所在高校在多年教学过程中积累的光镜、电镜照片及手工绘制的模式图。全书彩色印刷,图文并茂,使学生能够更加直观、准确地学习、掌握组织学与胚胎学的知识。本教材配有数字课程,包括微课、教学PPT、拓展阅读、中英文小结、自测题等数字资源,有利于学生提高自学和主动获取专业知识资源的能力。

　　本教材适用于临床、基础、预防、护理、口腔、检验、药学等专业本科生,也可作为医学研究生、临床医务人员及科研人员的参考书。

图书在版编目(ＣＩＰ)数据

　　组织学与胚胎学 / 徐晨主编. -- 3版. -- 北京：高等教育出版社,2022.3(2023.2重印)
　　供临床、基础、预防、护理、口腔、检验、药学等专业用
　　ISBN 978-7-04-057867-6

　　Ⅰ. ①组… Ⅱ. ①徐… Ⅲ. ①人体组织学 - 高等院校 - 教材②人体胚胎学 - 高等院校 - 教材 Ⅳ. ①R32

　　中国版本图书馆CIP数据核字(2022)第018933号

策划编辑　杨　兵	责任编辑　初　瑞	封面设计　于　博		插图绘制　于　博
责任印制　田　甜				

出版发行	高等教育出版社	网　　址	http://www.hep.edu.cn
社　　址	北京市西城区德外大街4号		http://www.hep.com.cn
邮政编码	100120	网上订购	http://www.hepmall.com.cn
印　　刷	北京市白帆印务有限公司		http://www.hepmall.com
开　　本	889 mm×1194 mm　1/16		http://www.hepmall.cn
印　　张	21.5	版　　次	2009年1月第1版
字　　数	620千字		2022年3月第3版
购书热线	010-58581118	印　　次	2023年2月第2次印刷
咨询电话	400-810-0598	定　　价	85.00元

数字课程（基础版）

组织学与胚胎学

（第3版）

主编 徐 晨

ⓘ 重要通知 | APP下载

组织学与胚胎学（第3版）

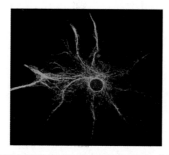

登录

组织学与胚胎学(第3版)数字课程与纸质教材一体化设计，紧密配合。数字课程内容包括微课、教学 PPT、拓展阅读、中英文小结、自测题等，充分运用多种形式的媒体资源，极大地丰富了知识的呈现形式，拓展了教材内容。在提升课程教学效果同时，为学生提供思维与探索的空间，有利于学生提高自学和主动获取专业知识资源的能力。

课程教材　　版权信息　　联系方式

http://abook.hep.com.cn/57867

扫描二维码，下载Abook应用

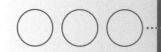

"组织学与胚胎学（第3版）" 数字课程编委会

主　编　徐　晨

副主编　伍静文　郝立宏　肖　岚

编　者　（按姓氏拼音排序）

陈海滨（汕头大学医学院）　　　　　　　陈晓蓉（安徽医科大学）

丁　英（中山大学中山医学院）　　　　　冯　潇（空军军医大学）

冯　颖（四川大学华西基础医学与法医学院）　葛盈盈（广西医科大学）

宫琳琳（大连医科大学）　　　　　　　　郝立宏（大连医科大学）

黄天明（广西医科大学）　　　　　　　　霍涌玮（西安交通大学医学部）

李　和（华中科技大学同济医学院）　　　李　涛（陆军军医大学）

李　臻（空军军医大学）　　　　　　　　梁春敏（复旦大学上海医学院）

林常敏（汕头大学医学院）　　　　　　　刘　琼（复旦大学上海医学院）

刘忠平（吉林医药学院）　　　　　　　　罗　彬（广西医科大学）

马斌芳（空军军医大学）　　　　　　　　马　宁（南方医科大学）

潘艺青（上海交通大学医学院）　　　　　任彩霞（北京大学医学部）

苏中静（汕头大学医学院）　　　　　　　唐军民（北京大学医学部）

唐伟博（吉林医药学院）　　　　　　　　王　东（滨州医学院）

王　越（海军军医大学）　　　　　　　　吴　波（首都医科大学）

伍静文（上海交通大学医学院）　　　　　夏小雨（上海交通大学医学院）

肖　岚（陆军军医大学）　　　　　　　　徐　晨（上海交通大学医学院）

徐　冶（吉林医药学院）　　　　　　　　许　瑾（南京医科大学康达学院）

杨耀琴（同济大学医学院）　　　　　　　曾园山（中山大学中山医学院）

张洪芹（滨州医学院）　　　　　　　　　张庆梅（广西医科大学）

赵　敏（昆明医科大学）　　　　　　　　钟近洁（浙江大学医学院）

周　琳（华中科技大学同济医学院）

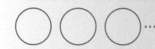

前 言

　　"组织学和胚胎学"之所以是医学的主要基础课程,不仅是因为只有掌握人体的微细结构和胚胎发育过程,才能正确理解与阐释细胞、组织、器官乃至系统的功能活动机制,并为预防先天畸形的发生、提高人口素质提供有效策略,而且组织学和胚胎学与其他学科诸如医学细胞生物学、医学分子生物学、医学免疫学、生理学、病理学、医学遗传学等已相互渗透,交叉融合。

　　2009 年,《组织学与胚胎学》(第 1 版)出版,评为普通高等教育"十一五"国家级规划教材,第 1 版汇集了全国 20 余所高等医学院校长期工作在"组织学和胚胎学"教学、科研第一线的教授、学者,出版后受到了广大师生的好评,并获得上海市优秀教材一等奖。2015 年,高等教育出版社组织修订再版,出版了《组织学与胚胎学》(第 2 版)。近年来,随着生命科学和医学科学的快速发展,组织学与胚胎学的新理论、新知识、新概念在不断产生和更新,组织学与胚胎学的教学理念和教学方法也在不断改革与完善。为此,高等教育出版社组织编写《组织学与胚胎学》(第 3 版),以适应新时期组织学与胚胎学教学改革与人才培养的需求。

　　本版教材的特点如下。

　　1. 作者队伍老中青结合,传承创新。除了保留部分教学和编写教材经验丰富的权威教授,大部分编委是有着国外留学经历且在教学岗位工作多年的中青年骨干教师,使得本教材的水平与国际先进接轨,内容与学科前沿同步。

　　2. 加强基础和临床医学知识的紧密结合。本版教材在第 2 版的基础上,数字资源又有新的补充与扩展,包括:①微课:旨在使学生达到视觉、听觉、文字、声音和画面的有机结合,提高学生的学习兴趣,启迪学生的创新思维。②教学 PPT:便于师生的教与学。③中英文小结:帮助学生归纳章节内容,抓住重点,掌握重要的英文专业词汇和正确的表达方式。④拓展阅读:介绍相关的临床医学知识,旨在引导学生理论联系实际,提前接触临床知识,便于师生开展课堂讨论。⑤自测题利于学生巩固所学知识。

　　3. 文字简练、图片精良。本版教材传承了第 2 版的文字简洁,图片精美、清晰的特点。全书配有400 多幅精美的图片,均为编者在多年教学过程中积累的光镜、电镜照片及手工绘制的模式图,使学生能够更加直观、准确地学习、掌握组织学与胚胎学的知识。

　　2021 年是中国共产党成立 100 周年,组织编写本教材是一项光荣的任务和使命,也是奉献给党百年华诞的一份小小的生日贺礼!

　　感谢上海交通大学医学院教务处和基础医学院教学办公室的各位老师对本书编写过程中的支持与帮助。

感谢《组织学与胚胎学》第 1 版、第 2 版的全体编委。感谢上海交通大学医学院潘艺青老师，她在第 1 版、第 2 版编写过程中，在文字和图片处理等方面给予的帮助。

本教材在撰稿、统稿与审稿中难免存在疏漏甚至舛误，恳请广大读者不吝指正。

上海交通大学医学院

徐 晨

2021 年 12 月

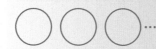

目 录

上篇 组 织 学

下篇　胚　胎　学

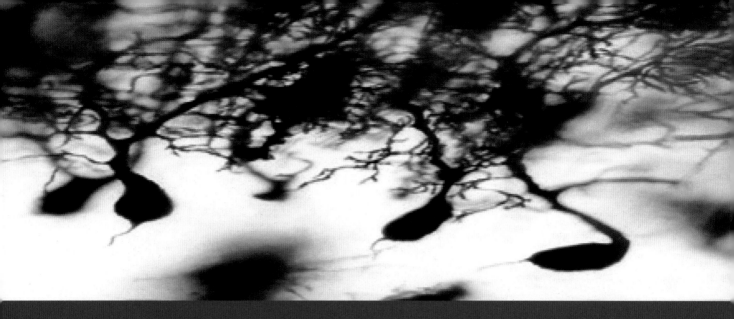

上篇　组织学

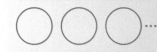

第 一 章

组织学绪论

第一节　组织学的内容和意义

组织学（histology）是由希腊文 histo（组织）与 logos（科学）组成的。组织学是研究正常人体微细结构及其相关功能的科学，故又称显微解剖学（microscopic anatomy）。微细结构是指在显微镜下才能够看到的结构。研究微细结构最常用的显微镜包括光学显微镜（light microscope，LM，简称光镜）和电子显微镜（electron microscope，简称电镜）。因此，微细结构也分为光镜结构和电镜结构。组织学是重要的医学基础课程，也是生命科学的基础学科。只有学好组织学，才能全面了解人体的形态结构。同时，只有真正深入掌握人体的形态结构，方能透彻理解其功能活动。现代组织学的研究已经深入细胞与分子水平，并与细胞生物学、生理学、病理学、免疫学、遗传学、分子生物学等相关学科交叉渗透、融合并进。因此，学好组织学，将为学习其他医学基础和临床学科奠定必要的形态学基础及相关的基本技能。

组织学的研究对象主要包括细胞、组织、器官与系统。

细胞（cell）是人体结构、功能及其分化发育等一切生命现象的基本单位。成年人体内有 $10^{13} \sim 10^{14}$ 个细胞，分为 200 多种，它们形态不同、功能各异。按照其分化程度，还可以进一步分为 600 多种。这些细胞之间相互协调、彼此作用，共同维持着机体的生长、发育、遗传、变异、衰老与死亡等生命过程。

组织（tissue）是由行使相似功能的细胞和细胞外基质（extracellular matrix，ECM）组成的，细胞外基质也称细胞间质（intercellular substance）。细胞外基质由细胞产生，包括纤维、基质和不断流动的液体（组织液、血浆、淋巴等），不仅对细胞起着营养、支持、保护和联系等作用，对细胞的增殖、分化、迁移、代谢、信息传递和功能表达等也有着重要影响。传统认为，人体大致由 4 种基本组织（fundamental tissue）构成，即上皮组织、结缔组织、肌组织和神经组织。基本组织以不同的种类、数量与方式形成各种器官。组织内不具有分裂增殖能力的细胞称为终末细胞（terminal cell），如红细胞、白细胞、精子、卵子、神经元、骨细胞等。但是在成体的许多组织内，仍然保存着数量不等的未分化的原始细胞，在一定的条件下可呈现很强的增殖和分化能力，此类细胞称为干细胞（stem cell），如结缔组织内的未分化间充质细胞、骨髓内的造血干细胞、表皮和其他上皮内的基细胞、骨膜和软骨膜内的骨祖细胞、骨骼肌的卫星细胞、脑内的神经干细胞、肝内的卵圆细胞、睾丸生精小管内的精原细胞等。

器官（organ）由不同类型的基本组织以特定的方式组合而成，具有一定的形态结构和特定的生理功能。根据器官中央有无大的空腔，将其分为空腔性器官（如胃、小肠、膀胱、子宫等）和实质性器官（如肝、脾、肺、肾等）。

系统（system）由数个形态结构相似或完全不同，能够协同完成某种系列生理功能的器官组成。人体内有神经、循环、免疫、内分泌、消化、呼吸、泌尿、生殖等系统。

第二节　组织学的发展简史

组织学的建立首先应归功于显微镜的发明。1665 年，英国人胡克（Robert Hooke，1635—1703）用自制的显微镜观察了软木塞及其他植物组织的薄片，将一层薄壁围成的小室称作细胞。意大利人马尔比基（Marcello Malpighi，1628—1694）用显微镜观察了脾、肺、肾、皮肤等。1684 年，荷兰人列文虎克

（Antonie van Leeuwenhoek，1632—1723）用倍数较高的显微镜观察了细菌、精子、红细胞、肌纤维和神经细胞等。1801年，法国人比夏（Marie Francais Bichat，1771—1802）首次提出"组织"一词，他把人体划分为21种组织。1819年，德国人麦耶（August Franz Mayer，1787—1865）将组织分为8种，并创用了组织学（histology）一词。德国植物学家施莱登（Matthias Jacob Schleiden，1804—1881）和动物学家施万（Theodor Ambrose Schwann，1810—1882）于1838年和1839年提出，一切植物、动物都是由细胞组成的，细胞是一切动植物的基本单位。这就是著名的细胞学说（cell theory）。恩格斯把细胞学说、罗蒙诺索夫的质量守恒定律及达尔文的进化论并列为19世纪自然科学的三大发现。1858年，德国人魏尔啸（Rudolf Virchow，1821—1902）提出了细胞病理学说，认为细胞损害是一切疾病的基础，使得细胞学说更趋完善。奥地利人孟德尔（Gregor Johann Mendel，1822—1884）于1865年创立了细胞遗传学说。

19世纪中后期，科学家发明了许多组织学技术从而发现了许多细胞、组织的微细结构。例如，1850年，德国人莱迪希（Franz von Leydig，1821—1908）发现并描述了睾丸间质细胞（Leydig cell）。1851年，德国组织学家科蒂（Alfonso Corti，1822—1888）发现了内耳的螺旋器，又称科蒂器（organ of Corti）。1851年，德国解剖学家米勒（Johannes Peter Müller，1801—1858）发现了视网膜放射状胶质细胞（Müller cell）。1865年，意大利人塞托利（Enrico Sertoli，1842—1910）发现了睾丸支持细胞（Sertoli cell）。1882年，德国解剖学家迪塞（Josef Disse，1852—1912）发现了肝血窦与肝细胞之间的窦周隙，也称迪塞隙（Disse space）。1886年，德国病理学家朗格汉斯（Paul Langerhans，1847—1888）发现皮肤表皮内的朗格汉斯细胞（Langerhans cell）。1888年，德国生理学家帕内特（Joseph Paneth，1857—1890）发现了肠腺基底部的帕内特细胞（Paneth cell）。1889年，意大利人高尔基（Camillo Golgi，1843—1926）和西班牙人卡哈尔（Santiago Ramón y Cajal，1852—1934）创立了镀银染色技术，并用于神经细胞与神经组织的研究，发现了高尔基体，成为现代神经科学的奠基人，两人共同获得1906年诺贝尔奖。1892年，德国病理学家尼氏（Franz Nissl，1860—1919）发现了神经元胞质中的嗜碱性颗粒尼氏体（Nissl body）。1897年，法国人波因（Pol André Bouin，1870—1962）发明了如今常用的混合固定液（甲醛 - 苦味酸 - 乙酸固定液），即Bouin液，使睾丸等组织的固定与染色更加完美。

19世纪末至今的100多年，是现代组织学发展的黄金时期。俄国人梅契尼科夫（Elie Ilya Metchnikoff，1845—1916）发现吞噬细胞吞噬异物的现象及其与机体防御功能的关系，获得1908年诺贝尔奖。英国人谢灵顿（Charles Scott Sherrington，1857—1952）和艾德里安（Edgar Adrian，1889—1977）研究神经元功能，提出神经反射学说和"突触"的概念，两人获得1932年诺贝尔奖。1954年，帕拉德（George Palade，1912—2008）和佩莱（Sanford Louis Palay，1918—2002）共同发表了第一张突触超微结构图像。1969年，赫胥黎（Andrew Fielding Huxley，1917—2012）等在研究骨骼肌纤维的超微结构与功能的基础上，提出肌纤维收缩机制学说。意大利人蒙塔西尼（Rita Levi Montalcini，1909—2012）和美国人科恩（Stanley Cohen，1922—2020）在下颌下腺中提取大量的神经生长因子（NGF）和表皮生长因子（EGF），并研究了其在神经生长及胚胎发育方面的重要功能，两人获得1986年诺贝尔奖。

我国的组织学研究始于20世纪初，组织学家马文昭（1886—1965）、鲍鉴清（1893—1982）、王有祺（1899—1995）、张作干（1907—1969）、李肇特（1913—2006）、薛社普（1917—2017）、成令忠（1931—2003）等在该领域的学科建设、科学研究和人才培养等方面都做出了杰出的贡献。

组织学的发展历史充分说明，组织学新理论和新技术的发现与发明有力地推动了其他相关医学学科的发展与进步。

第三节　组织学的研究方法与技术简介

随着现代科学技术的不断进步，组织学的研究方法与技术同样得到了迅速的发展。其原理广泛涉及物理学、影像学、化学、免疫学、生物化学、分子生物学等学科。

一、光学显微镜技术

（一）普通光学显微镜技术

应用普通光学显微镜观察人体微细结构是组织学最常用的研究技术,可以将被观察物体放大 1 000~1 500倍,分辨率可达 0.2 μm。标本制作通常可以分为切片法和非切片法两种。

1. 切片法　石蜡切片(paraffin section)术是最常用的切片技术,其基本程序包括取材、固定、脱水、包埋、切片、脱蜡、染色、封片等。

(1) 取材与固定　用蛋白质凝固剂(如甲醛、乙醇、丙酮等)或混合固定液(如 Bouin 液、Carnoy 液、Zenker 液等)固定新鲜的组织块(一般以不超过 0.5 cm³ 大小为宜),目的在于保持细胞、组织在生活状态下的形态结构。

(2) 脱水与包埋　组织经固定后,还要利用浓度逐级上升的乙醇将其所含的水分脱除。因乙醇不溶于包埋剂——石蜡,故需用二甲苯(xylene)置换出组织块中的乙醇。然后将组织块放在融化的石蜡中,使石蜡液浸入组织细胞内,冷却后组织块便具有石蜡的硬度。除石蜡外,其他包埋剂还有火棉胶、树脂、塑料等。

(3) 切片、脱蜡与染色　将包有组织的蜡块用切片机(microtome)切成 5~10 μm 的薄片,贴于载玻片(slide)上,此切片称石蜡切片。切片经二甲苯脱蜡后,进行染色。最常用的染色方法是苏木精(hematoxylin)和伊红(eosin)染色,简称 HE 染色。苏木精为碱性,可使细胞核内的染色质及胞质内的核糖体等染成紫蓝色;伊红呈酸性,可使胞质及细胞外基质中的成分染成粉红色(图 1-1)。细胞或者细胞外基质中的成分易被碱性染料和酸性染料着色的性质分别称嗜碱性(basophilia)和嗜酸性(acidophilia);而对碱性染料和酸性染料亲和力都比较弱的现象称中性(neutrophilia)。

除 HE 染色外,还有许多其他染色方法,能够特异性地显示细胞或细胞外基质中的某种成分。例如,有的细胞经重铬酸盐处理后呈棕褐色,称嗜铬性(chromaffinity)(图 1-2);有的细胞或组织成分经硝酸银处理后呈黑色,称亲银性(argentaffin);若经硝酸银处理后,尚需添加还原剂才能显色的现象称嗜银性(argyrophilia)(图 1-3);而肥大细胞中的颗粒经甲苯胺蓝(toluidine blue)等碱性染料染色后,呈紫红色,该现象称异染性(metachromasia)(图 1-4)。

(4) 封片　切片经脱水、透明后,滴加中性树胶并覆以盖玻片进行封固(mounting)后,便可在显微镜下进行观察。

在进行细胞化学或组织化学研究时,为了更好地保存细胞内的酶活性和脂类成分,可将组织取材

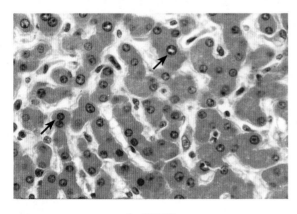

↑:肝细胞

图 1-1　肝细胞光镜像(HE 染色,×132)

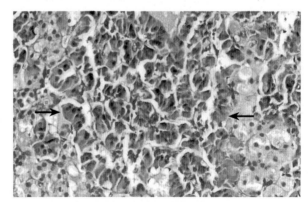

图 1-2　肾上腺髓质光镜像(×66)

↑示髓质细胞的嗜铬性,标本经重铬酸盐处理后 HE 染色,髓质细胞呈棕褐色,故又称嗜铬细胞。

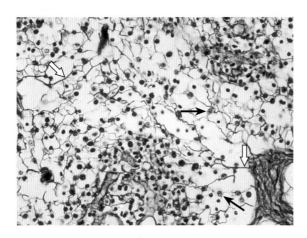

↑:网状细胞;⇧:网状纤维

图 1-3　网状纤维(猫淋巴结髓质,镀银染色,高倍)

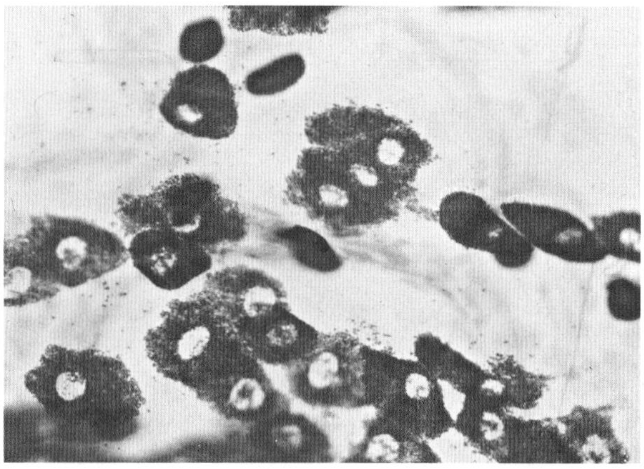

图 1-4　肥大细胞(大鼠皮下组织,甲苯胺蓝染色,×132)

后迅速冷冻,在恒冷箱切片机中切片,称冷冻切片(frozen section)。

2. **非切片法**　系指不经包埋、切片等步骤制作切片的方法。例如,将血液、精液、分离细胞、脱落细胞等直接涂在载玻片上,称涂片(smear)(图 1-5);将肠系膜、疏松结缔组织等柔软组织拉展成薄片后贴在载玻片上,称铺片(stretched preparation)(图 1-6);将骨、牙等坚硬的组织打磨成为薄片,称磨片(ground section)(图 1-7)。

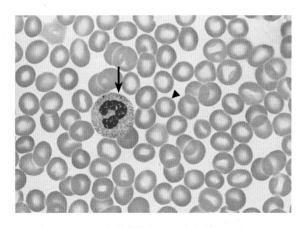

↑:中性粒细胞;▲:红细胞

图 1-5　血涂片(瑞氏染色,×990)

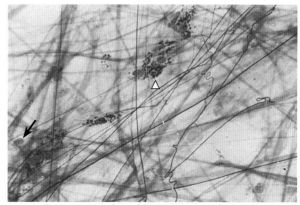

△:巨噬细胞;↑:成纤维细胞

图 1-6　疏松结缔组织铺片(兔皮下组织,注射台盼蓝 + 醛复红染色 + 偶氮洋红染色,×100)

(二)特殊光学显微镜技术

常用的特殊光学显微镜技术包括如下。

1. **荧光显微镜技术**　荧光显微镜(fluorescence microscope)以紫外线为光源,能够激发细胞、组织内的荧光物质或者荧光染料发出荧光。适用于观察细胞、组织内各种自发荧光物质,也可以观察被荧光素或者荧光染料标记的细胞、组织结构。常用的荧光素有异硫氰酸荧光素(fluorescein isothiocyanate,FITC)、碘化丙啶(propidium iodide,PI)等。

2. **相差显微镜技术**　相差显微镜(phase contrast microscope)可将活细胞内各种结构对光产生的不同折射(相位差)转换为明暗差别(振幅差),从而使观察对象结构反差明显。适用于观察活细胞和未经染色的形态结构。而倒置相差显微镜（inverted phase contrast microscope）可观察生长在培养瓶中的活细胞，并进行摄片及录像以记录活细胞的增殖、分裂和运动等行为。

3. 暗视野显微镜技术　暗视野显微镜（dark-field microscope）是以胶体粒子的反射和散射现象即廷德尔效应（Tyndall effect）为基础设计的，因其是利用被检物体表面散射的光层来观察被检物，所以能够看到被检物体的存在和运动，但不能清晰分辨物体本身的微细结构。暗视野显微镜适用于观察位于液体介质内未染色的细菌、酵母、真菌，以及血液内的白细胞等的运动情况。

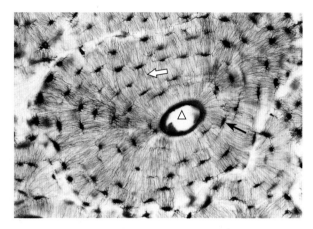

△：中央管；↑：骨陷窝；仓：骨小管

图 1-7　骨磨片（长骨骨干，×198）

（三）激光扫描共聚焦显微镜技术

激光扫描共聚焦显微镜（laser scanning confocal microscope，LSCM）以激光作为激发光，通过计算机控制的扫描装置，获得细胞和组织内部微细结构的荧光图像，能观察细胞形态和细胞内各种成分的细微变化，并可动态地检测胞内各种离子、pH、膜电位等，广泛地应用于组织和细胞的形态学、分子生物学、生物化学、神经生物学、生理学、药理学和遗传学等领域的研究。与传统的荧光显微镜相比，激光扫描共聚焦显微镜采用了共轭光路，有效抑制了同一焦平面上非测量点的杂散荧光及非焦平面上的荧光，从而解决了荧光标记物质结构重叠、影响荧光图像分辨率等问题，因此它能得到分辨率、灵敏度、清晰度和对比度更高的荧光图像（图 1-8）；其相对较快的图像采集速度也使对活细胞动态观察成为可能，并且能对细胞和组织的三维荧光图像进行扫描，使多重荧光标记观察更为简便和准确。

根据扫描方式的不同，激光扫描共聚焦显微镜可分为狭缝式激光扫描共聚焦显微镜、台阶式激光扫描共聚焦显微镜和光束式激光扫描共聚焦显微镜。后来，又陆续出现了双光子激光扫描共聚焦显微镜和多光子激光扫描共聚焦显微镜，能用较长的激发波长观察发射波长短的荧光物质，进一步提高了荧光图像的清晰度。

二、电子显微镜技术

电子显微镜技术是应用电镜研究机体超微结构（ultrastructure）的重要手段。与光镜相比，电镜用电子束代替可见光，用电磁透镜替代光学透镜（聚光镜、物镜和目镜），将肉眼看不见的电子束成像于荧光屏上（图 1-9）。

1. 透射电镜技术　透射电镜（transmission electron microscope，TEM）是通过电子枪发射的电子束穿透观察样品后，经电磁场的聚合放大并在荧光屏上显像。由于电子束在不同的电压下（一般为 50~100 kV）产生不同的短波长，所以电镜的分辨率可达 0.1~0.2 nm，放大倍数可以从数千倍到几百万倍。由于电子束的穿透能力较弱，故样品的厚度以不超过 100 nm 为宜（一般 50~80 nm）。可见，样品的制备十分关键。其主要过程与普通光镜样品制备技术类似：新鲜取材（机体死亡后的数分钟内完成），组织块（大小以不超过 1 mm³ 为宜）用戊二醛（glutaraldehyde）和锇酸（osmic acid）依次固定，脱水后树脂包埋，用超薄切片机（ultramicrotome）切成厚度为 25~100 nm 的超薄切片（ultrathin section），裱贴于铜网上。再用醋酸铀（uranium acetate）和柠檬酸铅（lead citrate）等重金属盐进行电子染色，即可在电镜下观察。电镜下所看到的结构通常称超微结构（图 1-10）。细胞被重金属盐染色结合的部位（如溶酶体），因电子被散射多，投射到荧光屏上的电子少而呈较黑暗的图像，称高电子致密（electron-

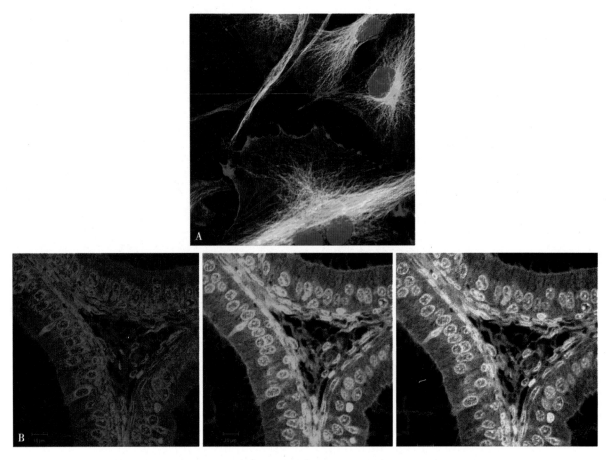

图 1-8　激光扫描共聚焦显微镜像

A.肺动脉内皮细胞(示细胞骨架,蓝色:细胞核,红色:微丝,绿色:微管);B 大鼠附睾上皮(×630)

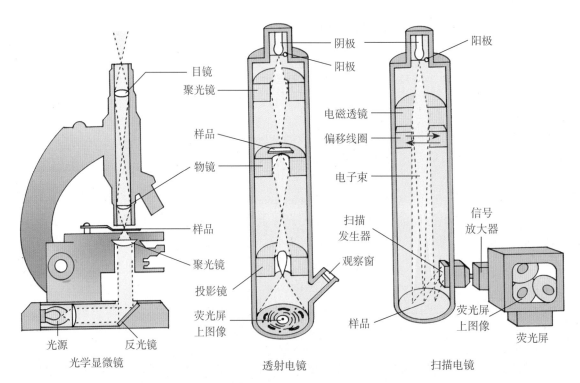

图 1-9　光学显微镜、透射电镜与扫描电镜比较示意图

dense),又称高电子密度;反之,图像则较明亮,称低电子透明(electron-lucent),又称低电子密度。

2. **扫描电镜技术** 扫描电镜(scanning electron microscope,SEM)是通过极细的电子束(电子探针)在样品表面扫描,将样品表面产生的二次电子用探测器收集,形成电信号送达荧光屏上显像。主要用于观察较大的样品表面结构,图像富有三维立体感,如细胞的微绒毛、纤毛等(图1-11)。其分辨率为6~10 nm。样品的制备过程为:样品经戊二醛和锇酸固定、脱水和临界点干燥后,表面喷碳镀薄层金膜(以增加二次电子数,从而提高其导电性和图像反差)等。

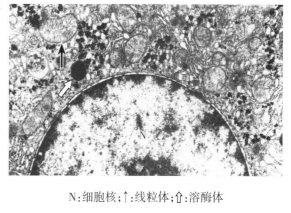

N:细胞核;↑:线粒体;⇧:溶酶体

图1-10 肝细胞透射电镜像(大鼠,×17 200)

3. **冷冻蚀刻复型和冷冻断裂** 冷冻蚀刻复型(freeze etch replica)标本制备的主要步骤:①冷冻:将样品组织浸入冷冻保护剂中,然后再将样品放入液氮(-196℃)内快速冷冻。②断裂:在真空条件下使样品断裂,断裂面常为组织、细胞的薄弱部位,如细胞膜脂质双分子层的疏水极之间。③蚀刻:在真空内使温度回升到-100℃,使断裂面含游离水较多之处的冰晶升华,形成凹凸不平的"浮雕"效果。④复型:在断裂面上先后喷镀铂和碳,形成金属复型膜称复型(replica),用次氯酸钠等腐蚀液将组织溶解,取复型膜在透射电镜下观察(图1-12)。

细胞膜的脂质双分子层被劈分开以后,其外层的内表面称胞质外面或E面(extracellular face,E face);其内层的外表面称胞质面或P面(plasmic face,P face)。P面常见许多膜内粒子,E面则较少。一般认为,膜内粒子是细胞膜结构中的镶嵌蛋白颗粒的图像(图1-13)。膜内粒子的数量与分布随膜的功能状态而变化,因此冷冻蚀刻复型技术适用于生物膜内部结构与功能的研究。

冷冻断裂(freeze cracking)是将固定、包埋的样品组织在低温(-196℃)下割断,断面喷镀金属膜,在扫描电镜下观察断面的立体结构。冷冻断裂适于观察组织内部微细结构的相互关系,如肾小囊与血管球的关系、肝细胞与胆小管的关系等(图1-14)。

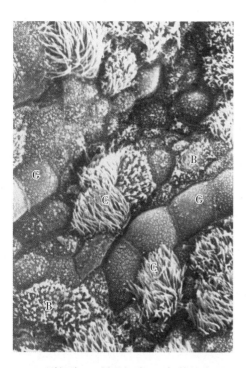

B:刷细胞;C:纤毛细胞;G:杯状细胞

图1-11 气管黏膜表面扫描电镜像(大鼠,×17 200)

三、组织化学与细胞化学技术

组织化学(histochemistry)与细胞化学(cytochemistry)技术是利用物理和化学反应的原理,使组织、细胞内某种待检化学成分形成有色沉淀物,便于在光镜或电镜下对其进行定性、定位甚至定量研究的方法。

1. **糖类显示法** 显示多糖和蛋白多糖最常用的方法是过碘酸希夫反应(periodic acid-Schiff reaction),简称PAS反应。其原理是:糖被强氧化剂过碘酸氧化后,形成醛基;后者与无色的亚硫酸品红复合物(即希夫试剂)结合,形成紫红色反应产物,PAS反应阳性部位即表示多糖存在的部位

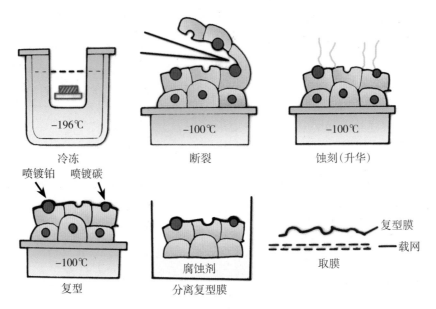

图 1-12　冷冻蚀刻复型标本制备示意图

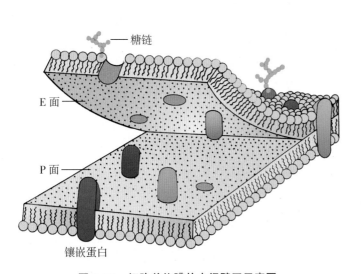

图 1-13　细胞单位膜从中间劈开示意图

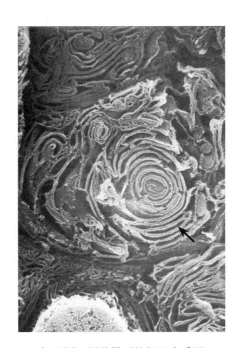

↑:呈同心圆状排列的粗面内质网

图 1-14　冷冻断裂电镜像(兔胰腺腺细胞,
×2 000)

(图 1-15)。

2. **酶类显示法**　各种酶对其相应底物水解、氧化产生的反应物与捕获剂发生反应时,可形成有颜色的最终产物。一般以最终产物显色的深浅程度来判断酶活性的有无与强弱。

3. **脂类显示法**　标本可用甲醛固定,冷冻切片,用油红 O、尼罗蓝、苏丹类脂溶性染料(如苏丹Ⅲ、苏丹黑 B)染色,使脂类(脂肪、类脂)呈相应染料的颜色(图 1-16)。

4. **核酸显示法**　常用福尔根反应(Feulgen reaction)显示 DNA:切片经稀盐酸处理,使 DNA 水解、醛基暴露,再用希夫试剂处理,形成紫红色反应产物。可用吖啶橙(acridine orange)同时显示

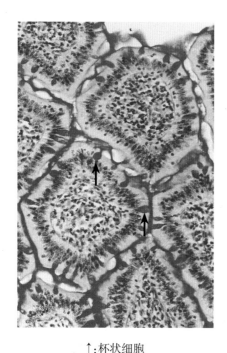

↑:杯状细胞

图 1-15 肠绒毛 PAS 反应（空肠，×50）

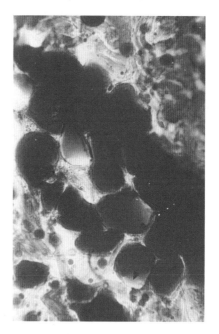

图 1-16 脂类组织化学染色（兔皮下组织，苏丹Ⅲ染色，×200）

细胞的 DNA 和 RNA，DNA 为黄绿色荧光，RNA 为橘红色荧光。也可用甲基绿 - 派若宁反应同时显示 DNA 和 RNA：甲基绿与细胞核内的 DNA 结合呈蓝绿色，派若宁与核仁及胞质内的 RNA 结合呈红色。

四、免疫组织化学与免疫细胞化学技术

免疫组织化学（immunohistochemistry）与免疫细胞化学（immunocytochemistry）技术均基于抗原 - 抗体特异性结合的免疫学原理，以检测组织、细胞内的多肽和蛋白质等大分子。多肽和蛋白质具有抗原性，当把人或动物的某种肽或蛋白质作为抗原输注入另一种动物，后者体内会产生针对该抗原的特异性抗体（免疫球蛋白）。将抗体与标志物结合，即成为标记抗体。用标记抗体处理样品（组织切片或培养细胞），抗体将与相应的抗原特异性结合，在显微镜下通过观察标志物而了解待检测肽或蛋白质的存在与分布（图 1-17）。用荧光素标记抗体处理样品，并于荧光显微镜下观察，称免疫荧光细胞化学技术（immunofluorescence cytochemistry technique）；用酶（如辣根过氧化物酶、碱性磷酸酶等）标记抗

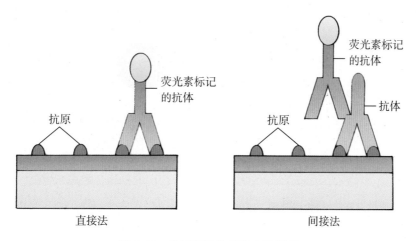

图 1-17 免疫细胞化学技术示意图

体处理样品,进行酶学显色之后,可在光镜、电镜下观察,用于电镜者称免疫电镜术(immunoelectron microscopy,IEM);用胶体金(colloidal gold)等标记抗体处理标本后,可以在电镜下观察(图1-18),称免疫胶体金电镜术(immunogold electron microscopy)。

单克隆抗体(monoclonal antibody)的出现极大地提高了抗体的特异性和免疫组织化学检测的精确性。相继出现了过氧化物酶–抗过氧化物酶复合物法(peroxidase-antiperoxidase complex method,PAP method)及抗生物素蛋白–生物素–过氧化物酶复合物法(avidin-biotin-peroxidase complex method,ABC method),这些方法精确、敏感、简便,已经得到广泛应用。

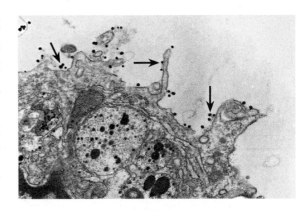

↑:胶体金颗粒

图1-18　免疫金电镜像(大鼠肝巨噬细胞 Fc 受体,免疫细胞化学染色,×20 000)

五、原位杂交技术

原位杂交(in situ hybridization)技术又称核酸分子杂交组织化学技术,用于检测样品中特定的基因片段(DNA)或者在转录水平检测基因的活性与表达(mRNA)。其原理是,用带有标志物的核酸探针(一段已知的碱基序列)与细胞内待测的核酸按碱基配对的原则,进行特异性结合(即杂交),并通过标志物的显示,可在光镜、电镜下观察待测核酸的有无、位置与定量。探针标志物有两类:放射性同位素(如 ^3H、^{35}S、^{32}P、^{14}C、^{125}I 等)经放射自显影处理后观察,非放射性物质(如地高辛、生物素、荧光素、铁蛋白等)经免疫组织化学技术处理后观察(图1-19)。

六、放射自显影技术

放射自显影术(autoradiography)是利用放射性同位素(radioisotope,RI)在核裂变时发出的核射线可以使感光材料中的溴化银颗粒感光后还原成银粒的现象,将标记的示踪剂注入机体或掺入培养基中,经细胞摄取后,取被检组织或细胞制备切片或涂片标本,并在标本上涂以薄层感光乳胶,经曝光、显影和定影后,在放射性同位素或其标志物存在的部位,溴化银颗粒被还原成黑色的微细银粒,呈现出与标本中示踪剂的分布部位、数量(浓度)相符合的影像。通过颗粒计数、光密度测定等方法进行定量分析,便可精确知道示踪剂的分布与含量(图1-20)。最常用的放射性同位素是氚(tritium,^3H),例如

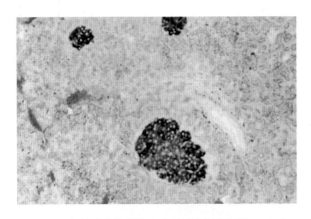

图1-19　核酸分子原位杂交技术(大鼠胰腺,×100)

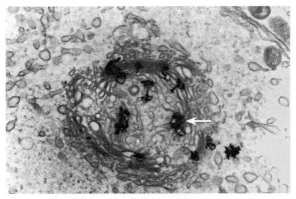

↑:放射自显影阳性物质

图1-20　电镜放射自显影技术(大鼠睾丸生精细胞合成糖蛋白,^3H 标记盐藻糖,×45 000)

用 ^3H 标记的氨基酸来观察蛋白质的合成与组装过程。

七、细胞化学计量技术

细胞化学计量技术（quantitation in cytochemistry）是用数字来反映组织、细胞内某种化学物质或其反应产物的量化方法。常用的方法技术包括如下。

1. **流式细胞术（flow cytometry，FCM）**　可以迅速对单个细胞及其群体的某种化学物质含量与种类做出分析，并且可以分选该类细胞。其原理是使经荧光染色和标记的细胞悬液以单细胞液流状态快速通过装有散光照射的被测区，所产生的光信号转变成电脉冲，输入计算机处理后在荧光屏上显示。流式细胞术广泛地应用于细胞生物学、免疫学、血液学和肿瘤学等领域。

2. **显微图像分析系统（microscope image analysis system）**　主要由4部分组成：图像采集装置、显微镜、计算机和数据分析软件。是应用数学和统计学原理，对被观察切片所提供的平面图像进行处理，从而获得组织、细胞及细胞内结构和成分的数量、体积、面积、直径、周长等参数，如肾小体的数量和体积、生精小管的数量和各级生精细胞的比例等。此外，还可以根据连续的组织切片用计算机进行三维重建，以获得被研究组织、细胞微细结构的立体结构模型，也称体视学（stereology）。

八、体外培养技术

体外培养（*in vitro* culture）技术是指在无菌条件下，用机械或酶处理的方法，将从人体或动物体分离获得的细胞或组织块置于模拟体内环境的体外培养条件下进行培养，培养条件包括适宜的温度、湿度、酸碱度（pH）、渗透压、O_2、CO_2、营养成分（盐、氨基酸、维生素等）等，包括细胞培养（cell culture）和组织培养（tissue culture）。首次分离后培养的细胞称原代培养（primary culture），待细胞增殖到一定的数量再传代继续培养的细胞称传代培养（subculture）。该技术可用于研究细胞、组织的生物学行为（如细胞增殖、分化、代谢、运动、分泌、融合等），也可以用于观察物理、化学及生物因素对其影响（图1-21）。经长期反复传代的细胞群体称细胞系（cell line），采用细胞克隆（cell clone）或单细胞培养而获得的纯种系细胞群体称细胞株（cell strain）。

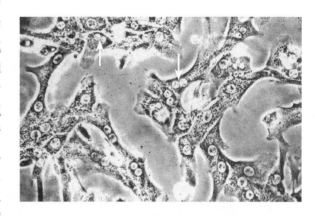

↑：肝细胞

图 1-21　细胞培养光镜像
（大鼠肝细胞体外培养，×200）

九、细胞融合技术

细胞融合（cell fusion）又称细胞杂交（cell hybridization），是指用人工的方法使两个或两个以上细胞成为一个细胞的过程。新形成的细胞称杂交细胞（hybrid cell）。通常采用灭活的病毒（如仙台病毒）或化学物质（如聚乙二醇）作为诱导物，以提高其融合效率。细胞融合技术已经成为许多生物医学领域（如细胞遗传学、细胞免疫学、病毒学、肿瘤学等）的重要研究手段，也是制备单克隆细胞系的关键技术。

人类两性生殖细胞结合形成受精卵则是天然的细胞融合现象。

十、组织工程技术

组织工程（tissue engineering）是生物医学研究的热点之一，主要利用组织细胞培养技术在体外构建三维机体组织或器官（如神经、血管、肌腱、软骨、骨、角膜、皮肤、气管等），用于人体组织器官损伤、缺失时的修复或替代。

第四节 组织学的学习方法

组织学属于医学形态学科,掌握正确的学习方法,将会达到融会贯通、事半功倍的学习效果。建议同学们在学习时注意以下几点。

1. 理论与实验相结合 理论课中学习的知识,一定要在实验课中认真观察、验证,以加深理解和记忆。要求能够在光镜下识别人体主要的细胞、组织、器官和一些重要的结构,并结合电镜照片和模式图片,加强对理论知识的消化和吸收。

2. 平面与立体的关系 组织学最常用的观察手段是用显微镜来观察石蜡切片,应当注意,同样的三维结构(细胞或组织)因切面的不同(纵切、横切、斜切等)可以呈现各种不同的二维图像。例如,观察一段高度弯曲的管状结构,由于切面的不同,在显微镜下看到的可能是圆形、卵圆形,甚至是双环形(图 1-22)。因此,应当全面观察、认真思索、正确理解。

3. 结构与功能的联系 人类经过长期的进化,已经形成了机体结构与功能的统一。可以说,任何细胞、组织的结构都有其相应的功能,任何细胞、组织的功能也都有与之相适应的结构基础。例如,血液中的细胞基本都是球形的,有利于它们在血管中的流动(主要执行运输功能);骨骼肌细胞是细长的,有利于它们的伸缩(主要执行运动功能);神经细胞都有突

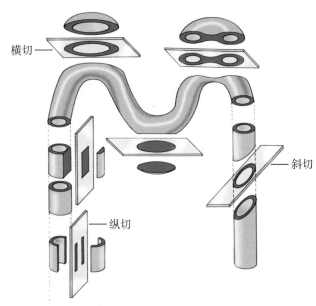

图 1-22 组织学切片不同切面示意图

起,有利于它们之间形成网络(传导兴奋,发挥调控作用)。又如,细胞含有丰富的粗面内质网和发达的高尔基体,其蛋白质合成功能一定旺盛,胞质 HE 染色呈嗜碱性;而具有吞噬功能的细胞都含有很多溶酶体(消化异物),胞质 HE 染色呈嗜酸性等。

4. 善于归纳与总结 学习中,注重前后知识的联系与横向对比,归纳共性与规律,寻找个性和特点,是提高学习能力、巩固学习效果的重要途径。例如,思考体内调节血钙浓度的细胞主要有哪几种,它们分布在哪些器官内;思考管壁分为 3 层的空腔器官有哪些,分 4 层的有哪些;思考杯状细胞分布在哪些组织内,有何功能意义。只要踏踏实实、循序渐进,一定能够学好组织学。

(徐　晨)

数字课程学习……

 微课　　 教学 PPT　　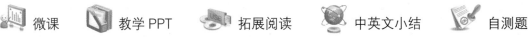 拓展阅读　　中英文小结　　 自测题

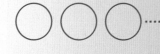

第二章

细　胞

除病毒以外，地球上所有生物都是由细胞构成的。细胞(cell)是有机体结构与功能的基本单位，是生命活动的载体。一切生命活动，如细胞的分裂、增殖、生长、分化、遗传、变异、衰老、死亡等，都是以细胞为单位实现的。细胞学(cytology)是研究细胞的形态结构、功能及其与细胞的生理、生长、分化、遗传、进化间相关联的科学。随着分子生物学、基因组学、蛋白组学和新技术的迅猛发展和长足进步，人们对细胞的研究从整体水平进入超微结构和分子水平，成为生命科学研究的热点领域。因此，学习和了解细胞学，不仅有利于学习组织学与胚胎学内容，也有助于从本质上认识生命现象。

第一节　细胞的大小、形态和数量

一、细胞的大小和形态

细胞的大小和形态具有多样性，与其功能相适应，且随功能的改变而有不同程度的变化。一般来说，游离的细胞大多呈球形或椭圆形；非游离细胞因所处部位及功能的不同，受相邻细胞的制约而呈不同的形状，如扁平形、梭形、多角形、立方形、柱状、星形等(图2-1)。例如，红细胞体积虽小(直径平均约7.5 μm)，但双凹圆盘样的形状使其表面积增大，便于携带更多的O_2和CO_2，同时使其具有较强的变形能力；神经细胞平均直径约100 μm，多有突起，其突起长短不一，最长的突起可达1 m，与其易于形成网络、执行神经冲动传导的功能相适应；骨骼肌细胞多为长柱状，直径虽为10~100 μm，但最长可达30 cm，与其舒缩功能相适应。

不同类型的细胞大小亦有差异，一般来说，真核细胞的体积大于原核细胞。人和动物的细胞直径一般为10~100 μm。人体内最大的细胞是卵细胞，直径可达125 μm，而血小板的直径仅为2~4 μm，故血液可以容纳大量血小板。支原体是最小的细胞，其直径仅为0.1~0.8 μm。

同一细胞处于不同功能状态时，其形态也有相应变化。例如，甲状腺滤泡上皮细胞在静息状态下呈扁平或立方形，在功能活跃状态下则呈矮柱状；血小板在静止期呈颗粒状，表面光滑，激活时则伸出多个伪足；白细胞在血液中流动时大多呈球形，但在穿出血管壁的过程中则具有很强的变形性；足月产妇子宫平滑肌的长度是妊娠前的约50倍等。

另外，细胞在形成及发育过程中，其大小和/或形态亦可能发生变化，如破骨细胞(直径30~100 μm)、巨核细胞(直径50~100 μm)、发育中的红细胞、卵母细胞等。

二、细胞的数量

不同生物所含细胞的数量不一。单细胞生物仅有1个细胞，多细胞生物根据其复杂程度组成细胞由数百乃至数万亿不等。如盘藻仅由4个、8个或数十个细胞组成。而新生儿约有10^{12}个细胞，成年人约有10^{14}个细胞，均由1个受精卵经细胞分裂、增殖、分化而来。

疾病状态下或者机体所处内、外环境有较大改变时，细胞的大小、形状和数量将会发生改变，继而影响机体的功能状态。

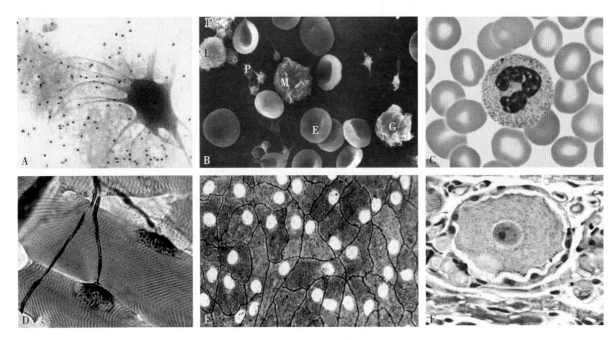

图 2-1　细胞的形态

A.多突的神经元(HE 染色, ×1 000)　B.血细胞(扫描电镜, ×6 600)(E:红细胞;G:粒细胞;L:淋巴细胞;M:单核细胞;
P:血小板)　C.球形的中性粒细胞(瑞氏染色, ×1 000)　D.柱状的肌细胞　(铁苏木素染色, ×1 000)　E.单层扁平上
皮(表面观)(蟾蜍肠系膜铺片,镀银染色, ×400)　F.巨大的卵母细胞　(HE 染色, ×1 000)

第二节　细胞的分子基础

组成细胞的物质称为原生质,不同细胞的原生质在化学成分上虽有差异,但化学元素基本相同。组成原生质的化学元素有 50 种,其中 90% 是 C、H、O、N 这 4 种元素。除此之外,还有一些数量极少的微量元素,如 Cu、Zn、Mn 等。这些元素以无机化合物和有机化合物的形式存在于细胞中。有机化合物又包括有机小分子和生物大分子。

一、生物小分子

生物小分子是细胞的基本构建元素,有无机和有机两种形式。

(一)无机化合物

无机化合物主要包括水和无机盐。水约占细胞总质量的 70%,主要构成细胞生命活动的内环境、外环境。水还是细胞内多种成分的良好溶剂,是细胞与细胞及细胞内部各组分之间相互作用的媒介。无机盐包括钠、钾、钙、镁、磷、氯、碳酸氢盐等,占细胞干重的 3%~5%(骨组织除外),主要以离子状态存在,也可与蛋白质或脂类结合,具有维持神经、肌肉的兴奋性,保持细胞内液和细胞外液的渗透压及pH,保证酶的活性等作用。这些离子在细胞内、外保持一定的平衡状态。

(二)有机小分子

有机小分子是相对分子质量在 100~1 000 的碳化合物,细胞中主要包括单糖、脂肪酸、氨基酸和核苷酸 4 种。单糖如葡萄糖、果糖、半乳糖、戊糖等,其中葡萄糖是细胞主要能源物质,戊糖参与构成核苷酸。脂肪酸包括饱和脂肪酸和不饱和脂肪酸,参与构成细胞膜的主要成分(磷脂),或与醇类形成脂类储存能量。氨基酸是合成多肽或蛋白质的基本单位。核苷酸是核酸的亚基,其中核苷由嘌呤或嘧啶两类碱基和戊糖连接而成,戊糖的羟基被磷酸酯化即为核苷酸。

二、生物大分子

生物大分子由有机小分子构成,主要起执行细胞特定功能的作用,相对分子质量从 10×10^3 到 $1\,000 \times 10^3$。细胞内小分子组装成为大分子后,不仅相对分子质量发生变化,还产生了截然不同的生物学特性。细胞内主要的大分子为糖、脂类、蛋白质和核酸。

(一) 糖

糖除以单糖的形式存在外,在细胞中还广泛分布着多糖和寡糖。线性大分子和分支大分子的糖类可以由简单而重复的单元组成,短链称寡糖,长链称多糖。细胞中的寡糖或多糖的主要存在形式有糖蛋白、蛋白聚糖、糖脂和脂多糖等。

(二) 脂类

脂类为脂肪和类脂的总称。脂肪即三酰甘油,生理功能是储存能量及氧化。类脂包括胆固醇、胆固醇酯、磷脂、糖脂、鞘脂等,是细胞膜结构的重要组分,参与细胞识别及信息传递。

(三) 蛋白质

蛋白质是高分子化合物,是构成细胞的主要成分,占细胞干重的 50% 以上。自然界中蛋白质颇多,但通常由 20 种氨基酸组成。氨基酸的排列组合及蛋白质空间构象的形成决定了蛋白质功能的多样性。

(四) 核酸

核酸是生物遗传物质的基础,分为脱氧核糖核酸(deoxyribonucleic acid,DNA)和核糖核酸(ribonucleic acid,RNA)两类:DNA 蕴含有机体的遗传信息,RNA 参与遗传信息的转录及蛋白质的翻译。

第三节　细胞的基本结构和功能

一般来说,所有细胞均由细胞膜、细胞质和细胞核 3 部分构成。原核细胞(支原体除外)细胞膜外尚有细胞壁包裹,但无核被膜及膜性细胞器。

一、细胞膜

细胞膜(cell membrane)是围绕在细胞最外层的一层薄膜,又称质膜(plasma membrane)。真核细胞除了质膜之外,细胞内还有一些与质膜结构类似的膜性结构,统称为内膜系统(endomembrane system),包括细胞核被膜、内质网膜、高尔基体膜、溶酶体膜等,广义的内膜系统还包括各种转运小泡。细胞膜和内膜系统都含有界膜的含义,前者是将细胞与细胞分开,后者则是在单个细胞内将各细胞器与胞质分隔。内膜系统处于动态平衡之中,在维护细胞内微环境稳定,跨膜物质交换及信号转导,细胞的生存、生长、增殖、分化和迁移等过程中扮演重要角色。细胞膜的功能取决于其结构和化学组成。

(一) 细胞膜的结构

细胞膜和细胞内膜系统统称为生物膜(biological membrane),平均厚度为 7.5 nm,在透射电镜下可呈现"两暗夹一明"的 3 层结构:内、外表面各有一条厚约 2.5 nm 的电子致密(暗)带,中间夹有一条厚约 2.5 nm 的透明带(图 2–2)。这种结构普遍存在于生物内膜,也称单位膜(unit membrane)。

单位膜主要由脂质、蛋白质和糖类等物质组成,迄今已有多种假说描述其分子结构,如片层结构模型、单位膜模型、流动镶嵌模型、脂筏模型等。虽然尚无一种可完美诠释生物膜的分子结构,但 1972 年由 S Jonathan Singer 和 Garth Nicholson 提出的流动镶嵌模型(fluid mosaic model)获得广泛的支持。该模型认为,单位膜以液态的脂质双分子层(简称脂双层)为基架,其中镶嵌着不同类型、具有不同分子结构和功能的蛋白质;脂质双分子具有横向半流动性,镶嵌在膜上的蛋白质使细胞膜具有多种功能(图 2–3)。

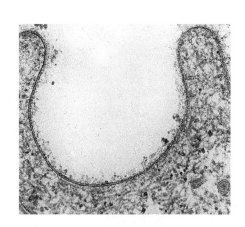

图 2-2   细胞膜超微结构图

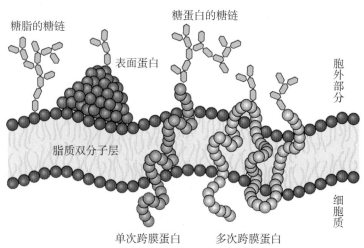

图 2-3   流动镶嵌模型示意图

（二）细胞膜的化学组成

不同类型细胞膜的化学组成基本相同，主要包括脂类、蛋白质和糖类，其质量比分别为 50%、40%~50% 和 2%~10%。

1. 膜脂构成细胞膜的结构骨架   生物膜上的脂类统称膜脂（membrane lipid），由一个亲水的极性头部和一个疏水的非极性尾部组成。膜脂主要包括磷脂（磷酸甘油酯、鞘磷脂和磷脂酰肌醇）、胆固醇和糖脂（半乳糖脑苷脂和神经节苷脂）3 类，其中以磷脂含量最多，其次是胆固醇。磷脂因大多数膜脂分子都含有磷酸基团而得名，可分为两大类：甘油磷脂（glycerophosphatide）和鞘磷脂（sphingomyelin）。甘油磷脂的共同特点是：以甘油为骨架，甘油分子的 1、2 位羟基分别与脂肪酸形成酯键，3 位羟基与磷酸基团形成酯键。如果磷酸基团分别与胆碱、乙醇胺、丝氨酸或肌醇结合，即形成磷脂酰胆碱（卵磷脂）（phosphatidylcholine，PC）、磷脂酰乙醇胺（脑磷脂）（phosphatidylethanolamine，PE）、磷脂酰丝氨酸（phosphatidylserine，PS）和磷脂酰肌醇（phosphatidylinositol，PI）。鞘磷脂不以甘油为骨架，膜中含量较少，但在神经元细胞膜上含量较多。胆固醇分子较小，散布在磷脂分子之间。糖脂由脂类和寡糖构成，其含量占膜脂总量的 5% 以下。大多数磷脂与糖脂在水溶液中自动形成脂双层结构。这种结构构成分隔两种水溶性环境的屏障，而且脂双层是连续的，具有自相融合形成封闭性腔室的倾向，同时还具有柔性。

2. 膜蛋白以多种方式与脂双层结合   生物膜中的蛋白质称为膜蛋白，主要为球形蛋白，膜蛋白的种类、含量和结构与膜功能（如细胞间连接、分子识别、物质运输、酶促反应、信号转导等）密切相关。膜蛋白与脂双层结合的方式分为 3 种：①（膜）内在蛋白质（intrinsic protein）或整合蛋白质（integral protein）和穿膜蛋白（transmembrane protein），占膜蛋白总量的 70%~80%；②（膜）外在蛋白质（extrinsic protein）或周边蛋白质（peripheral protein），占膜蛋白总量的 20%~30%；③脂锚定蛋白（lipid-anchored protein）。

3. 膜糖类覆盖细胞膜表面   真核细胞表面都有糖类，细胞膜所含糖类主要是低聚糖，多以共价键与膜外侧的脂质或蛋白质结合，形成糖脂或糖蛋白。组成低聚糖的 9 种单糖（主要为半乳糖和葡萄糖）的数量、种类、结合方式、排列顺序及有无分支等，储存了大量的信息，构成细胞识别、黏着、信号转导、通信联络、免疫应答等活动的分子基础。

（三）细胞膜的功能

细胞膜是细胞的门户，是物质进出细胞的通道，对外防止有害物质侵入，对内维持内环境稳定，还有细胞区室化、调节运输、功能定位与组织化、信号转导、参与细胞间的相互作用和能量转化等功能。

1. 细胞区室化   单位膜组成细胞及细胞器的边界，并在胞质内划分了许多功能区室，即区室化

(compartmentalization),使细胞功能定位于特定的结构并组成相互协作的系统,有利于物质和能量代谢,使细胞的生命活动更加有序且高效。

2. 细胞内、外物质转运 细胞膜是细胞与环境进行物质交换的通透性屏障,通过多种机制选择性地摄取和排出某些物质,保持细胞内环境的相对稳定。O_2 和 CO_2 等气体小分子,溶于水和脂质,可顺浓度差以简单扩散(simple diffusion)运输,不需要细胞提供能量,故也称为被动扩散(passive diffusion)。膜运输蛋白主要有两类:通道蛋白和载体蛋白。通道蛋白形成贯穿膜脂双层的水孔道,使一些特异的物质从膜的一侧顺浓度差进入另一侧,称为通道扩散(channel-mediated diffusion),此过程属于不需要耗能的被动运输(passive transport)。载体蛋白与特异性的分子结合后通过自身构象的改变,允许物质跨膜运输,称为载体扩散(carrier-mediated diffusion),此过程既可以介导顺浓度梯度的物质转运,属于被动运输;也可以介导逆浓度梯度的物质转运,属于主动运输。此外,一些大分子物质或固态物质、液态物质的转运通过出胞作用和入胞作用实现。出胞作用(exocytosis)又称胞吐作用,主要见于细胞的分泌活动,形成分泌颗粒或囊泡释放。入胞作用(endocytosis)又称胞吞作用,包括吞噬作用、吞饮作用和受体介导的内吞作用 3 种方式。

3. 参与细胞信号转导 细胞膜中具有各种不同的受体,能够识别并结合特异的配体,从环境中接受化学信号和电信号并进行信号传递,引起细胞内的反应。多细胞生物的一个重要特点就是细胞之间存在着相互作用和影响,即细胞间通信。由于有了细胞间通信,才使所有的细胞协调、合作,从而保证整体生命的活动。

4. 细胞与细胞之间的作用 在多细胞生物中,细胞通过质膜进行细胞间的多种相互作用,包括细胞识别、细胞黏着和细胞连接等。如动物细胞可通过缝隙连接进行相邻细胞间的通信,这种通信包括代谢偶联和电偶联。

5. 特化或参与形成细胞表面的特化结构 随细胞类型与功能的不同,细胞膜可特化或参与形成不同的特殊结构,如微绒毛、纤毛、鞭毛、伪足、细胞间的各种连接,以及神经胶质细胞形成的髓鞘、视细胞外节的膜盘等。

二、细胞质

细胞质(cytoplasm)常简称为胞质,由胞质溶胶、多种细胞器(organelle)、胞质内含物和细胞骨架组成。胞质溶胶约占细胞总体积的 50%,是均质、无定形、半透明的液体部分,除水分子外,其主要成分是蛋白质,约占胞质总质量的 20%。细胞与环境、胞质与细胞核及细胞器之间的物质运输、能量传递、信息传递都在胞质溶胶中完成。

细胞器通常为悬浮于基质的膜被结构,包括内质网、高尔基体、溶酶体、过氧化物酶体等,具有特殊的功能(图 2-4,图 2-5)。胞质内含物为胞质内非可溶性的微小颗粒,如分泌颗粒、囊泡、结晶体、糖原颗粒、脂滴、色素等。

(一)内质网

内质网(endoplasmic reticulum,ER)是存在于真核细胞胞质内由一层单位膜形成的管、泡或扁囊状并相互吻合成网的封闭结构,多集中分布于核附近的内质区。由内质网膜围成的腔称内质网腔,其内腔连通。内质网通常占细胞内膜系统的一半左右,其数量、形态结构及分布因细胞种类及细胞功能状态而异。根据内质网表面有无核糖体附着,可分为粗面内质网和滑面内质网两类。

1. 粗面内质网(rough endoplasmic reticulum,RER) 是核糖体和内质网共同构成的复合结构,普遍存在于合成分泌蛋白旺盛的细胞(如浆细胞)中,电镜下多数呈大的囊状,少数为小管和小泡,膜上附有大量排列整齐的颗粒状物即核糖体(图 2-5A)。RER 往往与核外膜相连,网腔与核周间隙相通。核内 DNA 经过复制、转录形成的 RNA,通过核膜孔输送到内质网,其中 mRNA 分子串联核糖体,蛋白质的翻译在此完成,包括可溶性酶蛋白、膜蛋白、分泌蛋白(如多肽激素、抗体、结合蛋白)等。

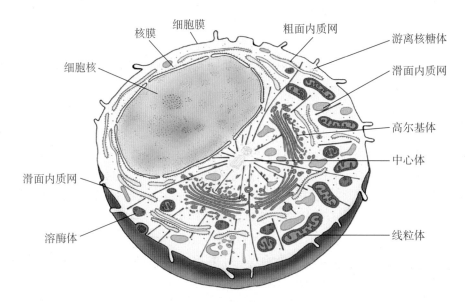

图 2-4　细胞超微结构示意图

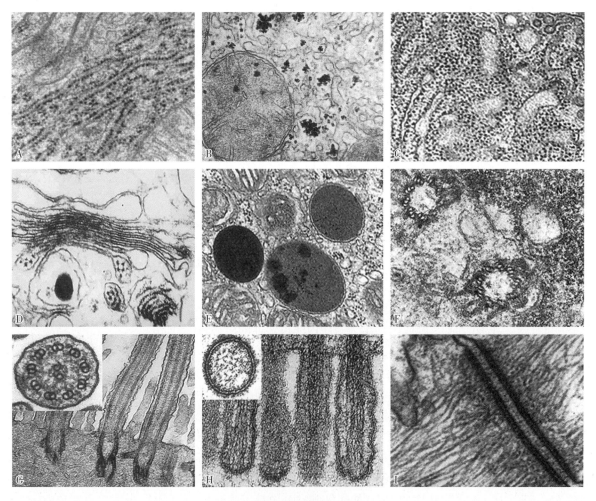

图 2-5　细胞器透射电镜图

A. 粗面内质网　B. 滑面内质网(囊、泡状结构)　C. 粗面内质网与游离核糖体　D. 高尔基体　E. 溶酶体(小且电子密度高者为初级溶酶体,大且电子密度低或显示异质性者为次级溶酶体)　F. 中心粒(2 个)　G. 微管(纤毛纵切面,左上插入图示纤毛横断面)　H. 微丝(微绒毛纵切面,左上插入图示微绒毛横切面)　I. 中间丝

2. 滑面内质网(smooth endoplasmic reticulum,SER) 多由分支小管和小泡构成,表面光滑,无核糖体附着(图 2-5B),广泛存在于各类细胞中,如内分泌细胞、肝细胞、肌细胞和肾细胞等。SER 膜上多种酶系(如氧化还原酶、水解酶、转移酶、合成酶等)规律排列,是多种物质合成、分解、结合和转化等反应的重要场所,如类固醇激素的合成、肝细胞的解毒作用、糖原分解和肌肉收缩的调节等。

(二)核糖体

核糖体(ribosome)为普遍存在于胞质内的颗粒状致密小体,直径 15~25 nm,无单位膜包裹,由 rRNA(60%)和蛋白质(40%)组成,是合成蛋白质的细胞器。核糖体在胞质中以两种方式存在:游离于胞质中的游离核糖体(图 2-5C)和结合在 RER 上的附着核糖体。一般来说,分泌性蛋白质在 RER 表面的核糖体上合成,而结构性蛋白质则主要在游离核糖体上合成。

(三)高尔基体

高尔基体(Golgi complex,GC)常位于细胞核附近,由 4~8 层平行排列的扁平囊泡、小囊泡和大囊泡构成(图 2-5D)。扁平囊是 GC 的主体部分,具有极性。靠近细胞核或 RER 的一面突起,称顺面(cis-face)或形成面(forming face),常有许多源自 RER、直径为 40~80 nm 的运输小泡;与其相反的一面凹进,面向细胞膜,称反面(trans-face)或成熟面(maturing face),可见源自 GC、直径为 100~500 nm 的分泌泡(secretory vacuole)。RER 内合成的蛋白质在 GC 中经加工、修饰和糖基化,最后以分泌泡从 GC 脱落入胞质内。GC 还可对蛋白质进行分选和水解。此外,GC 与溶酶体形成有关,如精子头部的顶体发育自 GC,为特化的溶酶体。

(四)溶酶体

溶酶体(lysosome)是由一层单位膜(厚约 6 nm)围成的圆形或卵圆形囊状结构,大小差异显著(直径 0.2~0.8 μm),内含丰富的酸性水解酶(如酸性磷酸酶、核糖核酸酶、脱氧核糖核酸酶、组织蛋白酶、芳基硫酸酯酶、糖苷酸酶等 60 多种),将蛋白质、多糖、脂类和核酸等生物大分子水解为小分子,因而被喻为细胞内的“消化系统”。

溶酶体依不同的生理功能状态可分为初级溶酶体(primary lysosome)、次级溶酶体(secondary lysosome)和残余体(residual body)。初级溶酶体为刚从 GC 形成的分泌小泡,电子密度高,含溶酶体酶;次级溶酶体是初级溶酶体与吞噬体融合后形成的较大的泡状结构,电子密度低,含水解酶和底物(图 2-5E)。根据溶酶体作用物的来源,将次级溶酶体分为异噬溶酶体(heterophagic lysosome)和自噬溶酶体(autophagolysosome)。前者系融合了外源性的大分子溶液或病毒、细菌等底物;后者系吞噬了自身破损或衰老的细胞器(如线粒体、内质网碎片等)或残片后形成,其底物为内源性。次级溶酶体对大部分作用底物完成消化、分解之后,尚残存不能被消化、分解的物质,最终演变为残余体。

溶酶体在细胞内消化中起关键作用,通过异体吞噬作用消化分解细菌等病原体,具有防御功能,通过自体吞噬作用参与细胞新陈代谢。已知 40 余种疾病与溶酶体有关,如先天溶酶体贮积症、硅沉着病、类风湿关节炎、脉管炎等。

(五)过氧化物酶体

过氧化物酶体(peroxisome)也称微体(图 2-6),因含氧化酶和过氧化氢酶而得名。它是由一层单位膜包裹而成的圆形或卵圆形小体,其膜具有较高的通透性。大多数细胞中过氧化物酶体较小,直径仅 0.1~0.2 μm。典型的过氧化物酶体有两个特征:①常常含有电子致密度较高、排列规则的晶格结构,此为尿酸氧化酶所形成,被称为类核(nucleoid)或类晶体(crystalloid)。②界膜内表面可见一条高电子致密度条带状结构,即边缘板(marginal plate)。

(六)中心粒

典型的真核细胞中的中心体(centrosome)由一对中心粒(centriole)组成。中心粒为一中空短圆柱状小体,成对互相垂直排列。中心粒的直径 0.16~0.23 μm,长 0.4 μm。电镜下可见,每个中心粒由 9

组纵行的三联微管排列成环状结构(图 2-5F)。

哺乳动物的细胞中心体是主要的微管组织中心。中心体在间期细胞中调节微管的数量、稳定性、极性和空间分布。在有丝分裂过程中,中心体建立两极纺锤体,确保细胞分裂过程的对称性和双极性,以及染色体的精确分离。中心体在维持整个细胞的极性、细胞器的定向运输、参与细胞的成形和运动等方面都有重要作用。

(七) 细胞骨架

细胞骨架(cytoskeleton)是指真核细胞中由微管(microtubule)、微丝(microfilament)和中间丝(intermediate filament)构成的蛋白纤维网络结构,在维持细胞形态、承受外力、细胞迁移、物质运输、保持细胞内部结构的有序性方面起重要作用,还参与许多重要的生命活动。

微管普遍存在于真核细胞中,呈中空圆筒状,较粗大(外径 24~26 nm,内径约 15 nm,壁厚

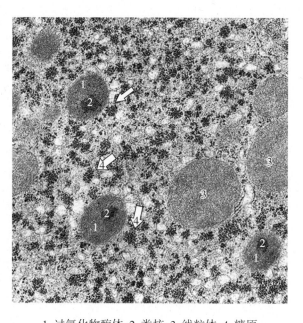

1. 过氧化物酶体;2. 类核;3. 线粒体;4. 糖原

图 2-6　过氧化物酶体透射电镜图(×30 000)

约 5 nm),由 α、β 异二聚体微管蛋白组成(图 2-5G)。微管可迅速组装和解聚,在细胞中依细胞功能状态的不同呈现各种形态和排列方式。微管结合蛋白参与微管的组装,调节微管的特异性。微管作为细胞骨架,维持细胞的正常形态与空间定位,参与细胞内物质沿微管的运输,形成纺锤体,在细胞分裂中牵引染色体到达细胞两极,参与细胞内信号转导,参与形成纤毛与鞭毛。

微丝是普遍存在于真核细胞中的螺旋状细丝样结构,直径约 7 nm,可成束或弥散分布于胞质中(图 2-5H)。微丝的基本成分是肌动蛋白(actin)。目前已知有 α、β、γ 肌动蛋白异构体,分别分布在不同的细胞或组织中。如 α 肌动蛋白存在于成熟的肌肉组织中,β 和 γ 肌动蛋白共同存在于大部分非肌细胞中。在细胞中,微丝参与形成的结构有肌原纤维、微绒毛和静纤毛。微丝与细胞的变形运动、细胞张力的维持、细胞分裂、细胞器运动、肌肉收缩、质膜的流动性等有关。抑制微丝的药物(如细胞松弛素)可增强膜的流动性、破坏胞质环流。

中间丝又称中间纤维,普遍存在于真核细胞内,呈中空管状,直径介于微丝和微管之间,约 10 nm,单根或成束分布于胞质内(图 2-5I),可分为角蛋白丝、结蛋白丝、波形蛋白丝、神经原纤维和胶质纤维 5 类,分别由不同的化学亚单位组成。不同组织内中间丝的蛋白质成分有明显的差异。中间丝外连细胞膜,内与核纤层相通,在细胞内信息传递过程中起重要作用。

(八) 线粒体

线粒体(mitochondrion)是普遍存在于真核细胞中与能量转化有关的细胞器,不同类型细胞所含的线粒体数量差别很大。光镜下呈粒状、杆状或线状,直径 0.5~1.0 μm。电镜下可见,线粒体是由两层单位膜套叠而成的封闭性囊性结构(图 2-7),随即形成两个膜性空间,即膜间腔(外腔)和基质腔(内腔)。外膜厚 5~7 nm,内膜较外膜薄,厚约 4.5 nm。内膜向基质腔折叠、突出形成线粒体嵴(mitochondrial cristae),多呈板层状,类固醇激素细胞的线粒体嵴呈管泡状。磷钨酸负染法可观察到内膜内表面上排列整齐的球形小体,即基粒。基粒分为头、体、尾 3 部分,其中头部具有酶活性,能催化 ADP 磷酸化生成 ATP,故基粒又称为 ATP 合酶(ATP synthase)。内、外膜之间的密闭空腔称膜间腔,宽 6~8 nm,其内充满液体,含多种可溶性酶、底物和辅助因子。内膜所围成的空间称为内室,充满无定形的线粒体基质。线粒体基质具有一定的 pH 和渗透压,含多种蛋白质和酶类、脂类、DNA、RNA、核糖体及较大的致密颗粒。线粒体是真核细胞中唯一含有核外遗传物质的细胞器,含有线粒体 DNA、多种 RNA、核糖体

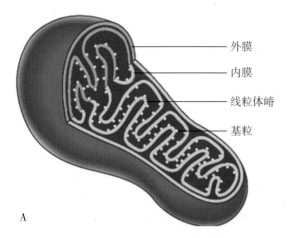
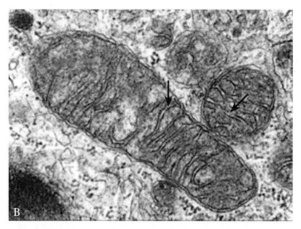

外膜

内膜

线粒体嵴

基粒

A

B

图 2-7　线粒体

A. 模式图　B. 超微结构图,↑:线粒体嵴,呈板层状

和蛋白质合成所需的多种酶,可表达和翻译蛋白质。细胞生命活动所需的能量 80% 由线粒体提供,所以它是细胞进行生物氧化和能量转化的主要场所,被称为细胞的"动力工厂"。

三、细胞核

细胞核是细胞中最大、最重要的结构,由双层单位膜包围而成,是细胞遗传信息储存与代谢的调控中心。通常呈球形或卵圆形,但因细胞种类不同,亦可呈杆状、扁平状、分叶状或不规则状。细胞核的体积与细胞大小有关,典型的细胞核体积占细胞体积的 5%~10%(淋巴细胞及造血细胞等除外),直径 5~15 μm。通常一个细胞有一个核,肝细胞和心肌细胞可有双核,某些融合细胞如破骨细胞、骨骼肌细胞等可有多个核,甚至高达数十乃至上百个核。核的位置因细胞的形态、生长及功能状态而异。

细胞核的主要结构包括核被膜、核仁、染色质和核基质等(图 2-8)。

(一)核被膜

核被膜(nuclear envelope)又称核膜,是包在核外的双层平行但不连续的单位膜,由内核膜(inner nuclear membrane)、外核膜(outer nuclear membrane)及内、外核膜之间的核周隙(perinuclear space)3 部分构成,每层单位膜厚约 7.5 nm。

外核膜为核膜中面向胞质侧的一层膜,外表面附有核糖体,与粗面内质网相延续,因此核周隙与内质网腔相通。内核膜与外核膜平行排列,表面光滑,核质面附着一层致密的纤维蛋白网络结构,称为核纤层(nuclear lamina),主要由核纤层蛋白(lamin)组成。核纤层的纤维直径为 10 nm 左右,与核膜、核孔复合体及染色质在结构上关系密切,介导核膜与染色质间的相互作用。核纤层是一种高度动态结构,在细胞分裂期间,其去组装和重组影响着核膜的解体和重建。

核被膜上,内、外核膜融合形成核孔(nuclear

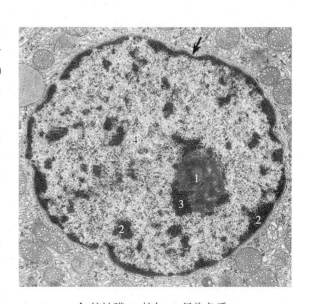

↑:核被膜;1. 核仁;2. 异染色质;

3. 核仁相关染色质;4. 常染色质

图 2-8　细胞核透射电镜像

pore),直径 80~120 nm,细胞核通过核孔与胞质相通,相对分子质量 $5×10^3$ 以下的分子可自由进出。核孔结构复杂,是一组蛋白质颗粒以特定的方式排布而成的环状结构,又称核孔复合体(nuclear pore complex,NPC)。它介导核 – 质间大分子物质的运输:胞质中合成的核蛋白通过核孔复合体进入细胞核,而细胞核中合成的各类 RNA、核糖体亚单位则进入胞质。核周隙宽 20~40 nm,腔内充满低电子密度的液态物质。核被膜将 DNA 与胞质分隔开,保护 DNA 分子免受损伤;形成核内特殊的微环境,使 DNA 的复制和 RNA 的翻译表达在时空上分隔开来;膜上有多种分子的受体,介导信号转导。

(二)核仁

核仁(nucleolus)见于真核细胞分裂间期的细胞核内,在分裂前期消失,分裂末期又重新出现。核仁位置不定,其数目和大小随生物种类、细胞类型和细胞代谢状态不同而变化,一般 1~4 个。一般而言,蛋白质合成旺盛和分裂增殖较快的细胞核仁大且多;反之,小或缺如。核仁的主要成分是蛋白质、RNA 和 DNA。核仁是 rRNA 合成、加工和组装核糖体亚基的主要场所。

光镜下可见,核仁圆,均质状,因含大量 rRNA 而呈强嗜碱性。电镜下可见,核仁是裸露无膜的球形致密结构,包括 3 个不完全分隔的组分,即纤维中心(fibrillar center,FC)、致密纤维组分(dense fibrillar component,DFC)和颗粒组分(granular component,GC)(图 2-8,图 2-9)。纤维中心由 rRNA 基因的染色质组成,又称核仁组织区(nucleolus organizer region,NOR),是组织形成核仁的部位。致密纤维组分包含处于不同转录阶段的 rRNA 分子。颗粒组分是正在加工的核糖体亚基的前体。

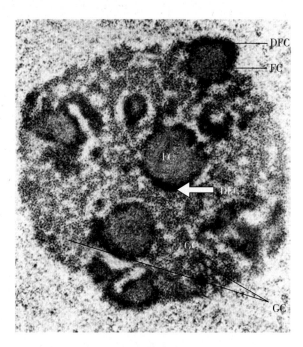

GC:颗粒组分;DFC:致密纤维组分;FC:纤维中心

图 2-9　核仁的超微结构图

(三)染色质和染色体

染色质(chromatin)和染色体(chromosome)是同一物质在不同细胞周期中不同的表现形态,是遗传物质在细胞核内的存在形式,由 DNA、组蛋白、非组蛋白及少量 RNA 组成。

1. **染色质**　细胞间期中,染色质呈细丝状分散于细胞核,是染色体解螺旋的形态表现。根据解螺旋的程度和功能状态的不同,染色质可分为常染色质(euchromatin)和异染色质(heterochromatin)(图 2-8)。常染色质是细胞间期中活跃的染色质,常位于核的中央,螺旋化程度低,结构疏松,碱性染料着色浅,电子密度较低;异染色质是在间期核中不活跃的染色质,多位于核仁周围或附着于内核膜,螺旋化程度高,处于凝缩状态,电子密度较高。

2. **染色体**　为细胞分裂期的染色质通过盘旋折叠压缩形成大小不等、形态各异的短棒状结构,是高度螺旋化的染色质。细胞分裂中期是观察染色体形态、进行染色体计数的最佳时期。

同一物种的染色体数目是相对稳定的,发生减数分裂后的生殖细胞染色体为单倍体(haploid),用 n 表示,体细胞为二倍体(diploid),以 $2n$ 表示。还有一些物种的染色体成倍增加成为 $4n$、$6n$、$8n$ 等,称多倍体(polyploid)。人类体细胞的染色体数目为 $2n=46$,为 22 对常染色体、1 对性染色体。男性性染色体为 XY,女性性染色体为 XX。人类减数分裂后形成的生殖细胞染色体数目为 $n=23$。

3. **核小体**　在染色体中,DNA 是遗传信息的携带者,是染色体中最关键的部分。人体一个细胞核中全部 DNA 连接起来的长度为 1.7~2.0 m,而细胞核直径不足 10 μm。所以,长链状的 DNA 以螺旋和折叠的方式经过了近万倍的压缩才集聚在这样一个微小的核中。DNA 压缩形成的基本结构单元称核小体(nucleosome)(图 2-10)。

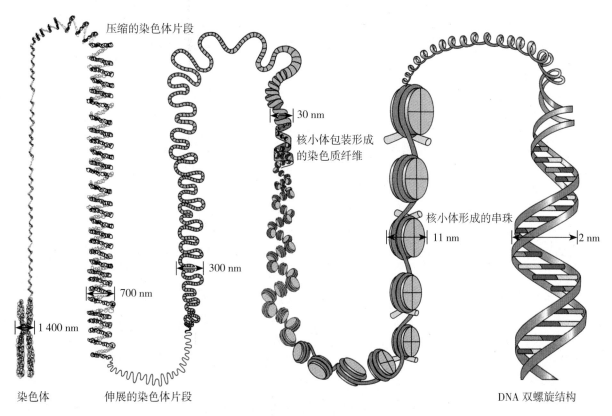

压缩的染色体片段

30 nm

核小体包装形成的染色质纤维

核小体形成的串珠

11 nm

2 nm

300 nm

700 nm

1 400 nm

染色体　　伸展的染色体片段　　　　　　　　　　　　　　　　　　DNA 双螺旋结构

图 2-10 染色体结构示意图

核小体由组蛋白核心颗粒[组蛋白(H_2A、H_2B、H_3、H_4)× 2= 八聚体]和链状 DNA(200 bp)两部分组成。DNA 分子以左手螺旋缠绕在核心颗粒表面,长度压缩了 7 倍,形成直径为 10 nm 的纤维。每6 个核小体绕一圈,构成外径 30 nm、内径 10 nm 的螺线管,长度压缩 6 倍;螺线管进一步压缩 40 倍形成超螺线管,超螺线管再压缩 5 倍,就形成了染色单体。所以一个 DNA 分子经过 4 级连续螺旋、折叠后组装形成染色体,共压缩了 8 000~10 000 倍。

4. **端粒**(telomere) 是染色体末端的特化部分,其生物学作用在于维持染色体形态结构的稳定性和完整性。如果用 X 射线将染色体打断,不具端粒的染色体末端有黏性,会与其他片段相连或两端相连形成环状,从而破坏染色体的正常结构。端粒由高度重复的 DNA 短序列(TTAGGG)串联而成,在进化上高度保守,其长度一定。由于染色体端粒的复制要靠具有反转录酶性质的端粒酶(telomerase)来完成,而正常体细胞缺乏此酶,故细胞每复制一次,端粒核苷酸减少 50~100 bp,所以端粒随细胞每一次的分裂而变短,细胞随之衰老,因此端粒起到细胞分裂计时器的作用。某些肿瘤细胞可表达端粒酶,修复丢失的端粒片段,使细胞处于永生状态。

(四)核基质

细胞核内除核被膜、核纤层、染色质、核仁外的非水溶性纤维蛋白网络结构称为核基质(nuclear matrix),又称为核骨架(nuclear skeleton),直径 3~30 nm。核基质纤维与核纤层和核孔复合体相连,形成一个贯穿于核质间的统一网架结构体系,核仁被网络在核基质纤维的网架中。核基质为 DNA 的复制提供支架,是基因转录加工的场所,与染色体的构建和细胞分化有关。

第四节　细胞的重要生命活动

细胞会经历生长、增殖、分化、衰老直到死亡,这是细胞的生命历程。不同的细胞,完成生命历程所需的时间不同。大部分细胞会遵循正常的生命历程走完一生,而少数细胞由于受某些因素的干扰,会脱离正常的生命轨道,出现损伤、凋亡、坏死或癌变。

一、细胞分裂与细胞周期

细胞生长(cell growth)和细胞增殖(cell proliferation)是细胞生命活动的重要组成部分。细胞生长包含两方面的含义:一方面是细胞自身体积增大;另一方面是细胞群体的生长,即通过细胞分裂实现细胞数目的增加。细胞分裂(cell division)是指由原来的亲代细胞变成两个子细胞的过程。细胞增殖是指细胞以有丝分裂的方式产生大量子细胞的过程,是生物体的重要生命特征。细胞生长和细胞增殖的全过程称为细胞周期(cell cycle),是指连续分裂的细胞从一次有丝分裂结束到下一次有丝分裂完成所经历的整个连续过程。

(一)细胞分裂

真核细胞的分裂方式包括无丝分裂(amitosis)、有丝分裂(mitosis)和减数分裂(meiosis)3种。

1. 无丝分裂　是最早发现的一种细胞分裂方式,其分裂过程首先是细胞核拉长后从中间断裂,胞质随后被一分为二,两个子细胞由此形成。无丝分裂中,细胞核的核被膜不消失,无纺锤丝形成及染色体组装,子细胞核来自亲代细胞细胞核的断裂,因此两个子细胞中的遗传物质可能并不均等。无丝分裂不仅在低等生物中较为常见,还可存在于高等生物的多种正常组织中,如动物上皮组织、肌组织及肝细胞等。

2. 有丝分裂　是高等真核生物体细胞分裂的主要方式。在有丝分裂的过程中,当细胞核发生一系列复杂的变化(DNA复制、染色体组装等)后,细胞通过形成有丝分裂器(mitotic apparatus)将遗传物质平均分配到两个子细胞中,从而保证了细胞在遗传上的稳定性。根据分裂细胞形态和结构的变化,有丝分裂连续的动态变化过程可被人为地划分为6个时期,即前期、前中期、中期、后期、末期和胞质分裂(图2-11)。

前期细胞的主要特点是:染色质凝集,分裂极确定,核仁缩小并解体。前中期细胞的主要特点是:核被膜的崩裂,纺锤丝的形成,染色体向赤道面运动。中期细胞的主要特点是:染色体达到最大程度的凝集,非随机地排列在细胞中央的赤道面上,构成赤道板。后期细胞的主要特点是:染色体两姐妹染色单体发生分离,子代染色体形成并移向细胞两极。末期细胞的主要特点是:子细胞核重新组装,核重现。当细胞分裂进入后期末或末期初,在中部质膜下方出现收缩环。收缩环不断缢缩,形成分裂

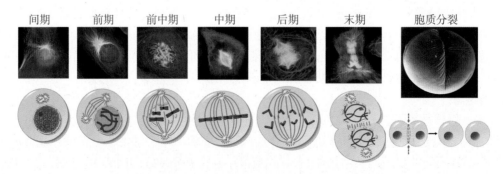

间期　　前期　　前中期　　中期　　后期　　末期　　胞质分裂

红色荧光:微丝;蓝色荧光:DNA;绿色荧光:中心体

图2-11　有丝分裂

沟。随着分裂沟逐渐加深,细胞形态随之变为椭圆形、哑铃形,当分裂沟加深到一定程度时,细胞在此发生断裂,胞质分裂完成。

此外,在有丝分裂中,膜组成的细胞器也被平均分到两个子细胞中。线粒体在胞质分裂前通过复制数量倍增,在胞质分裂后较为均等地分配到子细胞中。

3. 减数分裂 发生于有性生殖的配子(精子和卵子)成熟过程中,其主要特征是 DNA 复制一次、细胞连续分裂两次,所产生的子细胞中染色体数目比亲代细胞减少一半。减数分裂对于维持生物世代间遗传的稳定性有重要意义。两次减数分裂分别称为第一次减数分裂和第二次减数分裂,两次分裂之间通常有一个短暂的间隔期。染色体数目减半、遗传物质的交换等变化,均发生在第一次减数分裂中。

第一次减数分裂过程细胞变化复杂,包括前期Ⅰ、中期Ⅰ、后期Ⅰ和末期Ⅰ4 个时期(图 2-12)。

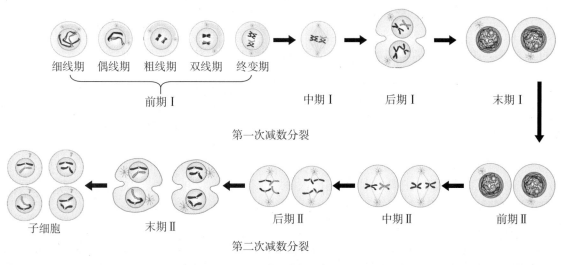

图 2-12 减数分裂示意图

(1)前期Ⅰ 持续时间长,细胞核显著增大,根据染色质形态分为 5 个不同阶段,即细线期、偶线期、粗线期、双线期和终变期。

1)细线期 间期完成复制的染色质开始凝集,通过端粒附着于核被膜上,光学显微镜呈现单条细线状,细胞核及核仁体积增大。

2)偶线期 染色质进一步凝集形成染色体,它们之间两两配对,称为联会(synapsis)。同源染色体配对后形成的复合结构即二价体(bivalent),因其共有 4 条染色单体,又称为四分体(tetrad)。

3)粗线期 通过联会紧密结合在一起的两条同源染色体,因进一步的凝集而缩短、变粗,同源染色体非姐妹染色单体出现染色体片段的交换及重组。

4)双线期 同源染色体的四分体结构非常清晰。联会复合体发生去组装,逐渐消失,紧密配对的同源染色体互相分离,仅在非姐妹染色单体之间的某个部位残留一些接触点,称为交叉。随着双线期进行,交叉逐渐远离着丝粒,向染色体臂的末端退移,交叉数目减少,此现象称为交叉端化。

5)终变期 同源染色体进一步凝集,显著缩短、变粗成短棒状,交叉端化继续进行。核仁消失,中心体复制完成,移向两极后形成纺锤体。核被膜逐渐解体,纺锤体深入核区,在其牵引下染色体开始移向细胞中部的赤道面上。

(2)中期Ⅰ 四分体向细胞中部汇集,最终排列于细胞赤道面上。

(3)后期Ⅰ 受纺锤体微管的作用,同源染色体彼此分离并开始移向细胞的两极。

(4)末期Ⅰ 到达细胞两极的染色体去凝集,逐渐成为细丝状的染色质纤维,核仁、核被膜重现,胞质分裂后,两个子细胞生成。此时,染色体数目较亲代减半。

第一次减数分裂后出现一个短暂的间期,便进入第二次减数分裂。第二次减数分裂过程与有丝分裂类似,可分为前期Ⅱ、中期Ⅱ、后期Ⅱ、末期Ⅱ和胞质分裂5个时期。在第二次减数分裂完成后,一个亲代细胞共形成4个子细胞。与分裂前相比,各子细胞中染色体数目减少了一半。

(二) 细胞周期

细胞周期通常分为有丝分裂期(mitotic phase, M 期)及间期(interphase)两部分。间期为两次有丝分裂之间的时期,此期细胞在形态结构上无明显变化,但内部却进行着活跃的蛋白质、核酸等物质的合成,DNA 复制在此期完成,并为细胞进入下一个分裂期做物质上的准备。根据 DNA 合成的情况,间期进一步细分为 G_1 期(Gap1)、S 期(DNA synthesis phase)、G_2 期(Gap2)(图 2-13)。

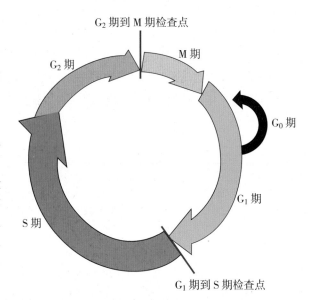

图 2-13 细胞周期模式图

1. **G_1 期** 此期细胞的主要特点是进行活跃的 RNA 及蛋白质合成,细胞迅速增长,体积显著增大。此外,此期可发生多种蛋白质的磷酸化,并且细胞膜对物质(核苷酸、葡萄糖等小分子)的转运加强,保证 G_1 期中进行大量生化合成有充足的原料。

2. **S 期** 此期细胞的主要特征是进行大量 DNA 复制,同时也合成组蛋白及非组蛋白,最后完成染色体的复制。

3. **G_2 期** 此期大量合成 RNA、ATP 及一些与 M 期结构功能相关的蛋白质,对核被膜崩裂、染色质凝集有重要作用的成熟促进因子也在此期合成。G_2 期所合成的某些特定蛋白质为其向分裂期转化所必需,缺乏这些蛋白质,G_2 期细胞将不能进一步进入下一阶段的分裂期。

4. **M 期** 如前文"细胞分裂"部分所述,分裂期细胞的形态、结构发生显著变化,染色体凝集分离,核被膜、核仁解体及重建,纺锤体、收缩环在胞质内形成,细胞核发生分裂,形成两个子核,胞质一分为二,细胞分裂完成。

5. **G_0 期** 细胞通过 M 期一分为二,有的可继续分裂进行周期循环,有的转入 G_0 期。G_0 期是脱离细胞周期暂时停止分裂的一个阶段,但在一定适宜刺激下,又可进入细胞周期。G_0 期细胞又称静止细胞,如成年人体内的成纤维细胞、肝实质细胞等。

细胞周期中细胞生化、形态、结构等方面的变化及相邻时间转换,均是在细胞本身及环境因素的严格调控下有序进行的。细胞周期进程严格受控于细胞中多种蛋白质构成的复杂网络。周期蛋白(cyclin)和周期蛋白依赖性激酶(cyclin-dependent kinase,CDK)是这一调控体系的核心。在细胞周期的进程中,不同种类的周期蛋白和 CDK 之间适时结合,可引发细胞周期进程中特定事件的发生,促成细胞周期调控的两个关键检查点(G_1 期到 S 期检查点、G_2 期到 M 期检查点)的不可逆转换。不同的蛋白质或多肽因子作用于这些调控点后,可实现其对细胞周期的多因子、多层次调控。

二、细胞分化

细胞分化(cell differentiation)是个体发育过程中细胞在结构和功能上发生差异的过程,人体从一个受精卵开始,经过细胞的增殖和分化,最终形成 200 多种细胞来维持机体各种正常的生命活动。细胞分化不仅发生在胚胎发育时期,而是贯穿人的一生,以补充衰老和死亡的细胞。

在个体发育过程中,细胞分化潜能由"全能"到"多能"再到"单能"。已分化的细胞通常是稳定的,但在特定条件下也可发生转分化(transdifferentiation),从而成为形态结构和功能上不同于原来的细胞。

细胞分化的本质和规律是基因的选择性表达,即基因的差异表达,而基因表达调控主要发生在转录水平。细胞分化受多种因素调节,如胞质中的细胞分化决定因子与传递方式、胚胎细胞间相互协调、激素因素、环境因素等。

三、细胞的衰老与死亡

细胞的衰老与死亡是生物界的普遍规律。生物体每时每刻都有细胞不断地衰老、死亡,同时又有新的细胞代替它们。细胞衰老(cell aging,cell senescence)是指随时间推移,细胞增殖能力和生理功能逐渐下降的变化过程,最终反映在细胞形态结构和代谢功能的一系列改变。主要表现为:细胞中水分含量减少,体积减小;出现色素蓄积;细胞膜系统的改变;线粒体数目减少、体积增大;细胞骨架改变导致细胞内信息传递与代谢功能变化;核被膜内折和染色质固缩;蛋白质合成发生变化等。

细胞死亡(cell death)是指细胞生命活动的结束。细胞衰老的结果是死亡,但细胞死亡并非都由衰老引起。细胞死亡主要有3种形式:①坏死(necrosis),是指由损伤、缺血或感染引起的细胞死亡现象。这是一种被动性死亡,也称病理性细胞死亡。②细胞凋亡(apoptosis),是细胞生理性死亡的普遍形式,也可发生在病理条件下(图2-14)。凋亡过程中DNA发生片段化,细胞皱缩分解成凋亡小体,被邻近细胞或巨噬细胞吞噬,不发生炎症。这种死亡过程受特定信号诱导,是受基因调控的自杀程序活化引起的主动性死亡,因此也称程序性细胞死亡(programmed cell death,PCD)。③自噬性细胞死亡(autophagic cell death),是指在一些细胞死亡过程中,并未观察到细胞凋亡或坏死的特征,而显示的是细胞自噬的特征。细胞自噬(autophagy)是真核细胞内普遍存在的一种现象,通过膜包绕隔离受损或功能退化的细胞器及某些蛋白质和大分子物质,再与溶酶体融合并水解膜内成分,在此过程中吞噬了细胞内成分的溶酶体称为自噬溶酶体。细胞死亡的方式不仅限于上述3种,新近发现的细胞死亡方式包括细胞焦亡、铁死亡等。

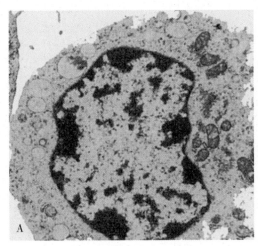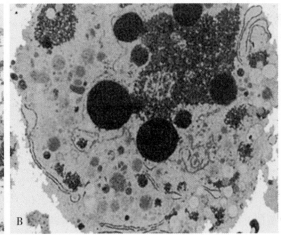

图 2-14　细胞电镜图(×13 000)
A. 正常细胞　B.凋亡中的细胞

(马　宁)

数字课程学习……

微课　教学 PPT　拓展阅读　中英文小结　自测题

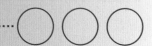

第三章

上皮组织

上皮组织(epithelial tissue)简称上皮(epithelium),是由大量形态较规则且排列紧密的细胞和极少量的细胞外基质(细胞间质)所组成。上皮细胞具有明显的极性(polarity),是指上皮细胞的各个面在结构和功能上具有明显的差别。上皮细胞朝向体表或有腔、囊器官内腔的一面称游离面;与游离面相对的朝向深部结缔组织的另一面称基底面,而上皮细胞之间的连接面为侧面。上皮细胞基底面附着于基膜上,并借此膜与结缔组织相连。上皮组织内大多无血管,其所需营养依靠结缔组织内的血管提供,血液中的营养物质透过基膜渗透到上皮细胞间隙中。上皮组织内一般富含感觉神经末梢。

上皮组织具有保护、吸收、分泌和排泄等功能。根据其分布和功能不同,上皮组织主要分为被覆上皮和腺上皮两大类。在某些部位,少数上皮细胞还可特化为感觉上皮、生殖上皮和肌上皮等。本章主要叙述被覆上皮和腺上皮。

第一节　被覆上皮

一、被覆上皮的类型和结构

被覆上皮(covering epithelium)主要分布在体表或有腔、囊器官的内表面。根据其上皮细胞的排列层数及表层细胞在垂直切面上的形态可进行分类和命名(表 3–1)。

表 3–1　被覆上皮的类型和主要分布

被覆上皮	上皮类型	主要分布
单层上皮	单层扁平上皮	内皮:心脏、血管和淋巴管的腔面
		间皮:胸膜、腹膜和心包膜的表面
		其他:肺泡和肾小囊壁层的上皮
	单层立方上皮	甲状腺滤泡及肾小管上皮等
	单层柱状上皮	胃、肠和子宫等腔面
	假复层柱状上皮	呼吸道等腔面
复层上皮	复层扁平上皮	未角化的:口腔、食管和阴道等腔面
		角化的:皮肤的表皮
	复层立方上皮	外分泌腺导管
	复层柱状上皮	眼睑结膜和男性尿道
	变移上皮	肾盏、肾盂、输尿管和膀胱等腔面

(一)单层扁平上皮

单层扁平上皮(simple squamous epithelium)很薄,由一层扁平细胞组成(图 3–1,图 3–2)。从上皮表面观察,细胞呈不规则形或多边形,核椭圆形,位于细胞中央。细胞边缘呈锯齿状或波浪状,互相嵌

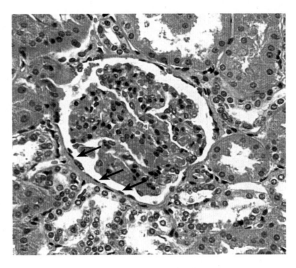

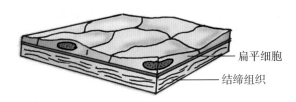

图 3-1 单层扁平上皮立体模式图

↑:单层扁平上皮细胞

图 3-2 肾小囊壁层上皮光镜像(HE 染色,高倍)

合。从上皮的垂直切面观察,细胞扁薄,胞质很少,只有含核的部分略厚。衬贴在心脏、血管和淋巴管腔面的单层扁平上皮称内皮(endothelium)。分布在胸膜、腹膜和心包膜表面的单层扁平上皮称间皮(mesothelium)。内皮和间皮可保持器官表面光滑,有利于血液和淋巴液的流动或减缓器官间的摩擦。

（二）单层立方上皮

单层立方上皮(simple cuboidal epithelium)由一层近似立方形的细胞组成(图 3-3,图 3-4)。从上皮表面观察,每个细胞呈六角形或多角形;由上皮的垂直切面观察,细胞呈立方形。细胞核呈圆形,位于细胞中央。此种上皮见于肾小管和甲状腺滤泡等处。

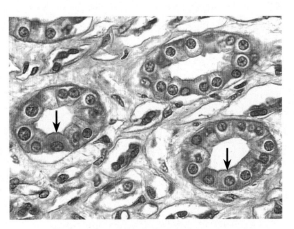

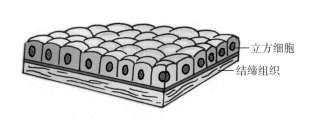

图 3-3 单层立方上皮立体模式图

↑:单层立方上皮细胞

图 3-4 单层立方上皮光镜像(肾小管,HE 染色,×400)

（三）单层柱状上皮

单层柱状上皮(simple columnar epithelium)由一层棱柱状细胞组成(图 3-5,图 3-6)。从表面观察,细胞呈六角形或多角形;从上皮的垂直切面观察,细胞呈柱状,细胞核长圆形,其长轴多与细胞长轴平行,常位于细胞近基底部。此种上皮大多分布在胃、肠、子宫、胆囊和输卵管的腔面,有吸收或分泌的功能。在肠壁的柱状上皮细胞间还散在有杯状细胞(goblet cell),其形似高脚酒杯,底部狭窄,

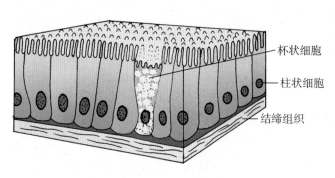

图 3-5　单层柱状上皮立体模式图

杯状细胞

柱状细胞

结缔组织

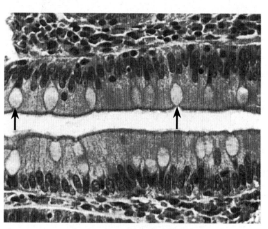

↑:杯状细胞

图 3-6　单层柱状上皮光镜像
（小肠，HE 染色，3.3×40）

含深染的核，顶部膨大，充满分泌颗粒。颗粒中黏蛋白分泌后，与水结合形成黏液，可润滑和保护上皮。

分布在子宫和输卵管等腔面的单层柱状上皮，细胞游离面具有纤毛，称单层纤毛柱状上皮（simple ciliated columnar epithelium）。

（四）假复层柱状上皮

假复层柱状上皮（pseudostratified columnar epithelium）是由几种形态不同、高低不等且同位于基膜上的细胞组成，包括柱状细胞、梭形细胞和锥体形细胞等。由于细胞基底部均附在基膜上，从垂直切面观察时，细胞核位于不同平面，给人以复层细胞的假象，故而得名。假复层柱状上皮主要分布在上呼吸道、输精管和附睾管等处，其柱状细胞游离面有纤毛，称假复层纤毛柱状上皮（pseudostratified ciliated columnar epithelium）（图 3-7，图 3-8）。分布在呼吸道的假复层纤毛柱状上皮，其纤毛为动纤毛，有杯状细胞，两者配合吸附并排出呼吸道异物；而分布在输精管和附睾管等处的假复层纤毛柱状上皮，其纤毛则为静纤毛，缺乏杯状细胞。

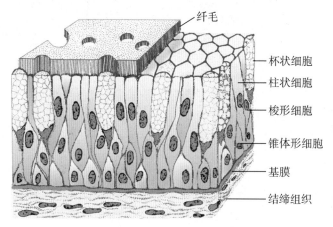

纤毛

杯状细胞

柱状细胞

梭形细胞

锥体形细胞

基膜

结缔组织

图 3-7　假复层纤毛柱状上皮立体模式图

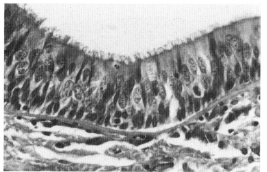

图 3-8　假复层纤毛柱状上皮
（人气管，HE 染色，3.3×40）

（五）复层扁平上皮

复层扁平上皮（stratified squamous epithelium）由多层细胞组成，因表层细胞呈扁平鳞片状，又称复层鳞状上皮（图 3-9，图 3-10）。由上皮的垂直切面观察，细胞形状不一。紧靠基膜的一层基底细胞为立方

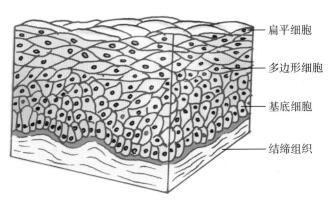

图3-9 复层扁平上皮立体模式图

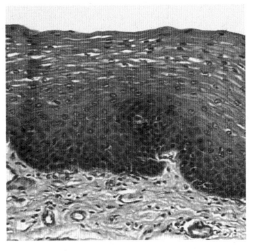

图3-10 复层扁平上皮光镜像(食管,HE 染色,3.3×40)

形或矮柱状,细胞较幼稚,具有旺盛的分裂能力,新生的细胞逐渐向浅层移动,以补充表层脱落的细胞。基底层以上到表层,依次为数层多边形的细胞、梭形细胞及表面数层扁平细胞。复层扁平上皮与深部结缔组织的连接面凹凸不平,可增加两者的连接面积,既有利于上皮组织的营养供应,又使连接更牢固。

位于表皮的复层扁平上皮,浅层细胞的细胞核消失,胞质中充满角蛋白,细胞干硬,并不断脱落,称角化的复层扁平上皮。衬贴在口腔和食管等腔面的复层扁平上皮,浅层细胞有核,含角蛋白少,称未角化的复层扁平上皮。复层扁平上皮具有耐摩擦和阻止异物侵入等作用,受损后有很强的再生修复能力。

(六) 复层立方上皮和复层柱状上皮

复层立方上皮(stratified cuboidal epithelium)和复层柱状上皮(stratified columnar epithelium)都包含多层细胞,在胎儿中更为常见,而在成年人中分布有限。复层立方上皮通常为两层,主要衬于汗腺和其他外分泌腺的导管。复层柱状上皮可多达5层,深层为一层或几层多边形细胞,浅层为一层排列较整齐的柱状细胞,此种上皮仅见于眼睑结膜和男性尿道等处。

(七) 变移上皮

变移上皮(transitional epithelium)又称移行上皮,分布于排尿管道,由多层细胞构成,可分为表层细胞、中间层细胞和基底细胞。表层细胞较大,可覆盖几个中间层细胞,称盖细胞。变移上皮的特点是细胞形状和层数可随器官的收缩或扩张状态而变化。例如,当膀胱收缩时,上皮变厚,细胞层数变多,细胞呈大立方形(图3-11,图3-12);膀胱扩张时,上皮变薄,细胞层数减少,细胞呈扁梭形(图3-13,图3-14)。

二、上皮细胞的特化结构

上皮组织的细胞形态与其功能及其所处的内、外环境相适应,常见其游离面、基底面及侧面分化形成多种特殊的结构。这些特殊结构有的是由细胞膜和胞质构成,有的是由细胞膜、胞质和细胞外基质共同构成。值得注意的是,细胞表面的特化结构并非仅存在于上皮组织的细胞,在其他组织的细胞表面也可见到,如肌细胞、结缔组织细胞和神经胶质细胞等。

(一) 上皮细胞游离面

1. **微绒毛(microvillus)** 是上皮细胞游离面的细胞膜和胞质共同伸出的微细指状突起,直径约0.1 μm,在电镜下才能清晰可见(图3-15)。

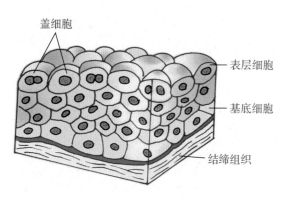

图 3-11　变移上皮立体模式图（膀胱收缩状态）

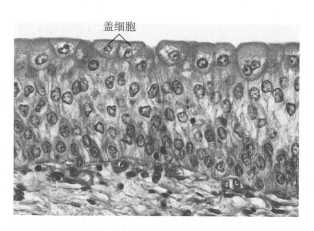

图 3-12　变移上皮光镜像（膀胱收缩状态，
HE 染色，3.3×40）

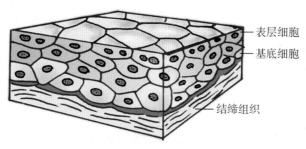

图 3-13　变移上皮立体模式图（膀胱扩张状态）

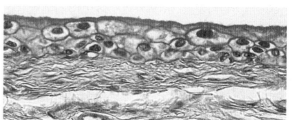

图 3-14　变移上皮光镜像（膀胱扩张状态，
HE 染色，3.3×40）

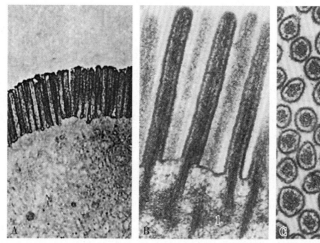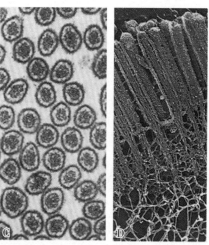

图 3-15　微绒毛的电镜像
A. 低倍电镜像（×2 800）　B. 纵切面高倍电镜像（×60 000）（1：终末网）　C. 横切面
高倍电镜像（×60 000）　D. 扫描电镜像（×50 000）

微绒毛表面为细胞膜,轴心的胞质中有许多纵行的微丝。微丝上端伸到微绒毛顶部,下端附着于细胞顶部的终末网(terminal web)。终末网是微绒毛基部胞质中与细胞表面平行的微丝网,微丝网中的微丝附着于细胞侧面的中间连接处,有固定微绒毛的作用。微丝为肌动蛋白丝,与终末网中的肌球蛋白相互作用,可使微绒毛伸长或缩短。微绒毛使细胞的表面积显著增大,有利于细胞的吸收功能。光镜下可见,形成小肠吸收细胞游离面的纹状缘(striated border)和肾近端小管上皮细胞游离面的刷状缘(brush border)均为密集排列的微绒毛。

2. **纤毛**(cilium) 是上皮细胞游离面的细胞膜和胞质共同伸出的较长突起,比微绒毛粗而长,一般长 5~10 μm,直径 0.2~0.5 μm,在光镜下可见。纤毛的内部结构比微绒毛复杂。电镜下可见纤毛表面为细胞膜,内为胞质,其中有纵向排列的微管。微管的排列有一定的规律,中央为两条完整的微管,周围为 9 组成对的双联微管(图 3-16)。双联微管中具有一种含 ATP 酶活性的动力蛋白(dynein),纤毛的运动可能是此种蛋白质分解 ATP 使微管之间产生滑动所致。纤毛基部有一个致密颗粒,称为基体(basal body),其结构与中心粒基本相同。纤毛的微管与基体的微管相连,可控制和调节纤毛的活动。许多纤毛的协调摆动像风吹麦浪一样,把黏附在上皮表面的分泌物和颗粒状物质向一定方向推送。例如,呼吸道大部分的腔面为有纤毛的上皮,由于纤毛的定向摆动,可把吸入的灰尘和细菌等排出;输卵管腔面也分布着纤毛细胞,纤毛的摆动有助于将卵子向子宫运送。

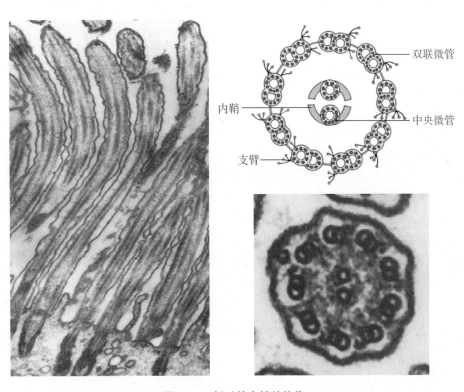

图 3-16 纤毛的电镜结构像

此外,某些上皮细胞的游离面伸出的细长突起,虽然类似纤毛,但不能运动,其结构与微绒毛结构相同,称静纤毛(stereocilium)。典型的静纤毛分布在附睾的上皮细胞。内耳位觉上皮、听觉上皮及味蕾感觉上皮的毛细胞也有静纤毛。

(二)上皮细胞侧面

在上皮细胞侧面分化形成的特殊结构为细胞连接(cell junction),只有在电镜下才能观察到,常呈点状、斑状和带状结构。细胞连接可分为紧密连接、中间连接、桥粒和缝隙连接(图 3-17)。一般以柱状上皮细胞间的连接最为典型。

1. **紧密连接**（tight junction）　又称闭锁小带（zonula occludens），位于细胞近顶端的侧面。电镜下可见，此处相邻细胞膜外层呈间断融合，仅在非融合处有极窄的细胞间隙。观察紧密连接的理想方法是冷冻蚀刻结合电镜观察，可见在紧密连接处的膜内，蛋白颗粒排列成 2~4 条线性网格状结构，环绕细胞周围，网格处的蛋白颗粒相对接，封闭了细胞间隙。所以，紧密连接可阻挡物质穿过细胞间隙，具有屏障作用。

2. **中间连接**（intermediate junction）　又称黏着小带（zonula adherens），多位于紧密连接下方，环绕上皮细胞顶部。电镜下可见，中间连接处相邻细胞之间有 15~20 nm 的间隙，间隙两侧的质膜通过钙黏着蛋白（cadherin）相互黏合。钙黏着蛋白的胞内部分通过锚定蛋白与肌动蛋白丝相连，从而形成跨细胞的肌动蛋白网，进而把相邻细胞黏合在一起。除此之外，中间连接还有保持细胞形状和传递细胞收缩力的作用，如心肌细胞间的闰盘。

3. **桥粒**（desmosome）　又称黏着斑（macula adherens），呈斑状连接，大小不等，多位于中间连接的深部。电镜下可见，桥粒处的细胞间隙宽 20~30 nm，细胞膜的胞质面有致密物质构成的桥粒斑。成束的中间纤维伸向桥粒斑，被更细的纤维锚定在桥粒斑上，并常折成袢状返回胞质中。相邻细胞的两个桥粒斑由跨膜黏附蛋白相互连接。桥粒是一种很牢固的细胞连接，在易受摩擦的皮肤、食管等部位的复层扁平上皮中尤为丰富。

4. **缝隙连接**（gap junction）　又称通信连接（communication junction），是一种广泛存在的细胞连接形式。电镜下可见，连接处相邻细胞膜高度平行，细胞间隙很窄，仅 2~3 nm，间隙中有许多间隔大致相等的连接点。冷冻蚀刻等方法显示，相邻两细胞的胞膜中有许多分布规律的柱状颗粒，称为连接子（connexon）。每个连接由 6 个连接子蛋白（connexin）分子围成，大致呈圆柱形，中央有直径约 2 nm 的孔。相邻两细胞膜中的连接子彼此相接，管腔也相通，成为介导细胞间通信的管道。它允许带电的离子和某些小分子物质（如葡萄糖、氨基酸和维生素等）在细胞间通过扩散进行转移，从而调节细胞的营养代谢、增殖和分化等功能。该通道的开放或闭合受到多种因素调节，包括电压、pH、Ca^{2+} 和代谢产物等。缝隙连接可以保持细胞之间在化学信号和电信号上的联系，维持多细胞间的协调和合作，在肌组织和神经组织中尤为丰富。

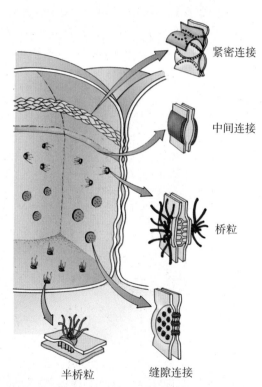

紧密连接
中间连接
桥粒
半桥粒　　缝隙连接

图 3-17　细胞连接电镜结构模式图

以上 4 种细胞连接，如果有两个或两个以上同时存在，则称为连接复合体（junctional complex）。细胞连接的存在和数量常随器官不同发育阶段和功能状态及病理变化而改变。例如，在生精过程中，随着精原细胞的分化，支持细胞间的紧密连接可开放和重建。

（三）上皮细胞基底面

1. **基膜**　上皮细胞基底面与深部结缔组织之间共同形成的薄膜称为基膜（basement membrane），又称基底膜。不同部位的基膜厚度不同，假复层纤毛柱状上皮和复层扁平上皮的基膜较厚，光镜下明显可见，呈粉红色。但一般基膜较薄，在 HE 染色切片中不易分辨。PAS 反应可呈阳性。用镀银染色，基膜呈黑色。电镜下可见，基膜由靠近上皮的基板（basal lamina）及与结缔组织相连的网板（reticular lamina）所构成。部分基膜也可由两层基板构成，如肾血管球的基膜。基板由上皮细胞分泌产生，可分为两层。低电子密度、紧贴上皮细胞基底面的薄层为透明板（lamina lucida），其下电子密度高的均质层为致密板(lamina densa)(图 3-18)。构成基板的主要成分有层粘连蛋白、Ⅳ型胶原蛋白、硫酸乙酰肝素、硫酸软骨素和少量纤维粘连蛋白等。网板较厚,紧贴结缔组织,主要由成纤维细胞分泌产生的网状纤维(Ⅲ型胶原蛋白)构成。

基膜除对上皮细胞具有支持、连接和固定作用外,还是一种半透膜,具有选择性通透作用,有利于上皮细胞与深部结缔组织进行物质交换。基膜还对上皮细胞的增殖、分化、迁移及细胞代谢、信号转导等具有重要意义。例如,在恶性肿瘤转移过程中,肿瘤细胞先黏附于毛细血管基膜上,释放多种水解酶破坏基膜而实现转移。

2. **质膜内褶** 上皮细胞基底面的细胞膜折向胞质所形成的许多内褶称质膜内褶(plasma membrane infolding),常见于肾小管等处(图 3-19)。质膜内褶与细胞基底面垂直,光镜下称基底纵纹。电镜下可见质膜内褶之间含有与其平行排列的长杆状线粒体。质膜内褶的主要作用是扩大细胞基底部的表面积,有利于水和电解质的迅速转运。

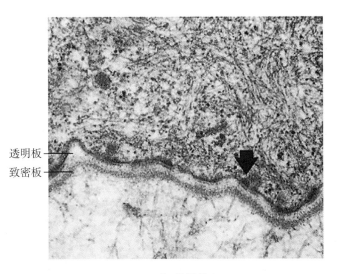

透明板
致密板

↑:半桥粒

图 3-18　基膜的电镜结构像

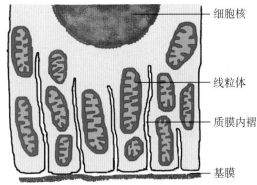

细胞核
线粒体
质膜内褶
基膜

图 3-19　质膜内褶电镜结构模式图

3. **半桥粒**(hemidesmosome)　位于上皮细胞基底面,为桥粒结构的一半(图 3-18),质膜内也有附着板,张力细丝附着于板上,也折成袢状返回胞质。半桥粒的主要作用是将上皮细胞固定在基膜上。

第二节　腺上皮和腺

腺上皮(glandular epithelium)是由腺细胞组成的以分泌功能为主的上皮。腺(gland)是以腺上皮为主要成分的器官。腺大多起源于内胚层或外胚层,也有来自中胚层分化的上皮。这些上皮细胞分裂增殖,形成细胞索,凹陷长入深部的结缔组织中,分化成腺(图 3-20)。腺细胞的分泌物中有酶类、黏液和激素等。有的腺分泌物经导管排至体表或器官腔内,称外分泌腺(exocrine gland),如汗腺、胃腺等;有的腺没有导管,分泌物直接释放入血液或淋巴中,称内分泌腺(endocrine gland),如甲状腺、肾上腺等。本节主要介绍外分泌腺,内分泌腺详见本教材内分泌系统相关章节。

一、外分泌腺细胞的类型

根据分泌物特性不同,外分泌腺细胞主要包括浆液细胞和黏液细胞。

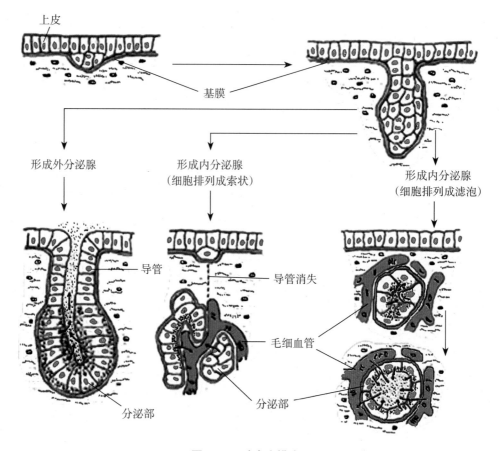

图 3-20　腺发生模式图

(一) 浆液细胞

浆液细胞(serous cell)大多呈锥体形或柱状,核圆形,位于细胞中央或靠近基底部。细胞基底部胞质呈强嗜碱性,顶部聚集许多圆形分泌颗粒,称酶原颗粒,HE 染色呈红色。电镜下可见,细胞基底部有密集平行排列的粗面内质网,有许多线粒体位于内质网扁囊之间,核上方有发达的高尔基体,腺细胞游离面可见短小而稀疏的微绒毛(图 3-21)。浆液细胞的分泌物为较稀薄的液体,其中含有不同的酶,如各种消化酶等。

浆液细胞的分泌过程经以下几个步骤:①细胞摄入合成分泌物所需的氨基酸等原料;②氨基酸运送到粗面内质网的核糖体上合成蛋白质,进入内质网腔内;③内质网以出芽方式形成小泡,将蛋白质输送到高尔基体;④蛋白质进入高尔基体,经过加工和浓缩,形成有膜包裹的分泌颗粒;⑤分泌颗粒聚集在细胞顶部,当分泌物释放时,分泌颗粒的膜与顶部

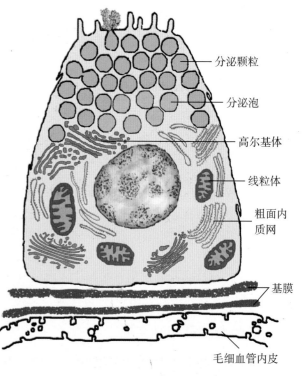

图 3-21　浆液细胞电镜结构模式图

细胞膜融合,以出胞方式,将分泌物释放到细胞外。整个分泌过程所需的能量由线粒体产生的ATP供给。

(二)黏液细胞

黏液细胞(mucous cell)大多呈柱状或锥体形,顶部胞质含许多较大的分泌颗粒,称黏原颗粒,PAS染色时,颗粒着深红色;但在HE染色切片中,分泌颗粒常被溶解,致使分泌颗粒所在部位着色很浅,呈泡沫状或空泡状。细胞核较扁,位于细胞基底部,核周围的胞质显弱嗜碱性。电镜下可见,细胞基底部有较多的粗面内质网和游离核糖体,高尔基体很发达,位于核上方。黏液细胞的分泌物黏稠,主要成分是糖蛋白,释放后与水结合形成黏液(mucus),其覆盖在上皮游离面,起滑润和保护上皮的作用。人体分泌黏液的细胞很多,主要分布于消化管和呼吸道。杯状细胞是散在于上皮中的一种典型的黏液细胞。

黏液细胞糖蛋白的合成包括蛋白质和多糖的合成,以及蛋白质与多糖结合形成糖蛋白。蛋白质的合成过程与浆液细胞基本相同,多糖在高尔基体合成,并在此与蛋白质结合成糖蛋白。然后形成分泌颗粒,聚集在细胞顶部,以出胞方式将分泌物释放到细胞外。

二、外分泌腺的结构和分类

外分泌腺可分为单细胞腺和多细胞腺。分泌黏液的杯状细胞就是单细胞腺,人体内绝大多数外分泌腺属于多细胞腺。外分泌腺一般由分泌部和导管两部分组成。

(一)分泌部

分泌部一般由一层腺上皮细胞组成,中央有腔。分泌部的形状为管状、泡状或管泡状。泡状和管泡状的分泌部常称为腺泡(acinus)。浆液细胞或黏液细胞分别可以组成浆液性腺泡或黏液性腺泡。浆液性腺泡和黏液性腺泡共同组成的腺泡,称混合性腺泡。外分泌腺细胞排出分泌物的方式有3种:①局浆分泌(merocrine):细胞以胞吐的方式排出分泌物,腺细胞结构保持完整,如胰腺外分泌细胞。②顶浆分泌(apocrine):细胞内的分泌颗粒聚集在细胞顶部,分泌时连同细胞顶部的胞质一起脱落,如乳腺、顶泌汗腺和耵聍腺等。③全浆分泌(holocrine):分泌时细胞内聚集大量的分泌物,核固缩,细胞器消失,整个细胞崩解,随分泌物一起排出,如皮脂腺和睑板腺。

(二)导管

导管直接与分泌部连通,由单层上皮或复层上皮构成,可将分泌物排至体表或器官腔内。腺的导管还有吸收水和电解质及排泌作用。

外分泌腺根据导管有无分支可分为单腺(simple gland)和复腺(compound gland)。根据分泌部的形状和导管的分支情况,可将外分泌腺分为单管状腺、单泡状腺、复管状腺、复泡状腺和复管泡状腺等(图3-22)。

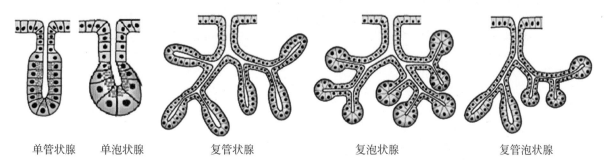

| 单管状腺 | 单泡状腺 | 复管状腺 | 复泡状腺 | 复管泡状腺 |

图3-22 外分泌腺的分类

第三节　上皮组织的起源和更新

　　上皮组织分布广泛,其起源随分布的器官不同,可分别来源于胚胎发育中的 3 个胚层。如皮肤表皮的复层扁平上皮来源于外胚层,血管内皮来源于中胚层,而消化管上皮则来源于内胚层。一种上皮内也可能含有来自不同胚层的细胞,且细胞结构和功能差别较大,甚至迥然不同。如皮肤表皮中除由外胚层来源的上皮细胞构成其主体外,还有中胚层起源、具有免疫功能的朗格汉斯细胞。此外,某些器官的被覆上皮细胞可进一步增生分化,形成腺上皮。在上皮组织的发育过程中,胚胎早期的上皮均为结构简单的单层上皮,随着胚体的发育,上皮的层数和细胞形态进一步分化,与其功能特点相适应,或保持单层上皮,或增生为复层上皮,并表现出不同的结构和功能特征。

　　生理状态下,上皮细胞不断衰老、死亡和脱落,并由上皮中的未分化细胞增殖补充。被覆上皮和很多单腺上皮均属于一类持续更新的细胞亚群,如胃肠道的单层柱状上皮更新尤为明显,2~5 d 可更新一次。而大部分皮肤的复层扁平上皮要经历约 28 d 的替换周期。其他上皮,尤其是结构复杂的腺体,一旦达到成熟状态,细胞分裂就变得非常缓慢。上述上皮细胞具有稳定细胞亚群的特征,即细胞分裂活动相对较少,细胞可以存活更长时间。但是炎症或创伤等原因造成上皮损伤后,各类上皮组织中的未分化细胞被激活,并不断地增殖分化以补充受损细胞。

(肖　岚)

数字课程学习……

 微课　　 教学 PPT　　 拓展阅读　　 中英文小结　　自测题

第 四 章

固有结缔组织

结缔组织(connective tissue)由大量的细胞外基质和散在其间的细胞构成,是人体内分布最广的基本组织。

细胞外基质由细胞产生,包括纤维和基质。根据细胞和纤维类型及基质的状态不同,广义的结缔组织包括液态的血液和淋巴液、松软的固有结缔组织和较坚固的软骨与骨。一般所说的(狭义的)结缔组织仅指固有结缔组织(connective tissue proper)。固有结缔组织根据其组成细胞和纤维的特点不同又分为疏松结缔组织、致密结缔组织、脂肪组织和网状组织。

结缔组织的共同特点是细胞数量较少,细胞外基质相对较多,细胞散居于细胞外基质内,分布无极性。结缔组织具有连接、支持、营养、保护和修复等多种功能。

结缔组织均起源于胚胎时期的间充质(mesenchyme)。间充质由间充质细胞和大量稀薄的无定形基质构成。间充质细胞分化程度低,在胚胎时期能分化成多种结缔组织细胞、内皮细胞、肌细胞(纤维)等。成体结缔组织内仍保留少量未分化的间充质细胞。

第一节 疏松结缔组织

疏松结缔组织(loose connective tissue)又称蜂窝组织(areolar tissue),特点是细胞数量少但种类较多,纤维较少且排列稀疏(图 4-1)。疏松结缔组织在体内广泛分布,位于器官之间、组织之间和细胞之间,具有连接、支持、营养、防御、保护和修复等功能。

一、细胞

疏松结缔组织内的细胞种类较多,包括成纤维细胞、巨噬细胞、肥大细胞、浆细胞、脂肪细胞和未

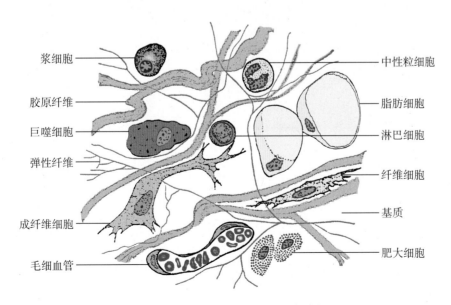

图 4-1 疏松结缔组织模式图

分化的间充质细胞等。此外,血液中的白细胞,如中性粒细胞、嗜酸性粒细胞和淋巴细胞等也可游走至发生炎症反应的结缔组织内。各类细胞的数量和分布随疏松结缔组织存在的部位和功能状态而不同。

(一)成纤维细胞

成纤维细胞(fibroblast)是疏松结缔组织的主要细胞成分,常通过基质糖蛋白的介导附着在胶原纤维上。HE染色切片中,胞体较大,多呈扁平或梭形,有突起;胞质较丰富,呈弱嗜碱性;核较大,呈扁卵圆形,着色浅,核仁明显(图4-2)。电镜下可见,胞质内有丰富的粗面内质网、游离核糖体和发达的高尔基体(图4-3)。成纤维细胞有旺盛的合成蛋白质的功能,不仅合成和分泌胶原蛋白与弹性蛋白,生成胶原纤维、网状纤维和弹性纤维,而且能合成和分泌蛋白多糖与糖蛋白等基质成分。

成纤维细胞处于功能静止状态时,称纤维细胞(fibrocyte)。细胞较小,呈长梭形,胞质少并呈嗜酸性,核小,着色深。电镜下可见,胞质内粗面内质网少、高尔基体不发达。在一定条件下,如创伤修复、结缔组织再生时,纤维细胞能再转变为成纤维细胞,执行其合成及分泌功能。成年人正常结缔组织内的成纤维细胞很少分裂增生,但在结缔组织损伤修复时,成纤维细胞可分裂增生。

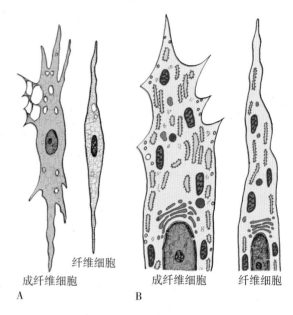

图4-2　成纤维细胞和纤维细胞模式图
A. 光镜结构　B. 超微结构

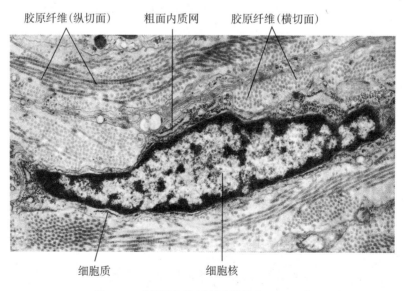

图4-3　成纤维细胞透射电镜像(×12 000)

(二)巨噬细胞

巨噬细胞(macrophage)具有强大的吞噬功能,在体内广泛存在。巨噬细胞形态多样,随功能状态而改变。功能活跃者,通常有钝圆形突起,常伸出较长的伪足;胞质丰富,多呈嗜酸性;核较小,着色深,呈圆形或肾形。休止的巨噬细胞其形态与成纤维细胞类似,多呈扁平梭形,又称组织细胞(histiocyte)。电镜下可见,细胞表面有许多皱褶、小泡和微绒毛,胞质内含大量初级溶酶体、次级溶酶体、吞噬体、吞饮小泡和残余体,近细胞膜的胞质内有较多的微丝和微管(图4-4)。HE染色切片中,巨噬细胞较难与

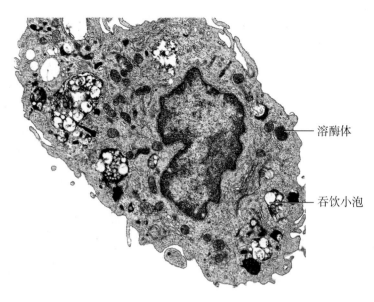

溶酶体

吞饮小泡

图4-4 巨噬细胞透射电镜像(×8 000)

其他细胞相区别。可活体注射台盼蓝(trypan blue)染料或墨汁,通过观察其胞质内所含的蓝色或黑色的颗粒加以鉴别。

巨噬细胞由血液内单核细胞穿出血管后分化而成,具有以下作用。

1. 趋化性和变形运动 巨噬细胞可沿某些化学物质的浓度梯度进行活跃的变形运动,聚集到产生和释放这些化学物质的病变部位,这种特性称为趋化性(chemotaxis)。这类化学物质称为趋化因子(chemotactic factor),如补体C5a、细菌的产物、炎症组织的变性蛋白等。

2. 吞噬作用 巨噬细胞经趋化性变形运动抵达病变部位,伸出伪足黏附和包围细菌、异物、衰老的细胞碎片等,进而在胞质内形成吞噬体或吞饮泡。吞噬体、吞饮泡与初级溶酶体融合,形成次级溶酶体,异物颗粒被溶酶体酶消化分解后,成为残余体。巨噬细胞也可直接识别和黏附被吞噬物(如炭粒、粉尘、衰老的细胞和某些细菌等),并将其吞噬。

3. 抗原提呈作用 巨噬细胞在吞噬分解抗原时,能将抗原中最具特征性的分子基团(称抗原肽)予以保留,并与巨噬细胞产生的主要组织相容性复合体(major histocompatibility complex ,MHC)-Ⅱ结合,形成抗原-MHCⅡ类分子复合物表达在巨噬细胞表面,并将抗原呈递给淋巴细胞,启动机体的免疫应答。

4. 分泌作用 巨噬细胞能合成和分泌数十种生物活性物质,如溶菌酶(lysozyme)、干扰素(interferon)和补体(complement)等,参与机体的防御功能;还能分泌血管生成因子、造血细胞集落刺激因子、血小板活化因子等多种物质,激活和调节有关细胞的功能活动。

(三)肥大细胞

肥大细胞(mast cell)常沿小血管和小淋巴管分布,多见于机体与外界抗原接触的部位(如皮肤、消化管和呼吸道管壁的结缔组织内)。细胞较大,呈圆形或卵圆形;胞质内充满粗大的嗜碱性颗粒,这些颗粒具有异染性,可被甲苯胺蓝染成紫红色;核小而圆,多位于中央(图4-5)。电镜下可见,细胞表面有微绒毛和颗粒状突起;胞质内的颗粒大小不

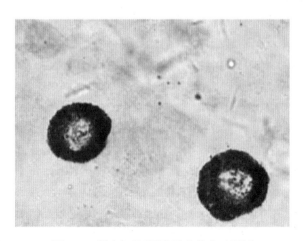

图4-5 肥大细胞(甲苯胺蓝染色,油镜)

一,呈圆形或卵圆形,表面有单位膜包裹(图4-6)。

肥大细胞与血液中的嗜碱性粒细胞在形态和功能上有很多相似之处,一般认为肥大细胞的祖细胞来源于骨髓。组织内的肥大细胞可分裂增殖,其寿命为数天至数月。

肥大细胞合成和分泌多种活性介质。其颗粒内含有组胺(histamine)、嗜酸性粒细胞趋化因子(eotaxin)和肝素(heparin)等。胞质内含有白三烯(leukotriene)。组胺和白三烯能使细支气管平滑肌收缩,微静脉及毛细血管扩张,通透性增加。嗜酸性粒细胞趋化因子能吸引嗜酸性粒细胞聚集到变态反应的部位,减轻变态反应。肝素则有抗凝血作用。肥大细胞激活后可诱导成纤维细胞增生,促进纤维和基质形成。肥大细胞可能与神经细胞之间存在相互作用,共同调节微环境的稳定。

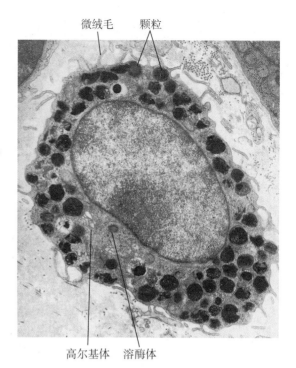

图4-6 肥大细胞透射电镜像(×15 000)

肥大细胞脱颗粒、释放介质是一种特异性反应。当机体首次受过敏原(如花粉、某些药物等)的刺激后,B细胞转变为浆细胞并产生抗体IgE。肥大细胞膜表面有IgE受体,当IgE与肥大细胞的IgE受体结合后,机体即对该过敏原呈致敏状态。当机体再次接触相同的过敏原时,该过敏原便可与肥大细胞上的IgE受体复合物结合,启动肥大细胞脱颗粒,并释放白三烯,引起变态反应(图4-7),如荨麻疹和支气管哮喘等。

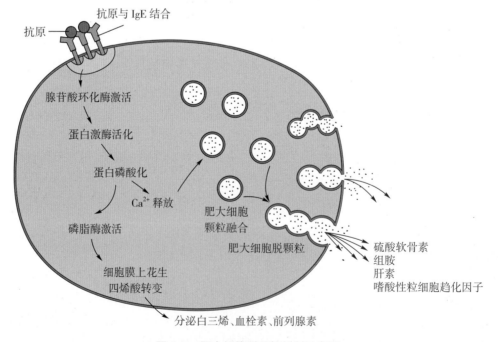

图4-7 肥大细胞脱颗粒机制示意图

(四) 浆细胞

浆细胞(plasma cell)在一般的结缔组织内较少,而在病原菌或异物蛋白易于入侵的部位,如消化管、呼吸道固有层结缔组织及慢性炎症部位较多。胞体呈卵圆形或圆形,胞质丰富,嗜碱性,核旁有一浅染区;核圆形,多偏居细胞一侧,呈车轮状(图4-8)。电镜下可见,胞质内含有大量平行排列的粗面内质网和游离核糖体,发达的高尔基体和中心体位于核旁浅染区内,染色质呈粗块状沿核被膜内面呈辐射状排列(图4-9)。

　　浆细胞来源于 B 细胞。在抗原的刺激下,由 B 细胞增殖、分化转变而成。成熟浆细胞为终末细胞,寿命较短,仅存活数天至数周。

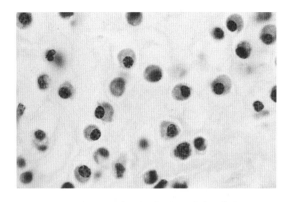

图 4-8　浆细胞光镜像(HE 染色,高倍)

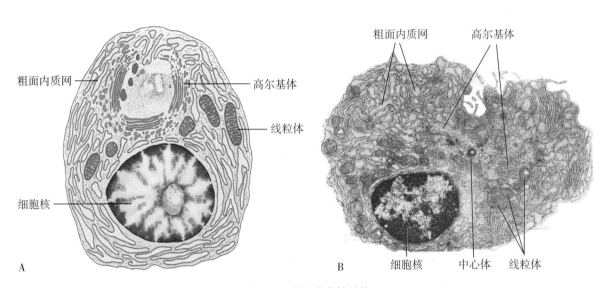

图 4-9　浆细胞电镜结构
A. 模式图　　B. 透射电镜像(×14 000)

　　浆细胞能够合成、储存与分泌抗体(antibody)即免疫球蛋白(immunoglobulin,Ig),参与体液免疫应答。抗体分 5 类,即 IgA、IgD、IgE、IgG 和 IgM。一种浆细胞只能产生一种特异性的抗体。

（五）脂肪细胞

　　脂肪细胞(adipocyte,fat cell)单个或成群存在,通常是指单泡脂肪细胞。细胞体积大,常呈球形或多边形;胞质被一个大脂滴推挤到细胞周缘呈新月形;核被挤压成扁圆形,位于细胞一侧。在 HE 染色切片中,脂滴被溶解,细胞呈空泡状。脂肪细胞能合成和储存脂肪、参与脂质代谢。

（六）未分化的间充质细胞

　　未分化的间充质细胞(undifferentiated mesenchymal cell)是成体结缔组织内保留的一些较原始细胞,它们仍具有较强的增殖和多向分化潜能,在炎症与创伤时可增殖分化为成纤维细胞、脂肪细胞、平滑肌细胞(纤维)和内皮细胞等(图4-10)。未分化的间充质细胞常分布在小血管尤其是毛细血管周围,其形态与成纤维细胞相似,在 HE 染色切片中不易辨认。

（七）白细胞

　　血液内的白细胞受趋化因子吸引,常以变形运动穿出毛细血管和微静脉,游走到疏松结缔组织,参与免疫应答和炎症反应。疏松结缔组织内以嗜酸性粒细胞、淋巴细胞和中性粒细胞多见。

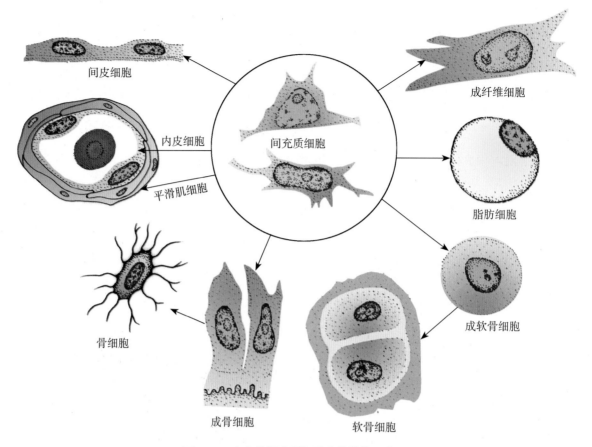

图 4-10　未分化间充质细胞分化潜能示意图

二、纤维

（一）胶原纤维

胶原纤维（collagenous fiber）数量最多，新鲜时呈白色，有光泽，又称白纤维。纤维粗细不等，直径 1~20 μm。HE 染色呈浅红色，波浪形，并互相交织。电镜下可见，胶原纤维由更细的胶原原纤维（collagen fibril）组成。胶原原纤维直径 20~100 nm，呈现明暗相间、约 67 nm 的周期性横纹（图 4-11）。

胶原纤维的化学成分主要为 I 型胶原蛋白，胶原蛋白（collagen）主要由成纤维细胞合成和分泌。分泌到细胞外的 3 条 α 多肽链互相缠绕，形成原胶原（tropocollagen）分子，原胶原分子平行排列，通过侧向共价交联聚合成间隔 67 nm 的胶原原纤维，若干胶原原纤维经细胞外基质黏合成粗细不等的胶原纤维。因此，这种分子构型使胶原纤维具有较强的韧性和抗拉力。

（二）弹性纤维

弹性纤维（elastic fiber）新鲜状态下呈黄色，又称黄纤维。HE 染色着色淡红，不易与胶原纤维区分。但能被醛复

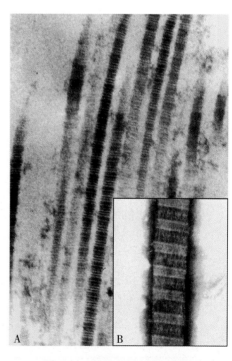

图 4-11　胶原纤维透射电镜像
A.×24 000　B.×120 000

红(aldehyde fuchsin)或地衣红(orcein)染成紫色或棕褐色。弹性纤维较细,直行,分支交织,粗细不等(0.2~1.0 μm),表面光滑(图4-1)。电镜下可见,弹性纤维的核心部分电子密度高,由均质的弹性蛋白(elastin)组成,核心外周覆盖微原纤维(microfibril),直径约10 nm。弹性蛋白分子能任意卷曲,分子间借共价键交联成网。在外力牵拉下,卷曲的弹性蛋白分子伸展拉长;除去外力后,弹性蛋白分子又恢复为卷曲状态(图4-12)。

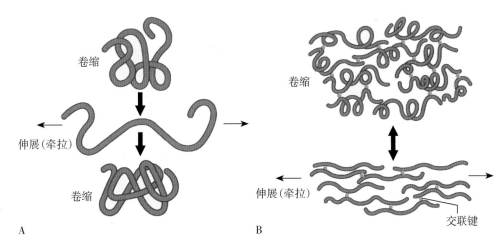

图4-12 伸缩状态下弹性蛋白的构型
A.单个弹性蛋白分子 B.共价交联的弹性蛋白分子

弹性纤维富有弹性而韧性差,与胶原纤维交织在一起,使结缔组织既有弹性又有韧性,有利于器官和组织保持形态位置的相对恒定,又具有一定的可塑性。强烈的日光能使皮肤的弹性纤维断裂而产生皱纹。随着年龄的增长,弹性纤维的弹性将逐渐减弱甚至消失。

(三)网状纤维

网状纤维(reticular fiber)较细,分支多,交织成网。网状纤维由Ⅲ型胶原蛋白构成,也具有67 nm的周期性横纹。纤维表面被覆蛋白多糖和糖蛋白,故PAS反应呈阳性。网状纤维又称嗜银纤维(argyrophil fiber),可被硝酸银染成黑色(图4-13)。网状纤维多分布在结缔组织与其他组织交界处,如基膜的网板、肾小管和毛细血管周围等。在淋巴器官、造血器官和内分泌腺,网状纤维丰富,构成这些器官的支架。

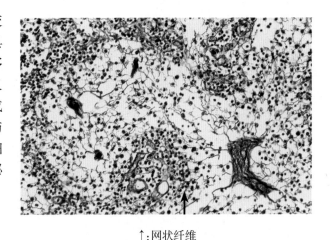

↑:网状纤维

图4-13 网状纤维光镜像(硝酸银染色,低倍)

三、基质

基质(ground substance)是由蛋白聚糖和糖蛋白两类生物大分子构成的无定形胶状物,具有一定黏性。在基质内,还有组织液。

蛋白聚糖(proteoglycan)也称蛋白多糖,是由糖胺聚糖(glycosaminoglycan,GAG)与蛋白质结合形成的复合物,是基质的主要成分,其中糖胺聚糖占80%~90%,远超过蛋白分子。糖胺聚糖是以含有氨基己糖的双糖为基本单位聚合成的长链化合物,又称氨基己糖多糖或酸性黏多糖,主要是不含硫酸根的透明质酸(hyaluronic acid),其次是含硫酸根的硫酸软骨素(chondroitin sulfate)、硫酸角质素(keratan sulfate）和硫酸乙酰肝素（heparan sulfate）等。由于糖胺聚糖分子中存在大量阴离子，故能结合大量水（结合水）。透明质酸是一种曲折盘绕的长链大分子，拉直可长达 2.5 μm，由它构成蛋白多糖复合物的主干，其他糖胺聚糖则以蛋白质为核心构成蛋白多糖亚单位，后者再通过连接子蛋白结合在透明质酸长链分子上。蛋白多糖复合物的立体构型形成含许多微孔隙的分子筛（图 4-14），小于孔隙的水和溶于水的营养物、代谢产物、激素、气体分子等可以通过，便于血液与细胞之间进行物质交换。大于孔隙的大分子物质（如细菌等）不能通过，使基质成为限制细菌扩散的防御屏障。溶血性链球菌和癌细胞等能产生透明质酸酶，破坏基质的防御屏障，致使感染和肿瘤浸润扩散。

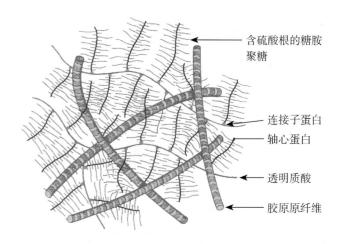

图 4-14 胶原原纤维及分子筛模式图

糖蛋白（glycoprotein）是指除胶原蛋白和弹性蛋白这类纤维性糖蛋白以外的糖蛋白，其主要成分是蛋白质，其上附有多糖。主要有纤维粘连蛋白（fibronectin，FN），层粘连蛋白（laminin，LN）和软骨粘连蛋白（chondronectin）等。纤维粘连蛋白存在于胶原纤维和许多结缔组织细胞周围，电镜下可见呈原纤维状，由两条多肽链组成，每一条肽链上均有若干特定的功能区，能分别与细胞、胶原、肝素和纤维素等结合；纤维粘连蛋白作为一种中介蛋白，在细胞识别、黏附、迁移和增殖中起重要作用。层粘连蛋白主要由上皮细胞和内皮细胞等合成，参与上皮细胞与基膜、基板的黏附。软骨粘连蛋白介导软骨细胞与Ⅱ型胶原蛋白的黏附，并与Ⅱ型胶原蛋白等形成复合物，构成软骨基质。

组织液（tissue fluid）是从毛细血管动脉端渗入基质内的液体，由水和一些小分子物质（氨基酸、葡萄糖、气体分子和电解质等）组成，再经毛细血管静脉端和毛细淋巴管回流入血液或淋巴。组织液是组织和细胞赖以生存的内环境（internal environment），是血液与组织中的细胞间进行物质交换的媒介。正常情况下，组织液不断更新，始终保持动态平衡（图 4-15）。一旦组织液形成和回流的动态平衡遭到破坏，将导致组织水肿或脱水。

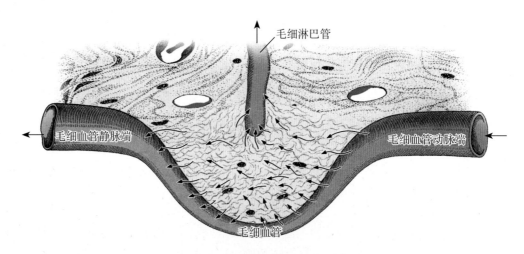

图 4-15 组织液形成与回流示意图

第二节　致密结缔组织

致密结缔组织（dense connective tissue）是以纤维为主要成分的固有结缔组织，且纤维粗大、排列紧密，以支持和连接为其主要功能。根据纤维的类型及排列方式不同，可分为以下3类。

一、不规则致密结缔组织

不规则致密结缔组织（dense irregular connective tissue）的结构与疏松结缔组织基本相同。主要特点是纤维粗大，方向不一，纵横交织，形成致密的板层结构；纤维间的间隙很小，含少量基质和成纤维细胞（图4-16）。主要分布于真皮、硬脑膜、巩膜及一些器官的被膜内。

二、规则致密结缔组织

规则致密结缔组织（dense regular connective tissue）由大量密集的胶原纤维顺着受力的方向平行排列成束，基质和细胞很少，并位于纤维之间。细胞数量少，主要是一种形态特殊的成纤维细胞，称腱细胞，胞体伸出多个薄翼状突起插入纤维束之间，核呈扁椭圆形，着色深（图4-17）。主要构成肌腱、韧带和腱膜。

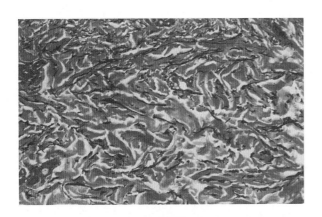

图4-16　不规则致密结缔组织光镜像
（HE 染色，低倍）

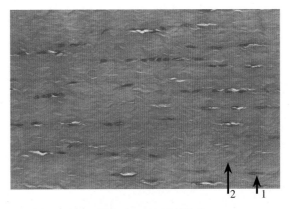

1. 腱细胞；2. 胶原纤维束

图4-17　规则致密结缔组织光镜像（HE 染色，低倍）

三、弹性组织

弹性组织（elastic tissue）是以弹性纤维为主的致密结缔组织。弹性纤维或平行排列成束，如项韧带和黄韧带，以适应脊柱运动；或与弹性膜交织排列，形成弹性动脉的中膜，以缓冲血流压力。

除以上3类外，机体内还有一些部位的结缔组织，其纤维细密，细胞种类和数量较多，称为细密结缔组织，如消化管和呼吸道黏膜固有层的结缔组织。

第三节　脂肪组织

脂肪组织（adipose tissue）以大量群集的脂肪细胞为主要成分，由疏松结缔组织分隔成小叶。根据脂肪细胞结构和功能的不同，分为以下两类。

一、黄色脂肪组织

黄色脂肪组织呈黄色(在某些哺乳动物呈白色),即通常所说的脂肪组织(图 4-18)。它由大量单泡脂肪细胞集聚而成(图 4-20A)。黄色脂肪组织主要分布在皮下、网膜和系膜等处,是体内最大的储能库,参与能量代谢,具有产生热量、维持体温、缓冲保护和支持填充等作用。

二、棕色脂肪组织

棕色脂肪组织呈棕色,由多泡脂肪细胞组成,其特点是组织中有丰富的毛细血管(图 4-19)。多泡脂肪细胞内散在许多小脂滴,线粒体大而丰富;核呈圆形,位于细胞中央(图 4-20B)。棕色脂肪组织在成年人中极少,在新生儿及冬眠动物中较多,在新生儿主要分布在肩胛间区、腋窝及颈后部等处。在寒冷刺激下,棕色脂肪细胞内的脂类分解、氧化,散发大量热能,有利于新生儿的抗寒和维持冬眠动物的体温。这一功能受交感神经调节。

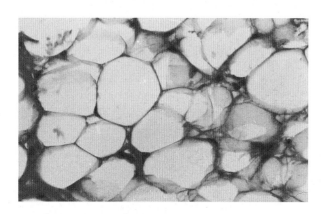

图 4-18 黄色脂肪组织光镜像(HE 染色,高倍)

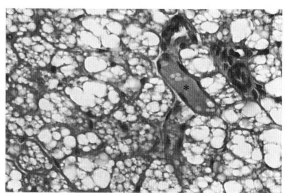

*:毛细血管

图 4-19 棕色脂肪组织光镜像(HE 染色,高倍)

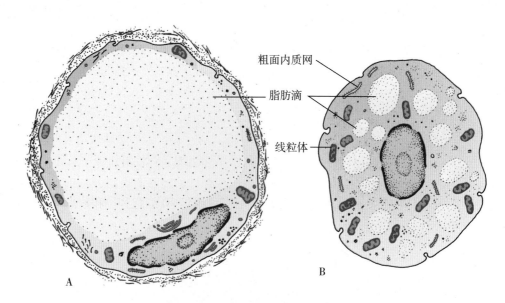

粗面内质网

脂肪滴

线粒体

A

B

图 4-20 脂肪细胞电镜结构模式图
A.单泡脂肪细胞 B.多泡脂肪细胞

第四节　网　状　组　织

　　网状组织（reticular tissue）是造血器官和淋巴器官的基本组织成分，由网状细胞、网状纤维和基质构成。网状细胞（reticular cell）呈星形，有突起，相邻细胞的突起相互连接成网；胞质较多，粗面内质网较发达；核较大，呈圆形或卵圆形，着色浅，常可见 1~2 个核仁。网状纤维由网状细胞产生，分支交错，连接成网，成为网状细胞依附的支架。网状组织在体内不单独存在，而是参与构成造血组织和淋巴组织的支架，为血细胞的发生（如骨髓）和淋巴细胞的发育（如淋巴结、脾）提供适宜的微环境。

（郝立宏　宫琳琳）

数字课程学习……

 微课　　 教学 PPT　　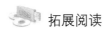 拓展阅读　　 中英文小结　　自测题

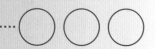

第五章

软骨和骨

软骨与骨构成身体的支架,软骨和骨的主要结构成分是软骨组织和骨组织。

第一节 软 骨

一、软骨的结构

软骨(cartilage)由软骨组织及其周围的软骨膜构成。

(一) 软骨组织

软骨组织由软骨基质、纤维和软骨细胞构成。

1. **软骨基质(cartilage matrix)** 由软骨细胞产生,呈固态凝胶状,其化学组成与疏松结缔组织的基质相似,也以透明质酸分子为主干,形成分子筛结构,但蛋白多糖浓度更高,糖胺多糖在基质中分布不均,靠近软骨陷窝的部位硫酸软骨素含量相对较多,因此在 HE 染色切片中呈强嗜碱性,称为软骨囊(cartilage capsule)。软骨组织内无血管,但基质富含水分,渗透性好,因而软骨膜内血管中的营养物质可渗透进入软骨组织。

2. **纤维(fiber)** 包埋在基质中,使软骨具有韧性或弹性。因软骨的类型不同,纤维的种类各异,据此可对软骨进行分类。

3. **软骨细胞(chondrocyte)** 位于软骨陷窝中。幼稚的软骨细胞位于软骨组织周边部,深部细胞逐渐成熟变大,呈椭圆形或圆形,并成群分布于陷窝内,它们来自一个软骨细胞,称为同源细胞群(isogenous group)。成熟软骨细胞的核为圆或卵圆形,染色浅,可见 1~2 个核仁,胞质呈弱嗜碱性(图 5-1)。电镜下可见,胞质内有大量的粗面内质网和发达的高尔基体,还有少量的线粒体及一些糖原颗粒和脂滴(图 5-2)。软骨细胞合成和分泌软骨组织的纤维与基质。

(二) 软骨膜

除关节软骨外,软骨表面均被覆一层致密结缔组织,即软骨膜(perichondrium)。软骨膜可分为内层和外层,外层胶原纤维多,较致密,主要起保护作用;内层细胞和血管多,较疏松,其中的梭形骨祖细胞可增殖分化为软骨细胞,使软骨生长。

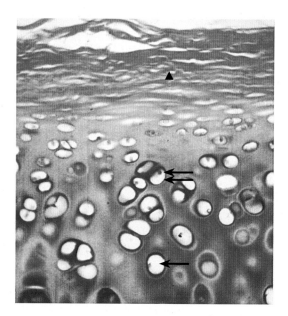

↑:软骨陷窝;⇈:同源细胞群;
▲:软骨膜

图 5-1 透明软骨(气管,HE 染色,高倍)

二、软骨的分类

根据所含纤维的不同,软骨可分为透明软骨、弹性软骨和纤维软骨 3 种类型。

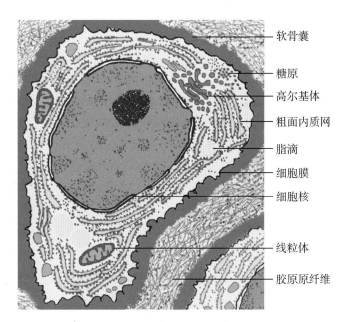

图中标注（自上而下）：软骨囊、糖原、高尔基体、粗面内质网、脂滴、细胞膜、细胞核、线粒体、胶原原纤维

图 5-2　透明软骨电镜结构模式图

（一）透明软骨

透明软骨（hyaline cartilage）分布较广，关节软骨、肋软骨、气管和支气管的软骨等均属这种软骨。透明软骨因在新鲜时呈半透明状而得名。透明软骨中的纤维是胶原原纤维，由Ⅱ型胶原蛋白组成。胶原原纤维很细，直径为 10~20 nm，无明显的周期性横纹，其折光率近似于基质，因而在光镜下与基质不易区分（图 5-1，图 5-2）。

（二）弹性软骨

弹性软骨（elastic cartilage）分布于耳郭和会厌等处，其结构特点是软骨组织中含有大量交织成网的弹性纤维，软骨具有很强的弹性（图 5-3）。

（三）纤维软骨

纤维软骨（fibrocartilage）分布于关节盘、椎间盘和耻骨联合等处，其结构特点是含有大量由Ⅰ型胶原蛋白构成的胶原纤维束，呈平行排列。HE 染色切片中，染成红色，基质较少，软骨细胞较小且成行分布于纤维束之间（图 5-4）。

三、软骨的发生与生长

人胚发育的早期，在将要形成软骨的部位，间充质细胞聚集，其中央的细胞分裂，并依次分化为骨祖细胞、成软骨细胞（chondroblast）和软骨细胞。

（一）外加生长

外加生长（appositional growth）又称软骨膜下生长，是指软骨膜内层的骨祖细胞分裂分化，向软骨组织表面添加新的软骨细胞，后者合成和分泌纤维和基质，使软骨从表面向外增厚。

（二）内积生长

内积生长（interstitial growth）又称软骨内生长，是指软骨组织内的软骨细胞分裂增殖，并合成和分泌纤维和基质，使软骨从内部向周围扩大。

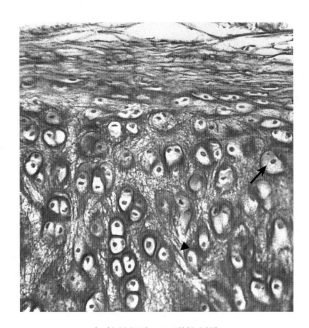

↑:软骨细胞；▲:弹性纤维

图5-3　弹性软骨(耳郭,瑞氏染色,高倍)

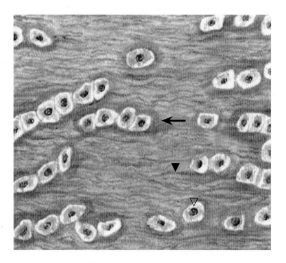

↑:软骨囊；▲:胶原纤维；△:软骨细胞

图5-4　纤维软骨光镜像(HE染色,高倍)

第二节　骨

　　骨由骨组织、骨膜和骨髓等构成,具有运动、保护和支持作用,骨髓是血细胞发生的部位。此外,骨组织是人体重要的钙、磷储存库,体内99%的钙和85%的磷储存于骨内。

一、骨组织的结构

　　骨组织(osseous tissue)是人体最坚硬的组织之一,由大量钙化的细胞外基质和多种细胞组成。钙化的细胞外基质称为骨基质,细胞包括骨祖细胞、成骨细胞、骨细胞和破骨细胞。骨细胞数量最多,分散在骨基质内,其余3种细胞位于骨组织边缘(图5-5)。

(一)骨基质

　　骨基质(bone matrix)包括有机质和无机质。有机质由大量胶原纤维和少量无定形有机物组成,这种未钙化的细胞外基质又称类骨质(osteoid)。其中的胶原纤维称骨胶原纤维(bone collagen fiber),主要由Ⅰ型胶原蛋白组成,分子间有较大的空隙,占有机质的90%。有机物呈凝胶状,主要成分是中性和弱酸性糖胺多糖,还含有多种糖蛋白,如骨钙蛋白(osteocalcin)、骨粘连蛋白(osteonectin)和骨桥蛋白(osteopontin)。无机质

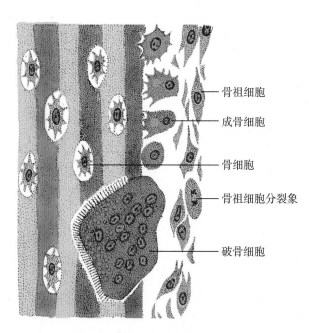

骨祖细胞

成骨细胞

骨细胞

骨祖细胞分裂象

破骨细胞

图5-5　骨组织的各种细胞示意图

又称骨盐(bone mineral),占骨质量的 65%,主要为羟基磷灰石结晶(hydroxyapatite crystal),其分子式为 $Ca_{10}(PO_4)_6(OH)_2$,属不溶性的中性盐,呈细针状,长 10~20 nm,沿胶原纤维长轴排列。

骨基质中的骨胶原纤维成层排列,并与骨盐紧密结合,构成板层状的骨板(bone lamella),同层骨板内的纤维相互平行,相邻两层骨板的纤维相互垂直或成一定角度,犹如多层木质胶合板的结构。

(二)骨组织的细胞

1. **骨祖细胞(osteoprogenitor cell)** 位于骨组织表面,细胞较小,呈梭形;核呈椭圆形;胞质少,呈弱嗜碱性,含少量核糖体和线粒体。骨祖细胞是骨组织的干细胞,当骨组织生长、改建及骨折修复时,骨祖细胞能分裂分化为成骨细胞。

2. **成骨细胞(osteoblast)** 位于骨组织表面,成年前数量较多,成年后较少。成骨细胞常呈单层排列,胞体较大,呈立方形或矮柱状,表面伸出许多细小突起,并与邻近的成骨细胞或骨细胞的突起形成缝隙连接。成骨细胞的核较大,呈圆形,可见明显的核仁,胞质嗜碱性。电镜下可见丰富的粗面内质网和发达的高尔基体。成骨细胞的功能是合成和分泌骨胶原纤维和基质,并以顶浆分泌方式向类骨质中释放基质小泡(matrix vesicle)。基质小泡直径约 0.1 μm,由膜包被,小泡膜上有碱性磷酸酶、ATP 酶等,小泡内含有钙结合蛋白及细小的骨盐结晶。基质小泡是类骨质钙化的重要结构。当成骨细胞被其分泌的类骨质包埋并有钙盐沉积时,便成为骨细胞。

3. **骨细胞(osteocyte)** 单个分散于骨板内或骨板间,胞体较小,呈扁椭圆形,位于骨陷窝(bone lacuna)内,胞体伸出很多细长突起,位于骨小管(bone canaliculus)内,相邻骨细胞的突起形成缝隙连接,因而骨小管也彼此连通。骨陷窝和骨小管内的组织液可营养骨细胞,同时运走代谢产物。骨细胞对骨质的更新与维持具有重要作用,骨陷窝周围的薄层骨质钙化程度较低,当机体需要时,骨细胞可溶解此层骨质使钙释放,进入骨陷窝的组织液中,从而参与调节血钙的平衡。

4. **破骨细胞(osteoclast)** 数量较少,位于骨组织表面的小凹陷内。破骨细胞是一种多核大细胞,一般认为是由多个单核细胞融合形成。细胞直径约 100 μm,含核 2~50 个。光镜下可见,胞质嗜酸性,功能活跃的破骨细胞在骨质侧有纹状缘。电镜下观察为很多微绒毛,称为皱褶缘(ruffled border),在其周围有一道环形的胞质区,此区含多量微丝而无其他细胞器,电子密度低,称亮区(clear zone)。皱褶缘的胞质内含大量溶酶体和吞饮泡,吞饮泡内含骨盐晶体及解体的有机成分(图 5-6)。亮区紧贴骨组织表面,构成一堵环形胞质"围墙"包围皱褶缘,使所包围区内的水解酶及柠檬酸、乳酸等有机酸的局部浓度较高,可溶解骨质,利于溶解产物经皱褶缘吸收。破骨细胞的主要功能是溶解和吸收骨质,参与骨组织的重建和维持血钙的平衡。

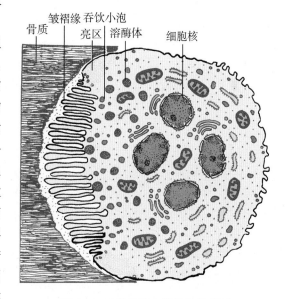

图 5-6 破骨细胞电镜结构模式图

二、长骨的结构

长骨由密质骨、松质骨、骨膜、关节软骨、血管和神经等构成。

(一)密质骨

密质骨(compact bone)又称骨密质,分布于长骨的骨干和骨骺的外侧面。骨板的排列很有规律,按其排列方式可分为环骨板、骨单位和间骨板。

1. **环骨板** 环绕骨干外表面的环骨板称外环骨板(outer circumferential lamella),10~40 层,整齐

地环绕骨干排列。环绕骨干内表面的环骨板称内环骨板(inner circumferential lamella),较薄,由数层排列不甚规则的骨板组成。横向穿越外环骨板和内环骨板的管道称穿通管(perforating canal),又称福尔克曼管(Volkmann's canal),内含血管、神经及组织液。穿通管与纵向走行的中央管相连通(图5-7)。

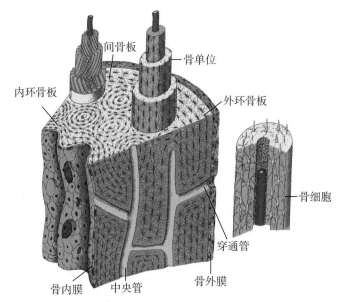

图 5-7　长骨骨干结构模式图

2. **骨单位**(osteon)　是内外环骨板之间的纵行圆筒状结构,又称哈弗斯系统(Haversian system)。其数量多,是长骨骨干的基本结构单位,中央有纵行的管道称中央管(central canal),又称哈弗斯管,内含组织液、血管和神经,周围是10~20层同心圆排列的骨板,又称哈弗斯骨板(图5-7)。骨单位表面都有一层含骨盐较多而含胶原纤维很少的骨基质,厚约2 nm,称黏合线(cement line),骨单位最外层骨板内的骨小管均在黏合线处反折,不与相邻骨单位的骨小管相通,同一骨单位内的骨小管互相连通,最内层的骨小管开口于中央管,形成血管系统与骨细胞间物质交换的通路。

3. **间骨板**(interstitial lamella)　位于骨单位之间或骨单位与环骨板之间,是骨生长和改建过程中,原有的骨单位被吸收后的残留部分。

(二)松质骨

松质骨(spongy bone)又称骨松质,分布在骨干的内侧面和骨骺,是大量骨小梁(bone trabecula)相互交织形成的多孔隙网状结构,网孔为骨髓腔,其内充填着红骨髓。骨小梁由针状或片状的骨板及骨细胞构成。

(三)骨膜

骨膜分为骨外膜(periosteum)和骨内膜(endosteum)。骨外膜位于除关节面以外的骨外表面,骨内膜分布在骨髓腔面、穿通管和中央管的内表面及骨小梁的表面。骨外膜较厚,又分为两层。外层为致密结缔组织,含粗大密集的胶原纤维,其中有些纤维穿入骨质,称穿通纤维(perforating fiber)或沙比纤维(Sharpey's fiber),将骨外膜固定于骨;内层结缔组织疏松,纤维少,含骨祖细胞、成骨细胞、血管、神经等。骨内膜较薄,由一层上皮样细胞和少量结缔组织构成,这种上皮样细胞是一种特殊的骨祖细胞,称为骨衬细胞(bone lining cell),细胞扁平有突起,彼此之间及与邻近的骨细胞之间有缝隙连接。骨衬细胞能分裂分化为成骨细胞,从而参与成骨过程,还能吸引破骨细胞贴附于骨组织,参与破骨过程。

三、长骨的发生与生长

骨发生于胚胎时期的间充质,出生以后继续生长发育,直至成年期才停止加长和增粗,但骨的内部改建终身进行,改建速度随年龄增长而逐渐减缓。骨的发生有两种形式,即膜内成骨和软骨内成骨。

(一)膜内成骨

膜内成骨(intramembranous ossification)系指在原始的结缔组织内直接成骨。顶骨、额骨、枕骨、锁骨等以此种方式发生。其具体过程是:在将要成骨的部位,间充质首先分化为原始结缔组织;然后,间充质细胞聚集并分化为骨祖细胞;骨祖细胞进一步分化为成骨细胞,分泌类骨质,自身被包埋其中成为骨细胞,类骨质钙化成为骨基质,从而形成最早的骨组织,称为骨化中心(ossification center)(图5-8)。

成骨过程由骨化中心向四周发展。最初形成初级骨小梁,骨小梁逐渐增粗并连接成网,形成初级松质骨,其外侧部分逐步改建为密质骨,周围的间充质分化为骨膜,之后骨进一步生长和改建。以顶骨为例,原始顶骨随着脑发育而不断生长与改建,外表面以成骨为主,使骨不断生长;内表面以骨吸收为主,逐步改变其曲度,通过不断生长与改建,顶骨内、外表面出现了密质骨构成的内板和外板及中间由松质骨构成的板障。

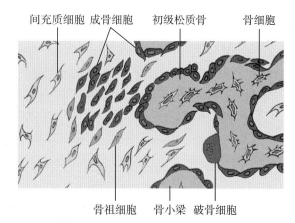

图5-8 膜内成骨过程

(二)软骨内成骨

软骨内成骨(endochondral ossification)先形成未来骨的透明软骨雏形,然后软骨组织逐渐由骨组织替代。人体的四肢骨、躯干骨和部分颅底骨等多是以此种方式发生的。此种发生方式较为复杂,下文以长骨的发生为例说明。

1. 软骨雏形的形成 在将要形成长骨的部位,间充质细胞密集并分化成骨祖细胞,后者继续分化为成软骨细胞和软骨细胞。软骨细胞分泌软骨基质并被包埋其中,形成软骨组织。周围的间充质分化为软骨膜,形成一块透明软骨,其外形与将要形成的长骨相似,故称为软骨雏形(cartilage model)。

2. 骨领形成 发生在软骨雏形的中段。软骨膜内层的骨祖细胞分化为成骨细胞,成骨细胞在软骨表面产生类骨质,自身被包埋成为骨细胞,随后类骨质钙化,成为骨基质,以类似膜内成骨的方式在软骨表面形成薄层骨组织,这层骨组织犹如领圈样包绕软骨雏形中段,故称骨领(bone collar)。骨领形成后,其外侧的软骨膜即改称为骨外膜。骨领不断增长加厚,向两端延伸。

3. 软骨内骨化

(1)初级骨化中心形成 骨领形成后,被骨领环绕的软骨组织中的软骨细胞肥大并分泌碱性磷酸酶,使软骨基质钙化,软骨细胞退化死亡,形成空而大的软骨陷窝。随后,骨外膜中的血管连同成骨细胞、破骨细胞及间充质细胞等穿过骨领进入退化的软骨区,破骨细胞溶解、吸收钙化的软骨基质,形成许多不规则的隧道。成骨细胞贴附于残存的软骨基质表面形成骨组织,这种以钙化软骨基质为中轴、表面附以骨组织的结构称为过渡型骨小梁,过渡型骨小梁交织成网,构成初级骨髓腔,腔内充满初级骨髓,这一区域称为初级骨化中心(primary ossification center)。

(2)骨髓腔的形成 初级骨化中心的过渡型骨小梁形成后不久即被破骨细胞溶解吸收,初级骨髓腔融合形成较大的次级骨髓腔,即骨髓腔。随着初级骨化中心成骨过程向两端推移,骨髓腔不断扩大。骨髓腔内的间充质细胞分化为网状细胞,形成网状组织。之后造血干细胞进入并增殖分化,成为有造血功能的骨髓。

(3)次级骨化中心的出现与骨骺的形成 次级骨化中心(secondary ossification center)出现在骨干两端的软骨中央。出现时间可在出生前,多数在出生后数月或数年。其形成过程与初级骨化中心相似,但骨化是从中央向四周呈辐射状地进行,最终软骨组织由松质骨取代,使长骨两端成为骨骺。骨骺经过改建,表层为薄层密质骨,内部为松质骨,骨骺的关节面上保留薄层透明软骨即关节软骨。骨骺与骨干之间也保留一片软骨组织,称骺板(epiphyseal plate)或生长板(growth plate),骺板是长骨继续增长的基础(图5-9)。17~20岁时,骺板停止生长并由骨组织取代,长骨停止增长。这时,在骨干与骨骺间留有一条骺板的痕迹线称骺线(epiphyseal line)。

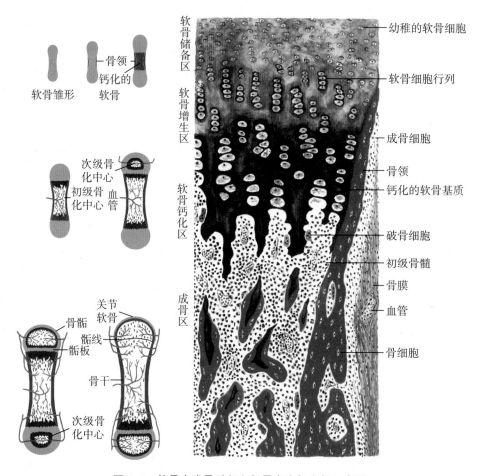

图5-9 软骨内成骨过程和长骨发生与生长示意图

(4) 骨的加长与增粗 骨的加长是通过骺板的不断生长和不断骨化实现的。此时,从骨骺端到骨干的骨髓腔之间,出现4个动态变化的区带(图5-9,图5-10)。①软骨储备区(reserve cartilage zone),软骨细胞较小,呈圆形或椭圆形,胞质呈弱嗜碱性。②软骨增生区(proliferating cartilage zone),软骨细胞变大并分裂形成同源细胞群,后者纵向排列成软骨细胞柱。③软骨钙化区(calcified cartilage zone),软骨细胞肥大变圆,软骨基质钙化,呈弱嗜碱性。软骨细胞逐渐成为空泡状,核固缩,最终退化死亡。④成骨区(ossification zone),钙化的软骨基质表面形成骨组织,构成条索状的过渡型骨小梁,钙化的软骨基质和过渡型骨小梁不断被吸收,骨髓腔向长骨两端扩展。骨的增粗是通过骨外膜中的骨祖细胞分化为成骨细胞后在骨干表面添加骨组织实现的。而在骨干内表面,骨组织不断被破骨细胞吸收,骨髓腔扩大。

(三) 影响骨生长的因素

影响骨生长的因素很多,内因有遗传基因的表达和激素的作用等,外因有营养及维生素供应等。

1. 激素 生长激素和甲状腺激素能促进骺板的生长。成年前,生长激素分泌减少可导致侏儒症,甲状腺素分泌不足可致呆小症,若生长激素分泌过多则骺板生长加速,可导致巨人症。甲状旁腺激素主要作用于破骨细胞和骨细胞,通过溶骨作用,升高血钙,其对破骨细胞的作用是间接的。降钙素可抑制破骨细胞的活动而增强成骨作用,使血钙降低。此外,雌激素可与成骨细胞膜上的雌激素受体结合,使之功能活跃,从而增强成骨作用;糖皮质激素能抑制成骨作用。甲状旁腺激素分泌过多,可因骨盐大量分解而导致纤维性骨炎;绝经期女性雌激素分泌不足可引起骨质疏松症。

2. **维生素** 维生素 C 与成骨细胞合成纤维和基质密切相关,严重缺乏时易发生骨折,且骨折愈合缓慢。维生素 A 可以协调成骨细胞和破骨细胞的活动,从而影响骨的生长速度。维生素 D 促进肠道吸收钙和磷,从而有利于骨的钙化,严重缺乏时骺板生长缓慢甚至停止。缺乏维生素 D,在儿童可引起佝偻病,在成年人则导致骨软化症。

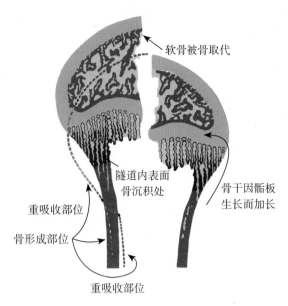

图 5-10 骨干密质骨形成及骨骺发育示意图

3. **其他生物活性物质** 近年来的研究发现,一些生物活性物质在骨的生长与改建中起重要作用,如成骨细胞分泌的转化生长因子 β(TGF-β)可刺激成骨细胞的成骨,抑制破骨细胞的溶骨。

四、骨的再生与修复

骨的再生与修复在骨缺损时进行,其修复需要成骨细胞的增殖和分化。由于骨受损后成纤维细胞比成骨潜能细胞迁移快,往往会导致骨不连。近来提出的引导性骨再生概念,是细胞生物学与组织工程学有机结合的成果。这一方法是在骨缺损处放置膜,构成特殊的再生空间,阻挡周围的结缔组织细胞,使骨生成细胞产生新骨,从而促进骨性愈合。

如前所述,激素和维生素的水平可以影响骨的再生与修复。甲状旁腺激素和降钙素均可作用于破骨细胞。雌激素促进成骨作用,糖皮质激素抑制成骨作用。维生素 C 和维生素 D 的缺乏可使骨的生长减慢。很多生物活性物质在骨的再生与修复中起重要作用。许多胚胎骨骼发育期间表达的生长因子和细胞因子在创伤时被诱导表达。这些因子包括成纤维细胞生长因子(fibroblast growth factor,FGF)、转化生长因子(transforming growth factor,TGF)、胰岛素样生长因子(insulin-like growth factor,IGF)、骨形态发生蛋白(bone morphogenetic protein,BMP)和血管内皮生长因子(vascular endothelial growth factor,VEGF)等。研究发现,碱性成纤维细胞生长因子能促进骨形成,VEGF 在软骨内骨形成中起着十分重要的作用,TGF-β 家族则在骨折修复中具有极为重要的作用,BMP 可通过刺激干细胞的增殖和分化诱导异位成骨。

(陈晓蓉 王牧笛)

数字课程学习……

 微课　　 教学 PPT　　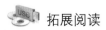 拓展阅读　　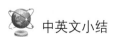 中英文小结　　 自测题

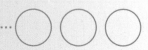

第 六 章

血 液

血液(blood)是一种特殊的液态结缔组织,主要由血浆(plasma)和血细胞(blood cell)组成。血浆相当于结缔组织的细胞外基质成分,占血液总体积的55%;血细胞包括红细胞、白细胞和血小板(严格意义上为非细胞的有形成分)。血细胞由造血器官不断产生,而衰老的血细胞逐渐死亡或被清除,在人类整个生命周期中不断进行着血细胞的更新。血液中各成分的含量在正常状态下相对恒定,血浆成分及血细胞数量和质量的改变对临床诊断均具有重要意义。

第一节 血 液 成 分

成年人循环血液的容量为5 L左右,约占体重的7%。离体血液加入适量抗凝剂(如肝素或枸橼酸钠)并经自然沉降或离心后,血液可分3层:上层为淡黄色的血浆,下层为红细胞,中间的薄层为白细胞和血小板。血浆中90%是水,其余为血浆蛋白(白蛋白、球蛋白、纤维蛋白原等)、脂蛋白、无机盐、酶、激素、维生素和各种代谢产物。而血液自然凝固过程中,溶解状态的纤维蛋白原转变为不溶解状态的纤维蛋白,将血细胞网罗其中后收缩凝固成血块,同时析出淡黄色清亮的液体,称血清(serum)(图6-1)。

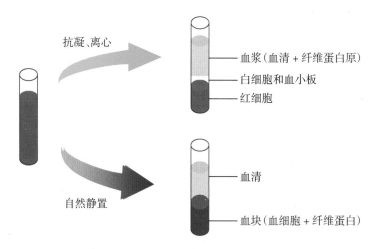

图6-1 血液抗凝或自然静置后的分层

血细胞形态结构的光镜观察,通常采用瑞氏染色或吉姆萨染色的血涂片标本。血细胞的形态、数量、比例和血红蛋白含量称为血象(hemogram)。患病时,血象常有显著变化,故检查血象对了解机体状况和诊断疾病十分重要。

一、红细胞

红细胞(erythrocyte,red blood cell)直径7.0~8.5 μm,呈双凹圆盘状,中央较薄,周缘较厚。因此,血涂片标本在镜下观察时,红细胞中央染色较浅、周缘较深(图6-2)。红细胞的这种形态使之相比同体积的球形结构具有更大的表面积(约 140 μm²),还保证了细胞内任何一点至细胞表面的距离不超过 0.85 μm,从而能最大限度地适应其功能——携带 O_2 和 CO_2,并进行细胞内外的气体交换。

红细胞正常形态的维持依赖于其膜骨架(membrane skeleton)结构,是由血影蛋白、肌动蛋白等构成的可变形的网架结构,并赋予红细胞一定的弹性和可塑性,在途经小于自身直径的毛细血管时可改变其形状而通过。某些疾病如遗传性球形红细胞增多症,就是由于血影蛋白等蛋白突变导致膜骨架结构异常,使红细胞丧失正常形态变为球形,并易于破碎及溶血而发生贫血。

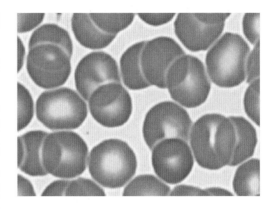

图 6-2 红细胞光镜图(瑞氏染色)

成熟红细胞无细胞核,也无细胞器,胞质内充满血红蛋白(hemoglobin,Hb)。血红蛋白是含铁的蛋白质,可以与 O_2 和 CO_2 等发生可逆性结合。当血液流经肺时,由于局部氧分压(PO_2)较高而二氧化碳分压(PCO_2)较低,血红蛋白结合 O_2 并释放 CO_2,流经其他器官组织时则情况相反。因此,通过血红蛋白的结合及运输功能,红细胞能供给全身组织和细胞所需的 O_2,带走所产生的部分 CO_2。但是 CO 与血红蛋白的结合效率远远高于 O_2 和 CO_2,一旦 CO 与血红蛋白结合会导致血红蛋白携氧能力显著减弱,引发组织严重缺氧,这也是发生煤气中毒的原理。

红细胞的细胞膜上存在特异性抗原,根据抗原类型的不同可以划分血型。不同血型的血液混合会导致抗原与血浆内的抗体结合,发生溶血反应,因此血型鉴定对于不同个体间的输血反应判断具有重要的临床意义。目前,临床上最常参考的是 ABO 血型和 Rh 血型系统。

红细胞的渗透压与血浆相等,使出入红细胞的水分维持平衡。当血浆渗透压降低时,过量的水进入红细胞,使细胞膨胀成球形,甚至破裂,血红蛋白逸出,该现象称为溶血(hemolysis);溶血后残留的红细胞膜囊称为红细胞血影(erythrocyte ghost),简称血影(ghost)。反之,若血浆的渗透压升高,可使红细胞内的水析出过多,致使红细胞皱缩。此外,某些损害红细胞的因素,如脂溶剂、蛇毒、溶血性细菌等,亦能引起溶血。

外周血中除大量成熟红细胞外,还有少量未完全成熟的红细胞,称为网织红细胞(reticulocyte),在成年人为红细胞总数的 0.5%~1.5%。网织红细胞的直径略大于成熟红细胞,在常规染色的血涂片中很难与成熟红细胞区分。用煌焦油蓝染色可见其胞质内有蓝色的细网或颗粒,为细胞内残留的核糖体(图 6-3),表明网织红细胞仍有一些合成血红蛋白的功能。一般进入血液 1 d 后,红细胞可完全成熟,其核糖体消失,血红蛋白的含量不再增加。网织红细胞计数有一定的临床意义,是贫血等某些血液病的诊断及疗效判断的指标之一。

正常红细胞的寿命为 120 d 左右,因其不含细胞器而无法进行自身蛋白更新,衰老后可发生血红蛋白及膜骨架蛋白变性,变形能力下降,使其在经过脾、肝等部位时易于被巨噬细胞吞噬清除。

正常成年人每升血液中红细胞数,男性为 $(4.0\sim5.5)\times10^{12}$ 个,女性为 $(3.5\sim5.0)\times10^{12}$ 个。每 100 mL 血液中血红蛋白含量,男性为 12~15 g,女性为 10.5~13.5 g。红细胞的数目及血红蛋白的含量可有生理性改变,但红细胞形态和数目的改变或血红蛋白质和量的改变超出正常范围则表现为病理现象。一般来说,红细胞数少于 3.0×10^{12}/L,血红蛋白低于 100 g/L,即为贫血。临床上,贫血发生的原因复杂,可

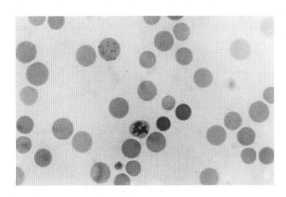

图 6-3 网织红细胞光镜像(煌焦油蓝染色)

结合红细胞结构、生成与衰老机制进行分析并对症诊治。

二、白细胞

白细胞(leukocyte,white blood cell)为无色有核的球形细胞,体积比红细胞大,能做变形运动而由血液进入周边组织,发挥其防御和免疫功能。成年人白细胞的正常值为$(4.0\sim10)\times10^9$/L。光镜下,根据白细胞胞质内有无特殊颗粒,可将其分为有粒白细胞和无粒白细胞两类。有粒白细胞又根据特殊颗粒的嗜色性,分为中性粒细胞、嗜酸性粒细胞和嗜碱性粒细胞。无粒白细胞有单核细胞和淋巴细胞两种,但均含有细小的嗜天青颗粒。

(一)中性粒细胞

中性粒细胞(neutrophilic granulocyte,neutrophil)占白细胞总数的50%~70%,在白细胞中数量最多。直径10~12 μm。核的形态多样,有的呈腊肠状,称杆状核;大部分则呈分叶状,一般为2~5叶,叶间有细丝相连,称分叶核。一般核分叶越多,表明细胞衰老程度越高。杆状核及核1~2叶的细胞百分比增多时,称为核左移,常出现在机体受细菌严重感染时;而核4~5叶的细胞增多时,称为核右移,常提示造血功能障碍。

中性粒细胞的胞质染成粉红色(瑞氏染色),含有许多细小的淡紫色及淡红色颗粒(图6-4)。颗粒可分为嗜天青颗粒和特殊颗粒两种。嗜天青颗粒约占颗粒总数的20%,呈紫蓝色,光镜下着色略深,体积较大;电镜下呈圆形或椭圆形,直径0.6~0.7 μm,电子密度较高,是一种溶酶体,含酸性磷酸酶和过氧化物酶等,能消化分解吞噬的异物。特殊颗粒约占颗粒总数的80%,淡红色,体积较小,直径0.3~0.4 μm,呈哑铃形或椭圆形,内含碱性磷酸酶、吞噬素、溶菌酶等。

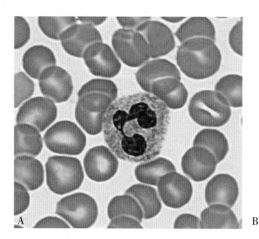
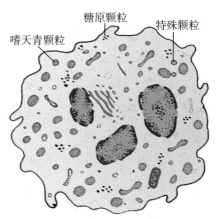

图6-4　中性粒细胞(瑞氏染色)
A.油镜像　B.电镜模式图

中性粒细胞具有活跃的变形运动能力和吞噬功能,在体内防御中发挥重要作用。当机体某一部位受到细菌侵犯时,中性粒细胞能以变形运动穿出毛细血管,聚集到细菌侵犯部位,大量吞噬细菌,并通过特殊颗粒及溶酶体分解消化细菌。细胞吞噬细菌后,自身也常坏死,成为脓细胞。此时,血液中中性粒细胞的数量常显著增多。中性粒细胞在血液中可停留6~7 h,在组织中可存活1~3 d。

(二)嗜碱性粒细胞

嗜碱性粒细胞(basophilic granulocyte,basophil)数量最少,占白细胞总数的0%~1%。直径10~12 μm。细胞核分叶或呈S形或为不规则形,着色较浅。胞质内含紫蓝色嗜碱性颗粒(瑞氏染色),大小不等,分布不均,可覆盖在核上。颗粒具有异染性,即甲苯胺蓝染色时其呈紫红色。电镜下可见,嗜碱性颗粒内充满细小微粒,呈均匀状或螺纹状分布(图 6-5)。颗粒内含有肝素和组胺,可被快速释放;而白三烯则存在于细胞基质内,它的释放较肝素和组胺缓慢。肝素具有抗凝血作用,组胺和白三烯参与变态反应。嗜碱性粒细胞在组织中可存活 12~15 d。

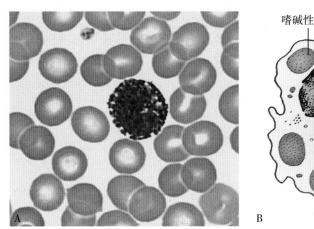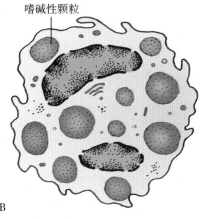

图 6-5　嗜碱性粒细胞(瑞氏染色)
A.油镜像　B.电镜模式图

嗜碱性粒细胞与肥大细胞都含有肝素、组胺和白三烯等分泌成分,功能相似,并均可启动针对病原体的炎症反应,且均可参与变态反应。但是目前认为,两者具有不同的起源,分别来自骨髓中不同类型的造血祖细胞,两者之间的关系尚待研究。

(三)嗜酸性粒细胞

嗜酸性粒细胞(eosinophilic granulocyte,eosinophil)占白细胞总数的 0.5%~3%。直径 10~15 μm。核常为两叶,胞质内充满粗大(直径 0.5~1.0 μm)均匀、略带折光性的嗜酸性颗粒,染成橘红色(瑞氏染色)。电镜下可见,颗粒多呈椭圆形,有膜包被,内含颗粒状基质和方形或长方形结晶体(图 6-6)。颗粒为一种特殊的溶酶体,含酸性磷酸酶、芳基硫酸酯酶、过氧化物酶和组胺酶及阳离子蛋白。

嗜酸性粒细胞也能做变形运动,并具有趋化性。它能吞噬抗原抗体复合物,释放组胺酶灭活组胺,芳基硫酸酯酶灭活白三烯,从而减弱变态反应。嗜酸性粒细胞还能借助抗体与某些寄生虫表面结合,释放颗粒内物质如阳离子蛋白等,杀灭寄生虫。故嗜酸性粒细胞具有抗过敏和抗寄生虫作用。在过

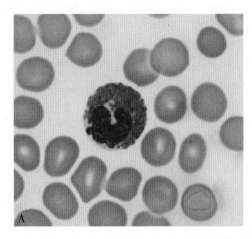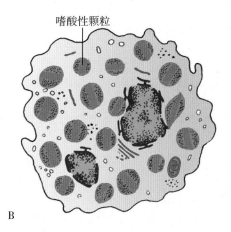

图 6-6　嗜酸性粒细胞(瑞氏染色)
A.油镜像　B.电镜模式图

敏性疾病或寄生虫感染时,患者血液中嗜酸性粒细胞常增多。嗜酸性粒细胞在血液中一般仅停留数小时,在组织中可存活 8~12 d。

（四）单核细胞

单核细胞(monocyte)占白细胞总数的 3%~8%,在白细胞中体积最大,直径 14~20 μm。核呈卵圆形、肾形、马蹄形或不规则形等,核常偏位。染色质颗粒细而松散,故着色较浅。胞质较多,呈弱嗜碱性,含许多细小的嗜天青颗粒,使胞质染成深浅不匀的灰蓝色(瑞氏染色)。颗粒内含过氧化物酶、酸性磷酸酶、非特异性酯酶和溶菌酶。电镜下可见,细胞表面有皱褶和微绒毛,胞质内有许多吞噬泡、线粒体和粗面内质网,颗粒具溶酶体样结构(图 6-7)。

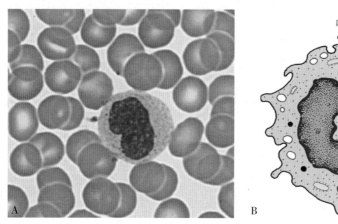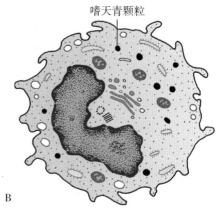

嗜天青颗粒

图 6-7 单核细胞(瑞氏染色)
A.油镜像 　 B.电镜模式图

单核细胞具有活跃的变形运动、明显的趋化性和一定的吞噬功能。血液循环中的单核细胞功能不活跃,其在血流中停留 1~5 d 后,穿出血管进入组织和体腔,分化为不同种类的巨噬细胞,被充分激活后可发挥吞噬病原体及异物颗粒、消除体内衰老损伤的细胞、参与免疫应答等相关作用。

（五）淋巴细胞

淋巴细胞(lymphocyte)占白细胞总数的 20%~30%,呈圆形或椭圆形,大小不等。直径 6~8 μm 的为小淋巴细胞,9~12 μm 的为中淋巴细胞,13~20 μm 的为大淋巴细胞。小淋巴细胞数量最多,核占细胞的大部,呈圆形,一侧常有小凹陷,染色质致密呈块状,着色深;胞质很少,在核周形成一窄缘,嗜碱性,染成蔚蓝色,含少量细小的嗜天青颗粒。中淋巴细胞和大淋巴细胞的核呈椭圆形,染色质较疏松,故着色较浅;胞质较多,可见少量嗜天青颗粒。少数大、中淋巴细胞的核呈肾形,胞质内含有较多的大嗜天青颗粒,称为大颗粒淋巴细胞。电镜下可见,淋巴细胞的胞质内主要是大量的游离核糖体,其他细胞器均不发达(图 6-8)。

淋巴细胞并非单一群体,根据发育部位、表面分子表达、免疫功能和寿命长短的不同,可分为 T 淋巴细胞 B 淋巴细胞和自然杀伤(NK)细胞等类型。血液中的 T 淋巴细胞约占淋巴细胞总数的 75%,B 淋巴细胞占 10%~15%。

三、血小板

血小板(blood platelet)又称血栓细胞(thrombocyte),正常数值为 (100~300) × 10⁹/L,是骨髓中巨核细胞脱落的胞质小块,有完整的细胞膜包被但无细胞核。血小板直径 2~4 μm,静止相呈双凸扁盘状;当受到机械或化学刺激时,则伸出突起,呈不规则形的功能相。在血涂片中,血小板常呈多角形,聚集成群;中央部分含蓝紫色的颗粒,称颗粒区(granulomere);周边部呈均质浅蓝色,称透明区(hyalomere)。

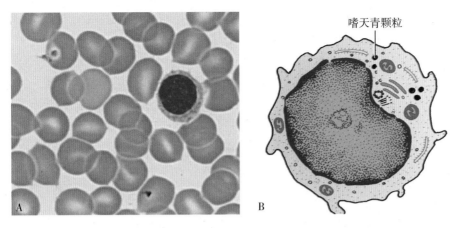

图 6-8　淋巴细胞（瑞氏染色）
A. 油镜像　B. 电镜模式图

电镜下可见，血小板的膜表面有糖衣，有小管系、线粒体、微丝和微管等细胞器及血小板颗粒和糖原颗粒等（图 6-9）。

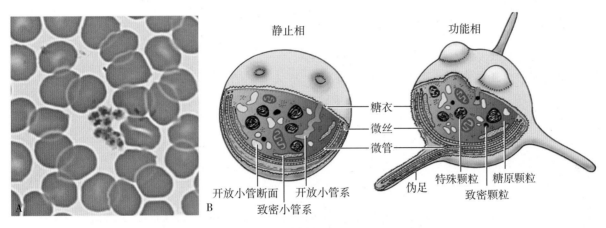

图 6-9　血小板（瑞氏染色）
A. 油镜像　B. 电镜模式图

　　血小板在止血和凝血过程中起重要作用。当血管受损害或破裂时，血小板首先由静止相变为功能相，迅即发生变形，表面黏着力增大，凝聚成团，并通过其表面糖衣的吸附作用，加速凝血酶促反应；同时释放血小板内颗粒物质，包括 5- 羟色胺、血小板因子Ⅳ等，进一步促进血管收缩和凝血反应而加速止血。血小板还有保护血管内皮、参与内皮修复、防止动脉粥样硬化的作用。血小板寿命 7~14 d。血液中的血小板数低于 $100×10^9$/L 为血小板减少，低于 $50×10^9$/L 则有出血危险。

第二节　造血器官与血细胞发生

　　血细胞由造血器官产生，人胚胎时期的卵黄囊、肝、脾、胸腺和骨髓等器官均具有造血功能；出生后，红骨髓是终身造血的主要器官。

一、造血器官的演变

　　血岛（blood island）是人类胚胎最早形成血细胞的场所。胚胎第 3 周，卵黄囊壁等处的胚外中胚层细胞团聚而成血岛,开始出现原始的造血干细胞,但仅能向红细胞系分化造血,称为原始造血或胚胎造血。

胚胎第 6 周初,造血干细胞随血流迁移至肝,肝开始造血。胚胎第 9~20 周,胎肝是体内主要的造血场所。脾造血于胚胎第 12 周开始启动。肝脾造血期间开始出现多系分化的造血干细胞,包括红细胞系、粒细胞单核细胞系、巨核细胞系,称为定型性造血或成年人造血。胸腺和淋巴结是淋巴系造血的主要场所,其产生淋巴细胞的能力在胚胎第 3 个月初开始出现,并维持终身。

骨髓造血最早出现于胚胎第 12 周的锁骨。至胚胎第 20 周左右开始真正的骨髓造血,至胚胎后期成为产生人类血细胞的主要器官并维持终身。

二、骨髓造血的相关结构

骨髓位于骨髓腔中,分为红骨髓(red bone marrow)和黄骨髓(yellow bone marrow)。成年人中两种骨髓约各占一半,红骨髓主要分布在扁骨、不规则骨和长骨骺端的松质骨中,造血功能活跃;黄骨髓内仅有少量的幼稚血细胞,但是当机体需要时可转变为红骨髓进行造血。

红骨髓主要由造血组织和血窦构成。

(一) 造血组织

造血组织主要由网状组织和造血细胞组成。网状细胞和网状纤维共同构成造血组织的支架,网孔中充满不同发育阶段的各种血细胞,以及少量造血干细胞、巨噬细胞、脂肪细胞和基质细胞等(图 6-10),这些组织细胞结构共同形成造血诱导微环境(hematopoietic inductive microenvironment),为血细胞提供生存、增殖与分化的场所。

(二) 血窦

血窦是管腔大且形状不规则的毛细血管,最终汇入骨髓的中央纵行静脉。血窦壁周围和血窦腔内的单核细胞和巨噬细胞,有吞噬清除血流中异物、细菌和衰老死亡血细胞的作用。血窦壁内皮细胞

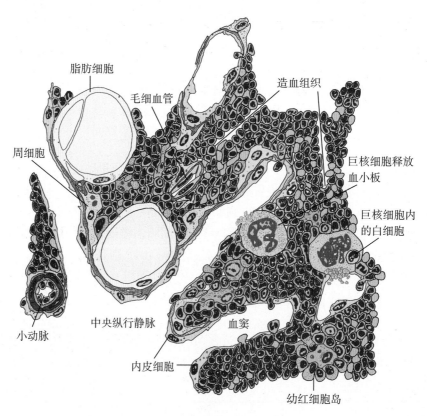

图 6-10 红骨髓组织结构示意图

及外周的周细胞、巨噬细胞等共同形成造血组织和血液循环之间的骨髓 – 血屏障（bone marrow-blood barrier），维持着造血微环境的稳定并调控血细胞释放入血液的过程。

三、造血干细胞与造血祖细胞

（一）造血干细胞

造血干细胞（hematopoietic stem cell，HSC）起源自卵黄囊壁的血岛细胞，成体后主要定植于红骨髓中，在脾等器官及外周血中也有少量分布。其体积较小，核质较大，胞质内富含核糖体。体内造血干细胞池的大小和数量终身保持恒定；与此同时，造血干细胞可以在不同细胞因子的作用下发生分化，逐渐发育为各系前体细胞乃至各种成熟血细胞，补充至外周血液循环。

造血干细胞的特性包括如下。①自我更新能力：造血干细胞在一般生理状态下处于G_0期静息状态，但在一定条件下能够反复分裂，产生大量基本保持亲代细胞所有特征的子细胞（即自我复制），这种自我更新能力维持终身。②多向分化能力：造血干细胞不仅可分化为红细胞系、粒细胞系、巨核细胞系及淋巴细胞系造血细胞，也可产生某些非造血细胞，如破骨细胞、表皮基底细胞等。③不均一性：造血干细胞并不是单一的细胞群体，而是由不同发育等级的干细胞组成。造血干细胞具有明显的异质性（heterogeneity）和层次性（hierarchy），可首先分化产生髓性造血干细胞及淋巴性造血干细胞，并在此基础上产生各种类型的造血祖细胞；同时也可产生某些非造血细胞，如破骨细胞、表皮基底细胞等。

（二）造血祖细胞

造血祖细胞（hematopoietic progenitor cell）是血细胞发生过程中由造血干细胞分化而来的各种分化方向确定的干细胞。祖细胞没有自我更新能力，需要通过造血干细胞的增殖不断补充。最主要的祖细胞类型包括：①红细胞系造血祖细胞，主要由促红细胞生成素（EPO）调控而产生红细胞。②粒细胞单核细胞系造血祖细胞，主要由 GM-CSF 等集落刺激因子调控产生中性粒细胞和单核细胞。③巨核细胞系造血祖细胞，主要由血小板生成素（TPO）调控生成巨核细胞，并最终产生血小板。④其他类型血细胞的造血祖细胞，嗜酸性粒细胞、嗜碱性粒细胞、肥大细胞、淋巴细胞等均有各自类型的造血祖细胞，并分别具有其特定的集落刺激因子调控其发育，其中部分造血祖细胞可以迁出骨髓继续发育，如淋巴系造血祖细胞在胸腺内发育为 T 淋巴细胞。

四、血细胞的发生及其形态演变

血细胞的生成是一个较长的细胞增殖、分化、成熟和释放过程。在各系血细胞的发生过程中，其形态演变具有相似的规律：①除巨核细胞系外，各系细胞胞体均逐步变小。②除巨核细胞系外，各系细胞核均逐步变小，粒细胞核分叶逐渐增多，而红细胞核则最终消失。核着色由浅变深，染色质逐渐变得粗密，核仁逐渐消失。③胞质由少变多，特殊结构或蛋白成分逐渐增多（图 6-11）。

（一）红细胞系的发生

造血干细胞在多种造血生长因子的作用下，首先分化为髓性造血干细胞，随后依次分化为红细胞系造血祖细胞、原红细胞、早幼红细胞、中幼红细胞和晚幼红细胞等。晚幼红细胞脱核后成为网织红细胞，释放入血液变为成熟的红细胞。在人类，从造血干细胞到循环血流中的红细胞，其生成时间约是 1 周。

（二）粒细胞系的发生

3 种粒细胞均起源于髓性造血干细胞生成的粒细胞单核细胞系造血祖细胞，后者进一步演变为 3 系的祖细胞。随后 3 种粒细胞均经历原粒细胞、早幼粒细胞、中幼粒细胞和晚幼粒细胞等阶段而发育成熟。骨髓中储存有大量的晚幼粒细胞、杆状核细胞和分叶核细胞，机体处于急性细菌感染等应激状态时，它们可被迅速动员进入血液。

（三）单核细胞系的发生

单核细胞也起源于粒细胞单核细胞系造血祖细胞，经原单核细胞和幼单核细胞，形成单核细胞。

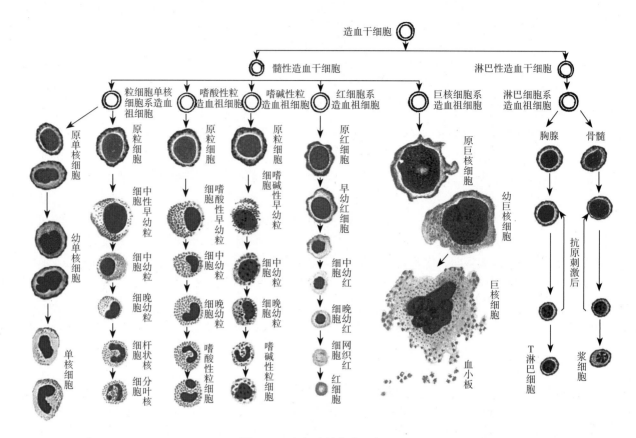

图 6-11　血细胞的发生示意图

单核细胞在骨髓中的储存量较少,但是机体需要时,幼单核细胞能迅速增殖发育成熟并释放入血液。

（四）淋巴细胞系的发生

造血干细胞在刺激因子作用下首先分化为淋巴细胞系造血祖细胞,随后该细胞一部分经血流迁移至胸腺产生 T 淋巴细胞;一部分则继续在骨髓内发育成 B 淋巴细胞和 NK 细胞。

（五）巨核细胞——血小板系的发生

造血干细胞分化形成巨核细胞系造血祖细胞,该细胞具有很强的增殖能力,并可进一步分化为原巨核细胞和幼巨核细胞,后者形成 8~32 倍体的成熟巨核细胞,其胞质脱落后形成血小板。

第三节　淋　巴

淋巴(lymph)是在淋巴管内流动的液体,由组织液渗入毛细淋巴管内而形成,其成分通常与组织液相近,但随着淋巴回流部位的功能性质和免疫状态不断变化。肢体的淋巴通常清亮透明,小肠的淋巴因含大量脂滴而呈乳白色,称乳糜(chyle),肝的淋巴内含有大量血浆蛋白。淋巴流经的淋巴结越多,所含的淋巴细胞也越多,有时还有单核细胞和粒细胞。淋巴循环是组织液回流进入血液循环的重要渠道之一,在维持全身各部组织液动态平衡和滤过防御作用中起重要作用。

（王　越）

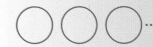
肌 组 织

肌组织(muscular tissue)由具有收缩功能的肌细胞和肌细胞间少量的结缔组织构成。肌细胞呈细长纤维形,又称肌纤维(muscle fiber),其细胞膜称肌膜(sarcolemma),其胞质称肌质(sarcoplasm)。肌质中含有密集排列的肌丝(myofilament),是肌纤维收缩、舒张的物质基础。根据肌细胞的结构、功能和分布,肌组织分为骨骼肌、心肌和平滑肌 3 种。骨骼肌和心肌的肌纤维上均有明暗相间的横纹,又称横纹肌(striated muscle);平滑肌纤维无横纹。骨骼肌受躯体神经支配,属随意肌;心肌和平滑肌受自主神经支配,为不随意肌。

3 种肌组织均起源于胚胎时期的间充质。间充质细胞先分化为成肌细胞,成肌细胞进一步分化发育为成熟的肌细胞。

第一节 骨 骼 肌

骨骼肌(skeletal muscle)除少数不附着在骨骼上,如眼、口周围的轮匝肌和食管壁的横纹肌,一般借肌腱附在骨骼上。致密结缔组织包裹在整块骨骼肌外面形成肌外膜(epimysium)。肌外膜的结缔组织伸入肌组织内,将其分隔形成许多肌束,包绕每一肌束的结缔组织称肌束膜(perimysium)。肌束由许多肌纤维聚集而成,每一根肌纤维的肌膜周围有薄层疏松结缔组织,称肌内膜(endomysium)。体内大多数肌组织内的肌纤维都比整块肌短,故一块肌组织内的肌纤维纵向相连。相邻肌纤维连接处,肌纤维的末端变细,略有重叠,借其周围的肌内膜彼此连接。肌组织通过肌内膜、肌束膜和肌外膜的结缔组织与肌腱、骨外膜或真皮的结缔组织相连。结缔组织含有血管、神经,对骨骼肌起支持、连接、营养和功能调节作用。

一、骨骼肌纤维的光镜结构

骨骼肌纤维呈长圆柱状,直径 10~100 μm,长度不等,一般为 1~40 mm,长者可近 1 m,如下肢的缝匠肌。除舌肌等少数肌纤维外,极少有分支。肌膜外面贴附主要由糖蛋白和网状纤维构成的基膜,肌纤维和基膜之间有卫星细胞,也称肌卫星细胞(muscle satellite cell),有分裂功能,是肌肉干细胞。一条骨骼肌肌纤维内含有几十个甚至几百个核,核呈扁椭圆形,异染色质少,染色较浅,位于肌膜下方。在肌质中有沿肌纤维长轴平行排列的肌原纤维(myofibril),呈细丝样,直径 1~2 μm。每条肌原纤维上都有相间排列的明带(light band)和暗带(dark band)。明带在偏振光显微镜下呈单折光性,为各向同性(isotropic),也称 I 带;暗带呈双折光性,为各向异性(anisotropic),也称 A 带(图 7-1,图 7-2)。

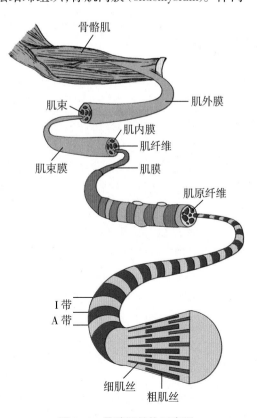

图 7-1　骨骼肌结构示意图

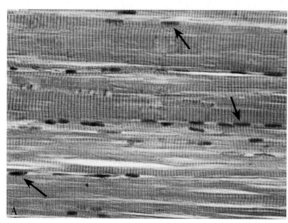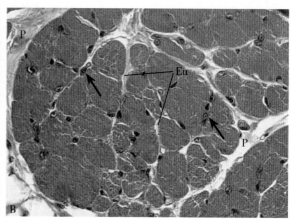

En:肌内膜；P:肌束膜；↑:肌细胞核

图7-2　骨骼肌光镜像（兔，HE染色，高倍）

A.纵切面　B.横切面

各条肌原纤维的明带和暗带都准确地排列在同一平面上，因而构成了骨骼肌纤维明暗相间的周期性横纹（cross striation）。用油镜观察，可见暗带中央有一条浅色窄带，称H带，H带中央有一条深色的M线；明带中央有一条深色的细线，称Z线；相邻两条Z线之间的一段肌原纤维称为一个肌节（sarcomere），由½ I带+A带+½I带组成，长约2.5 μm，是肌原纤维的结构与功能单位。每条肌原纤维由多个肌节递次排列而成。

骨骼肌纤维的横切面呈圆形或多边形，肌原纤维呈点状，常聚集成许多小区，称孔海姆区（Cohnheim field）。

二、骨骼肌纤维的电镜结构

（一）肌原纤维

肌原纤维由粗、细两种肌丝构成，两种肌丝沿肌原纤维的长轴排列。粗肌丝（thick filament）位于肌节中部，贯穿A带全长，中央借M线固定，两端游离。细肌丝（thin filament）位于肌节两侧，一端附着于Z线，另一端伸至粗肌丝之间，与粗肌丝平行排列，其末端游离，止于H带的外侧。明带仅由细肌丝构成，H带仅有粗肌丝，H带两侧的暗带含有两种肌丝（图7-3）。在肌原纤维横断面上，可见每根粗肌丝的周围排列着6根细肌丝，而每根细肌丝周围有3根粗肌丝（图7-4）。

1. 粗肌丝　长约1.5 μm，直径约15 nm，由许多肌球蛋白（myosin）分子平行排列并集合成束组成（图7-4）。肌球蛋白是由2条重链和4条轻链构成的异六聚体，分子形如豆芽，分头和杆两部分，头部如同两个豆瓣，杆部如同豆茎。在头和杆的连接点及杆上有两处类似关节的结构，可以屈动。肌球蛋白分子的杆均伸向M线，并以一定距离相互错开；头部分别朝向粗肌丝的两端，并突出于粗肌丝表面。肌球蛋白头部有细肌丝的肌动蛋白（actin）结合位点及ATP结合位点，并具有ATP

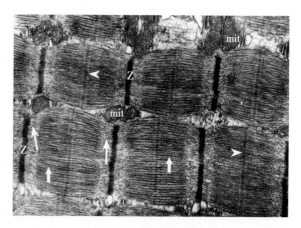

▲:M线;Z:Z线;⇑:粗肌丝;

↑:细肌丝;mit:线粒体

图7-3　骨骼肌纤维纵切面电镜像（兔，×44 000）

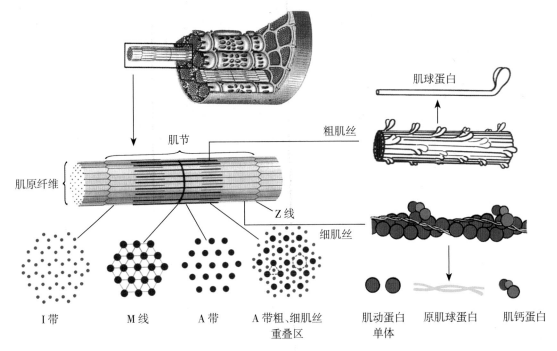

图 7-4　骨骼肌纤维电镜结构和分子结构示意图

酶活性。肌收缩开始前,肌球蛋白头部的 ATP 酶活性使结合其上的 ATP 分解,分解产物 ADP 和磷酸根离子仍与肌球蛋白头部结合,释放的能量暂时储存于肌纤维内。

2. **细肌丝**　长约 1 μm,直径约 5 nm,主要由肌动蛋白构成。球状肌动蛋白(G-actin)连接成串珠状,并形成双股螺旋链。每个肌动蛋白单体都有可与肌球蛋白头部相结合的位点。细肌丝还含有两个重要的调节蛋白:原肌球蛋白(tropomyosin)和肌钙蛋白(troponin)(图 7-4)。原肌球蛋白由两条多肽链相互缠绕形成,嵌于肌动蛋白双股螺旋链的浅沟内,在肌纤维处于静息状态时封闭着肌动蛋白上的肌球蛋白结合位点。肌钙蛋白包括 3 个球形亚单位:肌钙蛋白 C(TnC)、肌钙蛋白 T(TnT)和肌钙蛋白 I(TnI)。TnC 亚单位能与 Ca^{2+} 结合而引起肌钙蛋白分子构型发生改变;TnT 亚单位能与原肌球蛋白结合,将肌钙蛋白固定在原肌球蛋白分子上;TnI 亚单位能抑制肌动蛋白与肌球蛋白的结合。

(二)横小管

横小管(transverse tubule)又称 T 小管,是肌膜向肌质内凹陷形成的管状结构,其走向与肌纤维长轴垂直。横小管位于 A 带与 I 带交界处。同一平面上的横小管分支吻合,环绕在每条肌原纤维周围,可将肌膜的兴奋迅速传导至肌纤维内部(图 7-5)。

(三)肌质网

肌质网(sarcoplasmic reticulum)是肌纤维中特化的滑面内质网,位于横小管之间。肌质网的中部纵行包绕每条肌原纤维,称纵小管(longitudinal tubule);其两端扩大呈扁囊状并互相连通,形成与横小管平行并紧密相贴的盲管,称终池(terminal cisterna)(图 7-5)。每条横小管与两侧的终池组成三联体(triad),将兴奋从肌膜传递到肌质网膜。肌质网膜上有钙泵和钙通道。钙泵能逆浓度差把肌质中的 Ca^{2+} 泵入肌质网内储存,使其中的 Ca^{2+} 浓度比肌质中的高数千倍。当肌质网膜接受兴奋后,钙通道开放,使肌质网内储存的 Ca^{2+} 大量释放到肌质。

此外,肌原纤维之间有较多的线粒体、糖原及少量脂滴。线粒体产生 ATP,为肌肉收缩提供能量。糖原和脂肪是肌细胞内储备的能源物质。肌质内还有可与 O_2 结合的肌红蛋白(myoglobin),可提供线

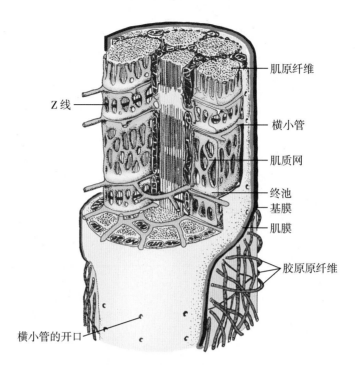

图 7-5　骨骼肌纤维电镜结构立体模式图

粒体产生能量时所需的 O_2。

三、骨骼肌纤维的收缩机制

肌丝滑动学说(sliding filament hypothesis)认为,骨骼肌纤维的收缩是因为细肌丝滑向粗肌丝之间的空隙,使相邻 Z 线互相靠近,肌节缩短。静息状态下,粗肌丝的肌球蛋白头部与细肌丝的肌动蛋白不接触。当神经冲动传导至肌肉导致肌肉收缩时,依次发生以下变化:①运动神经末梢释放乙酰胆碱至神经肌连接处,使肌膜产生动作电位;②肌膜的电兴奋经横小管迅速传向终池,使肌质网内的 Ca^{2+} 大量释放到肌质中;③Ca^{2+} 与肌钙蛋白 TnC 亚单位结合,引起肌钙蛋白的构型变化,进一步促使原肌球蛋白位置移动,暴露出肌动蛋白单体上与肌球蛋白头部结合的位点;④肌球蛋白头部与肌动蛋白结合,形成横桥(cross bridge),利用原先 ATP 被分解储存于肌纤维内的能量,横桥迅速朝肌球蛋白尾部方向发生屈动,牵引肌动蛋白同向移动;⑤ADP 及磷酸根离子从肌球蛋白头部解离,新的 ATP 分子结合于头部,促使肌球蛋白头部与肌动蛋白解离,回到横桥屈动前的位置;⑥肌球蛋白头部的 ATP 再次水解,肌球蛋白头部与下一个肌动蛋白单体结合。经过反复的结合、屈动、解离步骤,细肌丝最终滑向粗肌丝之间的空隙,带动 Z 线贴近粗肌丝末端,明带缩短,H 带变窄,肌节缩短,肌纤维收缩,但暗带长度不变。神经冲动停止后,肌质内的 Ca^{2+} 被泵回肌质网,肌质内 Ca^{2+} 浓度降低,肌钙蛋白与 Ca^{2+} 解离并恢复原来构型,原肌球蛋白复位并重新掩盖肌动蛋白上的结合位点,细肌丝滑回原位,肌节恢复原来的长度,肌细胞舒张,一个收缩周期结束(图 7-6)。

四、骨骼肌纤维的类型

骨骼肌纤维可根据形态结构、收缩特性、ATP 酶活性及肌球蛋白重链亚型的不同分类。目前多采用肌球蛋白重链(myosin heavy chain,MyHC)亚型分类,可将人骨骼肌纤维分为 3 型:Ⅰ型、

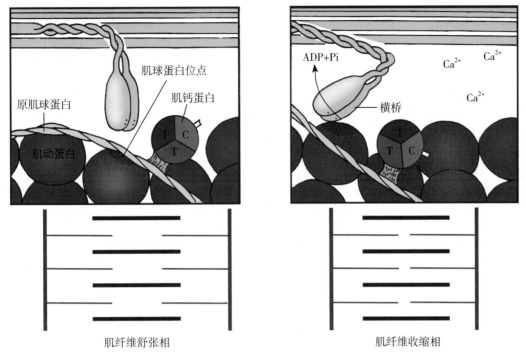

图 7-6 骨骼肌纤维收缩示意图

Ⅱ$_A$ 型和 Ⅱ$_X$ 型。Ⅰ型肌纤维主要含 MyHC Ⅰ,又称慢速氧化型肌纤维,含有较高活性的有氧代谢酶,线粒体含量高,而 ATP 酶活性较低,故收缩慢而持久,最抗疲劳。Ⅱ$_A$ 型肌纤维主要含 MyHC Ⅱ$_A$,也为快速型肌纤维,因含部分有氧代谢能力,能部分抵抗疲劳。Ⅱ$_X$ 型肌纤维主要含 MyHC Ⅱ$_X$,又称快速酵解型肌纤维,线粒体含量低,有氧代谢酶活性低,ATP 酶和糖酵解酶系活性高,糖原含量高,故收缩快但不持久,最易疲劳。

一根肌纤维可以是单一 MyHC 亚型构成的纯合型,也可表现为含不同 MyHC 亚型的杂合型。一块肌组织中可包含 3 种不同类型的肌纤维。肌纤维的表型受所支配神经、激素、运动方式等调控,也与某些疾病相关,利用肌纤维分型技术可协助诊断。

第二节 心 肌

心肌(cardiac muscle)分布于心脏壁和邻近心脏的大血管壁上,其收缩有自动节律性。

一、心肌纤维的光镜结构

心肌纤维呈不规则的短圆柱状,直径 10~20 μm,长 80~150 μm,有分支并互相连接成网。心肌纤维连接处称闰盘(intercalated disk),染色较其他部位深。心肌纵切面上有明暗相间的横纹,故也属横纹肌。多数心肌纤维有一个核,少数有双核,核呈卵圆形,位于细胞中央,核周可见浅染区。肌质相对丰富,嗜酸性,内含肌原纤维,多分布在肌纤维周边。心肌纤维之间有丰富的毛细血管(图 7-7,图 7-8)。心肌细胞无再生能力,损伤的心肌纤维由瘢痕组织代替。

二、心肌纤维的电镜结构

心肌纤维的超微结构与骨骼肌纤维相似:粗、细肌丝规则排列,形成肌节,也有横小管和肌质网。

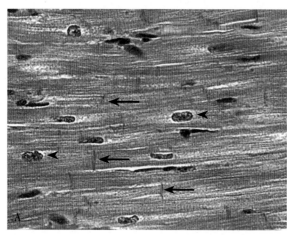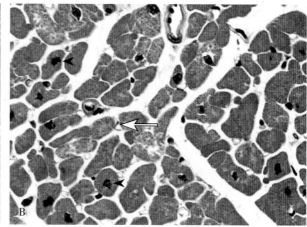

↑(黑):闰盘;▲:心肌细胞核;↑(白):毛细血管

图 7-7　心肌光镜像(HE 染色,中倍)

A.纵切面　B.横切面

不同点在于:①肌原纤维粗细不等,界线不清,这是由肌质内横小管、肌质网和丰富的线粒体把肌丝分隔成粗细不等的肌丝束所致。②横小管较粗,位于 Z 线水平。③肌质网稀疏,纵小管不发达,终池少而小,多见横小管与一侧的终池紧贴形成二联体(diad)。因此,心肌纤维的储钙能力低,收缩前需从细胞外摄取 Ca^{2+}。④闰盘位于 Z 线水平,其横向连接处有中间连接和桥粒,使心肌纤维间的连接牢固;纵向连接处有缝隙连接,便于化学信息的交流和电冲动的传导,使心房肌和心室肌整体的收缩和舒张同步化。⑤心肌纤维的线粒体长且粗,嵴也较密,主要分布在肌丝束之间,纵行排列。此外,心肌纤维内含有丰富的糖原、脂滴及脂褐素(图 7-9~ 图 7-11)。心房肌纤维具有分泌肽类激素细胞的超微结构特点,含有膜被小球形颗粒,能分泌具有利尿、扩血管和降压作用的心房利钠尿多肽(atrial natriuretic polypeptide,ANP)或心钠素(cardionatrin)。

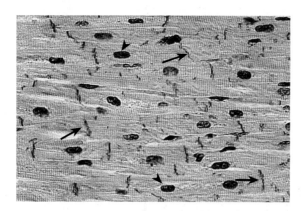

↑:闰盘;▲:肌细胞核

图 7-8　心肌光镜像(铁苏木素染色,中倍)

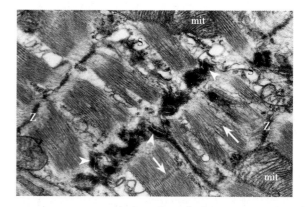

Z:Z 线;↑:M 线;▲:闰盘;
S:肌质网;mit:线粒体

图 7-9　心肌纤维纵切面电镜像(猴,×20 000)

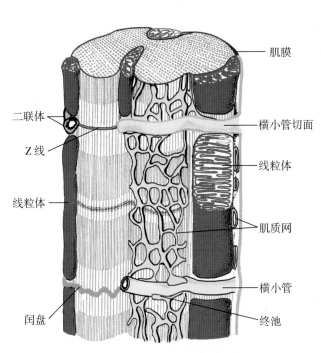

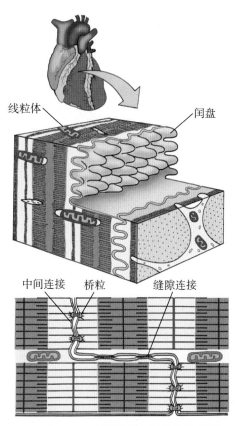

图 7-10 心肌纤维电镜结构立体模式图

图 7-11 心肌闰盘电镜结构模式图

第三节 平 滑 肌

平滑肌(smooth muscle)广泛分布于消化管、呼吸道等内脏器官及血管管壁。此外,皮肤的立毛肌、眼的瞳孔括约肌及睫状肌等也都是平滑肌,某些器官的被膜内也含有平滑肌。

一、平滑肌纤维的光镜结构

平滑肌纤维呈长梭形,多紧密排列,细胞较细的两端往往与相邻细胞中部的较粗处相互交错。细胞无横纹,中央有一个杆状或椭圆形的核,肌质嗜酸性。平滑肌收缩时,其核常呈扭曲状(图 7-12)。平滑肌纤维长度不等,一般长 200 μm,小血管壁上的平滑肌纤维可短至 20 μm,妊娠末期的子宫平滑肌纤维可长达 500 μm。

二、平滑肌纤维的电镜结构

平滑肌纤维的肌膜向肌质内凹陷形成数量众多的小凹(caveola),相当于横纹肌的横小管。细胞核周肌质较多,含有线粒体、少量粗面内质网、高尔基体、糖原及脂滴。细胞骨架系统较发达,由电子密度高的密斑(dense patch)和密体(dense body)以中间丝相连而构成。密斑位于肌膜下,呈扁平斑块状;密体位于肌质中,为梭形小体;中间丝由结蛋白(desmin)构成,直径 10 nm(图 7-13,图 7-14)。

平滑肌纤维内也有粗肌丝和细肌丝,但不形成肌原纤维。粗肌丝由肌球蛋白组成,也分头部和杆部,相邻的两行头部屈动方向相反。细肌丝主要由肌动蛋白组成,一段附着于密斑或密体,另一端游离,环绕在粗肌丝周围,粗、细肌丝的数量比约为 1:12。若干条粗肌丝和细肌丝聚集形成肌丝单位,

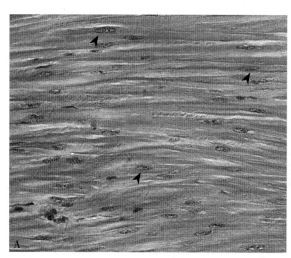
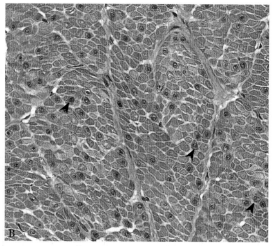

▲:平滑肌肌细胞核

图7–12 平滑肌纤维光镜像(HE染色,高倍)

A. 纵切面   B. 横切面

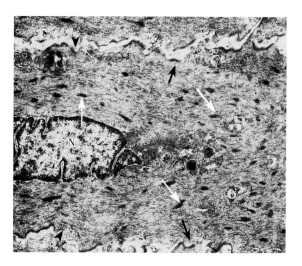

↑(黑):密斑;↑(白):密体;▲:小凹;N:细胞核

图7–13   平滑肌纤维纵切面电镜像(×10 000)

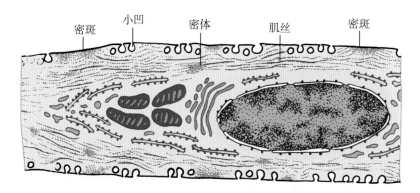

图7–14   平滑肌纤维电镜结构模式图

又称收缩单位(图 7-15)。细胞内只有少量肌质网,细胞收缩时也需从细胞外摄取 Ca^{2+}。

平滑肌纤维的收缩也以粗、细肌丝间的滑动为基础。由于细肌丝及细胞骨架的附着点密斑呈螺旋状分布,且粗肌丝无 M 线,其相邻分子的头部又向着相反方向屈动,因而当平滑肌纤维收缩时,不但细肌丝沿着粗肌丝的全长滑动,而且相邻的细肌丝滑动的方向是相反的,致使肌纤维呈螺旋状扭曲,长轴缩短。平滑肌纤维之间有较发达的缝隙连接,便于信息分子和电冲动在细胞间传递,因此平滑肌可同步收缩而形成功能整体。

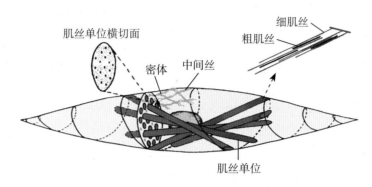

图 7-15 平滑肌肌丝单位示意图

(李 和)

数字课程学习……

 微课　　 教学 PPT　　拓展阅读　　 中英文小结　　 自测题

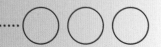

第八章

神 经 组 织

神经组织（nervous tissue）主要由神经细胞（nerve cell）和神经胶质细胞（neuroglial cell）组成，它们都是具有突起的细胞。神经细胞是神经系统（nervous system）的结构和功能单位，亦称神经元（neuron）。神经元数量庞大，估计在 10^{12} 个以上，它们具有接受刺激、整合信息、产生和传导神经冲动的能力。通过神经元相互之间的联系，把接受的化学信息或电信息加以分析或储存，并可将信息传递给骨骼肌纤维、平滑肌纤维和腺细胞等效应细胞，以产生生物效应。此外，有些神经元还有内分泌功能，如下丘脑分泌激素的神经元等。神经胶质细胞的数量超过神经元 10~50 倍，但不具有产生及传导神经冲动的特性，对神经元不仅起支持、保护、营养和绝缘等作用，并与脑的正常生理活动等关系密切。

神经组织构成神经系统，包括中枢神经系统（central nervous system，CNS）和周围神经系统（peripheral nervous system，PNS）。脑和脊髓组成中枢神经系统，与中枢神经系统相连的脑神经、脊神经、自主神经和神经节等组成周围神经系统。

第一节 神 经 元

神经元的形态不一，大小也有差异，但都有胞体（soma）和神经突起（neurite），神经突起分为树突（dendrite）和轴突（axon）（图 8-1）。胞体的大小差异很大，小的直径仅 4~5 μm，大的可达到 150 μm。树突多呈树枝状分支，可接受刺激并把神经冲动传向胞体。轴突呈细索状，末端常有分支，可将神经冲动从胞体传向终末。神经元的胞体越大，其轴突越长。神经元胞体主要位于大脑和小脑的皮质、脑干

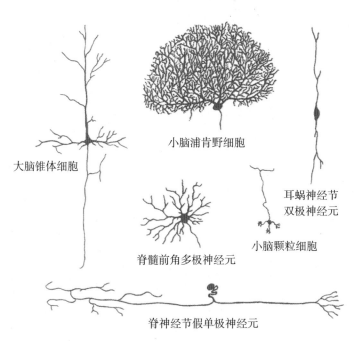

大脑锥体细胞

小脑浦肯野细胞

耳蜗神经节双极神经元

小脑颗粒细胞

脊髓前角多极神经元

脊神经节假单极神经元

图 8-1 神经元的几种主要形态

和脊髓的灰质、神经节及神经丛等内。神经元的突起则组成中枢神经系统的神经网络和神经环路及遍布全身的神经。神经元之间通过突起的特殊接触而传导神经冲动。

一、神经元的结构

（一）胞体

神经元胞体是细胞的营养和代谢中心。胞体的形态有圆形、锥体形、梭形或星形等。由细胞膜、细胞质和细胞核构成。

1. **细胞膜**　神经元的细胞膜是可兴奋膜，具有接受刺激、处理信息及产生和传导神经冲动的功能。神经元细胞膜的性质决定于膜蛋白的种类、数量、结构和功能，其中有些膜蛋白是离子通道（ionic channel），按所通过的离子分别命名为 Na^+ 通道、K^+ 通道、Ca^{2+} 通道和 Cl^- 通道等；有些膜蛋白是受体，可与相应的神经递质（neurotransmitter）结合，使特定的离子通道开放。

2. **细胞核**　胞体的中央有一个大而圆的细胞核，核被膜明显，异染色质少，呈微细粒状散布在核内，故核着色浅，呈空泡状，核内有大而圆的核仁。

3. **细胞质**　其内除线粒体、高尔基体、溶酶体和中心粒等一般细胞器（图 8-2）外，还有丰富的尼氏体（Nissl body）和神经原纤维（neurofibril）。此外也含有色素，最常见的是棕黄色的脂褐素（lipofuscin），色素随年龄增长而渐增多。

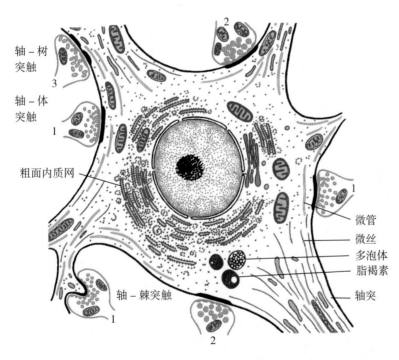

1. 突触前成分内有圆形清亮型小泡，内含乙酰胆碱；2. 突触前成分内有颗粒型小泡，内含单胺类神经递质；3. 突触前成分内有扁平清亮型小泡，内含甘氨酸等神经递质

图 8-2　多极神经元及其突触超微结构模式图

（1）尼氏体　光镜下呈嗜碱性颗粒或小块，电镜下可见由发达的粗面内质网和游离核糖体构成。大神经元尤其是脊髓运动神经元的尼氏体丰富而粗大，呈斑块状（图 8-3）。小神经元（如神经节内的神经元）的尼氏体则呈细颗粒状。如果胞体内含大量尼氏体和发达的高尔基体，则表明该神经元具有活跃的蛋白质合成功能，主要合成更新细胞器所需的结构蛋白、合成神经递质所需的酶类及肽类的神经调质（neuromodulator）等。神经递质是神经元向其他神经元或效应细胞传递的化学信息载体，一般

为小分子物质,主要在胞体合成后以小泡的形式储存于神经元的轴突终末。神经调质一般为肽类,能增强或减弱神经元对神经递质的反应。

(2)神经原纤维　在镀银染色切片中,可见胞质内有许多棕黑色的丝状结构且交错成网(图8-4),并伸入树突和轴突内。电镜下由排列成束的神经丝和微管构成。神经丝(neurofilament)是由神经丝蛋白构成的一种中间丝(直径约10 nm)。神经丝、微管和微丝共同构成神经元的细胞骨架,此外,微管(直径约25 nm)还参与物质运输。

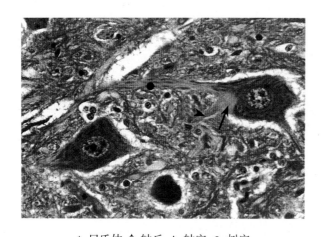

*:尼氏体;↑:轴丘;▲:轴突;●:树突

图8-3　脊髓运动神经元光镜像(猫,HE 染色,×400)

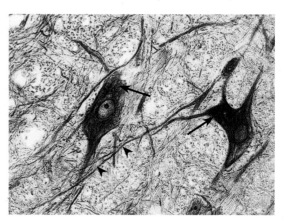

↑:神经原纤维;▲:神经纤维

图8-4　脊髓运动神经元光镜像
(猫,镀银染色,×400)

(二)突起

1. **树突**　每个神经元有一至多个树突,形如树状,即从主树突干发出许多小支。树突内的结构与胞质基本相似。有些神经元的树突分支上具有许多棘状的短小突起,称树突棘(dendritic spine),是神经元之间形成突触的主要部位。电镜下可见,树突棘内有 2~3 层滑面内质网形成的板层,板层间有少量致密物质,称棘器(spine apparatus)(图8-5)。树突的功能主要是接受刺激。树突和树突棘可使神经元接受刺激的表面积扩大。因此,神经元接受信息和整合信息的能力与其树突的分支程度及树突棘的数目有密切关系。

2. **轴突**　每个神经元只有一个轴突,一般由胞体发出,有的也可由主树突干的基部发出。轴突的长短不一,短者仅数微米,长者可达 1 m 以上。光镜下可见,胞体发出轴突的部位常呈圆锥形,称轴丘(axon hillock),此区无尼氏体,故染色淡(图8-3)。轴突一般比树突细,直径较均一,有侧支成直角分出。轴突末端的分支较多,形成轴突终末(axonal terminal)。轴突表面的胞膜

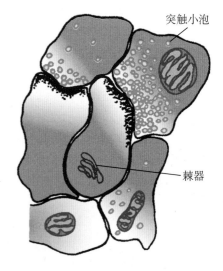

图8-5　在树突棘内的棘器模式图

称轴膜(axolemma),内含的胞质称轴质(axoplasm)。轴质内有大量神经丝和微管,还有滑面内质网、微丝、线粒体和一些小泡等。微丝较短,主要分布于轴膜下,常与轴膜相连。神经丝、微管和微丝之间均有横桥连接,构成轴质中的网架。轴突内无粗面内质网、游离核糖体和高尔基体,故不能合成蛋白质。如需更新轴突成分和合成神经递质,所需的蛋白质或酶须在胞体合成后,再输送到轴突及轴突终末。

轴突起始段长 15~25 μm,此段轴膜较厚,膜下有高电子密度的致密层。此段轴膜容易引起电兴

奋,常是神经元产生神经冲动的起始部位。神经冲动形成后在轴膜上向轴突终末传递,因此轴突的主要功能是传导神经冲动。

神经元胞体与轴突是一个整体。轴突与胞体之间常进行物质交换,轴突内的物质运输称轴突运输(axonal transport)。胞体内新形成的神经丝、微管和微丝缓慢地(0.1~0.4 mm/d)向轴突终末延伸,称为慢速轴突运输(slow axonal transport)。此外,还有一种双向的快速(100~400 mm/d)轴突运输(fast axonal transport),如轴膜更新所需的蛋白质、含神经递质或神经调质的小泡、线粒体等。由胞体向轴突终末输送,称快速顺向轴突运输(fast anterograde axonal transport)。轴突终末内的代谢产物或由轴突终末通过胞吞摄取的物质(蛋白质、小分子物质或由邻近细胞产生的神经营养因子等)逆向运输到胞体,称快速逆向轴突运输(fast retrograde axonal transport)(图 8-6)。某些病毒或毒素如狂犬病毒、脊髓灰质炎病毒、带状疱疹病毒和破伤风毒素等,也可通过逆向轴突运输迅速侵犯神经元胞体。轴突内的微管在轴突运输中起重要作用,其微丝也与轴突运输作用有关。

二、神经元的分类

神经元的形态差异很大,根据它们突起的多少分为 3 型:①假单极神经元(pseudounipolar neuron),从胞体发出一个突起,但在不远处呈"T"形分为两支,一支分布到周围的其他组织和器官,称周围突(peripheral process);另一支进入中枢神经系统,称中枢突(central process)(图 8-7)。中枢突传出神经冲动,是轴突;周围突接受刺激,具有树突的功能,但因其细而长,在形态上与轴突不能分辨,故也称轴突。②双极神经元(bipolar neuron),有两个突起,一个是树突,另一个是轴突。③多极神经元(multipolar neuron),有一个轴突和多个树突(图 8-8)。

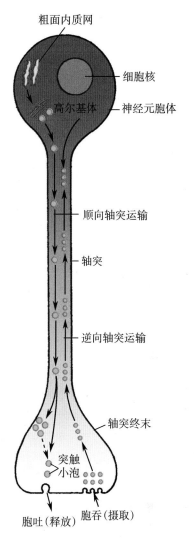

图 8-6 双向轴突运输

根据神经元轴突的长短可分为两型:①高尔基 I 型神经元(Golgi type I neuron),是一类具有长轴突(可长达 1 m 以上)的大神经元;②高尔基 II 型神经元(Golgi type II neuron),是另一类短轴突(仅数微米)的小神经元。

另根据神经元的功能可分为:①感觉神经元(sensory neuron),或称传入神经元(afferent neuron),多为假单极神经元,其接受周围其他组织和器官的刺激,并将刺激信息传向中枢。②运动神经元(motor neuron),或称传出神经元(efferent neuron),多为多极神经元,它把神经冲动传给骨骼肌纤维等效应细胞。③中间神经元(interneuron),亦多为多极神经元,位于前两种神经元之间,起协调神经信息传递作用。机体对来自体内、外的刺激所做的反应(亦称反射)均需这 3 类神经元参与,它们和感受器、效应器共同构成反射弧(图 8-7)。动物越进化,其中间神经元越多。人的中间神经元占神经元总数的99%,在中枢神经系统内构成复杂的神经元网络,是学习、记忆和思维的基础。

又可根据释放神经递质和神经调质的不同,把神经元分为:①胆碱能神经元(cholinergic neuron),释放乙酰胆碱;②去甲肾上腺素能神经元(noradrenergic neuron),释放去甲肾上腺素;③胺能神经元(aminergic neuron),释放多巴胺和 5- 羟色胺等;④氨基酸能神经元(aminoacidergic neuron),释放 γ- 氨基丁酸、甘氨酸和谷氨酸等;⑤肽能神经元(peptidergic neuron),释放脑啡肽、P 物质和神经降压素等,常统称神经肽。另外,一氧化氮(nitric oxide,NO)也是一种神经递质。一般一个神经元释放一种神经递质,同时还可释放一种神经调质。

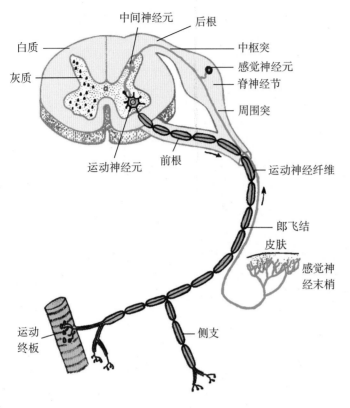

图 8-7　脊髓及脊神经
示 3 种神经元的关系。

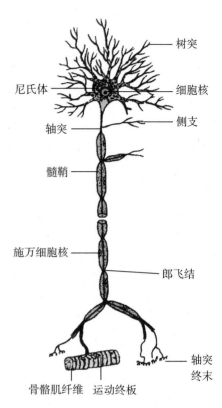

图 8-8　多极神经元（运动神经元）

第二节　突　触

　　神经元与神经元之间，或神经元与效应细胞之间传递信息的部位称突触（synapse）。突触也是一种细胞连接方式，最常见的是一个神经元的轴突终末与另一个神经元的树突、树突棘或胞体连接，分别构成轴-树突触（axodendritic synapse）、轴-棘突触（axospinous synapse）和轴-体突触（axosomatic synapse）（图 8-2）。突触分为化学突触（chemical synapse）和电突触（electrical synapse）两类。化学突触以神经递质作为传递信息的媒介，是一般所说的突触。电突触实际是缝隙连接，以电流作为信息载体，在某些低等动物中较发达，在哺乳动物及人类中很少。

　　突触由突触前成分（presynaptic element）、突触间隙（synaptic cleft）和突触后成分（postsynaptic element）构成。突触前成分、突触后成分彼此相对的胞膜，分别称为突触前膜（presynaptic membrane）和突触后膜（postsynaptic membrane），两者之间宽 15~30 nm 的间隙称突触间隙，内含来自两侧跨膜蛋白的胞外部分和细胞外基质分子（如神经细胞黏附分子等）。突触前成分一般是神经元的轴突终末，呈球状膨大，在镀银染色切片中呈现棕黑色的圆形颗粒，称突触扣结（synaptic knob）（图 8-9）。

　　突触前成分内含许多突触小泡（synapse vesicle），还有少量线粒体、滑面内质网、微管和微丝等。突触小泡内含神经递质或神经调质。含乙酰胆碱的突触小泡多是圆形清亮型小泡，含单胺类神经递质的则是小颗粒型小泡（含致密核心），含氨基酸类神经递质的多为扁平清亮型小泡，含神经肽的往往是大颗粒型小泡（含致密核心）。突触小泡表面附有一种蛋白质，称突触素（synapsin），它把小泡与细胞骨架连接在一起。突触前膜和突触后膜均较一般细胞的细胞膜略厚，这是因为突触前膜和突触后膜胞质面有一些致密物质附着。突触前膜胞质面还附着排列规则的致密突起，其性质为蛋白质。致密突起间的空隙容纳突触小泡。突触后膜中有特异性神经递质的受体及离子通道(图8-10,图8-11)。

当神经冲动沿轴膜传导到轴突终末时,可引起突触前膜上的Ca^{2+}通道开放,Ca^{2+}由细胞外进入突触前成分内,在ATP的参与下促使突触素发生磷酸化。磷酸化的突触素降低了其与突触小泡的亲和力而与小泡分离,致使突触小泡脱离细胞骨架,移至突触前膜并与其融合,通过胞吐释放小泡内的神经递质到突触间隙。神经递质与突触后膜上相应的受体结合,改变突触后膜两侧的离子分布,使其产生兴奋性或抑制性突触后电位,进而引起突触后神经元(或效应细胞)的相应活动。使突触后膜发生兴奋的突触称兴奋性突触(excitatory synapse),使突触后膜发生抑制的突触称抑制性突触(inhibitory synapse)。突触的兴奋或抑制,取决于神经递质及其受体的种类。神经递质在产生上述作用后,立即被相应的酶灭活或被吸收入突触前成分内分解,使该神经递质的作用迅速消除,从保证突触传递的灵敏性。

不同神经元的突触数目有很大差别,例如小脑的颗粒细胞只有几个突触,一个运动神经元可有1万左右个突触,而小脑的浦肯野细胞(一种大型神经元)树突上的突触就有10万个以上。一个神经元可以通过突触把信息传递给许多其他神经元或效应细胞,如一个运动神经元可同时支配上千条骨骼肌纤维。而一个神经元也可以通过突触接受来自许多其他神经元的信息。在这些突触信息中,兴奋性和抑制性的都有。如果兴奋性突触活动的总和超过抑制性突触活动的总和,并足以刺激该神经元的轴突起始段产生神经冲动时,该神经元表现为兴奋;反之,则表现为抑制。

根据突触前膜和突触后膜胞质面致密物质厚度的差异,把突触分为Ⅰ型和Ⅱ型。Ⅰ型突触的突触后膜致密物质较突触前膜的厚,突触间隙也较宽(约30 nm),称非对称突触。Ⅱ型突触的突触前膜和突触后膜致密物质少,厚度相近,突触间隙较窄(约20 nm),称对称突触。有学者认为,Ⅰ型突触属兴奋性突触,Ⅱ型突触属抑制性突触。

神经递质有许多种类,主要包括乙酰胆碱(acetylcholine,Ach);单胺类,如去甲肾上腺素(norepinephrine,NE)、多巴胺(dopamine,DA)和5-羟色胺(5-hydroxytryptamine,5-HT)等;氨基酸

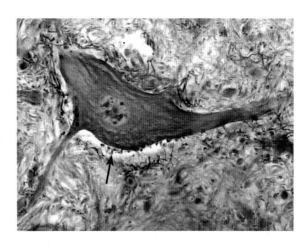

↑:突触扣结

图8-9 脊髓运动神经元光镜像(猫,镀银染色,×400)

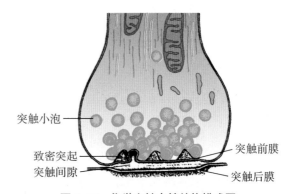

图8-10 化学突触电镜结构模式图

突触小泡
致密突起
突触间隙
突触前膜
突触后膜

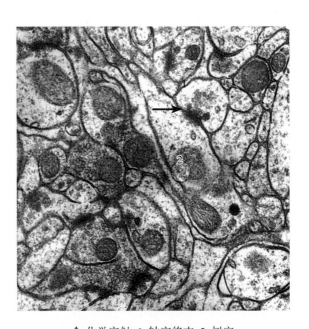

↑:化学突触;1. 轴突终末;2. 树突

图8-11 脊髓后角化学突触电镜像(大鼠,×20 300)

类,如 γ- 氨基丁酸(γ-aminobutyric acid,GABA)、甘氨酸(glycine)和谷氨酸(glutamic acid)等;一氧化氮;神经肽类,如降钙素基因相关肽(calcitonin gene-related peptide,CGRP)、血管活性肠肽(vasoactive intestinal polypeptide,VIP)、P 物质(substance P)、脑啡肽(enkephalin)、神经降压素(neurotensin)、胆囊收缩素(cholecystokinin)、升压素(vasopressin)和下丘脑释放激素(hypothalamic releasing hormone)等约 60 多种。因有些神经肽亦见于胃肠道的内分泌细胞,故总称为脑 - 肠肽(brain-gut peptide)。有些神经肽能改变神经元对经典神经递质的反应,起修饰经典神经递质的作用,称神经调质。

第三节　神经胶质细胞

神经胶质细胞广泛分布于中枢神经系统和周围神经系统,其数量明显超过神经元。神经胶质细胞也是有突起的细胞,但突起无树突和轴突之分,也没有传导神经冲动的功能。神经胶质细胞有许多种,各有不同的形态和功能。镀银染色或免疫荧光细胞化学染色技术能显示细胞的全貌。

一、中枢神经系统的神经胶质细胞

(一)星形胶质细胞

星形胶质细胞(astrocyte)是最大的一种神经胶质细胞,胞体呈星形,核呈圆或卵圆形、较大、染色较浅。胞质内含有胶质丝(glial filament),是由胶质细胞原纤维酸性蛋白(glial fibrillary acidic protein,GFAP)构成的一种中间丝,参与细胞骨架的组成(图 8-12)。从胞体发出的突起伸展充填在神经元胞体及其突起之间,起支持和绝缘作用。有些胞突末端扩大形成脚板(foot plate),在脑和脊髓表面形成胶质界膜(glial limitans),或贴附在毛细血管壁上,构成血 - 脑屏障的神经胶质膜(详见第九章)。星形胶质细胞可分为两种:①纤维性星形胶质细胞(fibrous astrocyte),多分布于脑和脊髓的白质,其胞突长而直,分支较少,胶质丝丰富。②原浆性星形胶质细胞(protoplasmic astrocyte),多分布在脑和脊髓的灰质,胞突较短粗,分支多,胞质内胶质丝较少(图 8-13)。

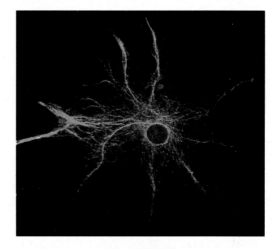

图 8-12　体外培养的星形胶质细胞光镜像（大鼠,高倍）
GFAP 免疫荧光细胞化学染色,激光扫描共聚焦显微镜,示胞体及其突起内的胶质丝。

星形胶质细胞能分泌神经营养因子(neurotrophic factor)和多种生长因子,对中枢神经系统内细胞的分化发育、功能的维持,以及创伤时细胞的可塑性变化等都有重要的影响。星形胶质细胞含有许多与神经元相同的特异性神经递质的受体及某些离子通道等,与神经元有密切的关系。在脑和脊髓损伤时,星形胶质细胞可增生、肥大,形成胶质瘢痕修复缺损组织。

(二)少突胶质细胞

少突胶质细胞(oligodendrocyte)分布于神经元胞体附近及轴突周围。胞体较星形胶质细胞小,核呈卵圆形、染色质致密,突起较少(图 8-14)。电镜下可见,其突起末端扩展成扁平薄膜,包卷神经元的轴突形成髓鞘,是中枢神经系统的髓鞘形成细胞(见后述)。少突胶质细胞形成的髓鞘含有抑制神经元轴突生长的蛋白质,可阻止轴突随意生长,稳定轴突的正常支配模式。在中枢神经损伤后,若除去这些抑制性蛋白质,可促进受损伤的神经纤维再生。

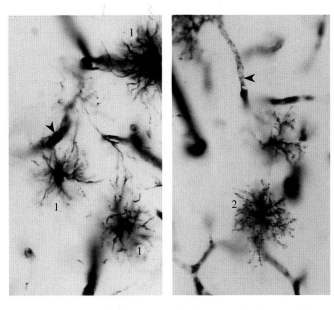

1. 纤维性星形胶质细胞;2. 原浆性星形胶质细胞;▲:血管

图 8-13 中枢神经系统的星形胶质细胞光镜像(猫,镀银染色,×400)

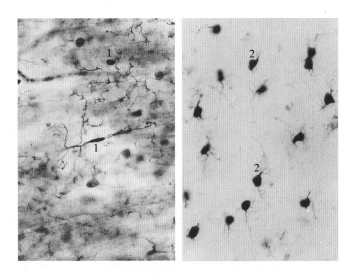

1. 少突胶质细胞;2. 小胶质细胞

图 8-14 中枢神经系统的神经胶质细胞光镜像(镀银染色,×400)

(三)小胶质细胞

小胶质细胞(microglia)是最小的神经胶质细胞。其胞体细长或椭圆;核小,呈扁平或三角形,染色深。通常从胞体发出细长有分支的突起(图 8-14),突起表面有许多小棘突。当中枢神经系统损伤时,小胶质细胞可转变为激活状态,吞噬死亡细胞的碎屑。由于具有免疫吞噬功能,小胶质细胞也是中枢神经系统的抗原呈递细胞。一般认为,小胶质细胞来源于血液中的单核细胞,属单核吞噬细胞系统。

(四)室管膜细胞

室管膜细胞(ependymal cell)分布在脑室和脊髓中央管的腔面,形成单层上皮,称室管膜(ependyma)。室管膜细胞呈立方或柱形,表面有许多微绒毛,有些细胞表面有纤毛(图 8-15)。部分细胞的基底面有一细长的突起伸向深部,这些细胞称为伸长细胞(tanycyte)。

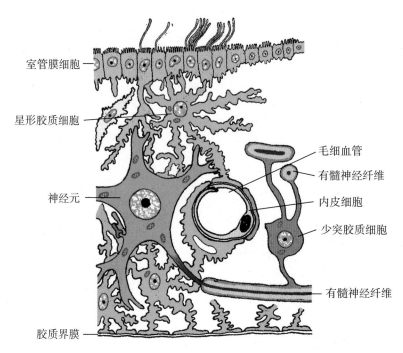

室管膜细胞

星形胶质细胞

神经元

毛细血管

有髓神经纤维

内皮细胞

少突胶质细胞

有髓神经纤维

胶质界膜

图 8-15 中枢神经系统神经胶质细胞与神经元和毛细血管的关系

二、周围神经系统的神经胶质细胞

（一）施万细胞

施万细胞（Schwann cell）也称神经膜细胞，是周围神经系统的髓鞘形成细胞，它们一个接一个地包裹着周围神经纤维的轴突。施万细胞外表面有一层明显的基膜，在周围神经再生中起重要作用。此外，施万细胞能合成和分泌多种神经营养因子，促进受损伤的神经元存活及其轴突再生。

（二）卫星细胞

卫星细胞（satellite cell）是神经节内包裹神经元胞体的一层扁平或立方形细胞，故又称被囊细胞（capsular cell）。核呈圆或卵圆形，染色质较浓密。细胞外表面也有一层基膜。

第四节　神经干细胞

在神经组织中除了前述神经元和神经胶质细胞外，还存在一类具有自我复制能力和多种分化潜能的细胞，称为神经干细胞（neural stem cell）。神经干细胞存在于胚胎期和出生后动物及人体特定部位的神经组织中，主要功能是作为出生后机体一种储备细胞，可置换神经组织正常死亡的细胞或参与神经组织损伤后的修复。目前常用于检测神经干细胞的一种标志物是神经上皮干细胞蛋白（neuroepithelial stem cell protein），俗称巢蛋白（nestin），是一种细胞内中间丝蛋白（图 8-16），也出现在胚胎时期的神经管神经上皮细胞内。神经干细胞在特定环境下可以分化为神经元（图 8-17）、星形胶质细胞和少突胶质细胞等。神经干细胞的发现，改变了人们长期以来对成年哺乳动物神经组织一成不变的观点，即神经组织中自然死亡的神经元或因病、伤而死亡的神经元不能通过其他途径获得新的神经元加以替换。现在，可以应用神经干细胞具有自我复制能力和多种分化潜能的特性，研究神经系统疾病、伤后的修复机制及治疗神经系统退行性疾病及创伤性疾病。

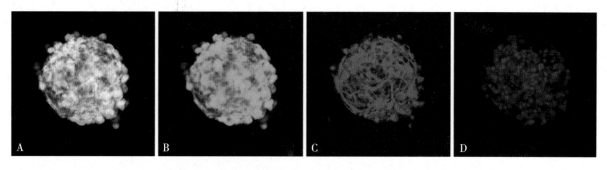

图 8-16 无血清培养液中培养的神经干细胞球光镜像(大鼠,×200)
A. 神经干细胞球重合 B、C、D 图(免疫荧光细胞化学染色) B. 绿色荧光蛋白阳性神经干细胞胞体(绿色荧光)
C. 巢蛋白阳性神经干细胞胞体(红色荧光) D. Hoechst33342 阳性神经干细胞细胞核(蓝色荧光)

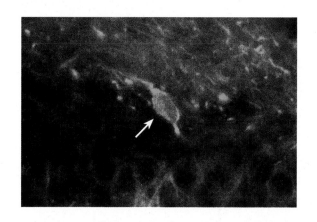

红色:BrdU 标记细胞核;绿色:β-tubulin Ⅲ标记
胞质和突起;↑:新生神经元
图 8-17 大脑海马齿状回的新生神经元光镜像
(大鼠,免疫荧光细胞化学染色,×200)

第五节 神经纤维和神经

一、神经纤维

神经纤维(nerve fiber)由神经元的长突起(轴突或者长树突)及包绕在其外面的神经胶质细胞构成。包绕中枢神经纤维的神经胶质细胞是少突胶质细胞,包绕周围神经纤维的是施万细胞。根据包绕神经纤维的神经胶质细胞是否形成髓鞘(myelin sheath),可将神经纤维分为有髓神经纤维(myelinated nerve fiber)和无髓神经纤维(unmyelinated nerve fiber)。

(一)有髓神经纤维

1. 周围神经系统的有髓神经纤维 髓鞘除在轴突起始段缺如外,呈一节一节地包裹轴突,直至接近轴突终末处为止。每两节髓鞘之间的缩窄部分称郎飞结(Ranvier node),相邻两个郎飞结之间的一段称结间体(internode)。轴突越粗,其髓鞘越厚,结间体也越长。每一结间体的髓鞘是由一个施万细胞的细胞膜融合并呈同心圆状包卷轴突而形成,电镜下见髓鞘呈明暗相间的同心状板层(图 8-18)。在郎飞结处轴突裸露(无髓鞘包裹),其轴膜镶嵌有离子通道蛋白,利于轴膜内、外离子交换。髓鞘的化学成分主要是脂蛋白,也称髓磷脂(myelin)。髓磷脂中的类脂含量约占 80%,其余为蛋白质。HE 染色时,髓鞘常因类脂被溶解而留下空隙,仅见残留的网状蛋白质。如用锇酸固定和染色,则能保存髓磷脂,使髓鞘呈现黑色,并在纵切面上见到一些漏斗形的斜裂,称髓鞘切迹(myelin incisure),又称施 – 兰切迹(Schmidt-Lantermann incisure)(图 8–19)。

施万细胞的核呈扁长卵圆形,周围有少量胞质。由于施万细胞包在轴突的外面,故又称神经膜细胞(neurilemmal cell),其外表面有一层基膜包绕。施万细胞最外面的一层细胞膜与基膜合称神经膜(neurilemma)。

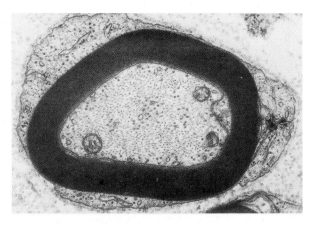

图 8–18　有髓神经纤维髓鞘电镜像(× 39 000)

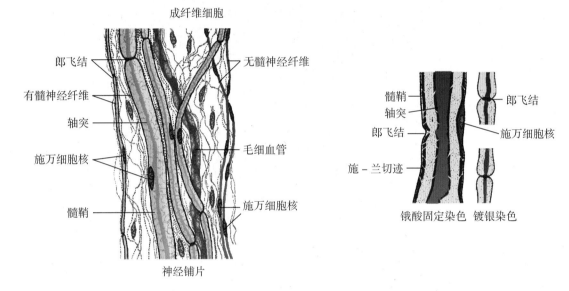

图 8–19　周围神经纤维模式图

在有髓神经纤维的髓鞘形成过程中,首先是伴随轴突生长的施万细胞表面凹陷成纵沟,轴突陷入纵沟内,沟两侧的细胞膜贴合形成轴突系膜(mesaxon)。此后轴突系膜不断伸长并旋转卷绕轴突,在轴突周围形成许多同心圆的螺旋膜板层,即为髓鞘(图 8–20A、B)。由此可见,髓鞘是施万细胞的胞膜,原有的胞质被挤至施万细胞的内、外边缘及两端(即靠近郎飞结处)。然而,髓鞘内的髓鞘切迹还保留有胞质,构成螺旋形的胞质通道,并与细胞内、外边缘的胞质相通。

2. **中枢神经系统的有髓神经纤维**　其结构与周围神经系统的有髓神经纤维基本相同,但形成髓鞘的细胞是少突胶质细胞。少突胶质细胞的多个突起末端的扁平薄膜分别包卷多个轴突,其胞体位于神经纤维之间(图 8–21)。另外,中枢有髓神经纤维的外表面没有基膜,髓鞘内也无髓鞘切迹。

(二)无髓神经纤维

1. **周围神经系统的无髓神经纤维**　这种神经纤维多由细小的轴突及包在它外面的施万细胞构成。电镜下可见施万细胞成串排列,胞体凹陷成许多纵沟,细小的轴突单独或成束地陷在这些纵沟内,被施万细胞包裹(图 8–20C,图 8–22),但不形成髓鞘,故无郎飞结。

2. **中枢神经系统的无髓神经纤维**　轴突外面没有任何细胞包裹,是裸露的轴突,常分散在有髓神经纤维之间。但在下丘脑,无髓神经纤维可被星形胶质细胞的突起分隔成束。

神经纤维的功能是传导神经冲动,这种电流的传导是在轴膜进行的。有髓神经纤维的神经冲呈

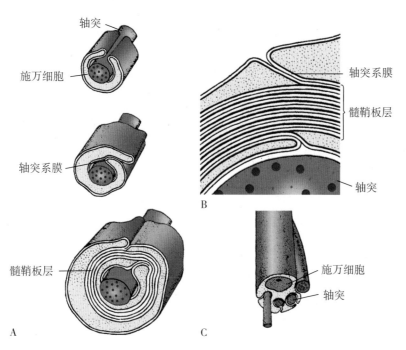

图 8-20 周围神经纤维髓鞘形成及其超微结构模式图

A.髓鞘发生过程 B.有髓神经纤维超微结构 C.无髓神经纤维超微结构

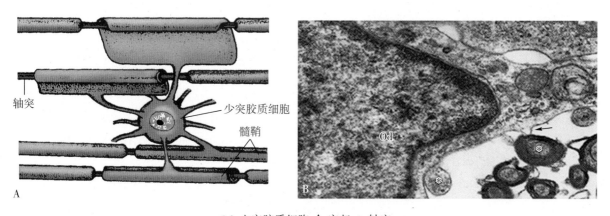

Od:少突胶质细胞;↑:突起;*:轴突

图 8-21 中枢神经系统的有髓神经纤维

A.少突胶质细胞与中枢有髓神经纤维关系模式图 B.少突胶质细胞电镜像(×8 900)

跳跃式传导,故传导速度快。这是由于有髓神经纤维的髓鞘含高浓度的类脂而具有疏水性,它分隔含有离子的细胞外液与轴膜直接接触而起绝缘作用。另外,髓鞘的电阻比轴膜高得多,而电容却很低,电流只能使郎飞结处的轴膜(能与细胞外液接触)产生兴奋。所以轴突起始段产生的神经冲动(动作电位)必须通过郎飞结处的轴膜传导,从一个郎飞结跳到下一个郎飞结呈跳跃式传导。有髓神经纤维的结间体越长,神经冲动跳跃的距离也越大,传导速度也就越快。无髓神经纤维因无髓鞘和郎飞结,神经冲动只能沿着轴突的轴膜连续传导,故其传导速度比有髓神经纤维慢得多。

二、神经

周围神经系统的神经纤维被结缔组织包捆在一起,构成神经(nerve),分布到全身各组织和器官。有些神经只含有感觉神经纤维(sensory nerve fiber)或运动神经纤维(motor nerve fiber),但大多数的神经是同时含有感觉神经纤维、运动神经纤维和自主神经纤维。由于有髓神经纤维的髓鞘含髓磷脂,故肉眼见神经通常是白色的。

包裹在一条神经外面的致密结缔组织称神经外膜(epineurium)。神经内的神经纤维被结缔组织和上皮细胞构成的神经束膜(perineurium)分隔成大小不等的神经纤维束(图8-23)。神经束膜的外层是结缔组织,内层则是数层的扁平上皮细胞,又称神经束膜上皮(perineural epithelium)。上皮细胞之间有紧密连接,每层细胞都有基板分隔。这些神经束上皮对进出神经的物质起屏障作用,如标记蛋白质就不能通过此屏障进入神经内部。神经纤维束内的每条神经纤维又被薄层疏松结缔组织包裹,称神经内膜(endoneurium)。神经内膜有血管和淋巴管。纵行血管从神经外膜发出分支进入神经束膜,在神经内膜形成毛细血管网。

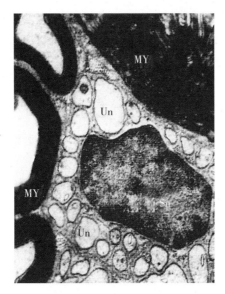

Un:无髓神经纤维;MY:有髓神经
纤维髓鞘;Sn:施万细胞核

图8-22　脊神经背根横切电镜像
（大鼠,×7 200）

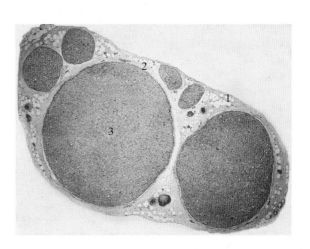

1. 神经外膜;2. 神经束膜;3. 神经纤维束

图8-23　坐骨神经(横切面)光镜像(猫,HE染色,×40)

第六节　神　经　末　梢

神经末梢(nerve ending)是周围神经纤维的终末部分,它遍布在全身各种组织或器官内,形成各式各样的末梢装置,按其功能可分感觉神经末梢和运动神经末梢两大类。

一、感觉神经末梢

感觉神经末梢(sensory nerve ending)是感觉神经元(假单极神经元)周围突的末端,该末梢装置又称感受器。感受器能把接受的各种内、外环境刺激转化为神经冲动,通过感觉神经纤维传至中枢,产生感觉。按感受器的形态结构不同,感觉神经末梢可分为下列几种。

（一）游离神经末梢

游离神经末梢(free nerve ending)由较细的有髓神经纤维或无髓神经纤维的终末反复分支而成。在接近末梢处,髓鞘消失,其裸露的细支广泛分布在表皮、角膜和毛囊的上皮细胞之间,或分布在各型结缔组织内,如真皮、骨膜、脑膜、血管外膜、关节囊、肌腱、韧带、筋膜和牙髓等处。此类神经末梢感受冷、热、轻触和痛的刺激(图8-24)。

（二）触觉小体

触觉小体(tactile corpuscle)又称迈斯纳小体(Meissner's corpuscle)，分布在皮肤真皮乳头处，以手指掌侧的皮肤内最多，感受触觉，其数量可随年龄增长而递减。触觉小体呈卵圆形，长轴与皮肤表面垂直，小体内有许多扁平横排的细胞，外包有结缔组织被囊。有髓神经纤维进入小体前便失去髓鞘，然后盘绕在扁平细胞之间(图8-25)。

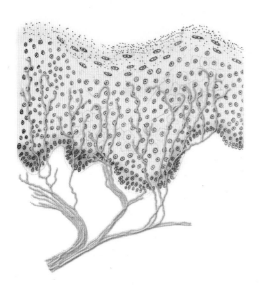

图8-24 皮肤表皮内的游离神经末梢模式图

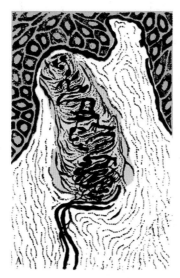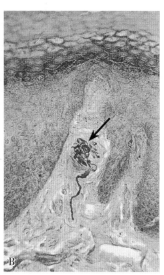

↑:神经末梢

图8-25 触觉小体
A. 触觉小体模式图 B. 皮肤内触觉小体光镜像(镀银染色，×66)

（三）环层小体

环层小体(lamellar corpuscle)又称帕奇尼小体(Pacinian corpuscle)，广泛分布在皮下组织、腹膜、肠系膜、外生殖器、乳头、骨膜、韧带和关节囊等处，感受压觉和振动觉。环层小体较大，呈卵圆形或圆形，中央有一条均质状的圆柱体，周围由数十层呈同心圆排列的扁平细胞组成。有髓神经纤维进入小体时失去髓鞘，裸露的神经纤维进入小体中央的圆柱体内(图8-26)。

（四）肌梭

肌梭(muscle spindle)是分布在骨骼肌内的梭形结构。表面有结缔组织被囊，内含若干条较细的骨骼肌纤维，称为梭内肌纤维(intrafusal muscle fiber)。梭内肌纤维的核成串排列或集中在肌纤维的中段而使该处膨大，肌原纤维较少。感觉神经纤维进入肌梭前失去髓鞘，其轴突分成多支，分别呈环状包绕梭内肌纤维中段的含细胞核部分，或呈花枝样附在邻近中段处。此外，肌梭内也有运动神经末梢，分布在梭内肌纤维的两端(图8-27)。肌梭的主要功能是感受肌纤维长度的变化，属于本体感受器，在调节骨骼肌的活动中起重要作用。

二、运动神经末梢

运动神经末梢(motor nerve ending)是运动神经元的神经纤维分布在肌组织和腺的终末结构，支配肌纤维的收缩和腺的分泌，也称效应器(effector)。运动神经末梢可分为躯体运动神经末梢和内脏运动神经末梢两类。

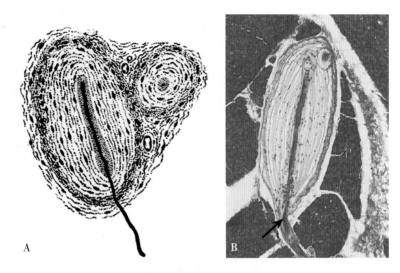

↑:一侧与神经纤维相连

图 8-26 环层小体

A. 环层小体模式图   B. 胰腺内环层小体(HE 染色,×33)

(一)躯体运动神经末梢

躯体运动神经末梢(somatic motor nerve ending)是分布于骨骼肌纤维的运动神经末梢。位于脊髓前角或脑干的运动神经元胞体发出神经纤维,离开中枢神经系统后抵达骨骼肌时失去髓鞘,其神经纤维反复分支,每一分支形成葡萄状的轴突终末,并与一条骨骼肌纤维建立突触连接,此连接区域呈椭圆形板状隆起,称运动终板(motor end plate)或神经肌连接(neuromuscular junction)(图 8-28)。

一条有髓运动神经纤维及其分支所支配的骨骼肌纤维数目少者仅一两条,多者可支配上千条;然而,一条骨骼肌纤维通常只有一条神经纤维分支支配。一个运动神经元的神经纤维及其分支所支配的全部骨骼肌纤维合称一个运动单位(motor unit)。电镜下可见,运动终板处的肌纤维表面凹陷成浅槽,内面含较多的肌质、细胞核和线粒体。浅槽底肌膜即突触后膜,它形成许多皱褶,使含有乙酰胆碱

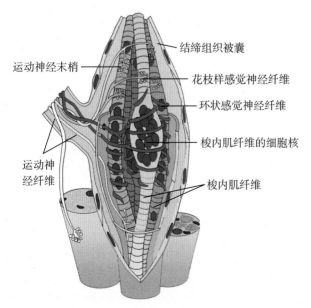

结缔组织被囊
运动神经末梢
花枝样感觉神经纤维
环状感觉神经纤维
梭内肌纤维的细胞核
运动神经纤维
梭内肌纤维

图 8-27 肌梭结构模式图

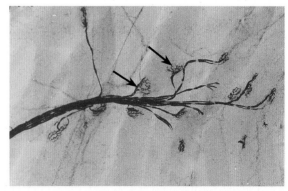

↑:神经末梢(蓝黑色)呈爪状附着在骨骼肌纤维上

图 8-28 运动终板光镜像(猫肋间肌,氯化金染色,×33)

N型受体的突触后膜表面积增大。轴突终末嵌入浅槽内,轴突终末与肌膜之间的间隙为突触间隙,与肌膜相对的轴膜是突触前膜,它富含 Ca^{2+} 通道。轴突终末内有许多含乙酰胆碱的圆形突触小泡,还有线粒体、微管和微丝等(图 8-29)。当神经冲动到达运动终板时,经与上述化学突触传递神经冲动类似的过程,改变肌膜(即突触后膜)两侧的离子分布而产生兴奋,从而引起肌纤维的收缩。

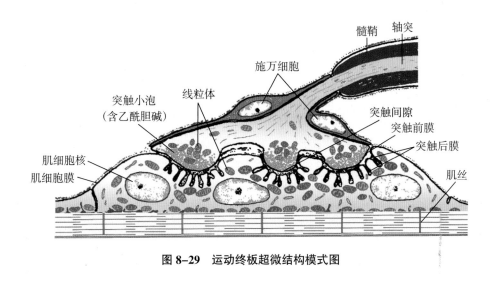

图 8-29　运动终板超微结构模式图

(二)内脏运动神经末梢

内脏运动神经末梢(visceral motor nerve ending)是分布于内脏及心血管的平滑肌、心肌和腺上皮细胞等处的运动神经末梢。这种神经纤维较细,无髓鞘,末梢分支呈串珠样膨体(varicosity),贴附在平滑肌纤维表面或穿行于腺细胞之间,与效应细胞建立突触。膨体内有许多圆形清亮型或颗粒型突触小泡,圆形清亮型突触小泡含乙酰胆碱,颗粒型突触小泡含去甲肾上腺素或肽类神经递质(图 8-30)。

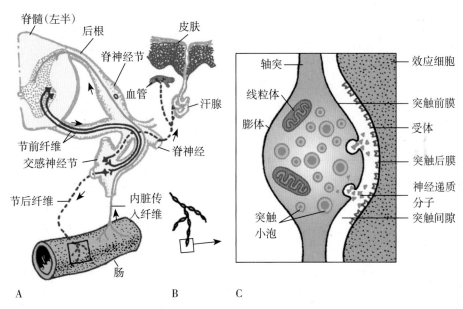

图 8-30　内脏运动神经纤维及其末梢示意图
A. 内脏神经分布　B. 内脏运动神经末梢　C. 膨体超微结构

第七节　神经纤维的溃变和再生

神经元受到损伤后,其胞体及其发出的突起都会发生溃变反应。当胞体直接受到严重伤害时,可迅速导致整个神经元死亡。如果在靠近胞体处损伤神经纤维,也同样会导致神经元死亡,但在远离胞体处损伤神经纤维,一般不会引起神经元死亡,甚至可以使神经纤维再生。

一、神经纤维的溃变

当神经纤维受损伤如神经被切断后,切断处远侧段的神经纤维全长发生溃变(degeneration),轴突和髓鞘碎裂和溶解;而与胞体相连的近侧段神经纤维则发生逆行变性(retrograde degeneration),但一般只影响靠近损伤处1~2节段的髓鞘和轴突。自损伤处向神经纤维末端方向发生的溃变称为顺行变性(anterograde degeneration),又称沃勒变性(Waller degeneration)。溃变时神经元胞体肿胀,核移到胞体边缘,胞质内尼氏体溶解,故胞质着色浅淡(图8-31)。

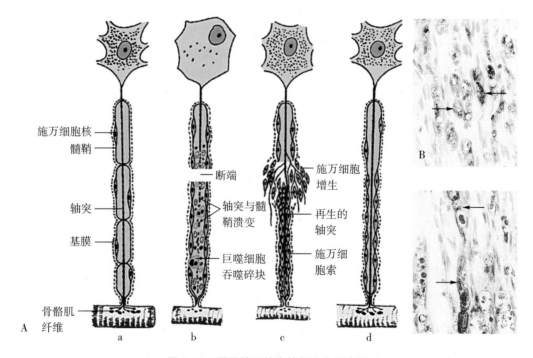

图8-31　周围神经的变性与再生示意图

A-a. 正常神经纤维;A-b. 神经纤维断离处远端及近端的髓鞘和轴突变性;A-c. 施万细胞增生,轴突生长;
A-d. 其余的轴突消失,神经纤维再生完成　B. 吞噬状态的CD68阳性巨噬细胞(免疫组织化学染色,
×1 000,箭头示)　C. 吞噬状态的S-100阳性施万细胞(免疫组织化学染色,×1 000,箭头示)

二、神经纤维的再生

(一)周围神经纤维的再生

切断神经纤维3周后,其神经元胞体内的尼氏体重新出现,胞体肿胀消失,核恢复中央位置。恢复中的胞体不断合成新的蛋白质及其他产物并输向轴突,使残留的近侧段轴突末端生长出许多新生的轴突支芽。在轴突和髓鞘发生变性时,包裹神经纤维的基膜仍呈管状,其中的巨噬细胞和施万细胞可以吞噬碎裂的髓鞘和轴突。在基膜管内有大量的施万细胞排列成细胞索。在靠近断口处的施万细

胞形成细胞桥，把两断端连在一起，让近侧段神经纤维断端再生的轴突支芽越过施万细胞桥，进入基膜管内。当再生轴突沿着施万细胞索生长并到达原来支配的靶时，则再生成功(图8-31)。因此，施万细胞和基膜对神经纤维的再生起重要的诱导作用。

（二）中枢神经纤维的再生

虽然中枢神经纤维同周围神经纤维一样具有再生能力，但再生过程比周围神经困难。是由于中枢神经纤维没有施万细胞，也无基膜包裹，而且中枢神经微环境中存在抑制神经再生的化学因子，如硫酸软骨素蛋白多糖(chondroitin sulfate proteglycan, CSPG)等。此外，损伤处星形胶质细胞增生，形成致密的胶质瘢痕，阻碍再生的轴突支芽越过损伤区。所以，中枢神经纤维的损伤常导致脑或脊髓功能的永久性丧失。但是，近年来的研究已寻找到一些能够促进中枢神经纤维再生的神经营养因子，如神经生长因子、神经营养素-3、脑源性神经营养因子和睫状神经营养因子等。也有学者把周围神经、胚胎干细胞、成体干细胞、组织工程神经网络组织、类脊髓组织或生物材料支架等，移植到受损伤的脑或脊髓内，以期促进这些中枢神经器官的神经纤维再生。

（曾园山　丁　英）

数字课程学习……

 微课　　 教学 PPT　　 拓展阅读　　 中英文小结　　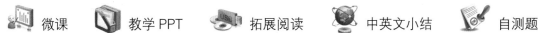 自测题

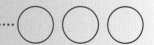

神经系统（nervous system）主要由神经组织构成，分为中枢神经系统（central nervous system）和周围神经系统（peripheral nervous system）两部分。中枢神经系统包括脑（brain）和脊髓（spinal cord），周围神经系统由脑神经节（cranial ganglion）和脑神经（cranial nerve）、脊神经节（spinal ganglion）和脊神经（spinal nerve）、自主神经节（autonomic ganglion）和自主神经（autonomic nerve）组成。在中枢神经系统，神经元胞体集中的结构称为灰质（gray matter）；不含神经元胞体，只有神经纤维的结构称为白质（white matter）。由于大脑和小脑的灰质在表层，故又称为皮质（cortex）；白质位于皮质下面，称为髓质（medulla）。另外，在大脑、小脑的白质内亦有灰质的团块，称为神经核（nucleus）。脊髓的灰质位于中央，被白质包围。在周围神经系统，神经元胞体集中的结构称为神经节或神经丛。

神经系统的功能是通过无数神经元及其突起建立的神经网络实现的。神经系统直接或间接调控机体各器官、系统的活动，对体内、外各种刺激做出迅速而完善的适应性反应。

第一节　大脑皮质

大脑皮质即为大脑表层的灰质，是神经系统的高级中枢，厚 1.5~4.5 mm，不同大脑回区的厚度不一。大脑皮质由大量神经元和神经胶质细胞构成，其内的神经元均为多极神经元，可分为数种（图 9-1，图 9-2）。

一、大脑皮质的神经元类型

（一）锥体细胞

锥体细胞（pyramidal cell）是大脑皮质内的主要投射（传出）神经元，数量较多。根据胞体大小，可将其分为大、中、小 3 种类型；小型锥体细胞的胞体高 10~12 μm；中型锥体细胞的胞体高 45~50 μm；大型锥体细胞又称为贝兹细胞（Betz cell），胞体高 80~120 μm。在人的大脑中央前回，贝兹细胞的形态最典型。

锥体细胞的胞体呈锥体形，顶部向上发出一支较粗的主树突，或称为顶树突，垂直伸向皮质表面，沿途发出许多斜行小分支；从细胞的底部还发出一些较短的、多呈水平方向的底树突，或称为基树突，并分支与邻近的神经元发生联系（图 9-1，图 9-3）。树突分支的表面有许多小棘，这些小棘是形成轴 - 树突触之处。锥体细胞内的突触数量极大，是大脑皮质内神经元之间信息传递的结构基础。锥体细胞的轴突起自细胞的底部或近胞体的底树突，走向大脑皮质深层或髓质。在离开大脑皮质之前往往发出侧支，与同层和邻层的锥体细胞树突形成突触。进入髓质的轴突，有的形成联络纤维（association fiber），走向同侧大脑半球皮质的其他区域；有的形成连合纤维（commissural fiber），组成胼胝体等走向对侧大脑半球皮质；有的则形成投射纤维（projection fiber），下行至脑干或脊髓各平面，与运动神经元相联系。另外，还有一些由锥体细胞变形而成的多形细胞（polymorphic cell），其轴突伸入髓质，树突广泛分布于皮质内。

（二）颗粒细胞

颗粒细胞（granular cell）数量最多，散在分布于皮质。胞体较小，形态不一，多呈三角形或多角形。颗粒细胞的树突多，树突上的小棘丰富，轴突较短，与邻近的神经元形成突触，构成皮质内信息上下传递的通路。因此，颗粒细胞是大脑皮质内主要的联络神经元。该类细胞又分为棘星形细胞（spiny stellate cell）、水平细胞（horizontal cell）、篮状细胞（basket cell）和神经胶质样细胞（neurogliaform cell）等

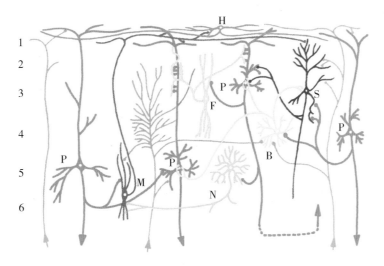

1. 分子层;2. 外颗粒层;3. 锥体细胞层;4. 内颗粒层;5. 节细胞层;6. 多形细胞层;
黑色:皮质内固有神经元;红色:传出神经元;蓝色:传入纤维;P:锥体细胞;
M:马丁诺蒂细胞;F:梭形细胞;H:水平细胞;N:神经胶质样细胞;
B:篮状细胞;S:棘星形细胞

图 9-1 大脑皮质神经元的形态和分布模式图
右侧和左侧的传入纤维为联络纤维或皮质 – 皮质联系纤维,中央的传入纤维为特
异性感觉纤维。各层有特定的神经元分布,但某些神经元的胞体不局限于一层内。

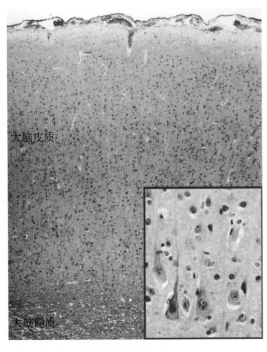

图 9-2 大脑皮质光镜像(HE 染色,低倍)
右下插入图为高倍。

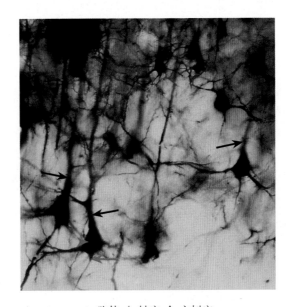

▲:胞体;↑:轴突;↑:主树突

图 9-3 大脑皮质锥体细胞光镜像
(猫,镀银染色,高倍)

几种类型。其中以棘星形细胞数量最多,它们的轴突多数比较短,终止于附近的锥体细胞或梭形细胞。有的细胞轴突较长而且上行伸向皮质表面,称为上行轴突细胞(ascending axonic cell),或称为马丁诺蒂细胞(Martinotti cell)。水平细胞仅见于皮质浅层,胞体呈梭形,其树突和轴突均与皮质的表面平行,树突表面有少量树突棘分布,轴突较长,与锥体细胞主树突的分支形成突触。篮状细胞的轴突比较短,离开胞体后即分出水平分支,其末梢呈簇状,与邻近锥体细胞的树突和胞体形成突触;树突表面仅有少量树突棘,有些甚至没有棘。神经胶质样细胞的树突较短并有致密的分支而呈丛状;轴突短,分支与树突相似,形成局部轴突丛,树突丛与轴突丛互相交织(图9-1)。

(三)梭形细胞

梭形细胞(fusiform cell)数量较少,大小不等,主要分布于大脑皮质深部(图9-1)。胞体呈梭形,其长轴与皮质表面垂直,从胞体的上下两极发出树突。上端的树突较长,多数可伸至皮质表面,与锥体细胞的主树突末端平行;下端的树突较短。轴突从胞体中部或下部发出,进入髓质,形成投射纤维或联络纤维。

二、大脑皮质的分层

在尼氏染色或HE染色切片中,可见大脑皮质的神经元胞体排列成层,每层细胞的类型和密度也不相同,除个别区域外,由浅到深依次分6层(图9-4)。

(一)分子层

分子层(molecular layer)位于大脑皮质的最表面。神经元小而少,主要是水平细胞和棘星形细胞。水平细胞的树突和轴突与皮质表面平行分布;还有许多与皮质表面平行的神经纤维,主要由深层锥体细胞、梭形细胞等的树突分支,上行轴突细胞的轴突分支及一些来自同侧大脑半球、对侧大脑半球和丘脑等的传入纤维组成。

(二)外颗粒层

外颗粒层(external granular layer)由许多小的篮状细胞、神经胶质样细胞、棘星形细胞等颗粒细胞和少量小型锥体细胞构成。

(三)外锥体细胞层

外锥体细胞层(external pyramidal layer)较厚,约占大脑皮质厚度的1/3,主要由中、小型锥体细胞和棘星形细胞构成,以中型锥体细胞占多数。此层内还可见水平走向的神经纤维。

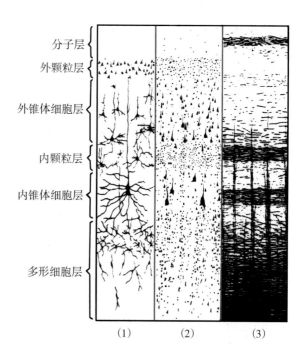

分子层
外颗粒层
外锥体细胞层
内颗粒层
内锥体细胞层
多形细胞层

(1)   (2)   (3)

图9-4　大脑皮质6层光镜结构模式图
镀银染色显示神经元形态(1),尼氏染色显示6层结构(2),髓鞘染色显示神经纤维的分布(3)。

(四)内颗粒层

大脑感觉皮质的内颗粒层(internal granular layer)尤为发达,多数大脑皮质区内颗粒层的细胞分布密集,主要含有棘星形细胞、篮状细胞、星形胶质样细胞等颗粒细胞,也有小型锥体细胞。许多颗粒细胞的短轴突在此层内分支,与来自其他皮质区和皮质下区或邻近层的神经纤维形成突触。此层内也有较多的水平走向的神经纤维,主要为来自丘脑的传入纤维。

(五)内锥体细胞层

内锥体细胞层(internal pyramidal layer)主要由大、中型锥体细胞组成。在大脑中央前回运动区,此层有贝兹细胞,胞体高120 μm,宽80 μm,其主树突伸至分子层,轴突下行到脑干和脊髓形成投射纤维。此外,还有上行轴突细胞和篮状细胞等颗粒细胞。

(六)多形细胞层

多形细胞层(polymorphic layer)含多种类型细胞,以梭形细胞为主,还有锥体细胞和颗粒细胞。

大脑皮质的 6 层结构因不同脑区而有差异。如中央前回(运动皮质)的第 4 层不明显,第 5 层较发达;视皮质的第 4 层则特别发达,第 5 层的细胞较小。

三、大脑皮质的神经通路与环路

进入大脑皮质的纤维主要有来自丘脑的特异性和非特异性两种传入纤维,以及来自大脑其他皮质区的联络纤维。特异性传入纤维与第 4 层的神经元形成突触联系,并有少数分支终止于第 3 层。非特异性传入纤维沿途发出分支,与各层神经元形成突触联系。由于这种纤维在髓质内就开始分支,故可与较广泛的皮质区发生联系。联络纤维通过第 6、第 5、第 4 层时发出少数侧支与这些层的神经元形成突触联系,其主干主要终止于第 2、第 3 层。

大脑皮质内的神经元分为两大类,即传出神经元和联络神经元。传出神经元主要是锥体细胞和梭形细胞。第 2、第 3 和第 4 层锥体细胞的主树突分支终止于分子层,其轴突一部分终止于皮质深部各层,一部分形成联络纤维。轴突在穿经皮质深层时,发出几条侧支返回到第 2、第 3 层,有的侧支则终止于第 5、第 6 层。由此形成大脑皮质浅层和深层间的垂直联系。第 5、第 6 层锥体细胞和梭形细胞的主树突多终止于分子层,有些终止于内颗粒层或其本层内;底树突和轴突的水平侧支也终止于本层,其返回侧支可终止于第 2、第 3 层。因此,神经冲动传导到皮质深层时,不但可以通过传出神经元的侧支与本层的神经元发生水平联系,也可经返回侧支与皮质浅部各层神经元发生垂直联系。联络神经元包括小型锥体细胞、水平细胞、棘星形细胞和上行轴突细胞等。其中棘星形细胞最多,分布于各层内,以第 4 层内最多,作用是将接受的神经冲动通过其短轴突的大量侧支,传给邻近的神经元。水平细胞的树突接受传入的神经冲动,并通过其轴突传至锥体细胞和梭形细胞的主树突。棘星形细胞和水平细胞完成皮质内的水平联系,而上行轴突细胞的轴突在伸向分子层的过程中,发出侧支与各层的神经元发生联系,形成皮质内的垂直联系。

大脑皮质内的神经元呈纵向柱状排列的称为垂直柱(vertical column)。垂直柱贯穿皮质全层,大小不等,直径 350~450 μm,包括传入纤维、传出神经元和联络神经元,构成了一个复杂的皮质内局部环路。可将垂直柱视为大脑皮质的基本功能单位,称为柱形单位。传入纤维直接或间接通过柱内各层细胞构成复杂的微环路(图 9-1),然后作用于皮质的传出神经元。此外,第 5 层锥体细胞轴突的返回侧支,经颗粒细胞或上行轴突细胞,再传到原来的锥体细胞,组成反馈环路,进行自身调节。

第二节　小脑皮质

小脑的表面有许多平行的横沟,将其分隔成许多叶片。叶片的表面为小脑皮质(灰质),皮质下为髓质(白质)。

一、小脑皮质的神经元和分层

小脑皮质明显地分为 3 层,由外向内依次分为分子层、浦肯野细胞层和颗粒层(图 9-5,图 9-6)。皮质内有浦肯野细胞(Purkinje cell)、颗粒细胞、星形细胞、篮状细胞和高尔基细胞(Golgi cell)等 5 种神经元,分别位于 3 层内。其中浦肯野细胞是唯一的传出神经元。

(一)分子层

分子层较厚,含大量无髓神经纤维,神经元少而分散,主要有两种。一种是小而多突的星形细胞,

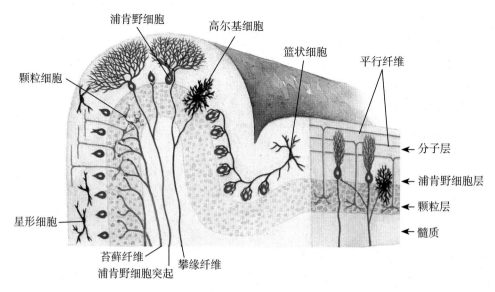

颗粒细胞

浦肯野细胞　　高尔基细胞　　篮状细胞　　平行纤维

分子层

浦肯野细胞层

颗粒层

髓质

星形细胞

苔藓纤维　　攀缘纤维
浦肯野细胞突起

图 9-5　小脑皮质神经元种类及分布模式图

胞体分布于浅层,轴突较短,与浦肯野细胞的树突形成突触。另一种是篮状细胞,胞体较大,分布于深层,其轴突较长,与小脑叶片的长轴成直角方向,并平行于小脑表面走行,沿途发出许多侧支,其末端呈篮状分支包绕浦肯野细胞的胞体,并与之形成突触。

(二)浦肯野细胞层

浦肯野细胞层(Purkinje cell layer)由一层排列规则、形态相似的浦肯野细胞的胞体构成,位于分子层和颗粒层之间。浦肯野细胞又称为梨形细胞,是小脑皮质中最大的神经元。人小脑皮质约有 1 500 万个浦肯野细胞。浦肯野细胞的胞体呈梨形,顶端发出 2~3 条粗的主树突伸向分子层。主树突的分支繁密,形如侧柏叶状或扇形,铺展在与小脑叶片垂直的平面上。树突上有许多树突棘。细长的轴突自胞体底部发出,离开皮质进入小脑髓质,终止于其中的神经核。同区的浦肯野细胞树突均平

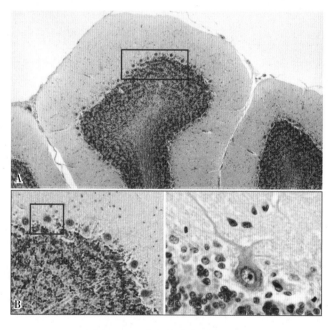

图 9-6　小脑光镜像(HE 染色)
A. 低倍　B. 高倍

排在同一平面,邻近区的浦肯野细胞的树突可相互重叠。除几个主树突外,所有粗、细树突的分支上均有大量小棘密布。每个浦肯野细胞约有 18 万个树突棘,这些小棘与颗粒细胞的"T"形轴突(平行纤维)接触形成突触。浦肯野细胞是小脑皮质的主要细胞,它接受传入小脑的全部冲动(信息)(图 9-7,图 9-8)。

(三)颗粒层

颗粒层(granular layer)含有密集的颗粒细胞和一些高尔基细胞。颗粒细胞的数量很多,为浦肯野细胞的 7 000 倍左右;胞体很小,呈圆形,染色深,胞质少,形似小淋巴细胞;有 4~5 个短树突,末端分支如爪状;轴突上行进入分子层后呈"T"形分支,与小脑叶片长轴平行,故称为平行纤维(parallel fiber),大量平行纤维垂直穿过一排排浦肯野细胞的扇形树突,与其树突棘形成突触(图 9-7)。一个浦肯野细胞的树突上可形成几十万个突触,所以每一个浦肯野细胞都处于很多颗粒细胞的影响之下。高

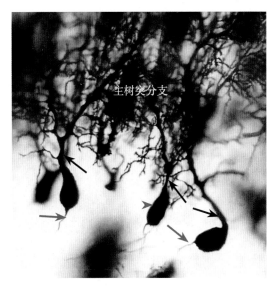

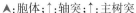

▲:胞体;↑:轴突;↑:主树突

图 9-7　人小脑皮质浦肯野细胞高倍光镜像(镀银染色)

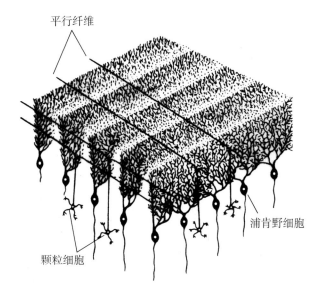

图 9-8　小脑平行纤维与浦肯野细胞排列关系示意图

尔基细胞主要分布于颗粒层浅部,数量较少,约为浦肯野细胞的 1/10,形状略似浦肯野细胞,胞体很大,树突分支较多,大部分伸入分子层与平行纤维接触,所不同的是这些分支向各方向伸展,分支上的树突棘也较稀少;轴突在颗粒层内分支茂密,与颗粒细胞的爪状树突形成突触。

二、小脑皮质的神经通路

　　小脑的 5 种神经元中,浦肯野细胞是唯一的传出神经元。它接受传入小脑的冲动(信息),其轴突穿过颗粒层进入髓质,组成小脑皮质的传出纤维,终止于小脑髓质中的核群(齿状核和顶核等)。颗粒细胞是谷氨酸能的兴奋性神经元,其他中间神经元都是 γ- 氨基丁酸能的抑制性神经元。

　　小脑皮质的传入纤维有 3 种:即攀缘纤维(climbing fiber)、苔藓纤维(mossy fiber)和去甲肾上腺素能纤维。前两者是兴奋性纤维,后者是抑制性纤维。攀缘纤维几乎是浦肯野细胞特有的传入纤维,主要起源于延髓的下橄榄核。攀缘纤维较细,进入皮质后攀附在浦肯野细胞的树突上形成突触,能直接引起浦肯野细胞兴奋,故称为兴奋性纤维。一条攀缘纤维与一个浦肯野细胞树突所形成的突触可达 300 多个。故一条攀缘纤维的神经冲动可引起一个浦肯野细胞强烈兴奋。苔藓纤维主要起源于脊髓和脑干的神经核,纤维较粗,进入皮质后纤维末端呈苔藓状分支,分支终末膨大,与许多颗粒细胞的树突、高尔基细胞的轴突或近端树突形成复杂的突触群,形似小球,故称为小脑小球(cerebellar glomerulus)(图 9-9)。小脑小球被一层胶质细胞突起所包裹。一条苔藓纤维的分支可兴奋 800 多个颗粒细胞,每个颗粒细胞的平行纤维又与 400 多个浦肯野细胞接触。这样,一条苔藓纤维可引起几十万个浦肯野细胞兴奋。所以,攀缘纤维和苔藓纤维把来自小脑外的神经冲动传到小脑皮质,最后都作用于浦肯野细胞。另一方面,攀缘纤维的侧支及颗粒细胞的平行纤维还可以与其他抑制性中间神经元(高尔基细胞、篮状细胞和星形细胞)形成突触。这些抑制性中间神经元又与浦肯野细胞形成突触,它们兴奋后反过来抑制浦肯野细胞的活动。因此,攀缘纤维的冲动可通过其侧支作用于抑制性中间神经元,从而抑制浦肯野细胞。同样,苔藓纤维在通过颗粒细胞平行纤维兴奋浦肯野细胞的同时,也可兴奋抑制性中间神经元。这样,由颗粒细胞平行纤维直接兴奋的浦肯野细胞处于兴奋状态,而其周围的浦肯野细胞则处于抑制状态。从而使许多不同来源的神经冲动进入小脑皮质后,引起许多区域兴奋与抑制。这对小脑精确调节不同部位肌组织的紧张或协调随意运动都具有重要意义。去甲肾上腺素能纤维(来自脑干的蓝斑核)对浦肯野细胞起抑制作用(图 9-10)。

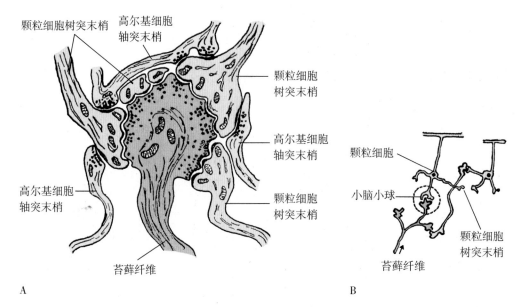

图 9-9　小脑小球结构

A. 电镜结构模式图　B. 示意图

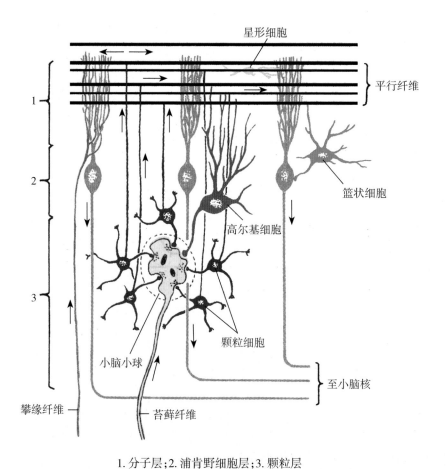

1. 分子层；2. 浦肯野细胞层；3. 颗粒层

图 9-10　小脑皮质神经元与传入纤维的关系示意图

虚线范围代表一个小脑小球，箭头示冲动传导方向。

第三节 脊 髓

脊髓呈前后稍扁的圆柱形,由灰质和白质两部分组成(图9-11)。在其横切面上,可见中央有一个细小的中央管(central canal),围绕中央管周围是灰质,灰质的外周是白质。

一、灰质

灰质位于脊髓的中央,横断面上呈"H"形(蝴蝶形)。向前突出的部分称为前角(anterior horn),向后突出的部分称为后角(posterior horn),在胸腰节段的前角和后角之间还有侧角(lateral horn)。灰质内主要成分是多极神经元的胞体与突起、无髓神经纤维和神经胶质细胞。

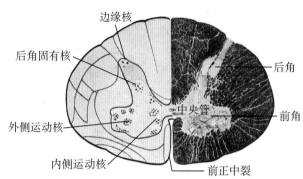

图9-11 脊髓颈段横切面内部结构模式图

(一)前角

前角主要由大、中型躯体运动神经元组成。大的称为 α 运动神经元,其胞体平均直径在 25 μm 以上,轴突较粗,分布到骨骼肌;小的称为 γ 运动神经元,其胞体直径 15~25 μm,轴突较细,支配肌梭内的肌纤维。这两种运动神经元释放的神经递质为乙酰胆碱。还有一种短轴突的小神经元称为闰绍细胞(Ranshaw cell),其短轴突与 α 运动神经元的胞体形成突触,通过释放甘氨酸抑制 α 运动神经元的活动。

(二)侧角

侧角由中、小型内脏运动神经元组成,也属于胆碱能神经元,其轴突组成交感神经系统的节前纤维,终止于交感神经节,与节内神经元建立突触。

(三)后角

后角的神经元类型较复杂,但它们主要接受感觉神经元轴突传入的神经冲动。有些神经元(称为束细胞)发出长轴突进入白质,形成各种神经纤维束,上行至脑干、小脑和丘脑。

二、白质

白质位于灰质周围,借脊髓表面的纵沟,由前向后分前索、外侧索和后索3部分,各索内均由上、下行的神经纤维束构成。在中央管的腹侧,左、右前索间的横行纤维称为白质前连合(anterior white commissure)。在后角基部外侧与白质之间,灰、白质混合交织,称为网状结构(reticular formation),在颈部比较明显。

上行纤维束中,如位于后索内的传导本体感觉的薄束和楔束,是由同侧脊神经节发出的中枢突组成;传导痛、温、触、压等感觉的脊髓丘脑束,包括分别位于侧索和前索内的脊髓丘脑侧束和脊髓丘脑前束,是由对侧后角细胞发出的纤维交叉后形成。其他还有脊髓小脑束、脊髓顶盖束、脊髓网状束、脊髓前庭束等。

下行纤维束主要是皮质脊髓束(锥体束),包括皮质脊髓侧束和皮质脊髓前束,分别位于外侧索和前索。皮质脊髓侧束纵贯脊髓的全长,由对侧大脑皮质运动区发出的纤维交叉后形成,止于前角运动神经元,控制骨骼肌的随意运动。皮质脊髓前束仅见于颈髓和上部胸髓,由同侧大脑皮质发出的纤维形成,纤维逐节在白质前连合处交叉后,止于对侧的前角运动神经元。其他还有红核脊髓束、顶盖脊髓束、前庭脊髓束、网状脊髓束等。

脊髓主要的功能是传导上、下行神经冲动和进行反射活动。

第四节　神　经　节

神经节（ganglion）可分脑神经节、脊神经节和自主神经节3种。神经节中的神经元称为节细胞（ganglion cell）。

一、脑神经节

脑神经节连于脑神经，形状不定，周围有结缔组织被膜，节内为假单极神经元或双极神经元，神经元的胞体呈球形、卵圆形或梭形，大小不一，成群聚集。神经元的胞体之间散在着有髓神经纤维或无髓神经纤维。

二、脊神经节

脊神经节是脊髓两侧的脊神经背根上的膨大结构，也称为背根神经节，属感觉神经节，内含许多假单极神经元（感觉神经元）的胞体和平行排列的神经纤维束，因而胞体往往被分隔成群。神经元的胞体呈圆形或卵圆形，大小不等。大的神经元染色浅，小的神经元染色深。神经元的细胞核呈圆形，位于胞体中央，核仁明显。胞质内的尼氏体细小分散。从胞体发出一个突起，其根部在胞体附近盘曲，然后呈"T"形分支，一支走向中枢（中枢突），另一支（周围突）经脊神经分布到其他器官，其终末形成感觉神经末梢。神经元的胞体及其附近盘曲的突起外面有一层卫星细胞包裹，在"T"形分支处改由施万细胞包裹。脊神经节内的神经纤维大部分是有髓神经纤维（图9-12）。

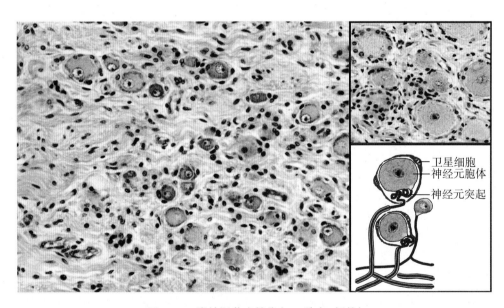

卫星细胞
神经元胞体
神经元突起

图 9-12　脊神经节光镜像（HE 染色，低倍）

三、自主神经节

自主神经节包括交感神经节和副交感神经节。交感神经节位于脊柱两旁及前方，副交感神经节则位于器官附近或器官内。节细胞主要是自主神经系统的节后神经元，属多极运动神经元。节细胞的胞体一般较感觉神经节的细胞小，散在分布；细胞核常偏于细胞的一侧，部分细胞有双核；胞质内尼氏体呈细颗粒状，均匀分布。卫星细胞数量较少，不完全地包绕节细胞的胞体及其突起。卫星细胞外面还有一层基膜。节内的神经纤维有节前纤维和节后纤维,多为无髓神经纤维,较分散。节前纤维与节细胞的树突和胞体建立突触,节后纤维离开神经节,其末梢即内脏运动神经末梢,支配平滑肌、心肌和腺体的活动。交感神经节内大部分为去甲肾上腺素能神经元,少数为胆碱能神经元。副交感神经节的神经元一般属胆碱能神经元(图9-13)。

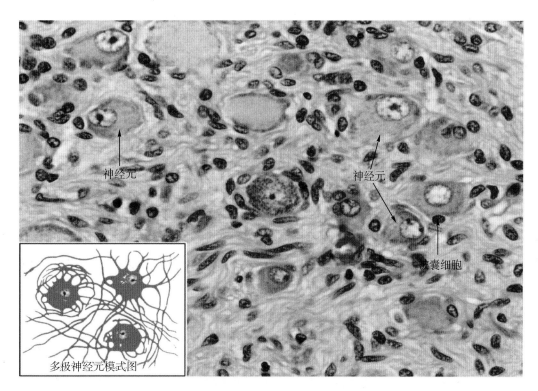

神经元

神经元

被囊细胞

多极神经元模式图

图9-13　交感神经节光镜像(HE染色,高倍)

第五节　脑脊膜和血－脑屏障

一、脑脊膜

脑脊膜是包裹在脑和脊髓表面的结缔组织膜,由外向内分硬膜(dura mater)、蛛网膜(arachnoid mater)和软膜(pia mater)3层,具有保护和支持脑和脊髓的作用。硬膜是厚而坚韧的致密结缔组织,其内表面覆盖一层间皮。硬膜与蛛网膜之间的狭窄腔隙,称为硬膜下隙(subdural space),内含少量液体。蛛网膜由薄层纤细的结缔组织构成,它与软膜之间有一宽阔的腔隙,称为蛛网膜下隙(subarachnoid space),内含脑脊液。蛛网膜的结缔组织纤维形成许多小梁与软膜相连,小梁在蛛网膜下隙内分支形成蛛网状结构。软膜是紧贴脑和脊髓表面的薄层结缔组织,富含血管。在软膜外表面和蛛网膜内、外表面及小梁表面都被覆有间皮细胞。软膜的血管供应脑和脊髓。血管进入处,软膜和蛛网膜也随之进入脑内,但软膜并不紧包着血管,两者之间的空隙称为血管周隙(perivascular space),与蛛网膜下隙相通,内含脑脊液。当血管分支形成毛细血管时,软膜和血管周隙都消失,毛细血管则由星形胶质细胞的突起包裹(图9-14)。

二、血－脑屏障

脑的毛细血管与身体其他器官的毛细血管不同,能限制多种物质进入脑组织。如将台盼蓝染料

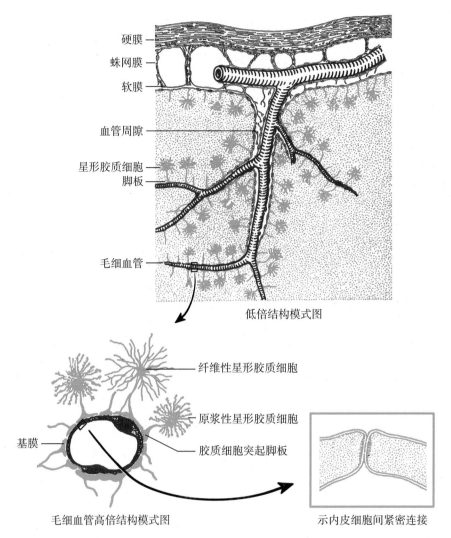

低倍结构模式图

纤维性星形胶质细胞

原浆性星形胶质细胞

胶质细胞突起脚板

基膜

毛细血管高倍结构模式图

示内皮细胞间紧密连接

图 9-14　脑膜和大脑皮质冠状切面示意图
示脑膜、血管周隙和神经胶质细胞突起与毛细血管的关系。

注射进动物血液后，很多器官被染为蓝色，而脑组织却不着色，因为在血液与脑的神经组织之间存在一种限制某些物质进入脑组织的屏障结构，被称为血-脑屏障（blood-brain barrier，BBB）（图 9-15）。血-脑屏障由脑毛细血管内皮细胞、基膜和神经胶质膜构成。毛细血管属连续型，其内皮细胞之间以紧密连接封闭，内皮外有基膜、周细胞及星形胶质细胞突起的脚板围绕。内皮细胞是血-脑屏障的主要结构，它可阻止血液中某些物质进入脑组织，但能选择性地让营养物质和代谢产物顺利通过，以维持脑组织内环境的相对稳定。

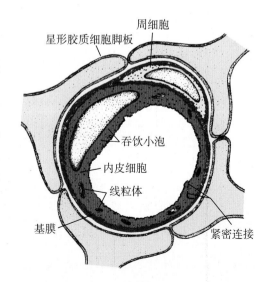

周细胞

星形胶质细胞脚板

吞饮小泡

内皮细胞

线粒体

基膜

紧密连接

图 9-15　血-脑屏障电镜结构模式图

第六节　脉络丛和脑脊液

一、脉络丛

脉络丛(choroid plexus)是由第三、第四脑室顶和部分侧脑室壁的软膜与室管膜直接相贴,凸入脑室而形成的皱襞状结构,室管膜则成为有分泌功能的脉络丛上皮(图9-16)。脉络丛上皮由一层矮柱状或立方形室管膜细胞组成,细胞表面有许多微绒毛,细胞核大而圆,胞质含丰富的线粒体,相邻细胞顶部之间有连接复合体。上皮下是基膜,基膜深部是结缔组织,含丰富的毛细血管和巨噬细胞。毛细血管属有孔型,内皮细胞上的小孔有薄隔膜封闭。

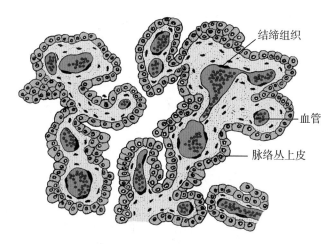

结缔组织

血管

脉络丛上皮

图9-16　脉络丛光镜结构模式图

二、脑脊液

脉络丛上皮细胞不断分泌无色透明的脑脊液(cerebrospinal fluid,CSF)。脑脊液含蛋白质很少,但有较高浓度的 Na^+、K^+ 和 Cl^-,并有少许脱落细胞和淋巴细胞。成年男性约有100 mL脑脊液,充满在脑室、脊髓中央管、蛛网膜下隙和血管周隙。脑脊液最后被蛛网膜粒(蛛网膜凸入颅静脉窦内的绒毛状突起)吸收进入血液。脉络丛上皮不断分泌脑脊液,脑脊液又不断回流入血液,形成脑脊液循环。脉络丛上皮和脉络丛毛细血管内皮共同构成血-脑脊液屏障(blood-cerebrospinal fluid barrier,BCB),使脑脊液保持稳定的成分而不同于血液。脑脊液有营养和保护脑与脊髓的作用。

（任彩霞）

数字课程学习……

 微课　 教学PPT　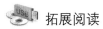 拓展阅读　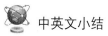 中英文小结　 自测题

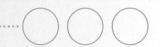

第十章

循环系统

循环系统(circulation system)是连续封闭的管道系统,包括心血管系统和淋巴管系统。生理功能主要是将 O_2、营养物质、激素等物质运送至机体各种组织,同时将组织代谢产生的 CO_2 和代谢废物运送至排泄器官,以维持生命活动。心血管系统由心脏、动脉、毛细血管和静脉组成。淋巴管系统由毛细淋巴管、淋巴管和淋巴导管组成,其主要功能是辅助静脉回流。

第一节 血管壁的一般结构

血管为中空性器官,除毛细血管外,动脉和静脉的管壁自内向外依次分为内膜、中膜和外膜 3 层。

一、内膜

内膜(tunica intima)在血管壁 3 层中最薄,由内皮和内皮下层构成。

(一) 内皮

内皮为单层扁平上皮,衬贴在心血管腔面,使管腔内表面光滑,有利于血液和淋巴液的流动。光镜下,HE 染色难以辨认内皮细胞轮廓和界线,镀银染色可见内皮细胞沿血管壁纵行排列,边缘呈波浪状,彼此交错镶嵌。

内皮细胞在超微结构及功能上具有如下特征。

1. **胞质突起** 内皮细胞游离面向管腔伸出一些胞质突起,其形态多样,有微绒毛状、指状和瓣状等。胞质突起能够扩大细胞表面积,有利于内皮细胞的吸收和物质转运,同时亦可影响血流动力学。

2. **质膜小泡** 内皮细胞近核部分的胞质含少量细胞器,其余部分胞质非常薄(30~80 nm),可见许多质膜小泡(plasmalemmal vesicle),亦称吞饮小泡(pinocytotic vesicle),由内皮细胞游离面或基底面的细胞膜凹陷后与细胞膜脱离形成,以毛细血管的内皮细胞尤为显著。质膜小泡为一种运载工具,具有向血管内、外运输物质的作用。

3. **W-P 小体(Weibel-Palade body)** 为内皮细胞中一种有膜包裹的长杆状小体,长约 3 μm,直径 0.1~0.3 μm,内含许多直径约 15 nm 平行排列的细管,是内皮细胞特有的细胞器。大动脉内皮细胞中 W-P 小体最为丰富,具有储存内皮细胞合成的一种大分子糖蛋白——血管性假血友病因子(von Willebrand factor, vWF)的作用。vWF 与凝血因子Ⅷ结合形成复合物储存在内皮细胞,故常用免疫细胞化学染色凝血因子Ⅷ相关抗原显示内皮细胞。另外,vWF 释放入血液能同时与胶原纤维和血小板结合,血管损伤后,大量血小板以 vWF 为中介,黏附在破损血管的胶原纤维上,形成血栓;同时集聚的血小板释放其颗粒内含物,使血浆中的凝血酶原转变为凝血酶,促进凝血,分别发挥机械性止血和化学性止血的作用。vWF 缺乏亦可发生止血功能障碍,临床上称假性血友病,而血友病患者常为凝血因子Ⅷ缺乏所致。

4. **具有合成一些生物活性物质的酶** 内皮细胞无神经直接支配,其功能主要受局部因素调节。例如,其合成和分泌的一氧化氮具有使血管平滑肌纤维舒张和内皮通透性增加的功能,而内皮素等生物活性物质则具有使血管平滑肌纤维收缩的作用。

（二）内皮下层

内皮下层（subendothelial layer）为薄层的结缔组织，内含少量胶原纤维、弹性纤维，有时可见少许纵行平滑肌纤维。部分动脉的内皮下层深面可见内弹性膜（internal elastic membrane），由弹性蛋白构成的密集弹性纤维组成。血管横断面上，因血管壁平滑肌纤维的收缩，内弹性膜常呈波浪状，通常作为动脉内膜与中膜的分界线。

二、中膜

中膜（tunica media）由平滑肌纤维和结缔组织构成，位于内、外膜之间。其厚度、组织成分等与血管的种类有关。中膜的平滑肌纤维收缩提供血液流动的动力，弹性纤维具有使舒张的血管回缩的作用，胶原纤维则发挥支持和维持张力的作用。血管中膜平滑肌纤维还能合成胶原纤维、弹性纤维及基质等。也有研究表明血管平滑肌纤维与内皮细胞间常形成肌内皮连接（myoendothelial junction），是平滑肌纤维感受血液和内皮细胞信息的结构。

三、外膜

外膜（tunica adventitia）由疏松结缔组织构成，含螺旋状或纵行的弹性纤维和胶原纤维，部分动脉的外膜与中膜交界处，可见由密集的弹性纤维组成的外弹性膜（external elastic membrane）。

第二节 动 脉

动脉分为大动脉、中动脉、小动脉和微动脉。动脉内血流压力高，流速快，故管壁厚。动脉管壁的3层结构较清晰，随着管腔逐渐变小，管壁各层的厚度与结构也逐渐发生变化，以中膜变化尤为显著。

一、大动脉

大动脉（large artery）包括主动脉、肺动脉、颈总动脉、锁骨下动脉和髂总动脉等，其管壁的特点为含多层弹性膜和大量弹性纤维，平滑肌纤维较少，故又称弹性动脉（elastic artery）。肉眼观察，大动脉呈黄白色。心脏的间歇性收缩导致大动脉内血液呈搏动性流入，但因其管壁有非常强的弹性（硬橡胶样），可确保血管内血液持续平稳地向前流动，因而弹性动脉具有"辅助泵"的作用，是缓冲心脏收缩时血压急剧变化的重要结构基础。

（一）内膜

大动脉内皮细胞中的 W-P 小体最为丰富。内皮下层较厚，由疏松结缔组织构成，内含纵行胶原纤维和少量平滑肌纤维，内皮下层深面为多层弹性纤维膜组成的内弹性膜。由于内弹性膜与中膜的弹性膜相连，故内膜与中膜的分界不明显（图10-1）。

（二）中膜

中膜很厚，含40~70层弹性膜和大量弹性纤维，两者的主要成分为弹性蛋白。由于血管的收缩，横切面上弹性膜呈波浪状。弹性膜有许多窗孔（图10-2），各层弹性膜由弹性纤维相连，弹性膜之间有环行平滑肌纤维和少量胶原纤维。血管平滑肌纤维可合成、分泌多种蛋白，如弹性蛋白和胶原蛋白及基质成分。病理状态下，中膜平滑肌纤维可迁入内膜增生并产生结缔组织成分，使内膜增厚，为动脉硬化发生、发展的重要结构基础。

（三）外膜

外膜较薄，由疏松结缔组织构成，没有明显的外弹性膜。外膜内含有较多营养血管，营养外膜和中膜。内膜的营养主要来自管腔内血液中营养成分的渗透。

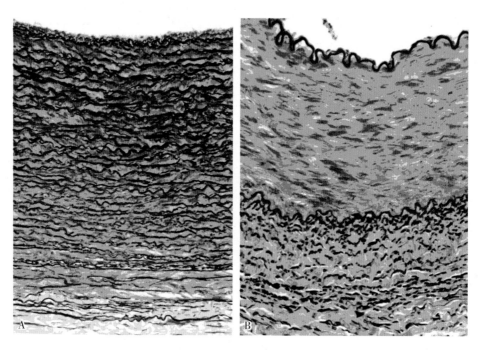

图 10-1 动脉管壁组织结构光镜像（三色法，×200）
A. 大动脉 B. 中动脉

二、中动脉

除大动脉外，凡在解剖学中有名称的、管径大于 1 mm 的动脉大多为中动脉（medium-sized artery）。中动脉管壁的特点为平滑肌纤维丰富，故又称肌性动脉（muscular artery）。中动脉平滑肌纤维的舒缩，可调节分配到身体各部位和各器官的血流量，故中动脉又称分配动脉。与大动脉相比，中动脉管壁的结构及特点如下。

（一）内膜

内膜与中膜交界处有一层明显的内弹性膜。内皮下层较薄。

（二）中膜

中膜较厚，由 10~40 层环行平滑肌纤维组成，平滑肌纤维的舒缩可改变中动脉管径的大小。平滑肌纤维间有少量弹性纤维和胶原纤维。

（三）外膜

外膜厚度与中膜接近，由疏松结缔组织构成，除营养血管和毛细淋巴管外，还有较多神经纤维。神经纤维伸入中膜平滑肌，可调节血管的舒缩。较大的中动脉在中膜与外膜交界处有明显的外弹性膜。

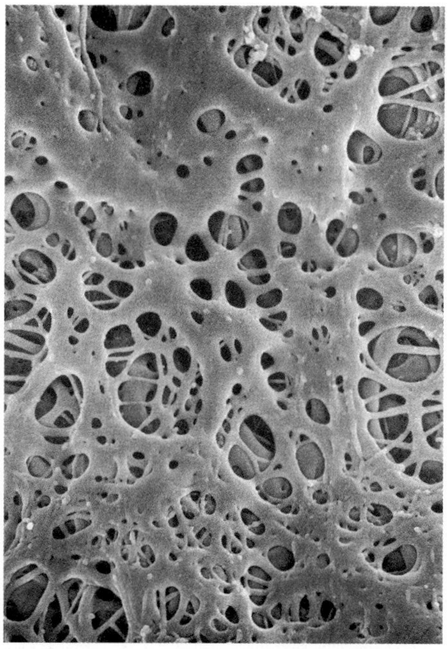

**图 10-2 大动脉管壁弹性膜窗孔
（猴，SEM，×3 200）**

三、小动脉和微动脉

小动脉（small artery）管径为 0.3~1 mm，结构与中动脉相似，中膜有几层平滑肌纤维，也属肌性动脉（图 10-3）。管径较大的小动脉存在明显的内弹性膜，一般缺乏外弹性膜。管径小于 0.3 mm 的动脉称微动脉(arteriole),无内、外弹性膜,中膜含1~2层平滑肌纤维,外膜非常薄(图10-4)。小动脉和微动脉平滑肌纤维受神经和多种体液因子的调节,其舒缩可调节局部组织的血流量和血压,故又称外周阻力血管。正常血压的维持主要取决于外周阻力,而外周阻力的变化主要取决于小动脉和微动脉平滑肌纤维舒缩的程度。

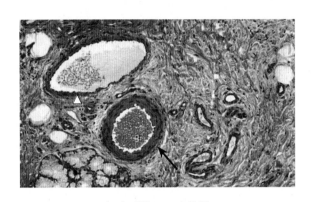

↑:小动脉;△:小静脉

图10-3 小动脉和小静脉光镜像(HE染色,×66)

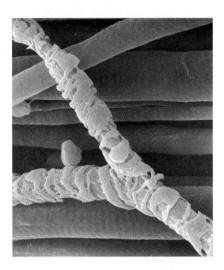

图10-4 微动脉管壁单层平滑肌纤维扫描电镜像(豚鼠,SEM,×4 600)

四、动脉管壁的特殊感受器

动脉管壁内有颈动脉体、主动脉体和颈动脉窦等一些特殊的感受器。颈动脉体(carotid body)位于左、右颈总动脉分叉处的管壁外侧,为直径2~3 mm的扁平小体,由排列不规则的上皮细胞团、索和丰富的血窦组成。电镜下,上皮细胞分为两型:Ⅰ型细胞聚集成群存在,胞质内含较多致密核心小泡,储存多巴胺、5-羟色胺和肾上腺素,神经纤维终止于Ⅰ型细胞的表面;Ⅱ型细胞分布在Ⅰ型细胞的周围,胞质中颗粒少或缺如,可能具有保护和支持Ⅰ型细胞的作用。颈动脉体为化学感受器,可感受动脉血中O_2、CO_2含量和血液pH的变化,将信息传入心血管和呼吸中枢,反馈调节其功能。主动脉体(aortic body)的结构和功能与颈动脉体相似。颈动脉窦(carotid sinus)位于颈总动脉分叉与颈内动脉起始处,此处略膨大,血管壁的中膜非常薄,外膜存在丰富的舌咽神经来源的游离神经末梢。颈动脉窦能感受血管壁的扩张,如血压升高等,并将信息传入心血管中枢,参与血压的调节,故也称压力感受器。

第三节 毛细血管

毛细血管连接于动脉和静脉之间,是体内分布最广、管径最细的血管,其分支相互吻合成网(图10-5)。各器官和组织内毛细血管的疏密程度差异较大,代谢旺盛的器官,如心、肺、肾等,毛细血管网密集;而在代谢较低的骨、肌腱和韧带等组织,毛细血管网稀疏。毛细血管壁菲薄,是血液与周围组织进行物质交换的场所。

一、毛细血管的一般结构

毛细血管的管径一般为7~9 μm,相当一个红细胞大小(图10-6)。细的毛细血管仅由一个内皮细胞围成,较粗的毛细血管可由2~3个内皮细胞共同围成。管壁主要由内皮和基膜组成,基膜外有

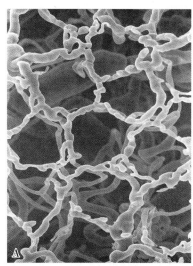
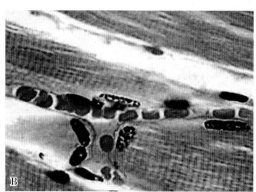

图 10-5 毛细血管网

A. 树脂铸型显示乳腺毛细血管网(大鼠,SEM,×5 200) B. 骨骼肌内毛细血管网(HE 染色,×800)

少量结缔组织。内皮细胞的基膜仅有基板,在内皮与基板之间散在分布一种扁平而有突起的周细胞(pericyte),其细长的突起紧贴在内皮细胞基底面。周细胞的胞质内含有肌动蛋白丝、肌球蛋白等,具有收缩功能。毛细血管受损时,周细胞可增殖并分化为内皮细胞、平滑肌纤维和成纤维细胞,参与血管的生长和损伤修复。

二、毛细血管的分类

电镜下根据内皮细胞和基膜的结构特征,将毛细血管分为 3 类(图 10-7)。

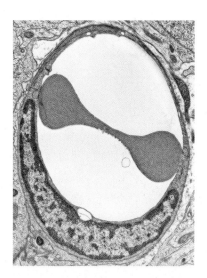

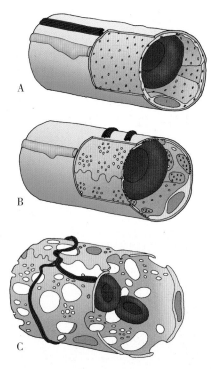

图 10-6 毛细血管及腔内红细胞的
断面图(TEM,×22 000)

图 10-7 3 种毛细血管的结构模式图
A. 连续毛细血管 B. 有孔毛细血管 C. 血窦

（一）连续毛细血管

连续毛细血管（continuous capillary）的内皮细胞相互连续，细胞间有紧密连接封闭细胞间隙，基膜连续完整，胞质中有大量直径为 60~70 nm 的质膜小泡（图 10-8A、图 10-9）。连续毛细血管主要分布于结缔组织、肌组织、外分泌腺、胸腺、肺和神经系统，参与机体内各种屏障结构的组成。

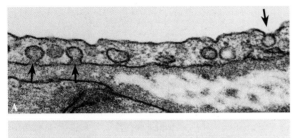
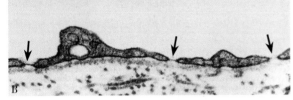

图 10-8　毛细血管管壁 （TEM，×30 000）
A. 连续毛细血管（↑：质膜小泡）
B. 有孔毛细血管（↑：窗孔）

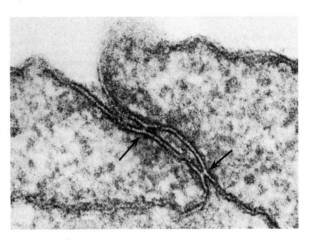

↑：内皮细胞间的紧密连接

图 10-9　连续毛细血管内皮细胞（TEM，×50 000）

（二）有孔毛细血管

有孔毛细血管（fenestrated capillary）的内皮细胞连续，基膜完整，胞质不含核的部分极薄，有许多贯穿内皮的窗孔，直径为 50~80 nm，一般有 4~6 nm 厚的隔膜封闭，有利于血管内外一些中、小分子的物质交换（图 10-8B）。有孔毛细血管主要存在于胃肠黏膜、某些内分泌腺和肾血管球等部位。

（三）血窦

血窦（sinusoid）也称窦状毛细血管（sinusoidal capillary），管腔较大，形状不规则，直径可达 40 μm。内皮细胞胞质的窗孔大小不等，无隔膜，且内皮细胞间隙较大，基膜不完整甚或缺如，有利于大分子物质或血细胞的出入。血窦主要分布于肝、脾、骨髓和某些内分泌腺，不同器官内的血窦结构差别较大。

第四节　静　脉

根据管径大小，静脉可分为微静脉、小静脉、中静脉和大静脉。与伴行动脉比，静脉管径大，管壁薄，管腔扁或不规则。内、外弹性膜不明显，故 3 层膜分界不清晰。外膜相对较厚，中膜薄，平滑肌纤维和弹性纤维均较少，结缔组织成分较多，故静脉管壁常呈塌陷状。

一、微静脉

微静脉（venule）管径小于 200 μm，中膜含 1~2 层平滑肌纤维，外膜薄。在弥散淋巴组织中，微静脉管径小于 50 μm，管壁结构与毛细血管相似，由内皮细胞、基膜、周细胞和少量的内皮下层构成，但内皮细胞多为立方形或高柱状（图 10-10），又称毛细血管后微静脉（postcapillary venule，PCV），细胞间隙较大，有利于淋巴细胞从 PCV 进入淋巴组织，是淋巴细胞再循环的重要结构。

二、小静脉

小静脉（small vein）管径 0.1~1.0 mm，内皮外有一至数层较完整的平滑肌纤维，外膜逐渐变厚（图10-3，图 10-11）。

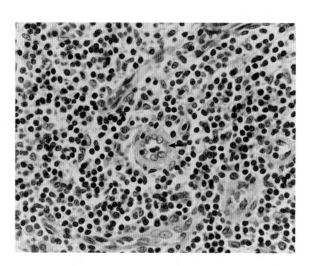

图 10-10　淋巴结副皮质区毛细血管后微静脉光镜像
（HE 染色，×400）

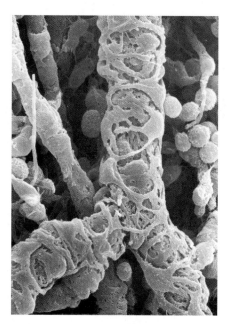

图 10-11　小静脉管壁平滑肌纤维
分布（豚鼠，SEM，×5 600）

三、中静脉

中静脉（medium-sized vein）管径小于 10 mm，除大静脉外，解剖学上有名称的静脉大部分属于中静脉。中静脉的内膜薄，内皮下层可见少量平滑肌纤维，内弹性膜不明显。中膜较其相伴行的中动脉薄，环行平滑肌纤维分布稀疏。外膜较中膜厚，由结缔组织组成，亦存在少量纵行平滑肌纤维束。

四、大静脉

大静脉（large vein）管径大于 10 mm，包括颈外静脉、头臂静脉、肺静脉、髂外静脉、门静脉及腔静脉等。内膜较薄，内皮下层含少量平滑肌纤维，与中膜的分界不清。中膜不发达，仅为几层排列疏松的环行平滑肌纤维和少量成纤维细胞。外膜则较厚，结缔组织内有大量纵行的平滑肌纤维束。

五、静脉瓣

静脉瓣（venous valve）管径 2 mm 以上的静脉常有瓣膜，称静脉瓣，由内膜凸入管腔折叠而成，表面覆以内皮，内部为含有弹性纤维的结缔组织。静脉瓣的游离缘朝向血流方向，可防止血液逆流，有利于血液回流心脏，其回流的动力主要靠静脉内的压力差。

第五节　微循环的血管

微循环（microcirculation）指微动脉与微静脉之间的血液循环，是循环系统的基本结构和功能单位。微循环血管一般由以下几部分组成（图 10-12）。

一、微动脉

微动脉管壁平滑肌纤维具有舒缩功能,为控制微循环血流量的总闸门。

二、毛细血管前微动脉和中间微动脉

微动脉的分支称毛细血管前微动脉(precapillary arteriole),后者继续分支为中间微动脉(metaarteriole),主要由内皮细胞和一层不连续的平滑肌纤维构成,其收缩可调节毛细血管网的血流量。

三、真毛细血管

中间微动脉的分支相互吻合形成毛细血管网,称真毛细血管(true capillary),即通常所说的毛细血管,占血管总长度的90%。在真毛细血管的起始部位,由少许环行平滑肌纤维组成毛细血管前括约肌(precapillary sphincter),为调节微循环血流量的分闸门。当毒性物质使总闸门、分闸门括约肌失去收缩功能时,大量的真毛细血管同时开放,血液回流心脏显著减少,导致血压急剧下降,即脓毒症休克。

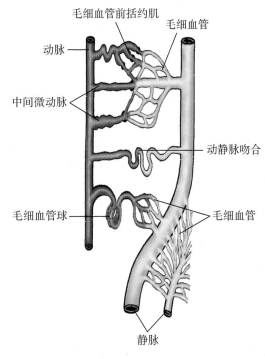

图 10-12　微循环模式图

四、直捷通路

直捷通路(thoroughfare channel)为中间微动脉与微静脉直接相通、距离最短的毛细血管,其管径较真毛细血管略粗。

五、动静脉吻合

动静脉吻合(arteriovenous anastomosis)指由微动脉发出,直接与微静脉相通的血管,主要分布于指、趾、耳、唇和鼻等处的皮肤。动静脉吻合的管腔较小,管壁较厚,无内弹性膜,丰富的环行平滑肌纤维发挥类似括约肌的功能,收缩时血液由微动脉流入真毛细血管,而舒张时血液从微动脉经此通路直接流入微静脉,具有调节局部组织血流的作用,参与体温的调节,但不进行物质交换。

六、微静脉

见静脉部分。

机体静息状态下,仅有小部分血液流经真毛细血管进行物质交换,而大部分血液由微动脉经中间微动脉和直捷通路迅速进入微静脉,回流心脏。机体组织功能活跃时,局部代谢旺盛,产生的代谢产物使毛细血管前括约肌开放,真毛细血管网的血流量增加,有利于血液与组织之间进行充分的物质交换。

第六节　心　　脏

成年人心脏质量约为500 g,心壁非常厚,约由60亿个细胞构成。其中,心肌细胞约20亿(占细胞数量的1/3),但体积占整个心壁的2/3。心肌节律性舒缩活动推动血液流动。此外,心脏还有内分泌功能。

一、心壁的结构

心壁从内向外由心内膜、心肌膜和心外膜构成。

(一)心内膜

心内膜(endocardium)由内皮和内皮下层组成(图 10-13)。内皮为单层扁平上皮,与出入心脏的大血管内皮相延续。内皮下层可分内、外两层:内层较薄,为细密结缔组织,含少量平滑肌纤维;外层靠近心肌膜,也称心内膜下层(subendocardial layer),为疏松结缔组织,内含小血管和神经。在心室的心内膜下层含有心传导系统分支。

(二)心肌膜

心肌膜(myocardium)在心房较薄,左心室最厚,主要由心肌纤维构成。心肌纤维多集合成束,呈螺旋状排列,分为内纵、中环和外斜 3 层。心肌纤维间和肌束间的结缔组织内有丰富的毛细血管,故心肌对缺血特别敏感,当心肌供血不足时易引起心绞痛和心肌梗死等。在心房肌与心室肌之间,存在由致密结缔组织构成的坚实的支架结构,称心骨骼(cardiac skeleton),左右心房肌和心室肌分别附着在心骨骼上,彼此互不相连。电镜下,可见部分心房肌纤维内含致密核心的分泌颗粒,称心房特殊颗粒,内含心房利钠尿多肽(ANP),具有很强的利尿、排钠、扩张血管和降低血压的作用。

(三)心外膜

心外膜(epicardium)外表面为间皮,深部为薄层疏松结缔组织,为心包的脏层。心外膜中含血管、神经及脂肪组织(图 10-14)。心包的脏、壁两层间为心包腔,内含少量心包液,可减少心包脏、壁两层间的摩擦。心包炎时,两层发生粘连,可使心脏搏动受限。

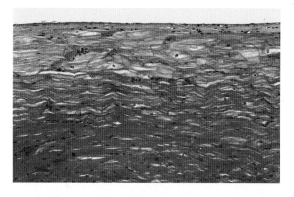

图 10-13　心脏心内膜光镜像(HE 染色,×66)

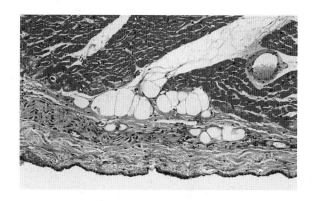

图 10-14　心脏心肌膜和心外膜光镜像(HE 染色,×66)

(四)心瓣膜

心瓣膜(cardiac valve)为心内膜向腔内折叠形成的薄片状结构,附于心骨骼上,位于左、右房室孔及肺动脉和主动脉出口处。心瓣膜表面为内皮,内部为致密结缔组织,基部含少许平滑肌纤维和弹性纤维。心瓣膜的功能是阻止心房和心室收缩时血液逆流。若瓣膜不能正常关闭和开放,将引起临床常见的风湿性心脏病性二尖瓣关闭不全等。

二、心传导系统

心传导系统(conduction system of heart)由窦房结、房室结、房室束及其分支组成(图 10-15),其功能为产生冲动并沿此顺序传导,使心房肌和心室肌呈节律性舒缩。窦房结位于右心房的心外膜深部,为心脏的起搏点,而其余的传导系统均位于心内膜下层。心传导系统由起搏细胞、移行细胞和浦肯野纤维 3 种细胞组成,属于特殊心肌细胞。这些细胞聚集成结或束,受交感神经、副交感神经和肽能神经支配。

(一)起搏细胞

起搏细胞(pacemaker cell)系心脏产生自主节律的细胞,位于窦房结和房室结的中心部位,直径为 3~7 μm,较普通心肌纤维小,染色浅,呈梭形或多边形,分支较多,闰盘不明显,胞质内细胞器和肌原纤维均较少,糖原较多。

(二)移行细胞

移行细胞(transitional cell)位于窦房结和房室结的周边及房室束内,细胞结构介于起搏细胞和普通心肌纤维之间,但比普通心肌纤维细而短,胞质内的肌原纤维较起搏细胞略多,肌质网也较发达,以传导冲动为主。

(三)浦肯野纤维

浦肯野纤维(Purkinje fiber)组成房室束及其各级分支网,位于心室壁的心内膜下层。浦肯野纤维较普通心肌纤维短而粗,形状常不规则,染色浅,有 1~2 个细胞核,胞质中肌原纤维较少,而线粒体和糖原非常丰富,细胞间有较发达的闰盘(图 10-16)。浦肯野纤维穿入心室壁内与普通心肌纤维相连,将冲动快速传递至心室各处,引发心肌纤维同步舒缩。

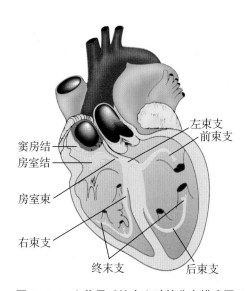

图 10-15 心传导系统在心脏的分布模式图

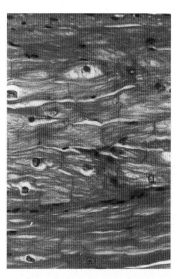

图 10-16 心室内膜下层的浦肯野纤维光镜像(HE 染色,×66)

第七节 淋巴管系统

人体内除软骨、骨、骨髓、胸腺及牙等处没有淋巴管分布外,其余组织或器官内均有淋巴管,其功能主要是将组织液中的水、电解质和大分子物质等输送至静脉。毛细淋巴管的结构与毛细血管类似。淋巴管和淋巴导管的结构与静脉类似,但管壁更薄,3 层分界更不明显,瓣膜更多。

一、毛细淋巴管

毛细淋巴管(lymphatic capillary)以盲端起始于组织内,管腔较毛细血管大且不规则,管壁仅由内皮和不完整的基膜构成,无周细胞。内皮细胞间连接不发达,细胞间隙较宽,故有利于大分子物质和细胞的进入。

二、淋巴管

淋巴管（lymphatic vessel）与中、小静脉结构相似，具备 3 层结构。管壁由内皮、少量平滑肌纤维和结缔组织构成，管腔在瓣膜之间膨大，呈结节状或串珠状。

三、淋巴导管

淋巴导管（lymphatic duct）包括胸导管和右淋巴导管，与大静脉结构相似。中膜平滑肌纤维呈纵行和环行排列，外膜较薄，含营养血管和神经纤维。

（吴　波）

数字课程学习……

微课　　教学 PPT　　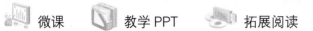拓展阅读　　中英文小结　　自测题

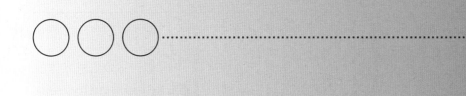

第十一章

免疫系统

　　免疫系统(immune system)是动物和人类长期适应外界环境进化而成的防御系统,由免疫细胞、淋巴组织和淋巴器官,以及由免疫细胞产生的免疫球蛋白、补体、多种细胞因子等免疫活性分子构成。这些成分虽分散于全身各处,但可通过血液循环和淋巴循环相互联系,形成一个整体。

　　免疫系统的功能主要有三方面:①免疫防御(immune defence):识别和清除进入机体的抗原,包括病原生物、异体细胞和异体大分子,保护机体不被细菌、病毒等病原体感染;②免疫监视(immune surveillance):识别和清除体内表面抗原发生变异的细胞,包括肿瘤细胞和病毒感染细胞,防止肿瘤发生;③免疫稳定(immunologic homeostasis):识别和清除体内衰老死亡的细胞,维持机体内环境的稳定。

　　免疫系统外察诸异、内审诸己的分子基础是:①主要组织相容性复合体分子(major histocompatibility complex molecule),简称 MHC 分子,机体内所有细胞表面均有表达。MHC 分子具有种属特异性和个体特异性,即同一个体的所有细胞的 MHC 分子均相同,而不同的个体(单卵双胎除外)的 MHC 分子具有一定差别,因此,MHC 分子成为自身细胞的标志。MHC 分子又分为 MHC-Ⅰ类分子和 MHC-Ⅱ类分子,前者分布于个体的所有细胞,后者多分布于某些免疫细胞表面,有利于免疫细胞之间的协作和互动,如发挥抗原呈递等功能。②分化群(cluster of differentiation,CD)分子,简称 CD 分子,是白细胞(还包括血小板、血管内皮细胞等)在正常分化成熟不同谱系和不同阶段及活化过程中,出现或消失的细胞表面标志。不同发育阶段和不同亚类的淋巴细胞可表达不同的分化抗原,是区分淋巴细胞的重要标志。③T 细胞受体(T cell receptor,TCR)和 B 细胞受体(B cell receptor,BCR),其种类可超过百万,而每个细胞表面只有一种抗原受体。因此,淋巴细胞作为一个细胞群体,可以针对许多种类的抗原发生免疫应答;而每个淋巴细胞只参与针对一种抗原的免疫应答。

第一节　主要的免疫细胞

一、淋巴细胞

(一) 淋巴细胞的分类

　　根据淋巴细胞的发生来源、形态特点和免疫功能的不同,一般可分为 T 细胞、B 细胞和 NK 细胞 3 类,最新免疫学研究还发现了特殊的 NKT 细胞。

　　1. T 细胞　在胸腺生成的处女型 T 细胞(virgin T cell)或初始 T 细胞(naive T cell)进入周淋巴器官或淋巴组织后,保持静息状态。一旦接触了抗原呈递细胞提呈的,与其抗原受体相匹配的抗原肽,便转化为直径为 15~20 μm、代谢活跃的大淋巴细胞,并发生增殖分化。大部分形成具有免疫功能的效应 T 细胞(effector T cell);小部分回复静息状态,称记忆 T 细胞(memory T cell)。效应 T 细胞迅速清除抗原,其寿命仅 1 周左右;而记忆 T 细胞寿命可长达数年,甚至终身。当它们再次遇到相同抗原时,能迅速转化增殖,形成大量效应 T 细胞,启动更大强度的免疫应答,并使机体长期保持对该抗原的免疫力。由于效应 T 细胞可直接杀灭靶细胞,故 T 细胞参与的免疫反应称细胞免疫(cellular immunity)。

　　按照 T 细胞的不同功能,可分为 3 个亚群。

(1) 细胞毒性 T 细胞(cytotoxic T cell) 简称 Tc 细胞,一般表达 CD8 膜分子,能直接攻击进入体内的异体细胞、带有变异抗原的肿瘤细胞和病毒感染细胞等。当 Tc 细胞和靶细胞接触后,能释放穿孔素(perforin),嵌入靶细胞膜内形成多聚体穿膜管状结构,细胞外液便可通过此管状结构进入靶细胞,导致细胞溶解死亡。Tc 细胞还分泌颗粒酶(granzyme),从小孔进入靶细胞,诱发靶细胞凋亡。

(2) 辅助性 T 细胞(helper T cell) 简称 Th 细胞,一般表达 CD4 膜分子。能分泌多种细胞因子,其中,Th1 细胞参与细胞免疫及迟发性超敏性炎症反应;Th2 可辅助 B 细胞分化为抗体分泌细胞,参与体液免疫应答。艾滋病病毒能特异性破坏 Th 细胞,导致患者免疫系统瘫痪。

(3) 调节性 T 细胞(regulatory T cell) 简称 Tr 细胞,数量较少,一般表达 CD4、CD25 膜分子,细胞核表达 Foxp3 分子,具有对机体免疫应答的负调节功能。Tr 细胞可分为自然调节 T 细胞和适应性调节 T 细胞。自然调节 T 细胞产生于胸腺髓质,而适应性调节 T 细胞是在外周经周围微环境中由细胞因子(如 IL-10、TGF-β 等)和未成熟树突状细胞(immature dendritic cell,imDC)诱导产生。Tr 细胞通过接触或分泌抑制性细胞因子(如 IL-10、TGF-β 等)方式,直接或间接抑制抗原特异性 T 细胞的增殖、分化及其活性。免疫学特点是免疫无反应性和免疫抑制性,可以通过下调机体的免疫应答维持对自身和非自身抗原的免疫耐受,其数量和 / 或功能异常往往导致自身免疫性疾病。

2. B 细胞 在骨髓生成的处女型 B 细胞(virgin B cell)或初始 B 细胞(naive B cell)离开骨髓,迁移到周淋巴器官。遇到与其抗原受体匹配的抗原后,无需抗原呈递细胞的中介,便可在周淋巴器官和淋巴组织中转化为大淋巴细胞,增殖分化。其大部分子细胞成为效应 B 细胞(effector B cell),即浆细胞,分泌免疫球蛋白,即抗体。抗体与相应抗原结合后,既降低了该抗原(如病毒)的致病作用,又加速了巨噬细胞对该抗原的吞噬和清除;小部分子细胞成为记忆 B 细胞(memory B cell),其作用和记忆 T 细胞相同。由于 B 细胞以分泌抗体这一可溶性蛋白分子进入体液而执行免疫功能,故 B 细胞介导的免疫称体液免疫(humoral immunity)。

3. NK 细胞 即自然杀伤细胞(natural killer cell,NK cell),起源于骨髓并在骨髓中发育,主要分布在肝、脾和外周血中。通常情况下,成熟 NK 细胞的分子表型为 CD56$^+$CD16$^+$ CD3$^-$TCR$^-$BCR$^-$,不表达 T 细胞和 B 细胞的膜分子及受体,无需抗原呈递细胞的中介即可活化,能分泌穿孔素等直接杀伤肿瘤细胞和某些病毒感染细胞,其杀伤活性无 MHC 限制性。活化的 NK 细胞还可以合成和分泌多种细胞因子(如 TNF-α、TNF-β 和 IFN-γ 等),发挥重要的免疫调节作用等。

4. NKT 细胞 即自然杀伤 T 细胞(natural killer T cell,NKT cell),在胸腺中分化发育,富集于肝和骨髓,脾和外周血中也有少量。NKT 细胞表面既有 T 细胞表面抗原受体,又有 NK 细胞受体,是特殊 T 细胞亚群。NKT 细胞多数表达 Vα14TCR,能特异性识别抗原呈递细胞表面 MHC I 类分子 CD1d 呈递的糖脂类抗原。NKT 细胞活化后分泌产生 IL-4、IL-13 和 GM-CSF 等细胞因子,参与 Th 细胞的分化,发挥免疫调节作用。同时,NKT 细胞活化后还具有 NK 细胞样细胞毒活性,可通过效应分子穿孔素、Fas 配体及 IFN-γ 等溶解靶细胞发挥细胞毒作用。因此,NKT 细胞是联系固有免疫(innate immunity)和适应性免疫(adaptive immunity)的桥梁。

二、抗原呈递细胞

抗原呈递细胞(antigen presenting cell,APC)是指能捕获和处理抗原,形成抗原肽 -MHC 分子复合物,将抗原肽提呈给 T 细胞,并激发后者活化、增殖的一类免疫细胞。专职性抗原呈递细胞主要有树突状细胞、巨噬细胞和 B 淋巴细胞。

(一) 树突状细胞

树突状细胞(dendritic cell,DC)来源于骨髓多能干细胞,数量很少,但分布很广。包括血液 DC,表皮和消化管上皮内的朗格汉斯细胞,心、肝、肺、肾、消化管内的间质 DC(interstitial dendritic cell),淋巴内的面纱细胞(veiled cell),淋巴器官和淋巴组织中的交错突细胞(interdigitating cell)等,它们是同一种细胞在不同器官组织中的表现形式。成熟 DC 具有大量树枝状突起,高表达 MHC-Ⅱ类分子(图 11-1)。DC 以吞饮和吞噬方式捕获可溶性蛋白抗原和颗粒抗原,经处理后,形成抗原肽 -MHC分子复合物,向 T 细胞提呈抗原并激发 Th 细胞活化。DC 的抗原呈递能力远强于其他抗原呈递细胞。

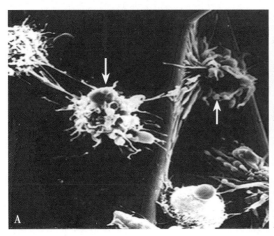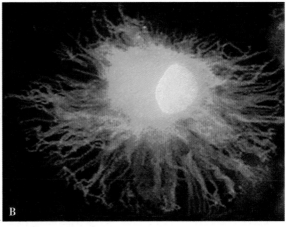

图 11-1   体外培养的骨髓来源树突状细胞(小鼠)
A. 扫描电镜   B. 免疫细胞化学染色,高倍

(二)巨噬细胞及单核吞噬细胞系统

巨噬细胞是由血液单核细胞穿出血管后分化形成的,广泛分布于机体。以前把巨噬细胞、网状细胞和血窦内皮细胞统称为网状内皮系统,后来发现,网状细胞和血窦内皮细胞的吞噬能力很低,其来源也不同于巨噬细胞,显然这一归类是不确切的。因此,van Furth(1972)建议将网状细胞和内皮细胞去除,把单核细胞和由其分化而来的具有吞噬功能的细胞称为单核吞噬细胞系统(mononuclear phagocyte system,MPS)。该系统包括单核细胞、结缔组织和淋巴组织的巨噬细胞、骨组织的破骨细胞、神经组织的小胶质细胞、肝巨噬细胞(库普弗细胞)和肺巨噬细胞(尘细胞)等。

巨噬细胞吞噬能力强,也具有抗原提呈能力。其形态和功能特征见相关章节。

第二节 淋 巴 组 织

淋巴组织(lymphoid tissue)以网状组织为支架,网眼中充满大量淋巴细胞及其他免疫细胞,是免疫应答的场所。根据其形态、细胞成分和功能特点,一般将淋巴组织分为弥散淋巴组织和淋巴小结两种。

一、弥散淋巴组织

弥散淋巴组织(diffuse lymphoid tissue)无明确的界线,组织中除有一般的毛细血管和毛细淋巴管外,还常有毛细血管后微静脉,因其内皮细胞为柱状,又称高内皮微静脉,是淋巴细胞从血液进入淋巴组织的重要通道。抗原刺激可使弥散淋巴组织扩大,并出现淋巴小结。

二、淋巴小结

淋巴小结(lymphoid nodule)又称淋巴滤泡(lymphoid follicle),为直径 1~2 mm 的球形小体,有较明确的界线,含大量 B 细胞和一定量的 Th 细胞、滤泡树突状细胞(follicular dendritic cell,FDC)、巨噬细胞等。淋巴小结受到抗原刺激后增大,产生生发中心(germinal center)。无生发中心的淋巴小结较小,称初级淋巴小结(primary lymphoid nodule);有生发中心的淋巴小结称次级淋巴小结(secondary lymphoid nodule)(图 11-2)。

生发中心分为深部的暗区(dark region)和浅部的明区(light region)。暗区较小,主要由 B 细胞和 Th 细胞组成,由于细胞较大,嗜碱性较强,故暗区着色深。明区较大,除 B 细胞和 Th 细胞外,还多见滤泡树突状细胞和巨噬细胞。生发中心的周边有一层密集的小型 B 细胞,尤以顶部最厚,称为小结帽(nodule cap)。

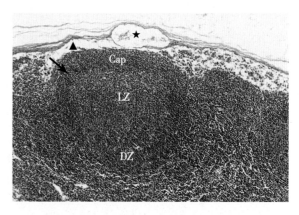

↑:淋巴小结;▲:被膜下淋巴窦;★:输入淋巴管;
Cap:小结帽;LZ:明区;DZ:暗区
图 11-2　淋巴结皮质光镜像(猫,HE 染色,10×40)

生发中心的形成过程如下:初始 B 细胞或记忆 B 细胞识别抗原并与 Th 细胞相互作用后,迁移到初级淋巴小结并分裂增殖,形成大而幼稚的生发中心母细胞;生发中心母细胞紧密聚集,形成暗区。细胞继续增殖,生成体积较小的中心细胞(centrocyte),后者排列不甚紧密,与众多的滤泡树突状细胞接触,构成明区。部分 B 细胞经过不断分化发育,形成浆细胞及记忆 B 细胞,并迁移至髓质,或进入淋巴后再迁移至机体其他部位的淋巴组织,不发生分裂增殖的 B 细胞被推向外侧,形成小结帽。

次级淋巴小结的发育一般在接触抗原后 2 周达高峰。在抗原刺激下,淋巴小结增大、增多是体液免疫应答的重要标志,抗原被清除后淋巴小结又渐消失。

分布在淋巴小结的滤泡树突状细胞(FDC)与一般的树突状细胞在来源和功能上有很大差别。FDC 虽然也有很多树枝状突起,但它们并非源于骨髓细胞,也不表达 MHC-II 类分子,其细胞表面有丰富的抗体受体,可与抗原-抗体复合物结合。只有表达与抗原亲和力高的抗体的 B 细胞才能与 FDC 表面的抗原-抗体复合物结合,从而增殖分化;不能与 FDC 相互作用的低亲和力的 B 细胞则凋亡,并被巨噬细胞清除。

第三节　淋 巴 器 官

淋巴器官主要由淋巴组织构成,根据结构和功能不同,分为中枢淋巴器官和周淋巴器官。

中枢淋巴器官(central lymphoid organ)包括胸腺和骨髓,淋巴性造血干细胞在中枢淋巴器官特殊的微环境影响下,经历不同的分化发育途径,在胸腺形成初始 T 细胞,在骨髓形成初始 B 细胞。人在出生前数周,这两类细胞已源源不断地输送到周淋巴器官和淋巴组织,接受相应抗原激活,产生免疫应答。

周淋巴器官(peripheral lymphoid organ)包括淋巴结、脾、扁桃体等。在胚胎时期,周淋巴器官即已开始生长,但发育较中枢淋巴器官晚,出生数月后才逐渐发育完善。

在中枢淋巴器官发育成熟的初始淋巴细胞随血液或淋巴迁移到周淋巴器官,在那里遭遇抗原或接受抗原提呈,并增殖分化为效应细胞,发生免疫应答。无抗原刺激时,这些淋巴器官较小,受抗原刺激后则迅速增大,形态和结构成分都发生剧烈变化,免疫应答过后又逐渐复原。

一、胸腺

(一)胸腺的结构

胸腺分左右两叶,表面有薄层结缔组织被膜。被膜结缔组织成片状伸入胸腺内部形成小叶间隔,将实质分隔成许多不完全分离的胸腺小叶(thymic lobule)。每个小叶都有皮质和髓质两部分,所有小叶的髓质都相互连续。皮质内胸腺细胞密集,故着色较深;髓质含较多上皮细胞,故着色较浅(图11-3)。胸腺为T细胞发育提供了独特的微环境,除大量胸腺细胞以外,构成这一微环境的细胞主要是胸腺上皮细胞,还有树突状细胞、巨噬细胞、嗜酸性粒细胞、肥大细胞、成纤维细胞等,统称为胸腺基质细胞(thymic stromal cell)。

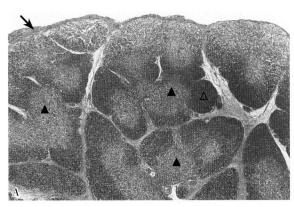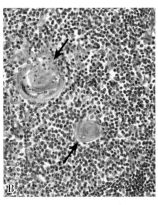

图11-3 小儿胸腺光镜像(HE染色)
A.胸腺(低倍,×2.5),↑:被膜;△:皮质;▲:髓质 B.胸腺髓质(高倍,×40),↑:胸腺小体

胸腺在幼儿期较大,进入青春期后逐渐退化缩小。到老年时期,胸腺大部被脂肪组织代替,仅存少量皮质和髓质。

1. **皮质** 以胸腺上皮细胞为支架,间隙内含有大量胸腺细胞和少量基质细胞(图11-4)。

(1)上皮网状细胞(epithelial reticular cell)又称胸腺上皮细胞(thymic epithelial cell),皮质内的分布于被膜下和胸腺细胞之间,多呈星形,有突起,相邻上皮细胞的突起间以桥粒连接成网,细胞表面表达大量MHC分子。某些被膜下上皮细胞胞质丰富,包绕胸腺细胞,称哺育细胞(nurse cell)。胸腺上皮细胞能分泌胸腺素(thymosin)和胸腺生成素(thymopoietin),为胸腺细胞发育所必需。

(2)胸腺细胞(thymocyte) 即胸腺内处于不同分化发育阶段的T细胞,在皮质内高度密集,占皮质细胞总数的85%~90%。

由骨髓来的淋巴细胞前体进入胸腺,在由被膜到皮质深层的纵行迁移发育过程中,在周围胸

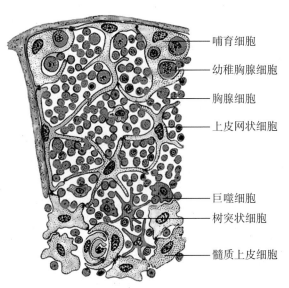

图11-4 胸腺内细胞分布模式图

哺育细胞
幼稚胸腺细胞
胸腺细胞
上皮网状细胞
巨噬细胞
树突状细胞
髓质上皮细胞

腺上皮细胞、胸腺DC和巨噬细胞参与下,经受了两次选择,即阳性选择和阴性选择,阳性选择赋予T细胞分别具有MHC-Ⅰ类分子和MHC-Ⅱ类分子限制性识别能力;而阴性选择则淘汰了能与机体自身抗原发生反应的T细胞。最终只有5%左右的胸腺细胞发育成熟,成为初始T细胞,具有正常的免疫应答潜能;绝大部分胸腺细胞发生凋亡,被巨噬细胞吞噬清除。最终,从胸腺皮质向髓质迁移并完成分化的初始T细胞,主要有CD4$^+$CD8$^-$细胞或CD4$^-$CD8$^+$细胞两大亚群。

2. **髓质** 内含大量胸腺上皮细胞,少量较成熟的胸腺细胞、巨噬细胞等。髓质上皮细胞呈多边

形,胞体较大,细胞间以桥粒相连,也能分泌胸腺激素,部分胸腺上皮细胞构成胸腺小体。

胸腺小体(thymic corpuscle)是胸腺髓质的特征性结构,直径 30~150 μm,散在分布,由胸腺上皮细胞呈同心圆状排列而成(图 11–3B)。小体外周的上皮细胞较幼稚,细胞核明显,细胞可分裂;近小体中心的上皮细胞较成熟,核渐退化,胞质中含有较多的角蛋白,小体中心的上皮细胞则已完全角质化,呈嗜酸性染色,有的已破碎呈均质透明状。小体中还常见巨噬细胞、嗜酸性粒细胞和淋巴细胞。人类胸腺小体表达胸腺基质淋巴生成素(thymic stromal lymphopoietin,TSLP),其主要作用是刺激胸腺 DC 的成熟,后者能够诱导胸腺内调节性 T 细胞的增殖和分化。

3. 胸腺的血液供应及血 – 胸腺屏障　小动脉穿越胸腺被膜沿小叶间隔至皮质与髓质交界处形成微动脉,然后发出分支进入皮质和髓质。在皮质内均为毛细血管,它们在皮髓质交界处汇合为微静脉;其中部分为高内皮微静脉,成熟的初始 T 细胞穿过高内皮进入血流。髓质的毛细血管常为有孔型,汇入微静脉后经小叶间隔及被膜出胸腺。

实验证明,血液内的大分子物质如抗体、细胞色素 C、铁蛋白、辣根过氧化物酶等均不能进入胸腺皮质,说明皮质的毛细血管及其周围结构具有屏障作用,称血 – 胸腺屏障(blood-thymus barrier)(图 11–5)。它由下列结构组成:①连续毛细血管内皮,内皮细胞间有完整的紧密连接;②内皮周围连续的基膜;③血管周隙,内含巨噬细胞;④上皮基膜;⑤一层连续的胸腺上皮细胞。血液内一般抗原物质和药物不易透过血 – 胸腺屏障,这对维持胸腺内环境的稳定、保证胸腺细胞的正常发育起着极其重要的作用。

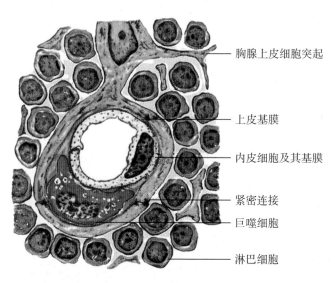

图 11–5　血 – 胸腺屏障模式图

（二）胸腺的功能

胸腺是形成初始 T 细胞的场所。实验证明,若切除新生小鼠的胸腺,即缺乏 T 细胞,不能排斥异体移植物,周淋巴器官及淋巴组织中无次级淋巴小结出现,机体产生抗体的能力也明显下降。若在动物出生后数周再切除胸腺,此时因已有大量初始 T 细胞迁至周淋巴器官和淋巴组织,已能行使一定的免疫功能,故短期内看不出影响,但机体的免疫力仍会逐渐下降。若给切除胸腺的新生动物移植胸腺,则能明显改善免疫缺陷状态。

胸腺基质细胞及其分泌的细胞因子与细胞外基质在胸腺不同部位共同构成了胸腺内具有高度异质性的微环境,通过细胞间的直接作用或可溶性分子的作用,为发育中的胸腺细胞提供刺激信号。胸腺细胞本身也参与构成胸腺微环境的一部分,影响基质细胞的功能。在基质细胞中,胸腺上皮细胞数量最多、分布最广,它们不仅构成精细的网架,也为胸腺细胞由皮质向髓质的分化迁移途径提供形态基础;同时,分泌胸腺趋化素吸引干细胞,分泌胸腺素和胸腺生成素促进胸腺细胞的分化。胸腺上皮细胞和胸腺树突状细胞、巨噬细胞通过所表达的 MHC 分子及自身抗原分子介导对胸腺细胞的阳性选择和阴性选择。

二、淋巴结

(一) 淋巴结的结构

淋巴结的大小和结构与机体的免疫功能状态密切相关。淋巴结表面有薄层致密结缔组织构成的被膜,数条输入淋巴管(afferent lymphatic vessel)穿越被膜与被膜下淋巴窦相连通。淋巴结的一侧凹陷,为门部,有血管和输出淋巴管(efferent lymphatic vessel)。被膜和门部的结缔组织伸入淋巴结实质形成相互连接的小梁(trabecula),构成淋巴结的粗支架,血管行于其内。在小梁之间为淋巴组织和淋巴窦。淋巴结实质分为皮质和髓质两部分,两者无截然界线(图 11-6)。

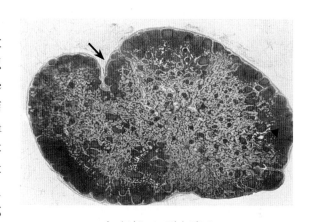

↑:门部；▲:副皮质区

图 11-6　淋巴结光镜像(猫,HE 染色,×2.5)

1. **皮质**　位于被膜下方,由浅层皮质、副皮质区及皮质淋巴窦构成。

(1) 浅层皮质(peripheral cortex)　又称周围皮质,含淋巴小结及小结之间的弥散淋巴组织,为 B 细胞区。

(2) 副皮质区(paracortical zone)　又称深层皮质(deep cortex),位于皮质深层,为较大片的弥散淋巴组织,主要由 T 细胞组成。新生动物切除胸腺后,此区即不发育,故又称胸腺依赖区(thymus-dependent region)。副皮质区还有很多交错突细胞、巨噬细胞和少量 B 细胞等。在细胞免疫应答时,此区的细胞分裂相增多,区域迅速扩大。副皮质区有许多高内皮微静脉是淋巴细胞再循环途经的重要部位。其内皮细胞核较一般内皮细胞的大,异染色质少,核仁明显,胞质丰富,胞质中常见正在穿越的淋巴细胞(图 11-7)。血液流经此段时,约 10% 的淋巴细胞穿越内皮进入副皮质区,再迁移到淋巴结的其他部位。

(3) 皮质淋巴窦(cortical sinus)　包括被膜下方和与其连通的小梁周围的淋巴窦,分别称被膜下窦和小梁周窦。被膜下窦为一宽敞的扁囊,包绕整个淋巴结实质,被膜侧有数条输入淋巴管通入。小梁周窦末端常为盲端,仅部分与髓质淋巴窦直接相通。淋巴窦壁由扁平的内皮细胞衬里,内皮外有薄层基质、少量网状纤维及一层扁平的网状细胞。淋巴窦内有呈星状的内皮细胞支撑窦腔,有许多巨噬细胞附着于内皮细胞。淋巴在窦内缓慢流动,有利于巨噬细胞清除抗原。

2. **髓质**　由髓索及其间的髓质淋巴窦组成。髓索(medullary cord)是相互连接的索条状淋巴组织,也可见毛细血管后微静脉。髓索主要含浆细胞、B 细胞和巨噬细胞。其中浆细胞主要由皮质淋巴小结产生的幼浆细胞在此转变形成,能分泌抗体。髓质淋巴窦(medullary sinus)简称髓窦,与皮质淋巴窦的结构相似,但较宽大,腔内的巨噬细胞较多,故有较强的滤过功能(图 11-8)。

3. **淋巴结内的淋巴通路**　淋巴从输入淋巴管进入被膜下窦和小梁周窦,部分渗入皮质淋巴组织,然后流入髓窦;部分经小梁周窦直接流入髓窦,继而汇入输出淋巴管。

淋巴流经一个淋巴结约需数小时,含抗原越多则流速越慢。淋巴经滤过后,其中的细菌等抗原即被清除。淋巴组织中的细胞和产生的抗体等也不断进入淋巴,因此,输出的淋巴较输入的淋巴含更多的淋巴细胞和抗体。

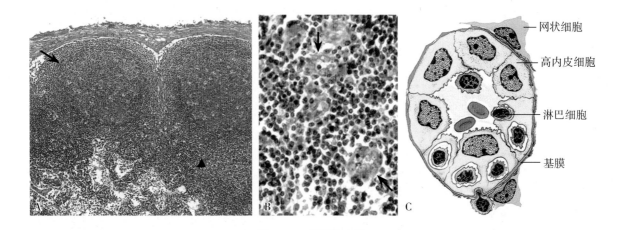

图 11-7　淋巴结皮质
A. 淋巴结皮质(HE 染色,低倍),↑:淋巴小结;▲:副皮质区　B. 淋巴结副皮质区
(HE 染色,高倍),↑:高内皮微静脉　C. 高内皮微静脉模式图

(二)淋巴结的功能

1. **滤过淋巴**　进入淋巴结的淋巴常带有各种抗原物质,如细菌、病毒、毒素等。在缓慢地流过淋巴结时,这些抗原物质可被巨噬细胞清除。正常淋巴结对细菌的滤过清除率可达 99.5%。

2. **免疫应答**　淋巴结内的淋巴组织是最先与外来抗原相遇并激发免疫应答的场所。输入淋巴管内的淋巴液含多种免疫细胞,其中的面纱细胞就是在皮肤组织捕获抗原后迁移而来的朗格汉斯细胞,它们进入副皮质区,进一步分化为交错突细胞,向 T 细胞呈递抗原。后者于副皮质区增殖,形成大量效应 Th 细胞,引发细胞免疫。部分抗原刺激 B 细胞和 Th 细胞迁入初级淋巴小结,迅速增殖分化,

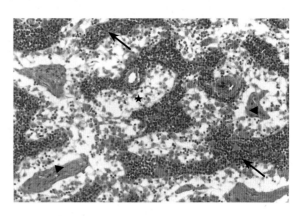

↑:髓索;★:髓窦;▲:小梁
图 11-8　淋巴结的髓索和髓窦光镜像
(猫,HE 染色,×66)

促使次级淋巴小结增多,生发中心扩大,产生大量浆细胞。实验证明,输出淋巴管内含的抗体量明显上升。淋巴结内细胞免疫应答和体液免疫应答常同时发生。

(三)淋巴细胞再循环

周淋巴器官和淋巴组织内的淋巴细胞可经淋巴管进入血流,循环于全身,它们又可通过弥散淋巴组织内的毛细血管后微静脉,再返回淋巴器官或淋巴组织,如此周而复始,从一个淋巴器官到另一个淋巴器官,从一处淋巴组织至另一处淋巴组织不断周游,这种现象称为淋巴细胞再循环(lymphocyte recirculation)(图 11-9)。

淋巴细胞再循环有利于识别抗原,促进免疫细胞间的协作,使分散于全身的免疫细胞成为相互关联的统一体。

三、脾

脾是胚胎时期的造血器官,自骨髓开始造血后,脾演变成人体最大的淋巴器官。

(一)脾的结构

在新鲜的脾切面上,可见大部分组织为深红色,称红髓(red pulp);其间有散在分布的灰白色点状区域,称白髓(white pulp),两者构成了脾的实质。脾富含血管,脾内淋巴组织形成的各种微细结构沿

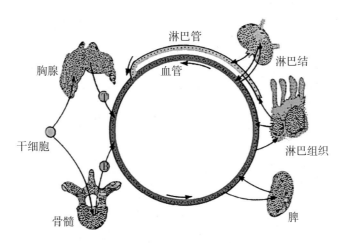

图 11-9 淋巴细胞再循环模式图

血管有规律地分布(图 11-10)。

1. 被膜与小梁 脾的被膜较厚,由富含弹性纤维及平滑肌纤维的致密结缔组织构成,表面覆有间皮。被膜结缔组织伸入脾内形成小梁,构成脾的支架。在某些动物,结缔组织内的平滑肌纤维收缩可调节脾的血量。脾动脉从脾门进入后,分支随小梁走行,称小梁动脉。

2. 白髓 由动脉周围淋巴鞘、淋巴小结和边缘区构成,相当于淋巴结的皮质。

(1) 动脉周围淋巴鞘 小梁动脉的分支离开小梁,称中央动脉。中央动脉周围有厚层弥散淋巴组织,由大量 T 细胞和少量巨噬细胞与交错突细胞等构成,称动脉周围淋巴鞘(periarterial lymphatic sheath),相当于淋巴结的副皮质区,但无毛细血管

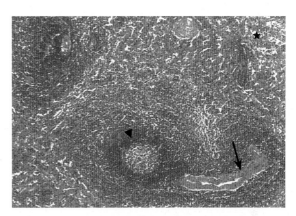

↑:中央动脉;▲:淋巴小结;★:红髓
图 11-10 脾光镜像(HE 染色,×25)

后微静脉。当发生细胞免疫应答时,动脉周围淋巴鞘内的 T 细胞分裂增殖,鞘也增厚。中央动脉旁有一条伴行的小淋巴管,它是鞘内 T 细胞经淋巴迁出脾的重要通道。

(2) 淋巴小结 动脉周围淋巴鞘的一侧可见淋巴小结,即脾小结,主要由大量 B 细胞构成。初级淋巴小结受抗原刺激后形成生发中心,包括明区与暗区,小结帽朝向红髓。健康人脾内淋巴小结较少,当抗原侵入时,淋巴小结数量剧增。

(3) 边缘区 在白髓与红髓交界的狭窄区域,称边缘区(marginal zone),宽约 100 μm。边缘区含 T 细胞、B 细胞及较多的巨噬细胞。中央动脉的侧支末端在此区膨大,形成小的血窦,称边缘窦(marginal sinus),是血液内抗原及淋巴细胞进入白髓的通道。白髓内的淋巴细胞也可进入边缘窦,参与再循环(图 11-11)。

3. 红髓 分布于被膜下、小梁周围及白髓边缘区外侧的广大区域,由脾索和脾血窦组成。

(1) 脾索(splenic cord) 由富含血细胞的淋巴组织构成,呈不规则的索条状,并互相连接成网,脾索间的血液通路为脾血窦。脾索含较多 B 细胞、浆细胞、巨噬细胞和树突状细胞。中央动脉主干穿出白髓进入脾索后,分支形成形似笔毛的笔毛动脉(penicillar artery),除少数直接注入脾血窦外,多数的末端扩大,呈喇叭状,开口于脾索。这样,大量的血液直接进入脾索。

(2) 脾血窦(splenic sinusoid) 位于相邻脾索之间,宽 12~40 μm,形态不规则,也互连成网。纵

切面上,血窦壁如同多孔隙的栅栏,由一层平行排列的长杆状内皮细胞围成,内皮外有不完整的基膜及环行网状纤维;横切面上,可见内皮细胞沿血窦壁排列,核凸入管腔,细胞间有 0.2~0.5 μm 宽的间隙(图 11-12,图 11-13)。脾索内的血细胞可变形穿越内皮细胞间隙进入脾血窦。脾血窦外侧有较多巨噬细胞,其突起可通过内皮间隙伸向窦腔。脾血窦汇入小梁静脉,后于脾门汇合为脾静脉出脾。

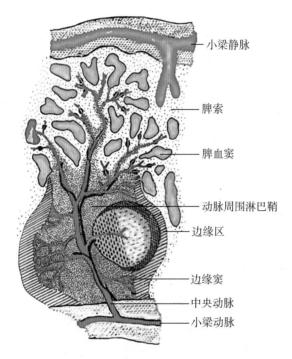

图 11-11　脾血液通路模式图

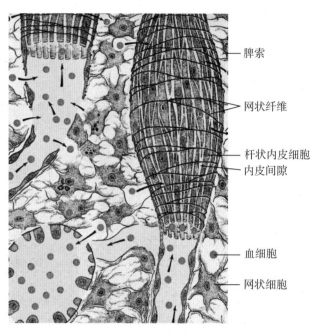

图 11-12　脾索与脾血窦模式图

(二)脾的功能

1. 滤血　脾是清除进入血液中抗原的主要场所,也是清除衰老红细胞的主要器官。进入脾索的血细胞大部分可变形穿越脾血窦内皮细胞间隙,回到血液循环。而衰老的血细胞(主要是红细胞),由于膜骨架蛋白变性,细胞的可塑性降低,不能穿过内皮细胞间隙,滞留在脾索中而被巨噬细胞吞噬清除。当脾大或功能亢进时,红细胞破坏过多,可引起贫血。脾切除后,血内的异形衰老红细胞会大量增多。

2. 免疫应答　脾组织富含各类免疫细胞,是对血源性抗原物质产生免疫应答的主要部位。进入血液的病原体,如细菌、疟原虫和血吸虫等,可引

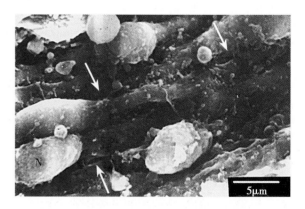

N:内皮细胞核;↑:内皮细胞间隙

图 11-13　脾血窦扫描电镜像

起脾淋巴小结增多、增大,脾索内浆细胞增多;动脉周围淋巴鞘显著增厚,脾体积增大。细胞放射标记实验显示,每天通过脾血流进行再循环的淋巴细胞数远超过通过全身淋巴结的总量。

3. 造血　胚胎早期的脾有造血功能,成年后,脾内仍含有少量造血干细胞,在机体严重缺血或某些病理状态下,脾可以恢复造血功能。

四、扁桃体

扁桃体包括腭扁桃体、咽扁桃体和舌扁桃体,它们与咽黏膜内多处分散的淋巴组织共同组成咽淋巴环,构成机体重要的前沿防线。

腭扁桃体呈扁卵圆形,黏膜表面覆盖复层扁平上皮。上皮向下陷入形成数十个隐窝,隐窝周围的固有层有大量淋巴小结及弥散淋巴组织,隐窝上皮内含有淋巴细胞、浆细胞、巨噬细胞、朗格汉斯细胞等(图11–14)。在上皮细胞之间,有许多间隙和通道,它们相互连通并开口于隐窝上皮表面的小凹陷,淋巴细胞就充填于这些通道内。这样的上皮称淋巴上皮组织(lympho-epithelial tissue)。

咽扁桃体和舌扁桃体较小,结构与腭扁桃体相似。咽扁桃体无隐窝,舌扁桃体也仅有一个浅隐窝,故较少引起炎症。成年人的咽扁桃体和舌扁桃体多萎缩退化。

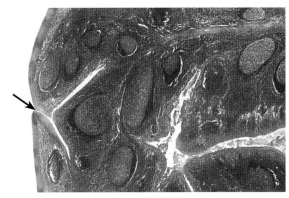

↑:隐窝

图 11–14　腭扁桃体光镜像(HE 染色,×2.5)

五、黏膜免疫系统

黏膜免疫系统(mucosal immune system,MIS)由黏膜局部的黏膜相关淋巴组织(mucosal-associated lymphoid tissue,MALT)及弥散分布的免疫细胞组成,主要分布于胃肠道、呼吸道和泌尿生殖道等黏膜部位,针对经黏膜表面进入的病原生物产生应答,抵抗病原生物对机体的侵袭。80% 的细胞病毒感染起始于黏膜免疫系统(MIS),所以 MIS 是机体抵抗外界感染的第一道防线。

以肠相关淋巴组织(gut-associated lymphoid tissue,GALT)为例,其中的免疫细胞主要有 M 细胞、DC、T 细胞、B 细胞等,这些细胞有一定的分布规律,而且相互之间存在着密切的功能联系,协同发挥免疫防御作用,具体形态特征和功能见相关章节。

(梁春敏)

数字课程学习……

 微课　　 教学 PPT　　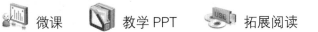 拓展阅读　　 中英文小结　　 自测题

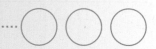

第十二章

内分泌系统

内分泌系统由内分泌腺（如甲状腺、甲状旁腺、肾上腺、脑垂体、松果体等）和散在的内分泌细胞（如分布于消化管、呼吸道等处的内分泌细胞）组成。

内分泌腺的结构特征是：腺细胞排列成团索状或围成滤泡状，无导管，腺细胞周围有丰富的毛细血管。内分泌细胞的分泌物称激素（hormone）。激素的作用方式有如下。①内分泌（endocrine），细胞分泌的激素通过血液循环到达远处特定的细胞发挥作用。②旁分泌（paracrine），细胞分泌的激素经弥散而作用于其邻近的细胞。③自分泌（autocrine），细胞的分泌物直接作用于细胞本身。激素作用的器官或细胞称该激素的靶器官（target organ）或靶细胞（target cell）。靶细胞具有与其相应激素结合的受体，当激素与相应受体结合后产生效应。

根据腺细胞分泌激素的化学性质不同，可将腺细胞分成两大类：①分泌含氮激素的细胞，其分泌的激素为亲水性氨基酸衍生物、胺类、肽类和蛋白质类激素，体内大多数内分泌细胞属于此类。细胞的超微结构特点与蛋白质分泌细胞相似，胞质内含有粗面内质网、高尔基体及膜包被的分泌颗粒。细胞通过胞吐释放激素。激素多与靶细胞膜上的受体结合，发挥生理作用。②分泌类固醇激素的细胞，如分泌肾上腺皮质激素和性激素的细胞均属此类。细胞的超微结构特点是：胞质内有丰富的滑面内质网和较多的管状嵴线粒体（这两种细胞器含有合成类固醇激素所必需的酶）及较多的脂滴（内含的胆固醇是合成激素的原料）。此类细胞合成的激素不形成分泌颗粒，而是以扩散方式透过细胞膜释放。激素通过扩散进入靶细胞，与胞质中的受体结合，发挥生理作用。

第一节 甲 状 腺

甲状腺（thyroid gland）位于颈前部，分为左、右两叶，中间以峡部相连。成年人的甲状腺质量为20~40 g。女性的甲状腺略重，并在月经期与妊娠期略增大；老年人的甲状腺逐渐萎缩，质量减轻。甲状腺表面有薄层结缔组织被膜，结缔组织伴随血管和神经伸入实质内。实质主要由滤泡（follicle）组成，滤泡间的结缔组织内有丰富的有孔毛细血管。滤泡大小不一，直径 0.2~0.9 mm。滤泡壁属于单层上皮，由滤泡上皮细胞围成，上皮细胞间有少量滤泡旁细胞。滤泡腔内充满嗜酸性的胶质（colloid）（图 12-1）。胶质的主要成分为碘化的甲状腺球蛋白，属糖蛋白，相对分子质量为 660×10^3。甲状腺是唯一将分泌产物大量储存的内分泌腺。人体甲状腺储存的碘化甲状腺球蛋白量可以维持生理功能至少 3 个月。

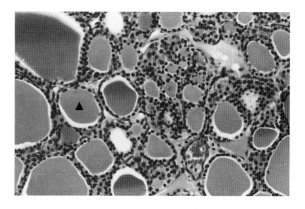

▲：滤泡腔，充满胶质

图 12-1 甲状腺光镜像（HE 染色，低倍）

一、滤泡上皮细胞

滤泡上皮细胞（follicular epithelial cell）一般为立方形，但细胞高度可随功能状态不同而变化。功能活跃时,细胞增高呈柱状,腔内胶质减少;反之,细胞呈扁平状,腔内胶质增多。滤泡上皮细胞的核呈圆形,位居细胞中央,胞质嗜碱性。电镜下,细胞游离面有少量微绒毛,胞质内含各种细胞器,顶部胞质可见体积较小的分泌颗粒(内含甲状腺球蛋白),以及经胞吞作用形成的体积较大的胶质小泡(内含碘化的甲状腺球蛋白)。

滤泡上皮细胞的功能是合成和分泌甲状腺激素(thyroid hormone),此过程历经甲状腺球蛋白的合成、储存、碘化、重吸收和分解及甲状腺激素释放入血液等步骤(图 12-2)。细胞从血液中摄取酪氨酸等氨基酸,在粗面内质网合成甲状腺球蛋白的前体并加上甘露糖糖基,转运至高尔基体继续加上半乳糖糖基,然后形成分泌颗粒,以胞吐方式分泌到滤泡腔内储存。滤泡上皮细胞有很强的聚碘能力,其基底面的质膜上有碘泵,能从血液中摄取大量碘离子,在过氧化物酶的作用下碘离子被氧化为具有活性的氧化碘,后者可透过细胞游离面的质膜进入滤泡腔。在滤泡腔内,甲状腺球蛋白的酪氨酸残基与碘结合,形成碘化甲状腺球蛋白。在垂体分泌的促甲状腺激素的作用下,滤泡上皮细胞以内吞方式将滤泡腔内的碘化甲状腺球蛋白重吸收入胞质,形成胶质小泡。小泡与溶酶体融合,溶酶体内的蛋白水解酶分解碘化甲状腺球蛋白,形成大量甲状腺素(thyroxine)即四碘甲腺原氨酸(tetraiodothyronine,T_4)和少量但活性更强的三碘甲腺原氨酸(triiodothyronine,T_3),由细胞基底面或侧面释放入毛细血管内。T_4 和 T_3 为酪氨酸衍生物,主要功能是增加机体的基础代谢率,促进小肠对糖类的吸收,调节脂类物质代谢,并影响胎儿的生长发育和神经系统发育。

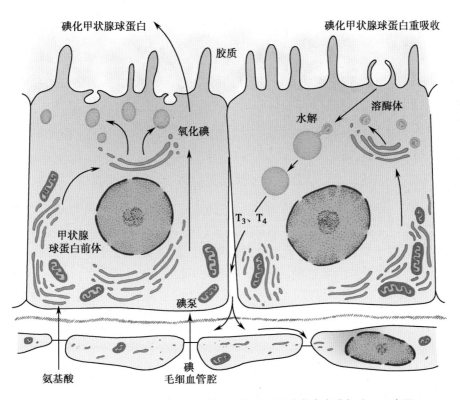

图 12-2 甲状腺滤泡上皮细胞超微结构及甲状腺激素合成与分泌示意图

二、滤泡旁细胞

滤泡旁细胞(parafollicular cell)单个或成群分布于滤泡之间,或散布于滤泡上皮之间。细胞体积较滤泡上皮细胞大,呈卵圆形,HE 染色时胞质着色较浅,故又称亮细胞。用镀银染色或铬盐染色,可显示胞质内有嗜银颗粒或嗜铬颗粒(图 12-3)。电镜下可见胞质内含大量分泌颗粒。颗粒内主要含有

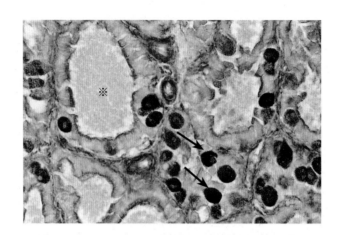

↑:滤泡旁细胞;※:滤泡腔

图 12-3　甲状腺滤泡旁细胞光镜像(犬,镀银染色,高倍)

降钙素(calcitonin),降钙素的分泌受血钙浓度的调节,血钙增高,降钙素分泌增加。降钙素也能抑制破骨细胞活性,使骨吸收减少,从而使血钙降低,但是这种作用相较于甲状旁腺激素和维生素 D 对血钙的调节作用要弱。此外,细胞的分泌颗粒内还含有生长抑素,可通过旁分泌和自分泌方式抑制甲状腺激素和降钙素的分泌。

第二节　甲 状 旁 腺

甲状旁腺为卵圆形小体,位于甲状腺后缘。上下各一对,大小约 3 mm×6 mm,总质量约为 0.4 g。表面有薄层结缔组织被膜,实质内的腺细胞排列成索状或团块状,其间有少量结缔组织和丰富的有孔毛细血管。腺细胞可分为主细胞和嗜酸性细胞两种。人的甲状旁腺常见脂肪细胞,并随年龄增大而增多。

一、主细胞

主细胞(chief cell)数量较多,构成腺实质的主体。细胞体积较小,呈圆形或多边形,核圆形,胞质内含有粗面内质网等细胞器和分泌颗粒。细胞以胞吐方式释放颗粒内的甲状旁腺激素(parathyroid hormone,PTH),使血钙升高、血磷降低。甲状旁腺激素与成骨细胞表面的甲状旁腺激素受体结合,促进成骨细胞分泌破骨细胞刺激因子,从而增加破骨细胞的数量和活性,促进骨质溶解,使血钙升高。甲状旁腺激素还能通过刺激维生素 D 的活化,促进小肠吸收钙,使血钙升高。此外,甲状旁腺激素还通过促进肾小管对钙的重吸收,抑制肾小管对磷的重吸收,增加肾小管对磷的排泄,使血钙升高、血磷降低。

二、嗜酸性细胞

嗜酸性细胞(oxyphil cell)数量较少,随年龄增长而增多。常单个或成群散布于主细胞间。细胞体积较大,核较小而着色深,胞质内充满嗜酸性颗粒。电镜下,这些嗜酸性颗粒是密集的线粒体,其他细胞器不发达。嗜酸性细胞的功能不详,有学者认为它们是退化了的主细胞,在甲状旁腺增生或发生腺瘤时,该细胞可合成和分泌甲状旁腺激素。

第三节　肾 上 腺

肾上腺(adrenal gland)位于肾的上方。成年人两侧肾上腺总质量为 10~15 g。腺表面包裹有结缔组织被膜,少量结缔组织伴随血管和神经伸入腺实质。腺实质由周边的皮质和中央的髓质两部分构成,两者在胚胎发生、结构和功能上均不同,皮质来源于中胚层,髓质来源于外胚层神经嵴(图 12-4)。

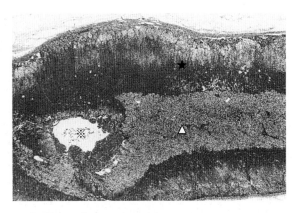

★:皮质;△:髓质;※:中央静脉

图 12-4　肾上腺光镜像(HE 染色,低倍)

一、皮质

皮质占肾上腺体积的 80%~90%,新鲜时因皮质细胞富含类脂,故呈黄色。根据皮质细胞的形态结构和排列方式不同,由外向内依次将皮质分为球状带、束状带和网状带 3 个区带。

(一) 球状带

球状带(zona glomerulosa)较薄,约占皮质体积的 15%。腺细胞排列成团状,细胞团之间有血窦。细胞体积较小,核小染色深,胞质较少,含少量脂滴。球状带细胞分泌盐皮质激素,参与调节机体水、电解质的平衡。如醛固酮(aldosterone),可促进肾远端小管和集合小管重吸收 Na^+ 和排出 K^+;同时也促进胃肠黏膜、唾液腺分泌管和汗腺导管吸收 Na^+,使血 Na^+ 浓度升高而血 K^+ 浓度降低,从而增加机体对水的重吸收。球状带细胞的分泌活动受肾素 – 血管紧张素系统的调节。

(二) 束状带

束状带(zona fasciculata)最厚,约占皮质总体积的 78%。腺细胞排列成单行或双行的细胞索,索间有纵行的血窦和少量结缔组织。细胞体积较大,呈多边形,核较大着色浅;胞质富含脂滴,着色浅,呈泡沫状。束状带细胞分泌糖皮质激素,如皮质醇(cortisol)和皮质酮(corticosterone),参与机体内糖、蛋白质、脂肪的代谢,也具有抑制免疫应答和抗感染的作用。束状带细胞的分泌活动受垂体分泌的促肾上腺皮质激素的调节。

(三) 网状带

网状带(zona reticularis)较薄,约占皮质总体积的 7%,与髓质交界处常参差不齐。腺细胞排列成团索状,细胞索之间有血窦和少量结缔组织。腺细胞体积较小,胞质含有少量脂滴和较多的脂褐素,因而着色较深。网状带细胞主要分泌雄激素,也分泌少量糖皮质激素,故也受促肾上腺皮质激素的调节。网状带分泌的雄激素主要是脱氢表雄酮,生理功能很弱,不到睾丸分泌的雄激素(睾酮)的 1/5,病理情况下可导致男性性早熟或女性男性化。

肾上腺皮质 3 个区带的细胞所分泌的激素均属于类固醇激素,因此这些细胞都具有分泌类固醇激素细胞的超微结构特征。其中束状带细胞的结构最为典型,细胞内富含滑面内质网、管状嵴线粒体和脂滴(图 12-5)。细胞内没有分泌颗粒,脂溶性、低相对分子质量的类固醇激素通过单纯扩散的方式释放。

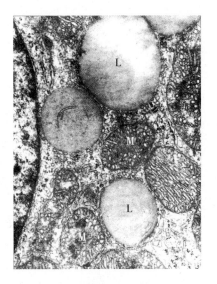

M:线粒体;L:脂滴

图 12-5　肾上腺皮质束状带细胞
电镜像(猴,TEM,×20 000)

二、髓质

髓质位于肾上腺的中央,主要由排列成索或团的髓质细胞组成(图 12-6),细胞间为血窦和少量结缔组织。髓质细胞体积较大,呈多边形,核圆着色浅,胞质嗜碱性。若用铬盐处理标本,胞质内可见黄褐色的嗜铬颗粒,故又称嗜铬细胞(chromaffin cell)。电镜下,根据嗜铬颗粒的特点,髓质细胞可分为两种:一种为肾上腺素

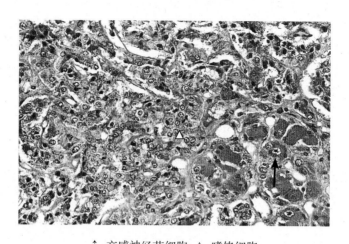

↑:交感神经节细胞;△:嗜铬细胞

图 12-6　肾上腺髓质光镜像（HE 染色,高倍）

细胞,颗粒较小,电子密度较低,内含肾上腺素(epinephrine),此种细胞数量最多,占人肾上腺髓质细胞的 80% 以上;另一种为去甲肾上腺素细胞,颗粒较大,电子密度较高,内含有去甲肾上腺素(norepinephrine)。肾上腺素和去甲肾上腺素均为儿茶酚胺类激素。髓质细胞内的 N- 甲基转移酶可使去甲肾上腺素甲基化,转变为肾上腺素。髓质细胞的分泌受交感神经支配,当交感神经兴奋时,神经纤维末梢释放的乙酰胆碱作用于髓质细胞,引起髓质细胞释放肾上腺素和去甲肾上腺素。静息状态时,髓质细胞的分泌量较少,95% 为肾上腺素,主要促进糖类、脂质代谢,使血糖升高,对心血管的作用较小;在恐惧和紧张等应激状态下,髓质细胞的分泌量增加,其中去甲肾上腺素增多,主要作用是使外周阻力血管收缩,致血压升高。髓质内还可见少量交感神经节细胞。髓质的中央有中央静脉,中央静脉的管腔较大且不规则,管壁有厚薄不均的纵行平滑肌束,其收缩有助于激素的运送。

三、皮质与髓质的功能关系

　　肾上腺皮质和髓质源自不同胚层,但两者在功能上密切相关,这与肾上腺的血液供应有关(图 12-7)。肾上腺动脉进入被膜形成小动脉,其中大部分小动脉分支形成血窦,由皮质进入髓质,与髓质内的血窦相延续;仅少数小动脉越过皮质,直接进入髓质,形成髓质的血窦。髓质血窦先汇合成小静脉,再汇集成中央静脉,经肾上腺静脉离开肾上腺。因此,肾上腺的血液大部分是先经皮质再到髓质,从皮质进入髓质的血液中含有皮质激素,其中的糖皮质激素能激活髓质细胞内的 N- 甲基转移酶,使去甲肾上腺素转变为肾上腺素。

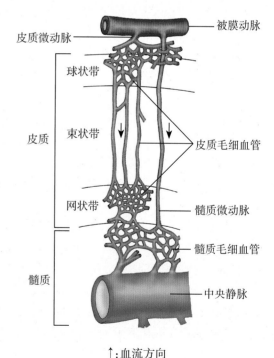

↑:血流方向

图 12-7　肾上腺血液循环示意图

第四节　下丘脑与垂体

　　下丘脑与垂体的发生、结构及功能关系密切,故称神经内分泌下丘脑 – 垂体系统(neuroendocrine

hypothalamic-hypophyseal system，NHS）。

一、下丘脑

下丘脑属于间脑，最初仅有室管膜层，此层细胞不断分裂增生并向外迁移构成许多纵区，即为将来的下丘脑。该区域的一些神经元逐渐集中在一起，形成下丘脑的核团，如视上核（supraoptic nucleus）、室旁核（paraventricular nucleus）与弓状核（arcuate nucleus）等。

下丘脑位于丘脑的腹下方，被第三脑室分为左、右两半，两侧结构对称。下丘脑也包括第三脑室侧壁的下部及底部的一些结构，如视神经交叉、灰白结节等。成年人下丘脑的体积约为 4 cm³，质量为脑的 1/300。下丘脑内的神经元可分为非神经分泌型和神经分泌型两种类型。非神经分泌型细胞与体温调节、摄食、心血管活动及行为有关。神经分泌型细胞又分为大神经内分泌细胞（magnocellular neuroendocrine cell）与小神经内分泌细胞（parvocellular neuroendocrine cell）两种。大神经内分泌细胞主要位于视上核与室旁核大细胞部，它们的轴突形成无髓神经纤维，走向垂体漏斗柄。其主干组成下丘脑垂体束，终止于神经垂体，由主干发出的侧支终止于正中隆起。正中隆起是下丘脑和神经垂体的联系部位，无神经元胞体。小神经内分泌细胞散在分布于下丘脑，主要位于室旁核小细胞部及构成弓状核，细胞所分布的区域称促垂体区（hypophysiotropic area，HTA）。小神经内分泌细胞的轴突构成无髓神经纤维，通向正中隆起的外层，终止于此处垂体门脉系统的毛细血管附近。这些神经元分泌的肽类激素，经垂体门脉系统到达腺垂体，促进或抑制腺垂体细胞分泌激素。这些神经内分泌细胞本身又受高级中枢神经的支配。

二、垂体

（一）垂体的发生与分布

垂体（hypophysis，pituitary gland）为椭圆形小体，位于颅底蝶鞍垂体窝内，体积约为 10 mm × 13 mm × 6 mm，质量约为 0.6 g，以垂体柄与下丘脑相连。垂体表面有结缔组织被膜，实质由腺垂体（adenohypophysis）和神经垂体（neurohypophysis）两部分组成。腺垂体来自原始口腔，神经垂体来自神经管。

胚胎第 4 周时，原始口腔顶部外胚层上皮细胞增生，向顶端突出一囊状结构称拉特克囊（Rathke pouch）（图 12-8A）。拉特克囊的头部膨大变圆，向间脑底部（即神经垂体起始部）伸展（图 12-8B），拉特克囊与原始口腔顶之间的柄逐渐伸长变细，最终消失（图 12-8C）。拉特克囊的前壁细胞增殖旺盛，逐渐增厚，分化成腺垂体远侧部，囊的后壁形成腺垂体中间部。囊腔则逐渐完全封闭或遗留小的缝隙。拉特克囊的另一部分围绕神经垂体漏斗部，形成腺垂体结节部（图 12-8D）。

与拉特克囊发育的同时，在间脑底部（即第三脑室底）的脑壁向下凹陷，形成一漏斗状结构，称漏斗（infundibulum）（图 12-8B），即为神经垂体的始基。该始基逐渐向下伸长，与拉特克囊后壁相邻接的部分形成神经垂体神经部，与下丘脑相连部分形成正中隆起（median eminence）（图 12-8C、D）。下丘脑神经元（主要分布于视上核和室旁核）的轴突自胚胎第 10 周进入漏斗，胚胎第 12 周末到达神经部。在漏斗与神经部分化形成时，神经胶质细胞分化为垂体细胞。胚胎第 4 个月时，垂体各部分已基本形成（图 12-9），其分部如下。

$$
\text{垂体}\begin{cases}
\text{腺垂体}\begin{cases}\text{远侧部（前叶）}\\ \text{结节部}\\ \text{中间部}\end{cases}\\[1em]
\text{神经垂体}\begin{cases}\text{神经部}\\ \text{正中隆起和漏斗}\end{cases}
\end{cases}
$$

中间部和神经部合称后叶。

（二）腺垂体的结构和功能及其与下丘脑的关系

1. **远侧部（pars distalis）** 约占垂体体积的 75%，腺细胞排列成团或束，其间有血窦和网状纤维。

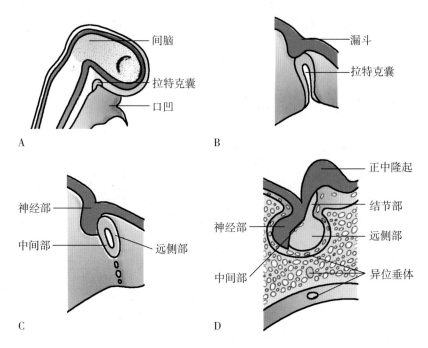

图 12-8 垂体的发生模式图
A~D 分图说明请见正文内容。

远侧部的细胞分为嗜色细胞和嫌色细胞。嗜色细胞又分为嗜酸性细胞和嗜碱性细胞,均具有分泌含氮激素细胞的超微结构特征,腺细胞胞质内含有大量分泌颗粒,颗粒的形态结构、数量及大小存在差异(图 12-10)。用免疫电镜细胞化学法或免疫组织化学方法可区分出分泌不同激素的细胞。各种细胞常以其所分泌的激素来命名(表 12-1)。

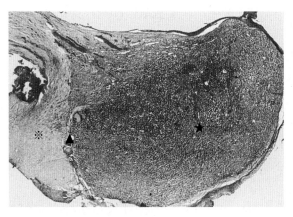

★:远侧部;▲:中间部;※:神经部

图 12-9 垂体光镜像(HE 染色,低倍)

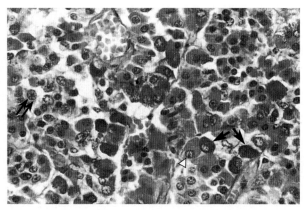

△:嗜酸性细胞;↑:嗜碱性细胞;↑↑:嫌色细胞

图 12-10 垂体远侧部光镜像(HE 染色,高倍)

(1)嗜酸性细胞(acidophil cell) 呈圆形或椭圆形,直径 14~19 μm,胞质内含有许多嗜酸性颗粒。嗜酸性细胞有两种:① 生长激素细胞(somatotroph),数量较多,分泌生长激素(growth hormone,GH;somatotropin),主要促进全身代谢及生长,尤其是刺激骺软骨的生长,使骨增长。若 GH 分泌过多,在幼年引起巨人症,在成年则发生肢端肥大症;若幼年时分泌不足,则可导致垂体性侏儒症。② 催乳激素细胞(mammotroph),分泌催乳素(prolactin,PRL),能促进乳腺发育和乳汁分泌。在妊娠时和哺乳期,此种细胞数量增多,体积增大;而在男性、非妊娠期女性的垂体中,此种细胞较少。

表 12-1 腺垂体远侧部的主要细胞类型及功能

细胞类型	占远侧部细胞总数的百分比	分泌的激素	主要功能
生长激素细胞	50%	生长激素(GH)	促进长骨生长
催乳素细胞	15%~20%	催乳素(PRL)	促进乳腺发育、乳汁分泌
促甲状腺激素细胞	5%	促甲状腺素(TSH)	促进甲状腺激素的合成、储存及释放
促性腺激素细胞	10%	卵泡刺激素(FSH)	女性:促进卵泡发育 男性:促进精子发生
		黄体生成素(LH)[间质细胞刺激素(ICSH)]	女性:促进排卵与黄体生成 男性:促进间质细胞分泌雄激素
促肾上腺皮质激素细胞	15%~20%	促肾上腺皮质激素(ACTH) 促脂解素(LPH)	促进肾上腺糖皮质激素的合成 促进脂肪细胞分解三酰甘油
		β- 内啡肽(β-END)	对抗疼痛

(2) 嗜碱性细胞(basophil cell) 呈椭圆形或多边形,大小不一,直径 15~25 μm,胞质内含有嗜碱性颗粒。嗜碱性细胞有 3 种:① 促甲状腺激素细胞(thyrotroph),分泌的促甲状腺激素(thyroid stimulating hormone,TSH)能促进甲状腺激素的合成和分泌,并促进甲状腺的发育。② 促性腺激素细胞(gonadotroph):分泌卵泡刺激素(follicle-stimulating hormone,FSH)和黄体生成素(luteinizing hormone,LH)。FSH 在女性能促进卵巢内的卵泡发育,在男性则促进睾丸内的精子发生。LH 在女性能促进卵巢排卵和黄体生成,在男性则促进睾丸间质细胞分泌雄激素,故又称间质细胞刺激素(interstitial cell stimulating hormone,ICSH)。③ 促肾上腺皮质激素细胞(corticotroph):散在于整个远侧部中,也见于中间部与结节部。细胞分泌促肾上腺皮质激素(adrenocorticotropic hormone,ACTH)、促脂解素(lipotropic hormone,LPH)和 β- 内啡肽(β-endorphin,β-END)。以上 3 种激素均来自一个共同的前体——阿黑皮素原(pro-opiomelanocortin,POMC)。ACTH 促进肾上腺皮质束状带分泌糖皮质激素,LPH 促进脂肪细胞分解三酰甘油而产生脂肪酸,β- 内啡肽具有对抗疼痛的作用。

(3) 嫌色细胞(chromophobe cell) 细胞内含有极少或无分泌颗粒,对一般染料的亲和力低,故得名。部分嫌色细胞是退化的嗜酸性细胞或嗜碱性细胞;少数嫌色细胞是未分化的储备细胞,能分化为其他各种腺细胞。

2. **中间部(pars intermedia)** 不发达,是位于远侧部和神经部之间的狭窄区域,约占垂体体积的 2%。该部有一些大小不等的滤泡,是垂体胚胎发育过程中形成的拉特克囊的遗迹,由立方或柱状细胞围成,腔内含少量胶质(图 12-9)。滤泡周围有一些嫌色细胞和促肾上腺皮质激素细胞。促肾上腺皮质激素细胞合成阿黑皮素原(POMC),经加工形成黑素细胞刺激素(促黑素)(melanocyte stimulating hormone,MSH)、促脂解素(LPH)、β- 内啡肽(β-END)。MSH 能促进皮肤黑素细胞合成黑色素。

3. **结节部(pars tuberalis)** 有丰富的毛细血管和门微静脉,腺细胞沿血管呈索状排列。结节部的结构类似远侧部,但促性腺激素细胞较多。

4. **垂体的血管分布** 来自基底动脉环的垂体上动脉从结节部上端进入漏斗,在该处形成袢状的初级毛细血管网,然后下行,在结节部汇集成数条垂体门微静脉,并继续下行至远侧部,再次分支形成次级毛细血管网(血窦)。两级毛细血管网及两者之间的垂体门微静脉构成垂体门脉系统(hypophyseal portal system)。远侧部的次级毛细血管网最后汇入垂体周围的静脉窦。来自左、右颈内动脉的垂体下动脉进入神经部形成毛细血管网,有分支与远侧部毛细血管吻合。神经部的毛细血管最后也汇入垂体周围的静脉窦(图 12-11)。

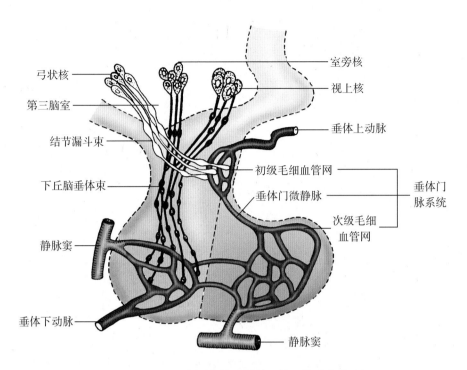

图 12-11　下丘脑与垂体的关系及垂体血管分布模式图

5. 腺垂体与下丘脑的关系　下丘脑促垂体区（弓状核等）的小神经内分泌细胞的轴突伸至垂体漏斗，构成结节漏斗束（tuberoinfundibular tract）。这些神经内分泌细胞合成的激素沿轴突运送至漏斗并释放入该处的初级毛细血管内，再经垂体门微静脉转运至远侧部的血窦，从而调节腺垂体远侧部各种腺细胞的分泌活动。小神经内分泌细胞分泌两大类激素：一类为下丘脑释放激素（hypothalamic releasing hormone），能促进相应腺垂体细胞的分泌；另一类为下丘脑抑制激素（hypothalamus inhibiting hormone），能抑制相应腺垂体细胞的分泌。目前，已知的释放激素有促生长素释放素（somatotropin releasing hormone，SRH）、催乳素释放素（prolactin releasing hormone，PRH）、促甲状腺素释放素（thyrotropin releasing hormone，TRH）、促性腺素释放素（gonadotropin releasing hormone，GnRH）、促肾上腺皮质素释放素（corticotropin releasing hormone，CRH）和促黑素释放素（melanocyte stimulating hormone releasing hormone，MRH），抑制激素有生长抑素（somatostatin）、催乳素释放抑制素（prolactin release inhibiting hormone，PRIH）和促黑素抑释素（melanocyte stimulating hormone release inhibiting hormone，MIH）。

由此可见，下丘脑和腺垂体在结构上虽无直接联系，但通过下丘脑促垂体区的小神经内分泌细胞所产生的释放激素和抑制激素，经垂体门脉系统，调节各种腺垂体细胞的分泌活动。反之，腺垂体细胞产生的激素又可通过血液循环，反馈影响下丘脑促垂体区小神经内分泌细胞的功能活动。

（三）神经垂体的结构和功能及其与下丘脑的关系

神经垂体主要由大量无髓神经纤维和垂体细胞（pituicyte）构成，其间有少量结缔组织和较丰富的毛细血管。无髓神经纤维来自下丘脑视上核和室旁核的大神经内分泌细胞，这些细胞的轴突经漏斗伸达神经部，构成下丘脑垂体束。细胞内含有许多分泌颗粒，颗粒沿轴突运输至神经部，以胞吐方式将颗粒内的激素释放入毛细血管内。分泌颗粒在轴突沿途或在轴突终末聚集成团，构成光镜下均质状的嗜酸性小体，称赫林体（Herring body）（图 12-12）。视上核和室旁核合成抗利尿激素（antidiuretic hormone，ADH）和催产素（oxytocin，OT）。抗利尿激素的主要作用是促进肾远曲小管和集合小管重吸收水，使尿量减少。抗利尿激素分泌超过生理剂量时，可导致小动脉平滑肌收缩，血压升高，故又称升压素。

催产素能使子宫平滑肌收缩,并促进乳腺分泌。垂体细胞是一种特殊分化的神经胶质细胞,其形状不一,常有数个突起,胞质内含有脂滴和色素,除具一般神经胶质细胞的支持和营养作用外,还有吞噬和保护作用。由此可见,下丘脑和神经垂体在结构和功能上是一个整体。神经内分泌细胞的胞体位于下丘脑,是合成激素的部位,突起位于神经垂体,是储存和分泌激素的场所(图 12-13)。

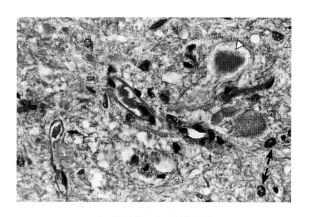

△:赫林体;↑:垂体细胞

图 12-12　垂体神经部光镜像(HE 染色,高倍)

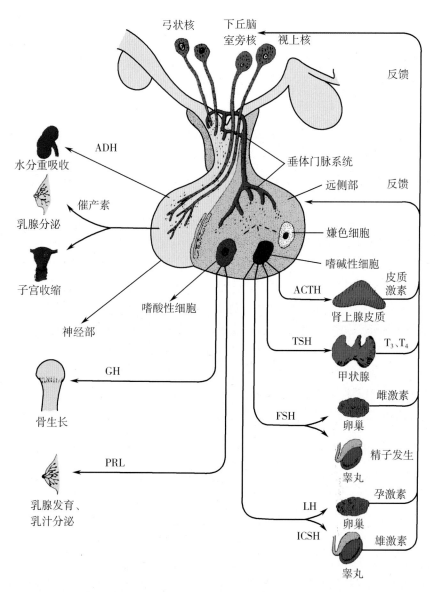

图 12-13　下丘脑 – 垂体 – 靶器官调控关系图

第五节　松　果　体

松果体(pineal body)的原基是间脑顶部的突起,形成一个薄壁的憩室。胚胎第7周时形成松果体囊,松果体囊的前后壁逐渐增厚,形成前叶和后叶,之后两叶合并,松果体囊腔最终消失,形成松果体隐窝,与第三脑室相通(图12-14)。

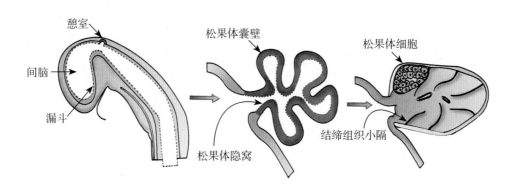

图 12-14　松果体发生示意图

松果体呈卵圆形,直径 5~10 mm,表面包有结缔组织被膜。被膜结缔组织伴随血管伸入实质,将实质分成许多不规则的小叶,小叶内主要由松果体细胞(pinealocyte)、神经胶质细胞和无髓神经纤维等组成。松果体细胞数量多,约占腺实质细胞总数的 90%,聚集成团索状,细胞间有较丰富的毛细血管。镀银染色显示细胞有许多细长而分支的突起,突起末端膨大成球状,终止于血管周隙或室管膜附近。电镜下可见胞质内含有较多细胞器和圆形分泌颗粒,细胞合成的褪黑素(melatonin)储存在分泌颗粒内。神经胶质细胞属纤维性星形胶质细胞,数量较少,约占实质细胞的 5%,位于松果体细胞之间。无髓神经纤维来自颈上交感神经节,其终末与松果体细胞形成突触。成年人的松果体内常见脑砂(brain sand),为不规则的同心圆结构,由松果体细胞的分泌物经钙化而成,其意义不明。

在哺乳动物中,松果体主要通过其分泌的褪黑素参与下丘脑-垂体-性腺轴的调节,具有抑制生殖的作用。褪黑素还具有增强免疫力、缓解紧张、抑制肿瘤生长、促进睡眠及抗衰老等效应。在其分泌不足时,可能会引起睡眠障碍、情感障碍、肿瘤等。褪黑素的合成和分泌随外界光照呈昼夜节律变化,白天光照抑制褪黑素的合成和分泌,夜间黑暗刺激褪黑素的合成和分泌。褪黑素合成呈昼夜节律性变化,主要是由于合成褪黑素的两个关键酶对光照敏感,光照可抑制酶的活性。由于松果体分泌活动的昼夜节律变化可影响与时间有关的生理过程,如睡眠与清醒及月经周期等,故认为它有生物钟特性。

第六节　弥散神经内分泌系统

除前述内分泌腺外,许多其他机体器官内还存在大量散在的内分泌细胞,这些细胞具有共同的生物化学特征,即都能摄取胺或胺前体并脱羧使其转变为胺类和/或肽类激素。20世纪60年代,学者将这些散在分布的细胞称为胺与胺前体摄取和脱羧细胞(amine precursor uptake and decarboxylation cell, APUD cell)。此后发现神经系统内许多神经元也能合成和分泌与APUD细胞相同的胺类和/或肽类激素。因此学者们提出,将这些神经内分泌细胞与APUD细胞统称为弥散神经内分泌系统(diffuse neuroendocrine system, DNES)。故DNES是在APUD基础上的进一步发展和扩充,它把神经系统和内分泌系统统一起来,形成一个整体,共同调节机体的各种生理活动。

　　DNES 细胞的结构特点是胞质内含有膜包被的分泌颗粒,颗粒具有嗜铬性或嗜银性。依据颗粒的大小、形状和电子密度,或依据免疫细胞化学技术可鉴别不同的细胞。目前已知的 DNES 细胞有 50 多种,根据分布可将其分成两组:①中枢部分,包括下丘脑神经内分泌细胞、腺垂体细胞和松果体细胞等;②周围部分,包括胃肠道的内分泌细胞、胰岛细胞、甲状腺滤泡旁细胞、甲状旁腺主细胞、肾上腺髓质细胞、肾的球旁细胞、呼吸道的内分泌细胞、血管内皮细胞、部分心肌细胞和平滑肌细胞等。

（伍静文）

数字课程学习……

 微课　　 教学 PPT　　 拓展阅读　　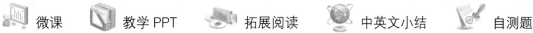 中英文小结　　 自测题

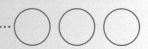

第十三章

皮　肤

皮肤(skin)被覆于体表,是人体最大的器官。成年人皮肤质量可达 3~5 kg,表面积可达 1.5~2.0 m²。皮肤由表皮和真皮两部分组成,借皮下组织与深层组织相连(图 13-1)。皮肤内含有丰富的血管、淋巴管、神经、肌肉,还有毛、毛囊、皮脂腺、汗腺和指(趾)甲等由表皮衍生的附属器。皮肤在阻挡异物和病原生物侵入、防止组织液丢失、维持体温恒定等方面有重要作用。

第一节　表　皮

表皮(epidermis)是皮肤的浅层,由角化的复层扁平上皮构成。人体各部位的表皮厚薄不等,掌跖处最厚,为 0.4~1.5 mm,称为厚皮,身体其余部位的皮肤称为薄皮。薄皮中以眼睑处最薄,不超过 0.1 mm。表皮的细胞包括角质形成细胞(keratinocyte)和非角质形成细胞两类,其中角质形成细胞约占表皮细胞的 90%,分层排列;非角质形成细胞数量较少,散在于角质形成细胞之间。

一、表皮的分层和角化

角质形成细胞是表皮的主要细胞,具有产生角蛋白的特殊功能。角蛋白是构成细胞骨架的中间丝家族的主要成员,是由 54 个序列保守的基因编码的蛋白复合物。角蛋白常聚集成直径约 10 nm 的丝状结构,即角蛋白丝(keratin filament),也称张力丝(tonofilament),并与许多中间丝相关蛋白结合。角蛋白在角质形成细胞分化不同阶段呈现不同的蛋白表达及结构模式。角蛋白也是毛发和甲的主要结构蛋白。

表皮从基底面到游离面可依次分为 5 层或 4 层(图 13-2)。

(一) 基底层

基底层(stratum basale)附着于基膜上,为一层矮柱状或立方形细胞,称基底细胞(basal cell)。基底细胞的核相对较大、圆形、色浅,胞质较少、HE 染色呈强嗜碱性。电镜下可见,游离核糖体、线粒体丰富,高尔基体和内质网不发达。基底细胞内含少量散在角蛋白丝,常与表皮表面垂直。此外,胞质中还含有

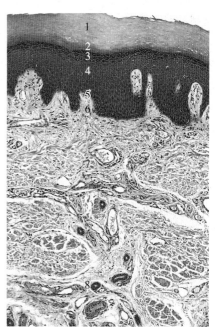

1. 角质层;2. 透明层;3. 颗粒层;4. 棘层;
5. 基底层;6. 真皮乳头层;7. 真皮
网织层;8. 皮下组织

**图 13-1　手指掌侧皮肤光镜像
(HE 染色,低倍)**

微丝、微管等,可使分裂后的基底细胞向上移动。细胞的相邻面有桥粒相连,基底面以半桥粒与基膜相连。基底细胞表达角蛋白 K5/K14,有活跃的增殖能力,可增殖、移行、分化成表皮其余各层细胞。

(二) 棘层

棘层(stratum spinosum)在基底层上方,由 4~10 层体积较大、有短小棘状突起的棘细胞组成。从深部至浅部,细胞由多边形逐渐变扁平,核大而圆、色浅,核仁明显,胞质丰富、嗜碱性。电镜下可见,相邻细胞的突起之间有桥粒连接,高尔基体、内质网、线粒体、核糖体丰富,角蛋白丝多而致密,常成束

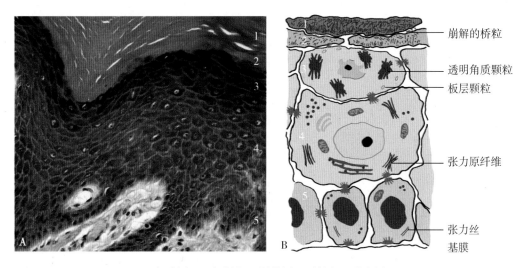

1. 角质层; 2. 透明层; 3. 颗粒层; 4. 棘层; 5. 基底层
图 13-2　表皮与表皮角质形成细胞
A. 光镜像(HE 染色,高倍)　B. 电镜结构模式图

分布,形成光镜下的张力原纤维(tonofibril),可附着到桥粒上。棘细胞具有活跃的合成角蛋白的能力,表达角蛋白 K1/K10。

(三) 颗粒层

颗粒层(stratum granulosum)位于棘层上方,由 3~5 层较扁平的细胞组成,细胞核和细胞器渐趋退化。胞质内含有大量透明角质颗粒(keratohyalin granule),颗粒内主要含前丝聚合蛋白等中间丝相关蛋白,角蛋白丝束穿入其中。透明角质颗粒形状不规则,大小不等,HE 染色呈强嗜碱性,电镜下无膜包被,呈致密均质状。此外,胞质还含有体积较小、直径为 0.1~0.5 μm 呈卵圆形的膜被颗粒,称板层颗粒(lamellar granule)。该颗粒由高尔基体形成,内有明暗相间的平行板层,其内容物主要为糖脂和固醇。板层颗粒常位于胞质周边,与细胞膜相贴,将所含糖脂等逐渐释放到细胞间隙,构成阻止物质透过表皮的主要屏障。

(四) 透明层

透明层(stratum lucidum)仅见于掌跖部厚皮,位于颗粒层上方,由 2~3 层更扁平的细胞组成。在 HE 染色切片中,胞质呈透明均质状,强嗜酸性,细胞界线不清。细胞核和细胞器均已消失,超微结构与角质层细胞相似。

(五) 角质层

角质层(stratum corneum)为表皮的最浅层,由多层扁平、完全角化的角质细胞(horny cell)构成。细胞已死亡,无细胞核和细胞器。在 HE 染色切片上,细胞呈均质状,轮廓不清,易被伊红着色。电镜下可见,胞质中充满密集的角蛋白丝,角蛋白丝浸埋在富含组氨酸的均质状蛋白样物质中。细胞膜内面附有一层厚约 12 nm 的不溶性蛋白质,故细胞膜明显增厚而坚固。细胞表面皱折不平,相邻细胞互相嵌合,细胞间隙中充满板层颗粒释放的脂类物质。靠近表面细胞之间的桥粒解体,细胞易脱落,形成皮屑。

表皮由基底层到角质层的结构变化反映了角质形成细胞不断分化即细胞角化的过程,其中透明角质颗粒在其中发挥重要作用。基底细胞首先增殖并分化为棘细胞。棘细胞合成大量角蛋白,角蛋白聚集成丝或束,并形成少量透明角质颗粒。随着棘细胞进一步分化为颗粒层细胞,透明角质颗粒体积变大,数量增多。从颗粒层细胞至角质细胞分化过程中,透明角质颗粒中的前丝聚合蛋白逐渐分解为丝聚合蛋白单体。部分单体与其他中间丝相关蛋白在细胞膜下发生广泛的交联,形成不溶性的坚韧外膜,即角质包膜(cornified envelope,CE),另一部分单体形成胞质的基质。最终细胞核及所有细胞器消失,细胞内仅含大量角蛋白等构成的细丝状混合物。表皮中基底细胞分裂、分化、成熟为角质细胞,并最终由皮肤表面脱落的过程受到精细调控,更新周期一般为3~4周,各层始终保持正常的结构与厚度。

表皮是皮肤的重要保护层。角质细胞的角质包膜及细胞间隙内的脂质构成表皮的重要屏障,能阻挡异物和病原侵入,对多种物理和化学刺激有很强的耐受力,并能防止组织液丧失。此外,角质形成细胞能在日光紫外线 B 作用下,通过胞质内酶的催化,形成有活性的维生素 D_3,调节钙的吸收。

二、非角质形成细胞

非角质形成细胞主要包括黑素细胞、朗格汉斯细胞和梅克尔细胞,非角质形成细胞与角质形成细胞的胚胎来源不同,不含角蛋白丝,与相邻细胞间无桥粒连接。

(一)黑素细胞

黑素细胞(melanocyte)是合成黑素的细胞,胚胎早期由神经嵴细胞迁移到皮肤中形成。每平方毫米皮肤有 1 000~2 000 个黑素细胞。黑素细胞胞体大多位于基底层,在 HE 染色切片上不易与基底细胞区分,突起较长,伸向基底细胞和棘细胞之间,少量黑素细胞可位于真皮(图 13-3)。电镜下可见,胞质内粗面内质网、核糖体、线粒体丰富,高尔基体发达,含大量长 0.6 μm、宽 0.2 μm 的椭圆形小体,称黑素体(melanosome)。黑素体来自高尔基体,有膜包被,内含酪氨酸酶,能将酪氨酸转化为黑素(melanin)。黑素体充满黑素后成为黑素颗粒(melanin granule)。黑素颗粒移至细胞突起末端,然后被输送到邻近的角质形成细胞内,因此周围的角质形成细胞内常含较多黑素颗粒,而黑素细胞含黑素颗粒较少。黑素有两种主要类型:棕色至黑色的真黑素(eumelanin),黄色至红色的褐黑素(pheomelanin)。黑素颗粒的数量、大小、位置及内含黑素的类型和比例决定人的肤色。紫外线可刺激黑素分泌,而黑素能吸收和散射紫外线,保护基底层的幼稚细胞免受辐射损伤。

(二)朗格汉斯细胞

朗格汉斯细胞(Langerhans cell)为多突起的细胞,分散在棘细胞之间,在 HE 染色切片上不易辨认,其在身体各部位数目不等,每平方毫米为 400~1 000 个。电镜下可见,朗格汉斯细胞核呈弯曲状或分叶状,胞质内高尔基体发达,溶酶体丰富,有特征性的伯贝克颗粒(Birbeck granule)。伯贝克颗粒有膜包裹,长 15~30 nm,宽 4 nm,一端或两端常有泡,颗粒的切面为杆状或球拍形,内有纵向的致密线(图 13-4)。朗格汉斯细胞起源于骨髓,是单核细胞来源的树突状细胞,能识别、结合和处理侵入皮肤的抗原,并把抗原呈递给 T 细胞,在皮肤的抗病毒免疫、表皮内癌细胞的免疫监视和皮肤的移植排斥反应等方面发挥重要作用。

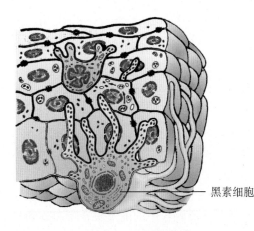

黑素细胞

图 13-3　黑素细胞模式图

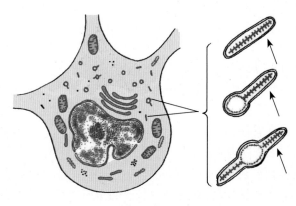

↑:不同状态的伯贝克颗粒

图 13-4　朗格汉斯细胞电镜结构模式图

(三)梅克尔细胞

梅克尔细胞(Merkel cell)为卵圆形、有短指状突起的细胞,大多存在于毛囊附近的基底细胞之间,在 HE 染色切片上不易辨认。梅克尔细胞数目很少,每平方毫米约 1 个。电镜下可见,细胞核较小、不规则形,胞质内有许多含致密核心的膜被小泡,小泡含神经递质和神经调质。梅克尔细胞与角质形成细胞来源相同,细胞内含角蛋白丝,与周围角质形成细胞以桥粒相连。梅克尔细胞基底面可与感觉神经末梢接触,形成突触结构,故梅克尔细胞是一种能感受触觉刺激的上皮细胞。此外,表皮中还存在不与神经末梢接触的梅克尔细胞,它们可能具有内分泌功能,对角质形成细胞和皮肤附属器的发生、皮肤内神经纤维的生长起诱导和调节作用(图 13-5)。

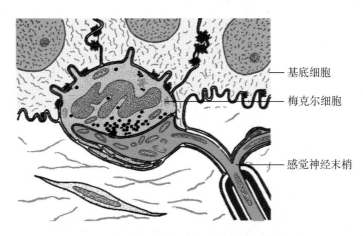

基底细胞

梅克尔细胞

感觉神经末梢

图 13-5 梅克尔细胞与神经末梢电镜结构模式图

第二节 真皮及皮下组织

一、真皮

真皮(dermis)位于表皮下方,由结缔组织构成,为皮肤提供机械支持,并赋予皮肤柔韧性和张力。身体各部位真皮的厚薄不等,一般厚 1~2 mm。真皮又分为乳头层和网织层(图 13-6)。

(一)乳头层

乳头层(papillary layer)为真皮浅层,由紧邻表皮基底层的薄层疏松结缔组织组成。细胞数量相对较多,胶原纤维和弹性纤维较细密。此层向表皮突出,形成许多乳头状突起,称真皮乳头(dermal papilla),使表皮与真皮的接触面扩大。乳头层毛细血管丰富,便于表皮细胞从真皮获得营养。乳头层还含有大量游离神经末梢,在手指掌侧等触觉灵敏的部位可见触觉小体。

(二)网织层

网织层(reticular layer)位于乳头层下方,较厚,是真皮的主要组成部分,与乳头层之间无清楚的分界。网织层由致密结缔组织组成,含丰富的血管、淋巴管

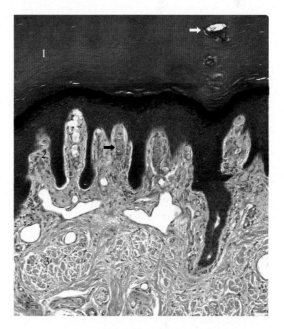

1. 表皮;2. 真皮乳头层;3. 真皮网织层;
↑:触觉小体;⇧:汗腺导管

图 13-6 手指掌侧皮肤光镜像(HE 染色,中倍)

和神经。粗大的胶原纤维束交织成密网,结合弹性纤维,使皮肤有较大的韧性和弹性。网织层有特殊的动 – 静脉吻合,参与体温调节。毛囊、皮脂腺、汗腺、环层小体也多存在于网织层。

二、皮下组织

皮下组织(hypodermis)即解剖学中的浅筋膜,由疏松结缔组织和脂肪组织构成。皮下组织将皮肤与深部组织连接在一起,使皮肤有一定的活动性。皮下组织的厚度因个体、年龄、性别和部位而有较大差别。腹部皮下组织中脂肪组织丰富,厚度可达 3 cm 以上。眼睑、阴茎和阴囊等部位皮下组织最薄,不含脂肪组织。分布到皮肤的血管、淋巴管和神经由皮下组织中通过,毛囊和汗腺也常延伸到此层组织中。

第三节　皮肤附属器

毛、皮脂腺、汗腺和指(趾)甲均属皮肤附属器(skin accessory organ),它们是胚胎时期由表皮衍生的附属结构(图 13-7)。

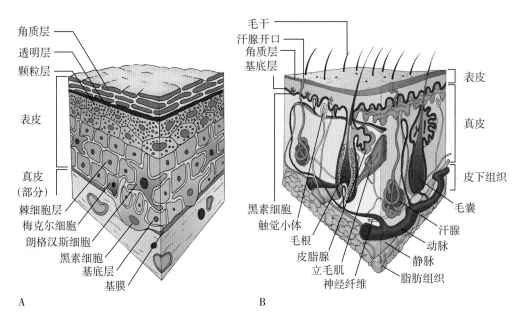

图 13-7　皮肤及其附属器模式图
A. 厚皮(掌皮)　B. 薄皮(头皮)

一、毛

人体除手掌、足底、乳头和龟头等部位外,都长有毛(hair),身体各部位毛的长短、粗细、寿命均各不相同。

(一) 毛的组织结构

毛包括裸露在皮肤外面的毛干(hair shaft)和埋在皮肤内的毛根(hair root)。毛干和毛根均由排列规则的角化上皮细胞组成,上皮细胞内充满毛发角蛋白。毛由内向外分为 3 层:毛髓质、毛皮质和毛小皮(hair cuticle)。毛髓质由 2~3 层未完全角化的立方形上皮细胞构成,毛的末端一般无髓质。毛皮质由数层梭形角化上皮细胞构成,是毛的主要组成部分,黑素位于此层。毛小皮由一层叠瓦状的扁平角化细胞组成,指向上方(图 13-8)。

毛根外包毛囊(hair follicle)。毛囊分内、外两层,内层为上皮根鞘(epithelial root sheath),紧贴毛根,与表皮相延续,结构类似表皮;外层为结缔组织鞘(connective tissue sheath),由致密结缔组织构成。毛

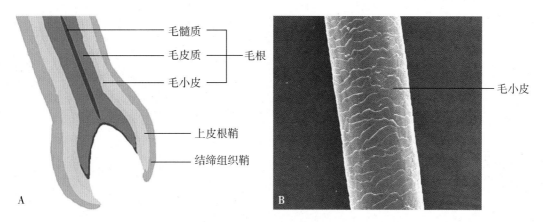

图 13-8 毛的结构

A. 毛根的结构模式图　B. 毛干的扫描电镜图(×3 000)

根和毛囊的下端融合在一起,形成膨大的毛球(hair bulb)。毛球内含毛母质细胞(hair matrix cell)、少量黑素细胞及朗格汉斯细胞。毛母质细胞由毛囊隆起即皮脂腺开口与立毛肌毛囊附着处之间的上皮根鞘中的表皮干细胞(epidermal stem cell)迁移而来,结构与表皮基底细胞类似,能不断分裂增殖、角化、向上移动,依次形成毛囊上皮根鞘和毛根的上皮细胞。黑素细胞合成、分泌黑素颗粒,并输送至新生的毛根上皮细胞中。黑素颗粒中黑素种类、数量的多少决定毛的颜色。毛球底部有结缔组织伸入其中形成毛乳头(hair papilla)。毛乳头富含血管和神经,对毛的生长起诱导和营养作用。毛和毛囊与皮肤表面有一定的倾斜度,在毛根、毛囊与皮肤表面成钝角的一侧,有一束平滑肌连接毛囊和真皮乳头层,称立毛肌(arrector pili muscle)。立毛肌受交感神经支配,遇寒冷、恐惧或情绪激动时,立毛肌收缩,使毛发竖立(图 13-9)。

(二) 毛的生长和更新

毛的生长呈一定的周期性,是由于毛囊的周期性生长。每个毛囊都是一个独立的功能生长单位,和毛的生长同步,经历着规律的生长期、退化期和休止期。生长期约 3 年,毛囊可深入皮下组织,毛球和毛乳头增大,毛母质细胞分裂活跃,产生新毛;退行期约 3 周,毛囊变小,上移至真皮,毛球和毛乳头萎缩变小,黑素细胞停止分泌黑素,毛母质细胞停止分裂;休止期约 12 周,毛囊底部被完全吸收,毛脱落。在毛脱落前,原毛囊底部出现新的毛球和毛乳头,开始生长新毛,再次进入生长期,新毛长入原有的毛囊内,将旧毛推出。

二、皮脂腺

皮脂腺(sebaceous gland)多位于毛囊和立毛肌之间,属泡状腺,由一个或数个囊状腺泡和一根共同导管构成。腺泡上皮细胞以向心性方式朝向脂质形成细胞方向分化。腺泡外周细胞与表皮基底细胞类似,体积较小,呈扁平状或立方形,含张力丝和较多游离核糖体、线粒体,有较强的分裂能力。外周细胞不断增殖,体积变大,胞质脂滴合成增多,并向腺泡中心移动,最终分化为成熟的腺细胞。成熟腺细胞位于腺泡中心,呈多边形,充满脂滴,细胞核固缩,细胞器消失,最终细胞解体,连同脂滴一起经导管排出,形成皮脂(sebum)。皮脂腺导管短而粗,被覆复层扁平上皮,大多开口于毛囊上段,少数直接开口于皮肤表面。皮脂对皮肤和毛有润滑和保护作用,在皮肤表面形成脂质膜,有抑菌作用。皮脂腺的发育和分泌受性激素调节,青春期分泌活跃,且分泌物较稠,易阻塞导管形成粉刺。

三、汗腺

根据分布位置、组织结构不同,汗腺(sweat gland)可分局泌汗腺和顶泌汗腺两类。

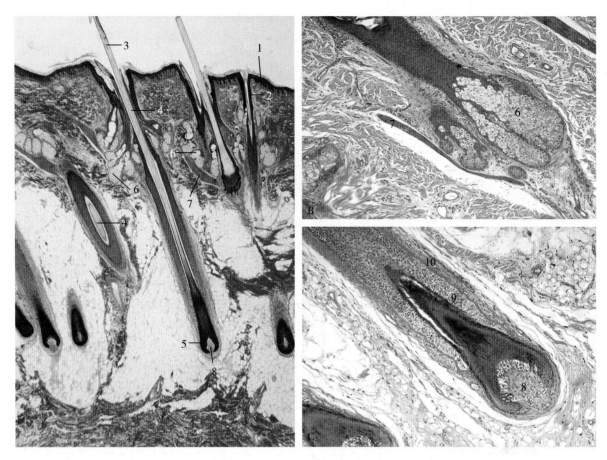

1. 表皮；2. 毛囊；3. 毛干；4. 毛根；5. 毛球；6. 皮脂腺；7. 立毛肌；8. 毛乳头；9. 上皮根鞘；10. 结缔组织鞘

图 13-9 头皮光镜像（HE 染色）
A. 头皮、毛与皮脂腺(低倍) B. 皮脂腺与立毛肌(中倍) C. 毛球与毛乳头(中倍)

（一）局泌汗腺

局泌汗腺(merocrine sweat gland)又称外泌汗腺(eccrine sweat gland)，曾称小汗腺，为单曲管状腺。它们遍布于全身皮肤，以手掌、足底、腋窝处最多。分泌部由较大的单层立方上皮围成，胞质着色浅，核圆形，位于细胞基底部。上皮下有基膜，腺细胞与基膜之间有肌上皮细胞，其收缩有助于分泌物排出。导管细，由两层体积较小、染色较深的立方或扁平上皮组成(图13-10)。局泌汗腺从真皮深部呈螺旋状上行，穿过表皮，开口于皮肤表面的汗孔。腺细胞分泌的汗液除含大量水分外，还含 Na^+、K^+、Cl^-、乳酸盐和尿素等。汗液的分泌是身体散热的主要方式，对调节体温、湿润皮肤和排泄代谢产物等有重要作用。

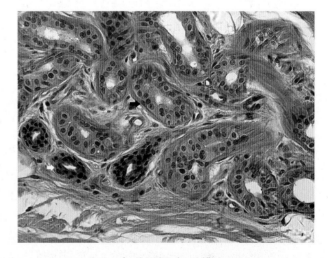

⬆:分泌部；⇧:导管
图 13-10 局泌汗腺光镜像（HE 染色，高倍）

（二）顶泌汗腺

顶泌汗腺(apocrine sweat gland)曾称大汗腺，为分支管状腺，主要分布在腋窝、乳晕和会阴部等处。

外耳道的耵聍腺及眼睑的 Moll 腺也属于特化的顶泌汗腺。分泌部管径粗,管腔大。腺细胞体积大,呈单层立方形或矮柱状,核圆形,胞质嗜酸性,内含许多分泌颗粒和溶酶体。腺细胞与基膜之间有更多的肌上皮细胞。导管细而直,由两层嗜碱性立方形细胞围成,开口于毛囊上段。顶泌汗腺的分泌受性激素调节,青春期分泌较旺盛。其分泌物为较黏稠的乳状液,含蛋白质、糖和脂类等。分泌物被细菌分解可产生特殊气味,若分泌过盛而致气味过浓时,则称腋臭。

四、指(趾)甲

指(趾)甲(nail)由甲体(nail body)及其周围和下方的组织构成。甲体为指(趾)端背面的半透明硬角质板,由多层连接牢固的角质细胞构成,细胞内充满角蛋白丝。甲体下方有由未角化的复层扁平上皮和真皮组成的甲床(nail bed)。甲体的近端埋在皮肤内,称甲根(nail root)。甲根周围及甲体周缘的皮肤称甲襞(nail fold),甲襞与甲体之间的浅沟为甲沟(nail groove)。甲根周围为复层扁平上皮,其基底细胞分裂活跃,称甲母质(nail matrix),是甲体的生长区。指(趾)甲受损或拔除后,如甲母质保留,则仍能再生(图 13-11)。

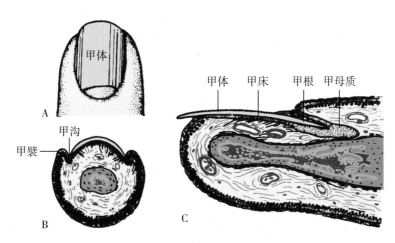

图 13-11　指甲模式图
A. 正面　B. 横切面　C. 纵切面

第四节　皮肤的衰老与再生

一、皮肤衰老

皮肤衰老是皮肤的形态和功能进行性退变的过程,可分为自然衰老和光老化。

(一)皮肤衰老的外部特征

自然衰老的明显特征为皱纹的出现和皮肤的松弛。光老化指皮肤衰老过程中紫外线损害的累积,表现为皮肤暴露部位粗糙、皱纹加深加粗、结构异常、不规则性色素沉着、血管扩张、表皮角化不良等。

(二)皮肤衰老的组织学改变

1. **表皮**　基底细胞的大小和形态变异性增加。表皮与真皮的交界逐渐变平坦,表皮与真皮的连接不牢固,易受外力损伤。黑素细胞数目减少,增殖能力下降,但容易局部增殖或聚集形成老年斑。朗格汉斯细胞也减少,皮肤免疫功能下降,易患感染性疾病。

2. **真皮**　厚度变薄,真皮乳头数目减少。成纤维细胞数量减少,合成纤维和基质的能力下降,但蛋白水解酶表达增强,使细胞外基质成分分解增多,故细胞外基质中糖胺多糖含量下降,胶原纤维减少,弹性纤维降解变性、数量减少,导致皮肤松弛,形成细小皱纹。

3. **皮肤附属器**　皮脂腺和汗腺数量减少,分泌功能下降,皮肤变得干燥、粗糙。周围血管相对减少,管壁变薄,皮肤微循环减弱,体温调节能力下降。头皮毛囊数目减少,导致脱发、秃顶。

二、皮肤的再生

正常情况下,表皮、真皮和皮肤附属器不断更新,属皮肤的生理性再生。皮肤受到损伤后的再生与修复属于代偿性再生,是一个复杂的过程,大部分经历凝血期、炎症期、增殖期、重建期 4 个互相联系并互有交叉的阶段。①凝血期:损伤部位小血管和毛细血管反应性收缩,血小板凝集形成血凝块,机体快速止血。②炎症期:血管通透性增加,血液中的中性粒细胞、单核细胞等迁入创面,释放细胞因子,清除病原菌或坏死组织残余。巨噬细胞释放活性物质,刺激成纤维细胞增殖,促进新生血管生成。③增殖期:创面周围的表皮基底细胞增殖,逐渐迁移到创面中心,先形成覆盖创面的上皮小岛,后融合覆盖于整个创面。创面基底部的内皮细胞、成纤维细胞增殖并向创面迁移,与炎症细胞、胶原等一起形成肉芽组织。④重建期:成纤维细胞、炎性细胞凋亡,血管退化,胶原发生交联和重排,促进愈合强度的增加。仅累及表皮和真皮浅层的创伤,如未发生感染,修复后一般不形成瘢痕;创口过深,创面过大,则修复后遗留增生性瘢痕。

（周　琳）

数字课程学习……

微课　　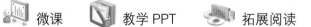教学 PPT　　拓展阅读　　中英文小结　　自测题

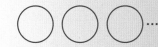

第十四章

眼 与 耳

人体通过感觉神经末梢装置(又称感受器)接受机体内、外环境各种刺激,并将刺激转化为神经冲动,经感觉神经传入中枢神经系统产生感觉,建立机体与内、外环境的联系。各种感觉神经末梢已在神经组织章节介绍(第八章),化学感受器如味觉感受器和嗅觉感受器将在消化系统和呼吸系统介绍(第十五章、第十七章),本章将系统介绍特殊感觉器官眼与耳。

第一节 眼

眼为视觉器官,由接受光刺激的眼球及起辅助作用的眼睑、眼外肌和泪器等附属结构组成。眼能感受光和色的刺激,并将其转换成神经冲动,传递至视觉中枢,产生光感、色觉和图像。眼球的基本结构是中空的球体,由眼球壁和内容物两大部分组成。眼球壁自外向内分为3层:①纤维膜(fibrous tunic),质地较硬,主要成分为致密结缔组织,构成眼球壁最外层,起支持保护作用。前1/6部分为透明的角膜,后5/6部分呈瓷白色为巩膜。②血管膜(vascular tunic),又称葡萄膜,是富含血管和色素细胞的疏松结缔组织;自前向后分为虹膜、睫状体和脉络膜3部分。③视网膜,是脑的外延部分,为神经组织,具有感光性。眼球内容物包括房水、晶状体和玻璃体,均无色透明,与角膜一起组成眼球的屈光介质(图14-1)。

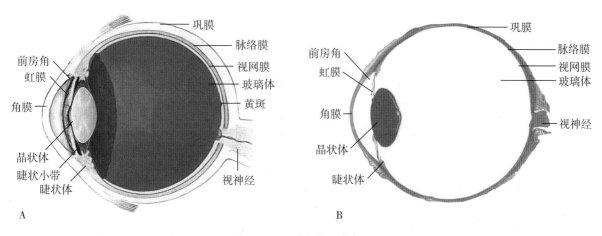

图 14-1 眼球矢状正中切面
A.模式图 B.光镜像(HE染色,×1)

一、眼球壁

(一) 纤维膜

1. 角膜(cornea) 是眼球的第一道屈光介质,辅助聚焦视觉图像至视网膜上。角膜无色透明,呈圆盘状稍向前凸,中央较薄约0.5 mm,边缘稍厚约1 mm,厚度随着年龄的增长而减少,边缘以角膜缘与巩膜相连,表面有泪液膜覆盖。角膜不含血管和淋巴管,营养主要来自房水和角膜缘血管供给,但角膜游离神经末梢丰富,感觉敏锐。角膜由外向内分为5层(图14-2)。

（1）角膜上皮（corneal epithelium）　为未角化的复层扁平上皮，由 5~7 层排列整齐的上皮细胞组成，厚约 50 μm。细胞分为 3 种类型：扁平细胞、翼状细胞和基底细胞。扁平细胞位于上皮表面，有 1~2 层，游离面有许多短小微绒毛，浸浴在上皮表面的泪液膜中，有固定泪液膜的作用，细胞间有连接复合体，连接紧密，可阻止泪液进入细胞间隙；中间为 2~3 层多角形细胞即翼状细胞，该细胞表达相对分子质量为 64×10^3 的角蛋白；基底细胞为单层上皮，呈立方形或柱状，有丰富的细胞器，有丝分裂活跃。角膜上皮细胞经历退化、凋亡和脱落，寿命为 7~10 d，基底细胞是唯一能够有丝分裂的角膜上皮细胞，它们是翼状细胞和扁平细胞的来源。角膜上皮基部平坦，借基膜与深层组织相连，有较强的再生能力，损伤后可很快修复不留瘢痕。角膜上皮内有丰富的游离神经末梢，感觉十分敏锐。正常情况下，角膜周边上皮内偶见散在的淋巴细胞和朗格汉斯细胞，角膜炎症时这些细胞数量增多。

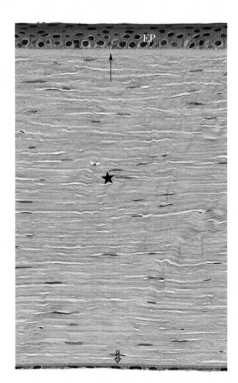

EP：角膜上皮；↑：前界层；★：角膜基质；
⇩：后界层与角膜内皮

图 14-2　角膜光镜像（HE 染色，×250）

（2）前界层（anterior limiting lamina）　为无细胞的透明均质膜，又称前弹力层、鲍曼膜（Bowman's membrane），厚 10~16 μm。前界层由固有层分化而来，并不是真正的膜，含 I 型胶原蛋白构成的胶原原纤维和基质，与角膜基质联系较紧密，而与上皮层连接较疏松。平滑的前界层有助于维持角膜形状，对感染有屏障保护作用。此层损伤后不能再生，可能导致瘢痕，影响视力。

（3）角膜基质（corneal stroma）　又称固有层，约占整个角膜厚度的 90%，主要由规则的致密结缔组织构成。基质透明，其结构特点是大量与表面平行的胶原原纤维排列呈板层状，每层厚约 2 μm，共 200~500 层，相邻板层的胶原原纤维排列方向互相垂直，纤维直径一致，屈光指数相同；以硫酸软骨素 A、硫酸角质素和透明质酸及纤维粘连蛋白为主要成分的基质充填在胶原原纤维及板层之间，起黏合和保持水分的作用；板层之间可见扁平有细长突起的成纤维细胞，称角膜细胞（keratocyte），具有形成基质和纤维的能力，并参与创伤修复；角膜基质不含血管、淋巴管及色素。角膜基质上述结构特点是角膜透明的重要因素，如炎症反应涉及角膜，中性粒细胞和淋巴细胞将从角膜缘的血管迁移、渗透至基质板层间，基质损伤后由瘢痕组织修复。

（4）后界层（posterior limiting lamina）　又称后弹力层、德塞梅膜（Descemet's membrane），亦为透明的均质膜，较前界层薄，厚 5~10 μm，也由胶原原纤维和基质组成。后界层由角膜内皮分泌形成，属于角膜内皮的基板，随年龄增长而增厚。与前界层不同，后界层损伤后易于再生。近来研究发现，后界层与角膜基质之间存在新的角膜分层，命名为杜亚层（Dua's layer），其组织学特征是无细胞，厚约 10 μm，由 I 型胶原构成，边界清楚，质地坚实，能够承受 0.5~2.04 kg/cm² 的压力。杜亚层的发现对板层角膜移植术有重要影响，并有助于理解角膜生物力学和后部角膜病变的发生机制。

（5）角膜内皮（corneal endothelium）　为单层扁平上皮，是角膜中代谢最活跃的细胞，胞质内富含粗面内质网、线粒体和吞饮小泡，高尔基体发达，具有活跃的物质转运功能。角膜内皮毗邻房水，细胞的中间连接发达，侧面细胞膜上有高密度 Na^+-K^+-ATP 酶，能转运角膜基质中的水分至前房，维持角膜含水量的平衡，保证角膜的透明和折光率恒定；基部含有大量半桥粒，牢固附着于后界层。人的角膜内皮随年龄增长而减少，角膜内皮损伤的修复一定程度上依赖内皮的扩展而不是细胞分裂，角膜内皮失代偿可引起角膜持续性水肿。

2. **巩膜(sclera)** 呈瓷白色,质地坚韧,有支持和保护眼球的作用。巩膜主要由致密结缔组织组成,大量粗大胶原纤维束和少量弹性纤维交织成网,纤维束之间有少量的血管、神经和成纤维细胞。视神经纤维从眼球后极穿越巩膜,形成多孔的筛板,是巩膜的薄弱部位。

3. **角膜缘(limbus)** 又称角巩膜缘(corneoscleral limbus),是角膜与巩膜交界处的移行区,宽1~2 mm,外表面是球结膜起始部,内表面与房水接触。位于该区域内侧的巩膜静脉窦和小梁网是房水循环的重要结构。巩膜静脉窦(scleral venous sinus)又称施莱姆管(Schlemm's canal),是角膜缘一环形管道,管壁由内皮、不连续的基膜和薄层结缔组织构成,腔内充满房水;其内侧壁为小梁网(trabecular meshwork),是角膜基质、后界层和角膜内皮向后扩展形成,呈薄板状,分支吻合成网;小梁之间为小梁间隙(trabecular space)。小梁的轴心为胶原纤维,表面覆以内皮细胞,止于巩膜距(scleral spur),后者为巩膜组织略向前的突起(图14-3,图14-4)。

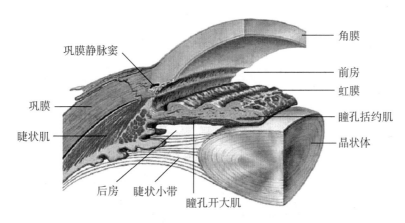

图 14-3 眼球前部断面模式图

(二)血管膜

1. **虹膜(iris)** 是血管膜的最前端,为一环状薄膜,中央为瞳孔(pupil)。虹膜与角膜之间的腔隙称前房,虹膜与玻璃体之间的腔隙称后房,两者通过瞳孔相沟通。虹膜的根部与睫状体相连,与角膜缘之间的夹角称前房角。虹膜由前缘层、虹膜基质和虹膜上皮组成(图14-4,图14-5)。

(1)**前缘层(anterior border layer)** 位于虹膜前表面,呈筛样结构,无上皮细胞覆盖,直接暴露于前房房水,由扁平的成纤维细胞、色素细胞和少量胶原原纤维组成。

(2)**虹膜基质(iris stroma)** 为富含色素细胞与血管的疏松结缔组织,基质中的色素细胞呈星形或圆形,胞质中含大量的色素颗粒。虹膜颜色的人种差异主要取决于基质中色素细胞的数量,不同人种甚至不同个体的色素颗粒形状、密度和分布有一定差异。

(3)**虹膜上皮(iris epithelium)** 属视网膜盲部,由两层色素细胞组成。前层已特化为肌上皮细胞,超微结构与普通平滑肌相似,其中近瞳孔缘的肌纤维呈环形排列,称瞳孔括约肌,受副交感神经支配,收缩时使瞳孔缩

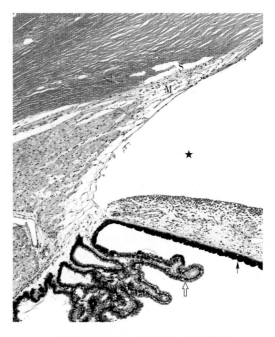

S:巩膜静脉窦;M:小梁网;△:巩膜距;
★:前房角;↑:虹膜色素上皮;
⇑:睫状突及非色素上皮

**图 14-4 眼球角膜缘与虹膜、睫状体光镜像
(HE 染色,×100)**

小;外侧薄层呈放射状排列的肌纤维为瞳孔开大肌,受交感神经支配,收缩时使瞳孔开大,两者共同调节进入眼球的光线(图 14-3)。后层色素上皮细胞较大,呈立方形,胞质内充满色素颗粒,并具有吞噬功能,此层上皮在虹膜根部与睫状体非色素上皮相延续。

2. **睫状体**(ciliary body)　是血管膜前部的增厚部分,在眼球矢状切面上呈三角形,前方与虹膜相连,后端接脉络膜。前内侧增厚形成放射状的睫状突,后部渐平坦,与脉络膜连接处形成锯齿缘。睫状体由睫状肌、睫状基质与睫状上皮组成(图 14-4)。

(1) 睫状肌(ciliary muscle)　为平滑肌,分布于睫状体最外侧,是睫状体的主要组成成分,前端起始于巩膜距。肌纤维的排列有 3 种方向:外侧为纵行肌,紧贴巩膜走行,后端止于脉络膜;中间为放射状肌纤维,向后内侧放射状走行,止于睫状突的结缔组织;内侧为环行肌纤维。随着年龄增长,睫状肌可呈进行性萎缩,最终以结缔组织代替。

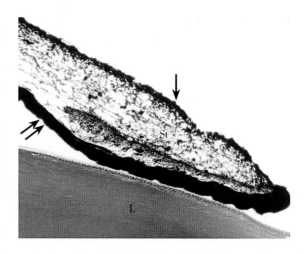

↑:前缘层;St 虹膜基质;⇈:虹膜色素上皮;
△:瞳孔括约肌;L:晶状体

图 14-5　眼球虹膜与晶状体光镜像　(HE 染色, ×100)

(2) 睫状基质(ciliary stroma)　为富含血管和色素细胞的结缔组织,主要分布在睫状体内侧份和睫状突中,前端较厚,形成睫状突的中轴部分,后部较薄,与脉络膜血管层相续。

(3) 睫状上皮(ciliary epithelium)　属视网膜盲部,由两层细胞组成。外层为立方形的色素细胞,内有粗大的色素颗粒,在锯齿缘附近和视网膜色素上皮相延续;内层为立方形或矮柱状的非色素细胞,胞质内线粒体、内质网丰富,高尔基体较发达,能合成胶原蛋白,具有分泌房水的功能。

睫状突与晶状体之间通过细丝状的睫状小带(ciliary zonule)相连(图 14-1,图 14-3)。睫状小带起悬挂固定晶状体的作用,其主要成分为管状微原纤维和蛋白多糖,均由睫状体非色素上皮细胞产生。睫状肌收缩时睫状小带松弛,反之则紧张,借此使晶状体的位置和曲度发生改变,从而对焦距进行调节。长时间看近物,使睫状肌持续处于收缩状态易产生疲劳,久之睫状肌疲劳不能恢复,则导致眼的中、远距离视力下降,成为近视眼(myopia)。

虹膜和睫状体的上皮层实为视网膜前部的延续,分别为视网膜虹膜部和视网膜睫状体部,因它们无感光能力,故合称视网膜盲部。

3. **脉络膜**(choroid)　为血管膜的后 2/3 部分,衬于巩膜与视网膜之间,由富含血管和色素细胞的疏松结缔组织构成(图 14-6)。脉络膜的最内层借玻璃膜(布鲁赫膜)与视网膜分隔。玻璃膜是由胶原纤维、弹性纤维和基质组成的薄层均质透明膜。脉络膜中毛细血管为有孔型,供应视网膜外 1/3 部分的营养。

(三)视网膜

视网膜(retina)位于血管膜的内侧,根据有无感光功能,可将视网膜分为盲部和视部,两者在锯齿缘相移行。视网膜视部是高度特化的神经组织,位于脉络膜内侧,即通常所指的具有感光作用的视网膜,由 4 层细胞构成,由外向内分别是色素上皮层、视细胞层、双极细胞层和节细胞层(图 14-6)。除色素上皮层外,其余 3 层均为神经组织,其内还有水平细胞、无长突细胞和网间细胞等联络神经元及多种神经胶质细胞(图 14-7)。4 层细胞在视网膜内有序排列并相互穿插和连接,胞体及其突起自外向内构成了光镜下的 10 个层次,即色素上皮层、视杆视锥层、外界膜、外核层、外网层、内核层、内网层、节细胞层、视神经纤维层和内界膜。

1. **色素上皮层**　色素上皮(pigment epithelium)为单层矮柱状上皮,是视网膜的最外层,细胞排列

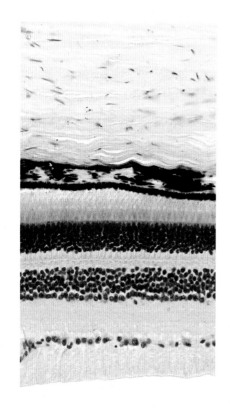

S:巩膜;C:脉络膜;1.色素上皮层;
2.视细胞层;3.双极细胞层;
4.节细胞层

图 14-6 巩膜、脉络膜和视网膜光镜像
（HE 染色,×200）

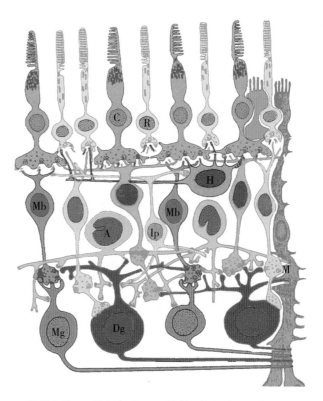

C:视锥细胞;R:视杆细胞;Mb:侏儒双极细胞;H:水平细胞;
A:无长突细胞;Ip:网间细胞;Mg:侏儒节细胞;
Dg:弥散节细胞;M:米勒细胞

图 14-7 视网膜视细胞与其他神经细胞联系模式图

紧密,细胞侧面有紧密连接、中间连接和缝隙连接;细胞基底牢固附于玻璃膜,质膜内褶发达;细胞顶部有大量胞质突起伸入视细胞外突之间,但两者之间并无牢固的连接结构,故视网膜脱离常发生在色素上皮层与视细胞层之间。色素上皮细胞的主要特点是顶部胞质及突起内含有大量圆形或卵圆形黑素颗粒,另一特点是胞质含有直径 1.5~2 μm 的吞噬体,其内常见视细胞的膜盘(图 14-8)。色素上皮有以下主要功能:①色素上皮细胞之间的紧密连接构成血-视网膜屏障的主要组成部分,参与维持视网膜内环境稳定;②通过色素颗粒的聚集和移动,吸收散射光,防止强光对视细胞的损害;③参与视细胞膜盘的更新;④储存维生素 A,参与视紫红质合成;⑤清除自由基,分泌多肽生长因子,保护视网膜。因此,视网膜色素上皮的病变可严重影响视网膜的功能。

2. **视细胞层** 视细胞(visual cell)又称感光细胞(photoreceptor cell)。自胞体向内、外两侧分别伸出突起,即内突和外突。视细胞分为视杆细胞和视锥细胞,前者的外突呈杆状(视杆),后者的外突呈锥状(视锥),故得名(图 14-8)。视杆细胞与视锥细胞垂直伸向色素上皮,构成光镜下的视杆视锥层。人一只眼球约有 1.2 亿个视杆细胞和 700 万个视锥细胞。视细胞胞体构成视网膜外核层。

(1) 视杆细胞(rod cell) 核深染、较小,分内节与外节两段,两者之间连接处非常狭窄,偏向一侧,称连接纤毛。内节是合成蛋白质的部位,外节为感光部位。电镜下,内节含丰富的线粒体、粗面内质网和高尔基体;外节含有许多平行排列的膜盘(membranous disc),它们是外节基部一侧的胞膜内陷后,与胞膜分离而游离于胞质中的盘状膜结构(图 14-8)。在外节基部不断内陷产生膜盘,其顶部衰老的膜盘不断脱落,并被色素上皮细胞吞噬。膜盘上镶嵌着视紫红质(rhodopsin),是一种能感受弱光的感光物质。视紫红质由 11- 顺式视黄醛和视蛋白组成,维生素 A 是合成 11- 顺式视黄醛的原料。因此,当人体维生素 A 不足时,视紫红质缺乏,可导致弱光视力减退,引起夜盲症。视杆细胞的内突末端膨大呈小球状,与双极细胞和水平细胞形成突触。

(2) 视锥细胞(cone cell) 核较大,染色较浅,形态结构与视杆细胞相似,也分内节和外节。外节中也有平行的膜盘,但它们的一侧仍与细胞膜相连续,顶部膜盘也不脱落,膜盘上嵌有能感受强光和色觉的视紫蓝质,由内节不断合成和补充。人和绝大多数哺乳动物视网膜含有 3 种视锥细胞,分别含有红敏色素、蓝敏色素和绿敏色素,均由 11- 顺式视黄醛和视蛋白组成,但视蛋白的结构与视杆细胞的不同。如缺少某种视锥细胞或视色素基因突变,则会缺少相应的色觉,引起色盲。视锥细胞的内突末端膨大呈足状,可与双极细胞及水平细胞的树突形成突触。

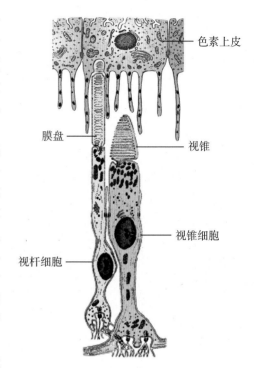

图 14-8　视细胞与色素上皮模式图

色素上皮

膜盘

视锥

视锥细胞

视杆细胞

3. **双极细胞层** 双极细胞(bipolar cell)是连接视细胞和节细胞的纵向联络神经元,外侧的树突与视细胞内突形成突触,内侧的轴突与节细胞的树突形成突触。分别构成视网膜的内核层、外网层和内网层。双极细胞可分两类:一类为侏儒双极细胞(midget bipolar cell),其树突只与一个视锥细胞形成突触,其轴突也只与一个节细胞的树突形成突触;另一类双极细胞的树突可与多个视锥细胞或视杆细胞形成突触。

此层还有另外 3 种中间神经元,即水平细胞(horizontal cell)、无长突细胞(amacrine cell)和网间细胞(interplexiform cell),参与局部环路的组成。水平细胞是多极神经元,胞体发出许多水平走向的分支,与视杆细胞、双极细胞及网间细胞形成突触,相邻的水平细胞之间有缝隙连接。无长突细胞的胞体较双极细胞大,呈烧瓶形,排成 2~3 行,其突起兼有树突和轴突的特点,与双极细胞的轴突、节细胞及网间细胞的突起形成突触。网间细胞数量较少,胞体位于无长突细胞之间,与无长突细胞和水平细胞形成突触。

4. **节细胞层** 节细胞(ganglion cell)是长轴突的多极神经元。胞体较大,直径 10~30 μm,多排列成单行。树突与双极细胞、无长突细胞和网间细胞形成突触。轴突向眼球后极汇集并穿出眼球形成视神经。节细胞也分两类:一类为胞体较小的侏儒节细胞(midget ganglion cell),存在于黄斑处,通过侏儒双极细胞与视锥细胞形成一对一的视觉精确传导通路;另一类为胞体较大的弥散节细胞(diffuse ganglion cell),可与多个双极细胞形成突触联系。

5. **视网膜内胶质细胞** 放射状神经胶质细胞(radial neuroglia cell)又称米勒细胞(Müller's cell),是视网膜特有的胶质细胞,细胞狭长而不规则,胞体位于内核层中部,核呈卵圆形,染色较深,突起为叶片状,分布于神经元之间,几乎贯穿视网膜神经层,外侧端穿插在感光细胞之间,与其内节形成连接复合体,构成视网膜外界膜;内侧端在视网膜内表面形成内界膜。米勒细胞对视网膜起重要的营养、支持、绝缘和保护作用。视网膜内还有一些星形胶质细胞、少突胶质细胞和小胶质细胞。

6. **黄斑和视神经乳头** 黄斑(macula lutea)是视网膜后极一浅黄色区域,直径约 3 mm,其中央有一小凹称中央凹(central fovea)。此处视网膜最薄,厚约 0.1 mm。中央凹处只有色素上皮与视锥细胞,该处的双极细胞和节细胞均斜向小凹外周排列,因此光线可直接落在中央凹的视锥细胞上,并且视锥细胞与双极细胞、节细胞形成一对一的联系,故中央凹是视觉最敏锐区域(图 14-9)。视神经乳头

(papilla of optic nerve)又称视盘(optic disc),是节细胞轴突斜向眼球后极的汇集处,位于黄斑的鼻侧,直径约 1.5 mm,此处缺乏视细胞,为生理性盲点,视网膜中央动脉和静脉由此进出眼球(图 14-10)。

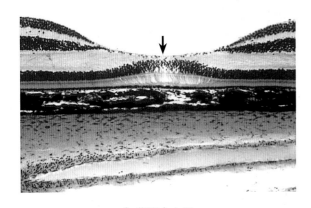

↑:黄斑中央凹

图 14-9　视网膜黄斑光镜像(HE 染色,×100)

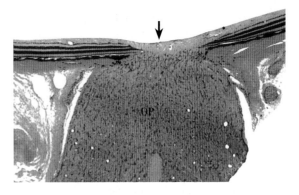

OP:视神经;↑:视神经乳头

图 14-10　视神经乳头光镜像(HE 染色,×25)

二、眼球内容物

(一) 晶状体

晶状体(lens)是一个圆形具有弹性的双凸透明体,前表面较平,后表面较凸,前后面交界处为赤道板,借睫状小带悬于虹膜和玻璃体之间,为重要的屈光装置。晶状体由晶状体囊、晶状体上皮及晶状体纤维 3 部分构成。晶状体囊(lens capsule)是晶状体外包的均质薄膜,由增厚的基膜及胶原原纤维组成,具有一定弹性和韧性;晶状体前表面囊的内面有一层立方形的囊下晶状体上皮(lens epithelium),赤道板处的晶状体上皮细胞保持分裂能力,是晶状体的生发区;新生的细胞逐渐伸长并向晶状体中心移行,渐分化演变为长柱状的晶状体纤维(lens fiber),构成晶状体的实质(图 14-11)。晶状体实质又分为外周的皮质和中央的晶状体核,皮质晶状体纤维与表面平行,成环层状排列;晶状体核充满均质状的晶状体蛋白,细胞核消失,纤维排列致密而不规则。晶状体内无血管和神经,营养由房水、玻璃体供给。老年人晶状体的弹性减弱,透明度往往降低,甚至混浊发展为老年性白内障。

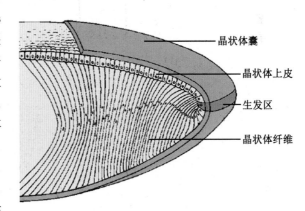

图 14-11　晶状体模式图

晶状体囊
晶状体上皮
生发区
晶状体纤维

(二) 玻璃体

玻璃体(vitreous body)填充于晶状体、睫状小带、睫状体与视网膜之间的眼腔(玻璃体腔),为无色透明的胶状物,其中水分占 99%,还含有透明质酸、玻璃蛋白及胶原原纤维。玻璃体内还有一些玻璃体细胞(hyalocyte),又称透明细胞,胞质内含有空泡和颗粒等。玻璃体除具有屈光作用外,尚有维持眼球形状和防止视网膜脱离的作用。玻璃体中央有一个从晶状体后极至视神经乳头的玻璃体管(hyaloid canal),是胚胎时期玻璃体动脉的遗迹。外伤、炎症、出血等原因能引起玻璃体由凝胶状态变为溶胶状态,称玻璃体液化,导致"飞蚊症"等。玻璃体液化流失后不能再生,而由房水填充。

（三）房水

房水（aqueous humor）充盈于眼房内，为含少量蛋白质的透明液体，其主要成分为水，还含有氨基酸、葡萄糖、Na⁺、Cl⁻和抗坏血酸等物质，主要由睫状突有孔毛细血管的扩散渗透及非色素上皮细胞分泌产生。房水主要从后房经瞳孔至前房，继而沿前房角经小梁网间隙输入巩膜静脉窦，最终从静脉导出。房水的产生和排出保持动态平衡，使眼压维持正常，同时有营养晶状体、角膜的作用，并参与构成眼屈光系统。若房水回流受阻，眼球内压增高，则可能诱发青光眼。

三、眼附属结构

（一）眼睑

眼睑（eyelid，palpebra）覆盖于眼球前方，有保护作用。眼睑由前向后分为皮肤、皮下组织、肌层、睑板和睑结膜5层（图14-12）。皮肤薄而柔软，睑缘是皮肤与睑结膜的交界处，有2~3列睫毛，睫毛根部的皮脂腺称睑缘腺，又称Zeis腺。睑缘处还有一种腺腔较大的汗腺称睫腺或Moll腺，开口于睫毛毛囊或睑缘。皮下组织为薄层疏松结缔组织。肌层主要为骨骼肌组成的眼轮匝肌，在上睑板上部还有由平滑肌组成的睑肌。睑板（tarsal plate）由致密结缔组织构成，质如软骨，是眼睑的支架。睑板内有许多平行排列的分支管泡状皮脂腺，称睑板腺（tarsal gland），导管开口于睑缘，分泌物有润滑睑缘和保护角膜的作用。睑结膜为薄层黏膜，表面为复层柱状上皮，含杯状细胞，上皮下固有层为薄层结缔组织。睑结膜在结膜穹隆处反折覆盖于巩膜表面，称球结膜。

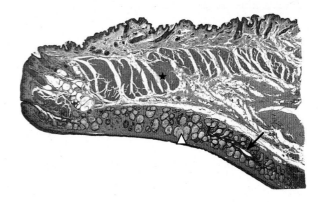

△:睑板腺；↑:导管；★:肌层

图14-12 眼睑光镜像（HE染色，×33）

（二）泪腺

泪腺（lacrimal gland）是浆液性复管泡状腺，位于眼眶上壁的泪腺窝内，由大小不等的小叶构成。腺上皮为单层立方或柱状上皮，胞质内有分泌颗粒。腺上皮外有基膜和肌上皮细胞。泪腺分泌的泪液经导管排至结膜上穹隆部，起润滑、清洁角膜和轻度杀菌、溶菌作用。

第二节 耳

耳由外耳、中耳和内耳3部分组成。外耳和中耳收集、传送声波进入内耳，内耳感受位置觉和听觉。

一、外耳

外耳包括耳郭、外耳道和鼓膜3部分。耳郭以弹性软骨为支架，外覆软骨膜和薄层皮肤。软骨组织血液供应不够丰富，伤后不易愈合；皮肤紧贴软骨膜，皮下组织很少，可见动静脉吻合，这与维持耳郭的体温有关。耳垂处缺乏软骨组织，由脂肪和疏松结缔组织构成，含丰富的毛细血管。外耳道的外侧段为软骨部，内侧段为骨部，表面覆以薄层皮肤。外耳道软骨部皮肤稍厚，内有耳毛、皮脂腺和耵聍腺（ceruminous gland）。耵聍腺属于顶泌汗腺，其分泌黏稠的液体有防止异物深入外耳道的作用。骨性外耳道的皮肤较薄，仅0.1 mm，耳毛和耵聍腺较少。外耳道皮肤紧贴软骨膜或骨膜，上皮内游离神经末梢丰富，故炎症时可引起剧烈疼痛。鼓膜（tympanic membrane）是位于外耳与中耳之间的卵圆形半透明薄膜，周缘略厚。鼓膜的结构分为3层：外层为复层扁平上皮，与外耳道的上皮相连续；中层为薄层固有层;内层为黏膜层,与中耳黏膜相连续,表面覆以单层扁平上皮。鼓膜在声波作用下发生同步振动,能将外界声波如实地传至中耳。

二、中耳

中耳包括鼓室、鼓窦、乳突小房、咽鼓管等。鼓室是颞骨内一个不规则的含气腔室,内有锤骨、砧骨和镫骨 3 块听小骨,依次借关节相连,构成听骨链。鼓室内表面及听小骨表面覆有薄层黏膜,外侧壁和内侧壁黏膜上皮是单层扁平上皮,后壁为单层立方上皮,前壁和下壁为单层纤毛柱状上皮,并有杯状细胞。中耳炎时,杯状细胞增多,产生的黏液积存在鼓室内,可引起听力受损;固有层为细密结缔组织,内含神经纤维、血管和淋巴管。鼓室的黏膜与乳突小房和咽鼓管的黏膜相延续。咽鼓管是连接鼓室与鼻咽部的管道,管壁后 1/3 为骨部,黏膜上皮为单层柱状上皮;前 2/3 为软骨部,黏膜覆以假复层纤毛柱状上皮,纤毛可向咽部摆动,固有层结缔组织内有混合腺。平时咽鼓管关闭,在吞咽和呵欠时可被动开放,鼻咽部有炎症时可通过咽鼓管蔓延到中耳。

三、内耳

内耳位于颞骨岩部,内有听觉感受器和位觉感受器。内耳由两套管道套叠而成,外层管道是骨性结构,在颞骨内弯曲如隧道,腔面有骨膜覆盖,称骨迷路(bony labyrinth)。骨迷路分骨半规管、前庭和耳蜗 3 部分;内层管道系统为薄层结缔组织的膜性囊管,称膜迷路(membranous labyrinth),包括位于骨半规管内的膜半规管、前庭内的椭圆囊与球囊、耳蜗内的耳蜗管。骨迷路和膜迷路之间的间隙称外淋巴隙(perilymphatic space),其内充满外淋巴;膜迷路内含有内淋巴。内、外淋巴互不相通,它们的来源和排出路径也各不相同。外淋巴主要来自骨膜内毛细血管的过滤渗出,经由内耳鼓室阶壁上开口的蜗小管与蛛网膜下腔相通。内淋巴是由耳蜗管外侧壁的血管纹产生,通过内淋巴管及其末端膨大的内淋巴囊排入硬脑膜下腔。内、外淋巴有营养内耳和传递声波的作用(图 14-13)。

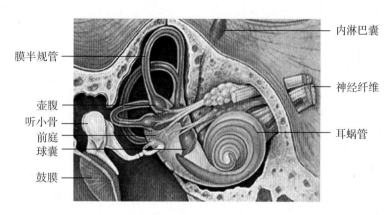

图 14-13 骨迷路与膜迷路模式图

(一)半规管与壶腹嵴

1. **半规管** 骨半规管位于前庭的后上方,由 3 个互相垂直的环状骨性管道组成:外侧半规管(水平)、上半规管(垂直)和后半规管。每个半规管弯曲成 2/3 的环状,其一端膨大称壶腹(ampulla),上、后半规管没有壶腹的一端合并后与前庭相通(图 14-13),故 3 个半规管共有 5 个孔通入前庭。膜半规管形态与骨半规管相似,但直径只有骨半规管的 1/4,黏膜上皮为单层扁平上皮。

2. **壶腹嵴** 膜半规管壶腹部一侧黏膜呈鞍状局部增厚并凸向腔内,形成一嵴状隆起,称壶腹嵴(crista ampullaris)(图 14-14,图 14-15)。壶腹嵴的上皮由支持细胞和毛细胞组成。支持细胞呈高柱状,位于基膜上,游离面有微绒毛,胞质顶部有分泌颗粒,分泌含酸性黏多糖的胶状物。毛细胞(hair cell)

位于壶腹嵴顶部的支持细胞之间,中央部的毛细胞大部分呈烧瓶状,周边部毛细胞则主要呈圆柱状。毛细胞顶部有一根较长的动纤毛(kinocilium)和许多静纤毛(stereocilium)(图 14-16)。动纤毛内有9+2 的微管结构,静纤毛则是特殊分化的微绒毛,中轴为纵行排列的微丝。毛细胞的基部与前庭神经末梢形成突触。支持细胞分泌的胶状物覆盖于壶腹嵴上,形成圆锥形的壶腹帽(cupula),毛细胞纤毛伸入其中。壶腹嵴感受头部旋转运动的开始和终止时的刺激,当头进行各方向的旋转时,膜半规管的内淋巴由于惯性作用而流动,使壶腹帽倾斜,从而刺激毛细胞,兴奋经前庭神经传向中枢。一些

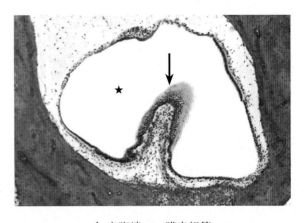

↑:壶腹嵴;★:膜半规管

图 14-14 内耳壶腹光镜像(豚鼠,HE 染色,×100)

毛细胞基部还有传出神经末梢,这可能与抑制和调节毛细胞的功能有关。毛细胞的数量可随年龄增长发生变化,40 岁以后逐渐减少。由于半规管相互垂直排列,因而可感受头部任何方向的旋转运动。

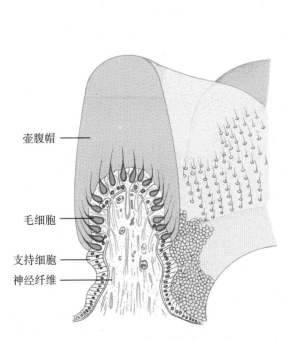

图 14-15 壶腹嵴模式图

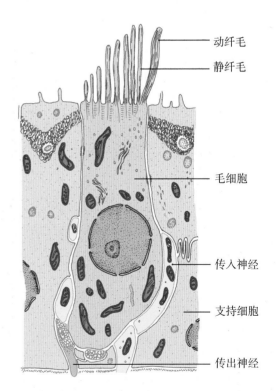

图 14-16 毛细胞电镜结构模式图

(二) 前庭与位觉斑

1. **前庭**   位于骨迷路的中部,是一个椭圆形囊腔,前方与耳蜗相通,后方与 3 个半规管相连,外侧壁是鼓室内壁的一部分,壁上有前庭窗(卵圆窗)和蜗窗(圆窗),前者由镫骨底板封闭,后者由薄弱的蜗窗膜封闭,分隔中耳与内耳。前庭内的膜迷路由椭圆囊和球囊两部分组成,椭圆囊与后方 3 个膜半规管相通,球囊则与前方耳蜗管相连,两囊之间有"Y"形小管相连接,后者延伸成一条盲管称内淋巴管,进入颅腔,末端在硬脑膜下膨大为内淋巴囊(图 14-13)。

2. **位觉斑**   椭圆囊外侧壁和球囊前壁的局部黏膜增厚隆起分别称为椭圆囊斑(macula utriculi)

和球囊斑(macula sacculi),两者均为位觉感受器,故又合称位觉斑(macula acoustica),椭圆囊斑长轴呈水平位,球囊斑长轴呈垂直位,互成90°分布。椭圆囊斑和球囊斑的结构与壶腹嵴基本相似,上皮为高柱状,也是由支持细胞和毛细胞组成,但位觉斑表面平坦,覆有一层均质性蛋白样胶质膜,称耳石膜(otolithic membrane),又称位砂膜,膜的表面有碳酸钙和蛋白质组成的晶体颗粒,称耳石(otolith)或位砂(图14-17,图14-18)。位觉斑主要感受头部处于静止状态的位置感和直线运动开始及终止时的刺激。由于位砂的相对密度较内淋巴大,当头部直线加速运动开始或终止时,内淋巴发生的惯性流动对毛细胞纤毛产生刺激,静止时的地心引力亦能引起毛细胞的兴奋。因椭圆囊斑和球囊斑两者互相垂直,不管身体处于何位置,均会有毛细胞受到刺激,经前庭神经将冲动传向中枢。

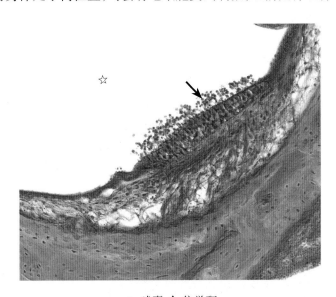

☆:球囊;↑:位觉斑

图14-17 内耳位觉斑光镜像(豚鼠,HE染色,×200)

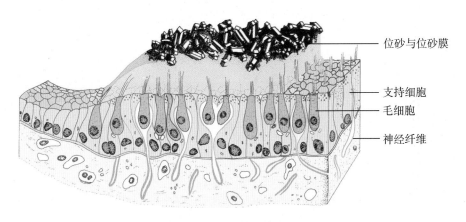

位砂与位砂膜

支持细胞

毛细胞

神经纤维

图14-18 位觉斑模式图

壶腹嵴、椭圆囊斑和球囊斑都是位觉感受器,其中壶腹嵴能感受旋转运动的刺激;椭圆囊斑和球囊斑能感受直线变速(加速或减速)运动的刺激,以维持身体平衡。不同病因引起的内耳膜迷路积水,可影响前庭位觉感受器导致梅尼埃病,临床表现为反复发作的旋转性眩晕、波动性听力下降、耳鸣和耳胀等。

(三) 耳蜗与螺旋器

1. **耳蜗(cochlea)** 位于前庭的前内侧,由一条盘曲的骨性管道(骨蜗管)构成,形如蜗牛壳。人的骨蜗管围绕中央圆锥形蜗轴 2.5 周,全长约 35 mm。蜗轴由松质骨组成,内有血管和螺旋神经节。由蜗轴向骨蜗管内伸出的螺旋形薄骨片称骨螺旋板,其游离缘连着富有弹性的纤维膜,称为基底膜(basilar membrane),与骨蜗管外侧壁相连;从骨螺旋板斜行向上至骨蜗管外侧壁形成一薄膜,厚 2~3 μm,称前庭膜(vestibular membrane);耳蜗外侧壁的骨膜增厚形成螺旋韧带(spiral ligament)。通过蜗轴纵切面观察,骨蜗管被分隔成 3 个部分:前庭膜上方为前庭阶(scala vestibuli),与前庭相通;基底膜下方为鼓室阶(scala tympani),底端借蜗窗膜与中耳相隔;中间三角形管道为耳蜗管。前庭阶和鼓室阶腔面覆有单层扁平上皮,腔内充满外淋巴,两者借蜗轴顶端的蜗孔相通。耳蜗管与球囊相通,其内充满内淋巴(图 14-19)。

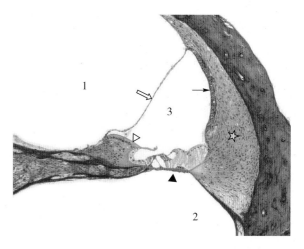

1. 前庭阶;2. 鼓室阶;3. 耳蜗管;
↑:血管纹;⇑:前庭膜;▲:基底膜;
☆:螺旋韧带;△:螺旋缘

图 14-19 耳蜗光镜像(豚鼠,HE 染色,×100)

2. **耳蜗管**(cochlear duct) 又称膜蜗管、中间阶(scala media),横切面呈三角形,有上方、下方和外侧 3 个壁(图 14-20)。上壁为前庭膜,两面被覆单层扁平上皮,中间有薄层结缔组织,上皮细胞具有吞饮作用,可能对内、外淋巴间的物质交换有一定的作用;下壁由骨螺旋板的外侧部和基底膜及其上的螺旋器组成;外壁为螺旋韧带,表面覆盖着一种特殊的复层柱状上皮,上皮无基膜,上皮内有连续型毛细血管分布,故称血管纹(stria vascularis)。血管纹参与内淋巴的分泌和吸收。血管纹浅层细胞称边缘细胞(border cell),是构成血管纹的主要细胞,胞体较小,游离面有短的微绒毛,基底面有质膜内褶,细胞伸出许多突起包绕上皮内的毛细血管;胞质富含 ATP 酶活性,近游离面有丰富的粗面内质网、游离核糖体和多种小泡等,这些结构与边缘细胞活跃的离子转运及主动运输

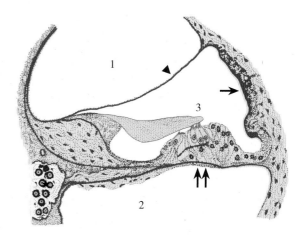

1. 前庭阶;2. 鼓室阶;3. 耳蜗管;▲:前庭膜;↑:血管纹;
⇈:基底膜;★:螺旋神经节

图 14-20 耳蜗管模式图

功能有关;细胞之间有紧密连接,参与组成血 - 迷路屏障,以保持内耳内淋巴成分的相对稳定,在正常条件下,血液中的铁蛋白等大分子物质不能通过血 - 迷路屏障。

骨螺旋板的起始部(与前庭膜连接处)骨膜增厚凸入耳蜗管称螺旋缘(spiral limbus),螺旋缘表面上皮分泌的糖蛋白和细纤维形成一螺旋形的胶质薄膜,称盖膜(tectorial membrane),覆盖在螺旋器的上方。基底膜中除有神经和血管外,主要成分是非常薄的纤维层,其中几乎没有细胞,纤维是从骨螺旋板向外放射状排列的胶原样细丝束,称听弦(auditory string)。由于基底膜从蜗底向蜗顶逐渐增宽,蜗底的听弦较短,蜗顶的听弦较细长,不同频率声波可引起特定部位听弦的共振,人有听弦 24 000 余条。基底膜表面的上皮分化成听觉感受器——螺旋器。

3. **螺旋器**(spiral organ) 又称科蒂器(organ of Corti),是耳蜗管基底膜上的螺旋状隆起结构。由支持细胞和毛细胞组成,支持细胞种类较多,主要有柱细胞和指细胞。①柱细胞(pillar cell):分为内柱细胞和外柱细胞,胞质内有丰富的张力原纤维起支持作用,基部宽大,附于基膜上,内含圆形细胞

核,细胞间以桥粒相连接;胞体中部细长,彼此分离,顶部又互相嵌合,从而围成一条三角形的细胞隧道,称内隧道。②指细胞(phalangeal cell):分列于内、外柱细胞两侧,分别称为内指细胞和外指细胞。指细胞呈柱状,核位于上部,基部附于基底膜上,有托举毛细胞的作用。内指细胞排成一列,外指细胞有 3~5 列,顶部伸出一指状突起,支持和包围相应的毛细胞,细胞间有紧密连接。③毛细胞:分布于内、外指细胞的胞体上方,分别称内、外毛细胞。内毛细胞排成一列,约有 3 500 个。外毛细胞有 3~5 列,约有 12 000 个。毛细胞细长,核近基部,细胞的顶部有许多排列成"V"形或"W"形的静纤毛,称听毛(tricobothrium)。螺旋神经节的双极神经元周围突穿过骨螺旋板,其终末与毛细胞的基部形成突触,中枢突穿出蜗轴形成蜗神经(图 14-21,图 14-22)。

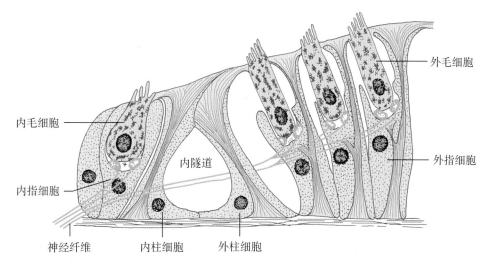

图 14-21 螺旋器模式图

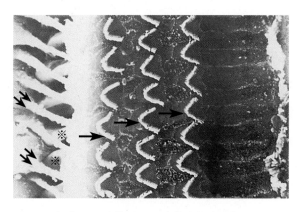

↑:外毛细胞静纤毛;※:外毛细胞基部;
↑↑:指细胞及其突起

图 14-22 内耳螺旋器顶部扫描电镜像(豚鼠,×1 500)

　　螺旋器是听觉感受器。声波经外耳道送达鼓膜,鼓膜的振动经听小骨传导被放大并传至前庭窗,后者产生的压力波推动前庭阶的外淋巴振动,振动波一方面作用于前庭膜使耳蜗管的内淋巴振动,引起特定部位的基底膜位移;另一方面又可经蜗顶的蜗孔传至鼓室阶进而使基底膜发生共振。特定部位的基底膜振动导致该部位毛细胞的听毛与盖膜接触,静纤毛发生弯曲,使毛细胞兴奋,经蜗神经将神经冲动传至中枢,产生听觉。由于基底膜不同部位的听弦长度和直径不同,基底膜各部位声波共振频率不同,蜗底部听弦短,共振频率高,故对高音敏感;蜗顶部听弦长,共振频率低,故对低音敏感。螺旋器的毛细胞易受到外因的影响而受伤,主要有噪声、外伤及耳毒性药物(如链霉素、新霉素)等因素。

（杨耀琴）

数字课程学习……

微课　　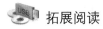教学 PPT　　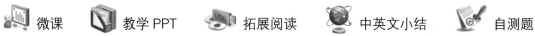拓展阅读　　中英文小结　　自测题

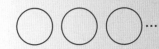

第十五章

消化管

消化系统(digestive system)由消化管和消化腺组成。消化管自口腔至肛门,为一条衬有上皮的迂曲管道,依次为口腔、咽、食管、胃、小肠和大肠。消化管的功能主要是摄取、转运和消化食物,进而吸收营养和排泄食物残渣。食物中除水、维生素和无机盐由消化管上皮直接吸收外,蛋白质、糖类和脂肪等大分子物质需经消化成小分子物质后才能被吸收。此外,消化管黏膜还是机体的重要的防御屏障,黏膜内富有淋巴组织和免疫细胞,对病原微生物等有害物质具有重要的防御作用。消化管上皮内还含有多种内分泌细胞。

第一节　消化管的一般结构

消化管除口腔、咽和肛门外,从食管至大肠的管壁基本结构均可分为4层,由内向外依次为黏膜、黏膜下层、肌层和外膜(图 15-1)。消化管各段的组织结构既有共同之处,又各具特点。

一、黏膜

黏膜(mucosa)是消化管的最内层,也是消化管壁最重要的一层结构。黏膜由上皮、固有层及黏膜肌层组成。

(一) 上皮

除消化管上端(口腔与食管)和下端(肛管下段)的上皮(epithelium)为复层扁平上皮外,其余均为单层柱状上皮。复层扁平上皮具有保护功能,单层柱状上皮则以消化吸收功能为主。

(二) 固有层

固有层(lamina propria)由细密结缔组织组成,富含血管和淋巴管及小的消化腺。固有层内常有许多免疫细胞,有的部位可见淋巴组织。

胃肠道上皮和固有层消化腺内有散在分布的内分泌细胞,其分泌物对胃肠功能起重要的调节作用。

(三) 黏膜肌层

除口腔与咽外,消化管黏膜的深部有薄层平滑肌,称为黏膜肌,构成黏膜肌层(muscularis mucosae)。黏膜肌的收缩可增强黏膜与管腔内食物的接触,促进固有层内腺体分泌和血液运行,有利于食物的消化和吸收。

二、黏膜下层

黏膜下层(submucosa)为连接黏膜与肌层的疏松结缔组织,内含丰富的血管和淋巴管,还可见黏膜下神经丛(submucosal nervous plexus)及淋巴组织。黏膜下神经丛由副交感神经元和无髓神经纤维组合而成,支配和调节黏膜肌与血管平滑肌的收缩运动及黏膜层腺体的分泌。食管与十二指肠的黏膜下层内分别含有食管腺和十二指肠腺,腺的分泌物由导管穿过黏膜层输送到消化管腔。

消化管壁的黏膜和部分黏膜下层常共同凸向消化管腔,形成纵行、环行或不规则的隆起,称皱襞(plica),具有扩大黏膜面积的作用。

三、肌层

肌层(muscularis)除消化管两端(口腔、咽、部分食管及肛门)为骨骼肌外,其余均由平滑肌组成。肌层可分为内环、外纵两层,胃的肌层特别厚,分为内斜、中环和外纵 3 层。肌层间有少量结缔组织,其中含有肌间神经丛(myenteric nervous plexus),肌间神经丛的结构与黏膜下神经丛相似,具有协调肌组织舒缩的作用,有利于消化管内的食物与消化液充分混合后向下推进。

四、外膜

消化管壁的最外层为外膜(adventitia),按其组成的不同可分为纤维膜与浆膜两种。消化管上段(咽和食管)及下段(直肠)的外膜由疏松结缔组织组成,称纤维膜(fibrosa),与周围的组织相连;消化管中段,包括胃和肠的最外层,除薄层结缔组织外,还有间皮覆盖,称浆膜(serosa),浆膜可保持胃肠外表面光滑,减少摩擦,有利于胃肠蠕动。

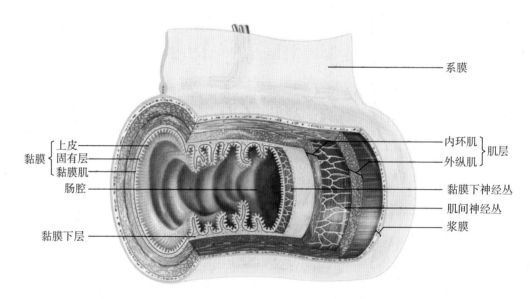

图 15-1 消化管的一般结构模式图

第二节 口 腔

口腔(oral cavity)是消化管的入口,是食物进入胃之前,由牙咀嚼、唾液润滑并进行化学性消化的场所。口腔壁主要由黏膜组成,口腔内还含有舌和牙等器官。

一、口腔壁的一般结构

口腔的内表面被覆一层黏膜,它由表面的上皮和深部的固有层组成,上皮为复层扁平上皮。除唇、硬腭和舌背等处上皮角化不明显外,其余均为角化的复层扁平上皮;固有层由细密结缔组织组成,内含小的腺体,其分泌物参与唾液的组成。黏膜的下方为黏膜下层,由疏松结缔组织组成,与黏膜层无明显的分界。黏膜下层的下方为骨骼肌或骨组织。

二、舌

舌(tongue)为肌性器官,主要由横行、纵行和垂直 3 种不同方向排列的骨骼肌组成,使得舌可以向不同方向摆动。舌的表面覆有黏膜,舌腹面黏膜薄,表面光滑,被覆未角化复层扁平上皮;舌背面黏膜较厚,表面粗糙,形成许多小的舌乳头。根据形态和结构的不同,人的舌乳头可分为丝状乳头、菌状乳头和轮廓乳头3种(图15-2)。

(一)丝状乳头

丝状乳头(filiform papilla)数量最多,呈圆锥形突起,分布于舌背和舌缘。乳头的中央为富含血管和神经的固有层结缔组织,表面覆有复层扁平上皮,乳头尖端上皮角化。脱落的角化细胞与唾液和食物残渣等混合,黏附于舌的表面,形成薄的舌苔。在胃肠功能紊乱时,上皮脱落延迟,与细菌等形成一层厚的舌苔。舌体的色泽、形态和舌苔的变化对诊断疾病及预后判断有一定的价值。

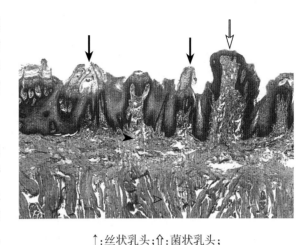

↑:丝状乳头;⇧:菌状乳头;
▲:固有层;△:肌层

图15-2 舌体表面光镜像(HE染色,×66)

(二)菌状乳头

菌状乳头(fungiform papilla)数量较少,主要分布在舌尖。乳头基部较小,呈蘑菇状,分散于丝状乳头之间,略高于丝状乳头。菌状乳头顶端大而圆钝,表面光滑,覆有薄层轻度角化或未角化的复层扁平上皮。固有层结缔组织中血管丰富,故肉眼观察菌状乳头常呈红色小点状。菌状乳头的上皮内常有味蕾。

(三)轮廓乳头

轮廓乳头(circumvallate papilla)数量少,仅有6~14个,位于舌后部界沟前方,呈"V"形排列。轮廓乳头比菌状乳头大,整个乳头陷于黏膜中,顶部宽而平坦,不突出于舌表面。乳头周围的黏膜凹陷形成较深的环沟,沟底有味腺开口。乳头表面被覆的上皮为未角化复层扁平上皮,轮廓沟两侧的上皮内有较多的味蕾;沟底的味腺为浆液性腺,可不断地分泌水样液体,冲洗积存在轮廓沟内的食物残渣,有利于味蕾更好地感受刺激。

味蕾(taste bud)是味觉感受器,成年人约有3 000个,主要位于轮廓乳头和菌状乳头、软腭、咽壁及会厌等处,上皮内也有少量分布。味蕾为卵圆形小体,染色较上皮浅,其基部位于上皮的基膜上,顶端窄小,有一开口于上皮表面的小孔,称味孔。组成味蕾的细胞有味细胞、支持细胞和基细胞3种。支持细胞呈梭形,细胞数量较多,位于味细胞之间;味细胞也呈梭形,多位于味蕾中央,细胞顶部有味毛进入味孔,细胞基部与味觉神经末梢以突触相连;基细胞呈矮锥形,是味细胞的前体干细胞,位于味蕾基部。味蕾可感受4种基本味觉:甜、苦、酸、咸,甜咸感在舌尖,酸苦感在舌的两侧及舌根。味细胞寿命为10~12 d,更新的细胞由基细胞分化而来。

三、牙

牙(tooth)由釉质、牙本质和牙骨质组成(图15-3)。牙的中央为牙髓腔,内含牙髓组织。牙周组织包括牙周膜、牙

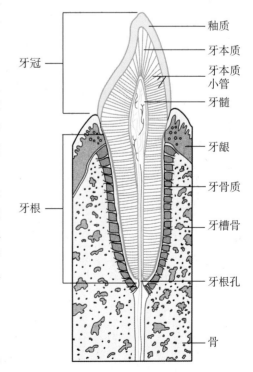

图15-3 牙结构模式图

釉质
牙本质
牙本质小管
牙髓
牙龈
牙骨质
牙槽骨
牙根孔
骨
牙冠
牙根

槽骨的骨膜和牙龈,对牙起固定和支持作用。

(一)牙本质

牙本质(dentine)是牙的主体结构,由牙本质小管及本质间质组成。牙本质小管(dentinal tubule)为直径 3~4 μm 的微细管道,呈拉长的"S"形,由内向外呈放射状排列,贯穿牙本质全层。牙本质小管越向外越细,并有分支。每个牙本质小管内含有成牙质细胞的突起,即为牙本质纤维。成牙质细胞(odontoblast)的胞体位于牙髓内,该细胞具有合成和分泌牙本质间质的功能。牙本质间质位于牙本质小管之间,与牙骨质相似,由胶原纤维和钙化的基质组成,因含钙盐比骨组织还多,故比骨更加坚硬。

(二)釉质

釉质(enamel)位于牙冠表面。釉质中钙盐含量约为 97%,有机质和水仅约为 3%,故为人体内最坚硬的组织。釉质主要由高度钙化的釉柱(enamel rod)组成。釉柱呈细长的六角棱柱形,从釉质和牙本质的交界处朝表面呈放射状排列,贯穿釉质全层。在牙磨片中,釉柱呈细纹状,另可见釉质内有一种以牙尖为中心的弧形线,称雷丘斯线(Retzius line)。它是釉质的生长线,因釉质在形成过程中呈间歇性生长所致。在间歇期,釉质生长慢,而有机质含量多,故该处在显微镜下折光性较差。

(三)牙骨质

牙骨质(cementum)覆盖在牙根表面,其结构与骨组织相似,有骨细胞,但没有血管穿入。

(四)牙髓

牙髓(dental pulp)由疏松结缔组织组成,富含血管和神经。牙髓腔表面紧贴牙本质处有一层成牙质细胞,牙髓经牙根孔与牙周组织相联系。牙髓神经从牙根孔进入牙髓腔,在成牙质细胞层下形成神经丛,一部分神经末梢终止在牙本质内表面及成牙质细胞上,另一部分进入牙本质中。牙髓神经接受感觉有两个特点:①对任何刺激均以痛觉反应出现,无法区别刺激的性质;②缺乏定位感觉,不易确定刺激发生的部位。

(五)牙周膜

牙周膜(peridental membrane)是包裹在牙根周围的致密结缔组织,内含大量胶原纤维束。纤维的一端埋在牙骨质内,另一端伸入牙槽骨,使牙固定在牙槽骨内。老年人的牙周膜常萎缩,可导致牙松动,甚至脱落。

(六)牙龈

牙龈(gum)包绕着牙颈部,由复层扁平上皮和细密结缔组织的固有层组成,富含血管。老年时牙龈萎缩,可致牙颈甚至牙根外露。

第三节 食 管

食管(esophagus)腔面有由黏膜和黏膜下层形成的纵行皱襞,食物通过时,管腔扩大,皱襞消失(图 15-4)。

一、黏膜

黏膜表面为未角化复层扁平上皮,在食物通过时起机械性保护作用,食管下端的复层扁平上皮与胃贲门部的单层柱状上皮相接,两种上皮交界处为食管癌好发部位。固有层为细密结缔组织,在食管上段和下段的固有层内有少量黏液腺。黏膜肌层由一层纵行平滑肌束组成。

二、黏膜下层

黏膜下层为疏松结缔组织,内含黏液性食管腺(esophageal gland),其导管穿过黏膜开口于食管腔,在摄入并吞咽食物时,其分泌物增多,润滑食管腔面,利于食物通过。食管腺周围的结缔组织中含有较多的淋巴细胞。

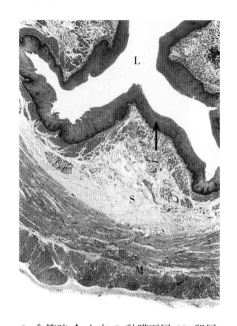

L:食管腔;↑:上皮;S:黏膜下层;M:肌层

图 15-4 食管横切面光镜像（HE 染色,低倍）

三、肌层

肌层分内环肌、外纵肌两层,上 1/3 段为骨骼肌,下 1/3 段为平滑肌,中 1/3 段由骨骼肌和平滑肌共同组成。食管两端的内环肌较厚,分别形成食管上括约肌、下括约肌。

四、外膜

食管外膜为纤维膜。

第四节 胃

胃(stomach)的功能是将食物混合成食糜和储存食物,还可初步消化蛋白质,吸收部分无机盐、水、醇类和某些药物。胃分为贲门、幽门、胃底和胃体 4 个部分。胃的腔面有许多不规则的皱襞,当胃充盈时,皱襞消失。胃壁从内向外由黏膜、黏膜下层、肌层和外膜组成(图 15-5)。

一、黏膜

黏膜表面有许多浅而小的凹陷,切片中呈漏斗形,称胃小凹(gastric pit),由上皮向固有层凹陷而成。每个胃小凹底有 1~7 条胃腺的开口(图 15-6)。

（一）上皮

胃腔表面覆以单层柱状上皮,上皮细胞胞质内含大量黏原颗粒,称为表面黏液细胞(surface

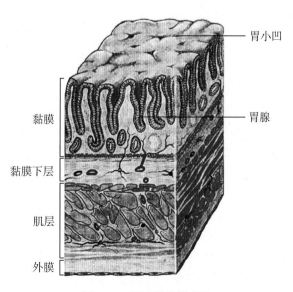

图 15-5 胃壁结构模式图

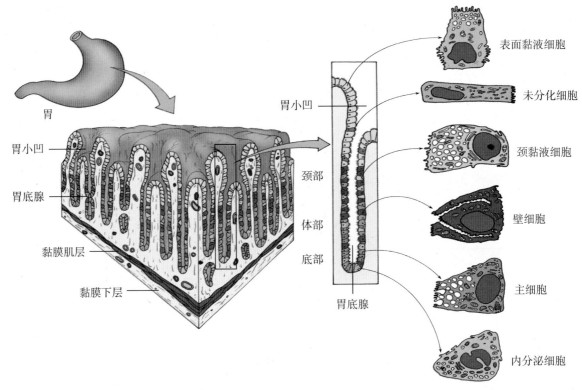

图 15-6 胃黏膜模式图

mucous cell)。HE 染色时,胞质内的黏原颗粒不能显示,细胞顶部淡染透亮。上皮细胞分泌物中富含中性糖蛋白,分泌至细胞表面形成一层保护性的黏液膜,可防止胃腔内高浓度盐酸与胃蛋白酶对黏膜的消化及食物对上皮的磨损。相邻柱状细胞在近游离面处形成紧密连接,可防止胃腔内的化学物质进入胃壁。黏液膜和紧密连接共同组成屏障,起保护作用。胃上皮每 2~6 d 更新一次,脱落的细胞由胃小凹底部和胃腺颈部的未分化细胞增殖补充。某些药物如阿司匹林、胆汁盐和高浓度的乙醇对黏膜层及胃上皮有损害作用。

(二) 固有层

固有层内含有大量紧密排列的胃腺(gastric gland),结缔组织成分较少,其中除了成纤维细胞外,还有淋巴细胞、嗜酸性粒细胞、肥大细胞、浆细胞和平滑肌细胞等。胃腺按分布部位和结构的不同,分为胃底腺、贲门腺和幽门腺 3 种。

1. 胃底腺(fundic gland) 数量最多,分布于胃底部和胃体部,属单管腺,基部常有分支,每个腺可分颈、体和底 3 个部分。颈部短,与胃小凹底相连;体部较长,位于腺中部;底部略膨大,可达黏膜肌层。胃底腺由壁细胞、主细胞、颈黏液细胞、未分化细胞及内分泌细胞等组成(图 15-7,图 15-8)。

(1) 壁细胞(parietal cell) 又称泌酸细胞(oxyntic cell),主要分布在胃底腺的上半部。细胞较大,呈圆形或锥体形,常向基膜侧突出。核圆,位于细胞中央,常见双核,胞质染色呈强嗜酸性。电镜下可见,细胞游离缘的细胞膜内陷形成分支小管,称细胞内分泌小管(intracellular secretory canaliculus)。细胞内分泌小管可环绕核,甚至接近基部质膜,开口于腺腔,腔面有大量微绒毛。细胞内分泌小管周围有许多小管和小泡,称微管泡系统(tubulovesicular system)。壁细胞的这些结构特征随分泌活动的时相不同而变化,当细胞处于静止状态时,微绒毛少而短,细胞内分泌小管少,微管泡系统发达;若细胞处于分泌状态,微管泡系统迅速转变成细胞内分泌小管,微绒毛增长、增多,微管泡系统随之减少。这表明微管泡系统的膜与细胞内分泌小管的膜是可以融合和相互转换的。壁细胞胞质内还有大量线

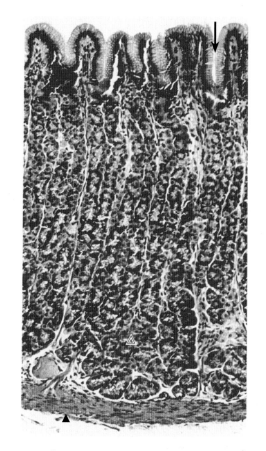

↑:胃小凹;△:胃底腺;▲:黏膜肌

图 15-7　胃底部黏膜光镜像(HE 染色,低倍)

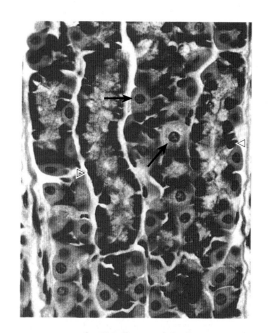

↑:壁细胞;△:主细胞

图 15-8　胃底腺光镜像(HE 染色,高倍)

粒体,约占容积的 1/4,其他细胞器较少(图 15-9)。

　　壁细胞的主要功能是分泌盐酸(HCl)。细胞从血液摄取的或代谢产生的 CO_2,在碳酸酐酶作用下与 H_2O 结合成 H_2CO_3;H_2CO_3 解离为 H^+ 和 HCO_3^-,H^+ 经主动运输到达细胞内分泌小管膜上,而 HCO_3^- 与血液中的 Cl^- 交换;Cl^- 也被运输至细胞内分泌小管膜,与 H^+ 结合成 HCl。壁细胞胞质内的 pH 经测试为正常值,而细胞内分泌小管处的 pH 可达 0.8。HCl 的合成是一个耗能的过程,能量由细胞内的线粒体提供,其反应总结如下。

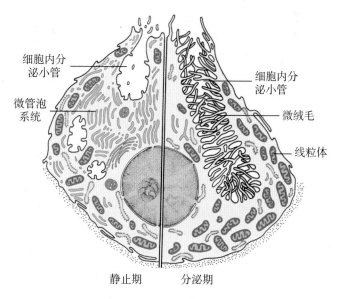

图 15-9　壁细胞结构模式图

$$CO_2 + H_2O \xrightarrow{\text{碳酸酐酶}} H_2CO_3$$
$$\longrightarrow HCO_3^- + H^+$$
$$+$$
$$Cl \longrightarrow HCl$$

　　HCl 能激活胃蛋白酶原,使之转变为胃蛋白酶,在酸性环境中可对蛋白质进行初步分解。HCl 还可刺激肠道的内分泌细胞分泌激素(促胰液素等),进而促进胰腺分泌。此外,HCl 还具有杀菌作用。

壁细胞还能分泌内因子(intrinsic factor)及组胺,内因子是一种糖蛋白,它可与维生素 B_{12} 结合成复合物,使维生素 B_{12} 不被水解酶消化。该复合物到达回肠时与该处上皮的特殊受体结合,上皮细胞可吸收维生素 B_{12} 入血。内因子缺乏(如萎缩性胃炎时)可导致维生素 B_{12} 吸收障碍,引发恶性贫血。

(2) 主细胞(chief cell)　又称胃酶细胞(zymogenic cell),主要分布于胃底腺的下半段,以腺底部最多。细胞呈柱状,核呈圆形,位于基底部,胞质基部呈强嗜碱性,核上方胞质中含酶原颗粒。机体死亡后,细胞内分泌颗粒迅速溶解,故 HE 切片中的主细胞胞质呈泡沫状。电镜下可见,主细胞具有典型的蛋白质分泌细胞的结构特点,细胞表面有短而不规则的微绒毛,基部胞质有大量粗面内质网,核上方有发达的高尔基体,顶部胞质中有许多圆形的酶原颗粒。主细胞分泌胃蛋白酶原,后者经 HCl 作用转变成有活性的胃蛋白酶。

(3) 颈黏液细胞(neck mucous cell)　位于腺颈部,常夹于壁细胞间,数量少,细胞形态不规则,核扁圆位于细胞底部,胞质中也有大量黏原颗粒,细胞分泌弱碱性黏液,对黏膜具有保护作用。

(4) 未分化细胞　胞体较小,呈柱状,位于腺颈部和胃小凹底部,在 HE 切片中不易辨认。该细胞可不断分裂增殖,向表面迁移分化为胃黏膜上皮细胞,或向下迁移分化成胃腺的各种细胞。

(5) 内分泌细胞　详见后述。

2. **贲门腺(cardiac gland)**　位于胃近食管开口处宽度 1~3 cm 窄小区域的固有层内,为单管或分支管状腺。腺上皮为黏液分泌细胞,分泌黏液和溶菌酶。贲门腺上皮内也有少量壁细胞。

3. **幽门腺(pyloric gland)**　位于幽门部固有层内。此区的胃小凹较长,腺短而弯曲,腺腔大,分支较多。腺细胞的组成以黏液性柱状细胞为主,也有少量内分泌细胞,如 G 细胞分泌的胃泌素(又称促胃液素)可刺激胃酸分泌,也有促进胃肠道黏膜生长的作用;G 细胞数量过多,可导致十二指肠溃疡。幽门腺除分泌黏液与溶菌酶外,还分泌少量蛋白分解酶。

以上 3 种腺体的分泌物混合组成胃液,成年人胃液每天的分泌量为 1.5~2.5 L。胃液的 pH 为 0.9~1.5,主要成分是 HCl 和胃蛋白酶,若胃黏膜缺乏黏液的保护,胃蛋白酶在强酸(pH≤4.0)环境中可消化黏膜组织。胃酸过多也易引起胃溃疡和十二指肠溃疡。

(三) 黏膜肌层

胃黏膜的黏膜肌层由内环行和外纵行两层平滑肌组成。

二、黏膜下层、肌层和外膜

胃黏膜下层为疏松结缔组织,内含较大的血管、淋巴管和神经。胃的肌层较厚,可分内斜行、中环行及外纵行 3 层平滑肌,环行肌在贲门和幽门处增厚,形成贲门括约肌和幽门括约肌。胃的外膜为浆膜。

第五节　小　肠

小肠(small intestine)是进行消化吸收的主要部位。十二指肠、空肠和回肠的管壁结构基本相似,均由黏膜、黏膜下层、肌层与外膜组成。小肠各段各具一些结构特征(图 15-10,图 15-11)。

一、黏膜

小肠腔面可见许多与管壁长轴相垂直的环行皱襞,在十二指肠末段和空肠头段最发达,至回肠中段以下基本消失。黏膜表面还有许多细小的绒毛(villus),它们是由上皮和固有层组成的突起(图 15-12)。绒毛分布在整个小肠的内表面,分布密度为 10~40 个 /mm²,以十二指肠和空肠起始部密度最大。绒毛长 300~500 μm,十二指肠绒毛较短而扁,呈叶片状;空肠绒毛为圆锥形;回肠绒毛细长呈指状(图 15-13,图 15-14)。环行皱襞和绒毛使小肠表面积扩大 20~30 倍,总面积约 20 m²。加之小肠柱状细胞表面的微绒毛,使小肠总面积扩大 300~500 倍,达 200~400 m²。

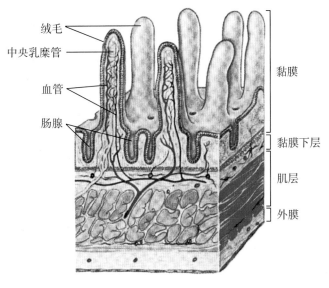

图 15-10　小肠结构模式图

绒毛
中央乳糜管
血管
肠腺

黏膜
黏膜下层
肌层
外膜

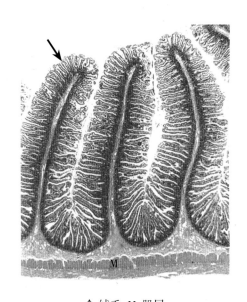

↑:绒毛;M:肌层

图 15-11　空肠光镜像(HE 染色,低倍)

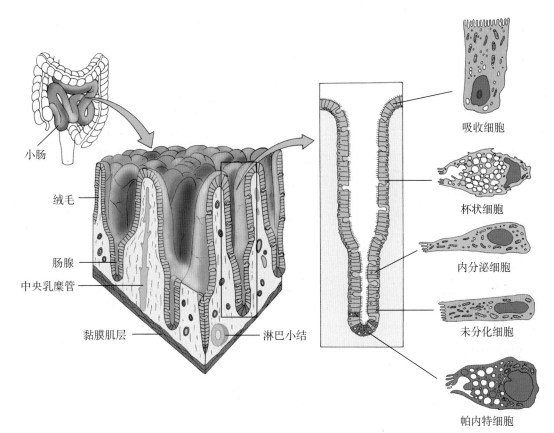

小肠

绒毛

肠腺

中央乳糜管

黏膜肌层

淋巴小结

吸收细胞

杯状细胞

内分泌细胞

未分化细胞

帕内特细胞

图 15-12　小肠黏膜模式图

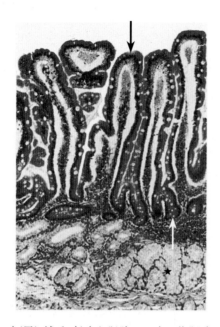

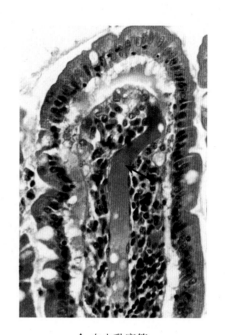

↑(黑):绒毛;↑(白):肠腺;★:十二指肠腺

图 15-13　小肠(十二指肠)黏膜光镜像(HE 染色,低倍)

↑:中央乳糜管

图 15-14　小肠绒毛光镜像(HE 染色,低倍)

(一) 上皮

小肠上皮为单层柱状上皮,由吸收细胞、杯状细胞和内分泌细胞组成。

1. **吸收细胞(absorptive cell)**　数量最多,呈高柱状,核呈卵圆形,位于细胞基部,胞质中含丰富的线粒体和滑面内质网。相邻细胞的侧面在近管腔处有紧密连接、中间连接和桥粒,形成连接复合体,不仅有维系上皮完整性的作用,因紧密连接将上皮细胞之间的间隙封闭,形成一道屏障,还可防止组织液通过细胞间隙溢至肠腔或肠腔内抗原物质自由通过细胞间隙侵入体内。光镜下可见,细胞游离面有明显的纹状缘;电镜下观察为密集的微绒毛,每个吸收细胞表面约有 3 000 根微绒毛(图 15-15,图 15-16)。小肠上皮表面的微绒毛密度可达 2×10^8 根 $/mm^2$。微绒毛根部的胞质内有终末网。微绒毛表面的膜上覆有一层较厚的细胞衣,为细胞膜镶嵌蛋白的外露部分,含磷酸酶、双糖酶及氨基肽酶,以及吸附的胰淀粉酶和胰蛋白酶等,这些酶有助于食物的进一步分解和吸收。此外,微绒毛的膜上存在某些有利于相应物质的吸收的特殊受体如回肠的内因子受体有助于维生素 B_{12} 的吸收。

食物中的多糖和淀粉经唾液淀粉酶和胰淀粉酶水解成双糖类,再由吸收细胞表面细胞衣中的双糖酶分解成单糖后被吸收。蛋白质经胃蛋白酶和胰蛋白酶的作用,水解成多肽,再经吸收细胞表面细胞衣中的氨基肽酶分解成氨基酸后被吸收。食物中的脂肪经胰脂肪酶消化,使三酰甘油水解成单酰甘油、脂肪酸及甘油,然后由小肠上皮细胞吸收进入胞质,在滑面内质网中单酰甘油、脂肪酸和甘油又重新合成自身的三酰甘油,三酰甘油与粗面内质网合成的载脂蛋白结合形成乳糜颗粒,经高尔基体从细胞侧面释放入细胞间隙,经基膜进入中央乳糜管。

2. **杯状细胞**　散在分布于吸收细胞之间,从十二指肠至回肠末端,杯状细胞数量逐渐增多。电镜下可见,杯状细胞游离缘微绒毛短而稀疏,细胞核周及基部胞质内含较多粗面内质网,线粒体散于此区,核上方高尔基体发达,顶部胞质充满黏原颗粒(图 15-16)。杯状细胞分泌的黏液对肠道黏膜起润滑和屏障作用。

(二) 固有层

固有层由细密结缔组织组成,其中有较多的淋巴细胞、浆细胞、巨噬细胞和嗜酸性粒细胞等。淋巴细胞可聚集在某些部位形成淋巴组织,也可穿过黏膜肌进入黏膜下层。在回肠,许多淋巴小结

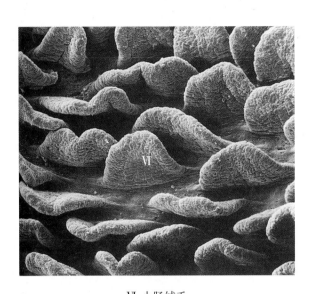

Ⅵ:小肠绒毛

图15-15　小肠内腔面扫描电镜像(×300)

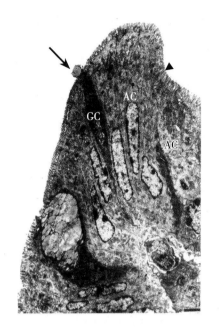

↑:杯状细胞;▲:柱状细胞;GC:杯状细胞;AC:吸收细胞

图15-16　小肠上皮透射电镜像(×4 000)

聚集形成集合淋巴小结(aggregated lymphiod nodules),人患肠伤寒时,细菌常侵入该部淋巴组织,引起局部溃疡,甚至肠穿孔。绒毛中央的固有层中含有丰富的有孔毛细血管,有利于物质吸收。每根小肠绒毛中轴的结缔组织内有1~2条纵行的毛细淋巴管,称中央乳糜管(central lacteal),其起始端为盲端,管壁由薄层内皮细胞围成,无基膜,内皮细胞之间有较大的间隙,乳糜颗粒等易进入管腔内。绒毛内还含有少量纵行的平滑肌纤维,可使绒毛收缩,利于物质吸收及淋巴、血液的运行。相邻绒毛根部之间的上皮内陷,伸入固有层中,形成小肠腺(small intestinal gland),又称利伯屈恩隐窝(crypt of lieberkuhn)。小肠上皮和腺体的分泌物称小肠液,成年人每日的分泌量为1~3 L,其pH为6~7。

　　肠腺上皮内除吸收细胞和杯状细胞外,还有帕内特细胞、未分化细胞和内分泌细胞。帕内特细胞(Paneth cell)位于肠腺基部,尤以回肠为多,常三五成群,细胞较大,呈圆锥形,核卵圆位于基部,顶部胞质含粗大的嗜酸性颗粒,基部胞质呈嗜碱性(图15-17)。电镜下可见,胞质中含丰富的粗面内质网、发达的高尔基体及粗大的酶原颗粒。帕内特细胞能分泌溶菌酶和隐防御肽(cryptdin)等物质。溶菌酶能溶解肠道细菌的细胞壁,有一定的灭菌作用。未分化细胞多位于肠腺基部,分散在帕内特细胞之间,与吸收细胞在光镜下不易区分。未分化细胞可不断分裂并分化成吸收细胞和其他肠腺细胞。人的小肠上皮每3~5 d更新一次。

(三)黏膜肌层

　　黏膜肌层由内环肌、外纵肌两层平滑肌组成,黏膜肌的收缩可促进小肠的消化与吸收。

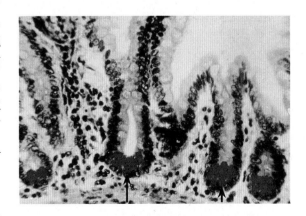

↑:帕内特细胞

图15-17　空肠光镜像(焰红+坚牢绿染色,×66)

二、黏膜下层、肌层和外膜

　　小肠黏膜下层为疏松结缔组织,也含有丰富的淋巴细胞,可形成淋巴小结和集合淋巴小结。十二指肠的黏膜下层含十二指肠腺（duodenal gland），为复管泡状黏液腺，腺导管穿过黏膜肌层，开口于固有层肠腺底部（图15-13）。十二指肠腺分泌富含碳酸氢盐的碱性黏液，可保护黏膜免受胃液与胰液的侵蚀。小肠肌层由内环肌和外纵肌两层平滑肌组成。小肠外膜除十二指肠中段一部分为纤维膜外，其余均为浆膜。

第六节　大　肠

　　大肠（large intestine）包括盲肠、阑尾、结肠和直肠，管壁均可分为4层，大肠腔面有半月形皱襞，无绒毛。主要功能为吸收水分和电解质及形成粪便。

　　黏膜包括上皮、固有层和黏膜肌层。上皮为单层柱状上皮，上皮细胞间分布大量散在的杯状细胞。杯状细胞分泌黏液，润滑黏膜。固有层内含大量直管状肠腺，较小肠腺直而长（图15-18）。腺上皮除柱状细胞和大量杯状细胞外，在腺的底部有少量未分化细胞及内分泌细胞，无帕内特细胞。大肠黏膜固有层亦富有淋巴组织，淋巴小结通常可进入黏膜下层。黏膜肌层由平滑肌构成。

　　肌层包括内环肌、外纵肌两层。结肠的外纵肌集合成3条粗的纵带，称为结肠带，各带之间的纵行肌甚薄，常呈不连续状。

　　盲肠、横结肠和乙状结肠的外膜为浆膜；升结肠和降结肠的前壁为浆膜，后壁为纤维膜；直肠上1/3段的全部和中1/3段的前壁为浆膜，其余部分为纤维膜。

　　直肠与肛门处的黏膜形成数条纵行皱襞。在齿状线处黏膜上皮由单层柱状上皮转变为复层扁平上皮。直肠下段固有层和黏膜下层内有丰富的静脉丛，该处易发生淤血而形成静脉曲张，是痔的好发部位（图15-19）。

　　阑尾（vermiform appendix）管腔窄小而不规则，管壁的结构与结肠相似，但较薄；固有层和黏膜下层内淋巴组织丰富，肠腺少，黏膜肌不完整；肌层较薄，分内环肌和外纵肌两层；外膜为浆膜（图15-20）。阑尾是具有黏膜免疫功能的器官（详见后述）。

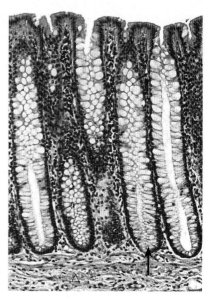

↑:肠腺；△:黏膜肌

图15-18　大肠黏膜光镜像
（HE 染色，低倍）

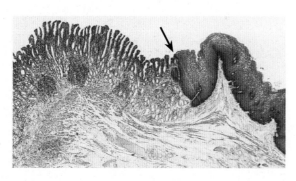

↑:交界处

黑图15-19　直肠与肛管交界处光镜像（HE 染色，低倍）

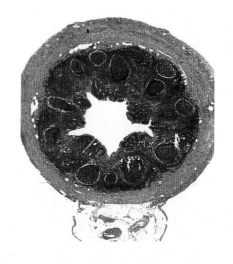

图15-20　阑尾光镜像（HE 染色，低倍）

第七节 肠相关淋巴组织

消化管黏膜与摄入的食物直接接触,各种抗原物质如细菌、病毒、寄生虫(卵)等可随食物进入消化管,其中多数被胃酸和酶等破坏,其余或以原型排出体外,或引起黏膜内淋巴组织对抗原产生免疫应答而被清除。消化管淋巴组织包括上皮内的淋巴细胞、固有层中的淋巴细胞、淋巴小结和集合淋巴小结,统称为肠相关淋巴组织(GALT),尤以咽、回肠和阑尾等处的淋巴组织丰富。

在肠集合淋巴小结处,局部黏膜表面呈圆顶状突起,位于绒毛之间,此处上皮内有一种特殊细胞,其游离面有一些微皱褶和短小的微绒毛,称微皱褶细胞(microfold cell)或 M 细胞。M 细胞基底面质膜内陷形成一较大的穹隆状凹陷,形似钟罩,其内有淋巴细胞和巨噬细胞集聚(图 15-21)。光镜下,M 细胞难以辨认。电镜下,M 细胞与吸收细胞间有紧密连接,深部有桥粒。M 细胞胞质少,呈薄膜状,又称膜样上皮细胞,其胞质中含大量吞饮小泡、较多的线粒体和少量溶酶体。M 细胞可选择性地摄取肠腔内的抗原物质,经吞饮小泡转运给细胞深部凹陷内的淋巴细胞,刺激其中的 B 细胞增殖分化,形成浆细胞。此处浆细胞除产生少量免疫球蛋白 G(IgG)进入血液循环外,主要产生免疫球蛋白 A(IgA)。IgA 能和吸收细胞基底面和侧面细胞膜上的受体(亦称分泌片)相结合,形成分泌型免疫球蛋白 A(secretory immunoglobulin A,sIgA)。sIgA 被吸收细胞吞入胞质,进而释放入肠腔。sIgA 不易被消化酶破坏,它附着于上皮细胞表面的细胞衣上,可与特异的抗原结合,从而抑制细菌增殖、中和毒素和降低抗原与上皮细胞的黏着,保护肠黏膜。部分增殖的淋巴细胞还可经血流或参与淋巴细胞再循环至呼吸道、泌尿道和生殖道的黏膜等处,发挥类似的免疫效应,使消化管黏膜免疫成为全身免疫的一部分。

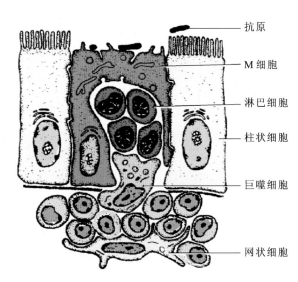

图 15-21 M 细胞电镜结构模式图

抗原
M 细胞
淋巴细胞
柱状细胞
巨噬细胞
网状细胞

第八节 胃肠道内分泌细胞

胃肠道内分泌细胞是分散在胃肠道上皮和腺上皮内分泌肽类和/或胺类激素的细胞,其中尤以胃幽门部和十二指肠上段为多。因胃肠道黏膜的面积很大,这些细胞的总量甚至超过其他内分泌腺细胞的总和。因为它们能有选择性地被银或铬盐染色,因此又被称为嗜银细胞(argyrophilic cell)或嗜铬细胞(chromaffin cell)。这些细胞的分泌物总称胃肠激素(gut hormone),参与调节消化、吸收、分泌和物质代谢等活动。

胃肠道内分泌细胞大多单个存在于其他上皮细胞之间,呈圆锥形或扁圆形,基底部附于基膜。电镜下,细胞最显著的特点是基部胞质内含分泌颗粒,故又称基底颗粒细胞(basal granular cell)(图 15-22)。分泌颗粒的大小、形状及电子密度依细胞类型而异。根据细胞的顶部是否达到腔面,胃肠道内分泌细胞可分为开放型与闭合型两类(图 15-23)。开放型细胞较高,较细的顶部露出腔面,游离面有少量微绒毛,此型细胞受管腔内物质刺激后,可释放某种激素,胃肠道内分泌细胞多属于此类。闭合型细胞呈扁圆形,细胞的顶部被相邻细胞覆盖而不露出腔面,此型细胞能感受局部微环境的变化、胃肠运动的机械刺激或受其他激素的调节而改变其内分泌状态。

胃肠道内分泌细胞的分泌物可通过 3 种方式发挥作用:①内分泌作用,激素释放至血液,经血液

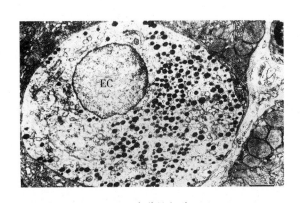

EC:内分泌细胞

图 15-22　胃底部内分泌细胞电镜像（×12 500）

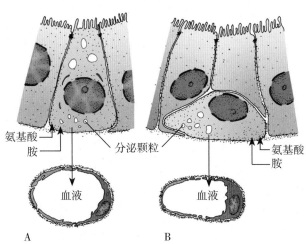

氨基酸胺　　分泌颗粒　　血液　　氨基酸胺　　血液

A　　　　　　B

图 15-23　胃肠道内分泌细胞电镜结构与功能示意图

A. 开放型细胞　B. 闭合型细胞

循环作用于靶细胞。②神经递质作用，分泌物作为神经递质传递信息。③旁分泌作用，分泌物到达周围的结缔组织中，以扩散方式作用于邻近的细胞或组织。

目前，已知有 10 余种胃肠内分泌细胞，它们的分布和结构均有一定特点。有些细胞的分泌物及其作用比较明确，有些细胞的分泌物及其生理和病理意义尚有待研究。几种主要的胃肠内分泌细胞见表 15-1。

表 15-1　胃肠道的主要内分泌细胞

细胞名称	分布部位	产物	主要作用
G 细胞（胃泌素细胞） （gastrin cell）	幽门，十二指肠	胃泌素（促胃酸激素）	促使胃酸分泌 刺激胃肠蠕动
S 细胞（促胰液素细胞） （secretin cell）	十二指肠，空肠	促胰液素	促进胰液和胆汁分泌 中和胃酸
K 细胞（抑胃多肽细胞） （gastric inhibitory polypeptide cell）	十二指肠，空肠	抑胃多肽	抑制胃酸分泌，促进胰岛素分泌
EC 细胞（肠嗜铬细胞） （enterochromaffin cell）	胃，肠	5-羟色胺、血清素、内啡肽	增强胃肠运动，促进胆囊收缩，抑制胃和胰分泌
D 细胞（生长抑素细胞） （somatostatin cell）	胃，肠	生长抑素	抑制胃酸和胰液分泌，抑制胰岛 A、B 细胞分泌
I 细胞（胆囊收缩素细胞） （cholecystokinin cell，Ivy cell）	十二指肠，空肠	胆囊收缩素-促胰酶素	促进胆汁与胰酶分泌
EC1 细胞（P 物质细胞） （P-substance cell）	胃，肠	P 物质	促进唾液分泌和肠蠕动
D1 细胞（血管活性肠多肽细胞） （vasoactive intestinal polypeptide cell）	胃，肠	血管活性肠肽	血管扩张，促进离子和水的分泌
L 细胞（肠高血糖素细胞） （enteroglucagon cell）	小肠	肠高血糖素	促使胃肠肌层缓慢运动，使血糖升高
N 细胞（神经降压素细胞） （neurotensin-producing cell）	回肠	神经降压素	抑制胃酸分泌和胃肠运动

续表

细胞名称	分布部位	产物	主要作用
PP细胞（胰多肽细胞） （pancreatic polypeptide cell）	胃,肠	胰多肽	抑制胰酶分泌,减缓胆囊收缩

（陈海滨　林常敏）

数字课程学习……

 微课　　 教学PPT　　 拓展阅读　　 中英文小结　　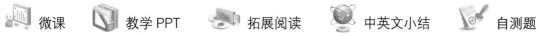 自测题

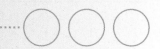

第十六章

消 化 腺

消化腺有大、小两种类型。小消化腺分布于消化管壁内,如口腔黏膜小唾液腺、食管腺、胃腺和肠腺等;大消化腺分布于消化管外,独立形成实质性器官,如3对大唾液腺、胰腺和肝,其实质包括由腺细胞组成的腺泡及与其相连的导管,间质为被膜及实质间的结缔组织。

消化腺的分泌物经导管或直接排入消化管,其中含有的消化酶分解食物中的蛋白质、脂类和糖类等为小分子物质,称为化学性消化;有的腺组织还有内分泌等重要功能。

第一节 大 唾 液 腺

大唾液腺包括腮腺、下颌下腺、舌下腺各1对,位于口腔周围,分泌唾液,经导管排入口腔。

一、大唾液腺的一般结构

大唾液腺为复管泡状腺,腺实质由反复分支的导管及其末端的腺泡组成,外覆薄层结缔组织被膜。结缔组织伸入腺内,将腺实质分隔为若干个小叶,血管、淋巴管和神经随结缔组织深入实质并走行于其间。

(一) 腺泡

腺泡(acinus)是由单层立方或锥体形腺细胞组成的泡状或管泡状结构,为腺的分泌部。腺细胞和部分导管细胞与基膜之间可见扁平有突起的肌上皮细胞(myoepithelial cell),其收缩有助于腺泡分泌物的排出。根据腺泡的腺细胞类型和分泌物性质,腺泡分为浆液性、黏液性和混合性3种类型(图16-1)。

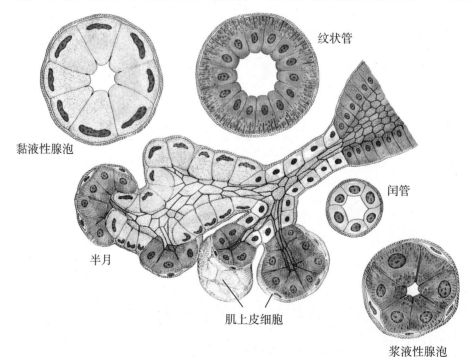

图16-1 唾液腺腺泡与导管模式图

1. **浆液性腺泡**（serous acinus） 由浆液性腺细胞（又称蛋白质分泌细胞,参见上皮组织）组成。浆液性腺泡的分泌物较稀薄,含唾液淀粉酶等。

2. **黏液性腺泡**（mucous acinus） 由黏液性腺细胞（又称糖蛋白分泌细胞,参见上皮组织）组成。黏液性腺泡的分泌物较黏稠,主要为黏液（糖蛋白）。

3. **混合性腺泡**（mixed acinus） 由浆液性腺细胞和黏液性腺细胞共同组成。大部分混合性腺泡主要由黏液性腺细胞组成,少量浆液性腺细胞排列成半月形帽状结构附着于腺泡的底部或末端,在切片中形成新月形,称半月（demilune）。

（二）导管

大唾液腺腺泡的分泌物通过导管排入口腔。导管反复分支,末端与腺泡相连。通常包括闰管、纹状管、小叶间导管和总导管等部分,各部分的结构与功能存在差别。

1. **闰管**（intercalated duct） 是导管的起始段,直接与腺泡相连。管径细,管壁为单层扁平或立方上皮。

2. **纹状管**（striated duct） 又称分泌管（secretory duct）,与闰管相连,在人的腮腺和下颌下腺均很明显,由单层高柱状上皮组成。光镜下可见,细胞基部有纵纹,核大,位于细胞偏上部,胞质嗜酸性。电镜下可见,细胞基部有丰富的质膜内褶和纵行排列的线粒体,扩大基部表面积,便于细胞与组织液间进行水和电解质（如 Na^+、K^+）的转运,故可调节唾液中的电解质含量和唾液量。

3. **小叶间导管和总导管** 纹状管汇合形成小叶间导管,走行于小叶间结缔组织内,初为单层柱状上皮,之后随管径变大,移行为假复层柱状上皮。小叶间导管逐级汇合并增粗,最后形成一条或几条总导管开口于口腔,导管近口腔开口处渐为复层扁平上皮,与口腔黏膜上皮相连续。

二、3种大唾液腺的结构特点

（一）腮腺

腮腺为人体最大的唾液腺,位于耳前下方,其导管开口于口腔颊部。腮腺为纯浆液性腺,闰管长,纹状管较短。分泌物含唾液淀粉酶多,黏液少。

（二）下颌下腺

下颌下腺位于下颌骨下缘内侧,导管开口于舌下。下颌下腺为混合腺,浆液性腺泡多,黏液性腺泡和混合性腺泡少,闰管短而不明显,纹状管发达（图 16–2）。分泌物含唾液淀粉酶较少,黏液较多。

（三）舌下腺

舌下腺是比较小的唾液腺,位于腭舌骨肌上方,总导管单独或与下颌下腺总导管汇合后开口于舌系带根部两侧。舌下腺为混合腺,以黏液性腺泡为主,也多见混合性腺泡,末端附有半月,无闰管,纹状管也较短。分泌物以黏液为主。

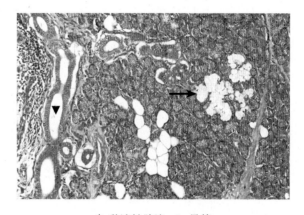

↑:黏液性腺泡;▲:导管

图 16–2　下颌下腺光镜像（HE 染色,×33）

三、唾液

唾液是大小唾液腺分泌的混合液,95% 以上来自大唾液腺。唾液中的水和黏液起润滑口腔作用,唾液淀粉酶可分解食物中的淀粉。唾液中某些成分具有一定的防御作用,如溶菌酶和干扰素,能非特异性地抵抗细菌和病毒的侵入;唾液腺间质内有各类免疫细胞,如淋巴细胞和浆细胞,浆细胞分泌的IgA 与腺细胞产生的蛋白质分泌片结合,形成 sIgA,随唾液排入口腔,具有免疫保护作用。

四、下颌下腺分泌的生物活性多肽

从鼠等动物及人的下颌下腺中已发现并分离、提取出多种生物活性多肽,这些多肽物质或直接分泌入血液,或随唾液进入消化管,再由胃肠吸收入血液,对多种组织和细胞的生理活动起重要调节作用。根据多肽的不同化学性质和生理作用,可将它们分为四大类:①促细胞生长与分化的因子,如神经生长因子(NGF)、表皮生长因子(EGF)、内皮生长刺激因子(EGSF)、红细胞生成素(EPO)、骨髓克隆刺激因子(CSF)等;②内环境稳定因子,如肾素(renin)、激肽释放酶(kallikrein,kk)、生长抑素、胰岛素和高血糖素样物质等;③消化酶,如淀粉酶、酸性磷酸酶、核糖核酸酶等;④细胞内调节因子,如脂肽酶等。

第二节　胰　　腺

胰腺表面覆以薄层结缔组织被膜,结缔组织伸入腺内将实质分隔为许多小叶。人胰腺中结缔组织不发达,其胰腺小叶分界不明显。胰腺实质由外分泌部和内分泌部两部分组成,外分泌部占腺体的绝大部分,属于消化腺,分泌的胰液经导管排入十二指肠,在食物化学性消化中起重要作用;内分泌部是散在分布于外分泌部之间的细胞团,称胰岛(图16-3)。胰岛分泌多种激素进入血液或淋巴,主要参与调节糖类、蛋白质与脂类的代谢。

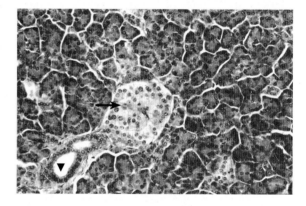

↑:胰岛;▲:导管

图 16-3　胰腺实质光镜像(HE 染色,×50)

一、外分泌部

胰腺外分泌部具有浆液性腺的结构特征,为复管泡状腺,由腺泡与多级导管组成。小叶间结缔组织中有导管、血管、淋巴管和神经等。

(一)腺泡

腺泡呈泡状或管状,由一层锥体形的浆液性腺细胞组成。每个腺泡含40~50个腺细胞,基膜与腺细胞之间无肌上皮细胞。酶原颗粒的数量因细胞功能状态不同而异,饥饿时细胞内颗粒增多;进食后细胞释放分泌物,颗粒减少。

腺泡腔面还可见一些较小的扁平或立方形细胞,称泡心细胞(centroacinar cell),胞质染色淡,核圆形或卵圆形。泡心细胞是延伸入腺泡腔内的闰管起始部上皮细胞(图16-4)。

(二)导管

胰腺的闰管较长,管径细,其伸入腺泡的一段由泡心细胞组成。无纹状管,闰管远端逐渐汇合形成小叶内导管。小叶内导管在小叶间结缔组织内汇合成小叶间导管,后者再汇合成一条主导管,贯穿胰腺全长,在胰头部与胆总管汇合,开口于十二指肠乳头。从小叶内导管至主导管,管腔渐增大,上皮也由单层立方形逐渐变为单层柱状,主导管为

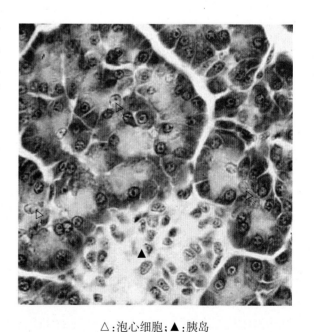

△:泡心细胞;▲:胰岛

图 16-4　胰腺腺泡、泡心细胞和胰岛光镜像
(HE 染色,×200)

单层高柱状上皮,上皮内可见杯状细胞。

（三）胰液

成年人每天分泌 1 000~2 000 mL 胰液。胰液为无色无臭的碱性液体,pH 7.8~8.4,包含丰富的电解质和多种消化酶。水和电解质主要由导管上皮细胞(包括泡心细胞)分泌产生。电解质成分以碳酸氢盐含量最高,能中和进入十二指肠的胃酸。胰液中的多种消化酶由腺泡细胞分泌,如胰蛋白酶、胰糜蛋白酶、胰淀粉酶、胰脂肪酶、胆固醇酯酶、DNA 酶、RNA 酶等,它们分别分解食物中的各种营养成分。腺泡细胞分泌的酶有些是以酶原形式排出,如胰蛋白酶原和胰糜蛋白酶原,它们排入小肠后被肠激酶激活成为活化的胰蛋白酶和胰糜蛋白酶。腺细胞还分泌一种胰蛋白酶抑制因子(trypsin inhibitor),能防止胰蛋白酶原在胰腺内致活,若这种自我制约的机制失调或某些致病因素使胰蛋白酶原在胰腺内激活,则可在很短时间内破坏胰腺组织,导致急性胰腺炎。

胰腺的分泌受神经和体液的调节。交感和副交感神经随血管进入胰腺,其末梢分布于腺泡,副交感神经兴奋促进胰酶分泌,交感神经兴奋则使其分泌减少。消化管壁内分泌细胞分泌的胆囊收缩素与促胰液素等激素也参与对胰腺分泌的调节。

二、内分泌部

胰岛(pancreas islet)又称朗格汉斯岛(islet of Langerhans),是由内分泌细胞组成的球形细胞团,散在于胰腺小叶内。HE 染色浅淡,易于辨认。成年人胰腺约有 100 万个胰岛,约占胰腺体积的 1.5%,胰尾部的胰岛较多。胰岛大小不等,直径 75~500 μm,小的仅由数个细胞组成,大的可包含数百个细胞,偶尔也可见单个胰岛细胞嵌于腺泡或导管细胞之间。胰岛内细胞呈不规则团索状分布,细胞间有丰富的有孔型毛细血管。胰岛细胞的共同特征是:分泌颗粒均有界膜包被,有电子密度高的核心;颗粒多位于细胞的近血管侧;颗粒内容物释放入毛细血管,随血流作用于远处靶细胞,也可直接作用于邻近细胞,称旁分泌(paracrine)。人胰岛主要有 A、B、D、PP 4 种细胞,某些动物的胰岛内还有 Dl 细胞、C 细胞等,细胞之间有紧密连接和缝隙连接。HE 染色不易区分各类细胞,用 Mallory-azan 等特殊染色法可显示 A、B、D 3 种细胞,也可用电镜和免疫细胞化学法区分和研究胰岛各种细胞(图 16-5)。

（一）A 细胞

A 细胞又称 α 细胞,约占胰岛细胞总数的 20%。细胞体积较大,多分布在胰岛周边,电镜下可见 A 细胞内的分泌颗粒较大,颗粒内的致密核心常偏于一侧,膜与核心之间有一新月形的帽状间隙,内含密度较低的无定形物。A 细胞分泌胰高血糖素(glucagon),故也称胰高血糖素细胞。胰高血糖素是小分子多肽,能促进肝细胞内的糖原分解为

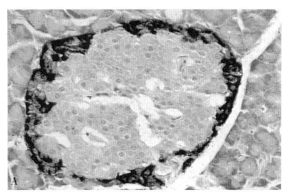
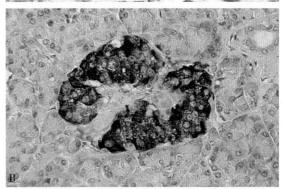
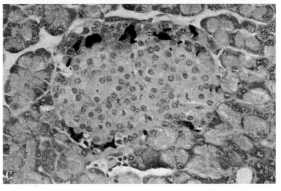

图 16-5　胰腺光镜像(大鼠,免疫组化染色,×132)
A. A 细胞　B. B 细胞　C. D 细胞

葡萄糖,满足机体活动的能量需要,并抑制糖原合成,故能使血糖升高。另外,A 细胞还分泌抑胃多肽和胆囊收缩素等。

(二)B 细胞

B 细胞又称 β 细胞,数量较多,约占胰岛细胞总数的 70%,主要位于胰岛的中央。B 细胞内的分泌颗粒大小不一,其结构因种属而异,人和鼠等的 B 细胞颗粒内常见杆状或不规则形晶体状致密核心,核心与膜之间有较宽的清亮间隙。B 细胞分泌胰岛素(insulin),故也称胰岛素细胞。胰岛素是含 51 个氨基酸的多肽,主要通过和靶细胞(如肝细胞、脂肪细胞等)上的受体结合,促使靶细胞吸收血液内的葡萄糖,合成糖原并储存。故胰岛素的作用与胰高血糖素相反,可使血糖浓度降低。胰岛素和胰高血糖素的协同作用能保持血糖水平处于动态平衡。若胰岛发生病变,B 细胞退化,胰岛素分泌不足,可致血糖升高,并从尿中排出,即为 1 型糖尿病。临床上还常见 2 型糖尿病,主要由于患者体内存在抗胰岛素抗体或抗胰岛素受体抗体,此时虽然胰岛 B 细胞数量正常,无明显受损,但由于靶细胞受体减少或伴有受体缺陷,也会使血糖升高。B 细胞肿瘤或功能亢进时,胰岛素分泌过多,可导致低血糖症。

(三)D 细胞

D 细胞又称 δ 细胞,数量少,约占胰岛细胞总数的 5%。散在分布于 A、B 细胞之间,并与 A、B 细胞紧密相贴,细胞间有缝隙连接。D 细胞内的分泌颗粒较大,内容物呈细颗粒状,电子密度低。D 细胞分泌生长抑素(somatostatin),后者以旁分泌方式或经缝隙连接直接作用于邻近的 A 细胞、B 细胞或 PP 细胞,抑制这些细胞的分泌功能。生长抑素也可进入血液循环,对胰岛及其他靶细胞的功能起调节作用。

(四)PP 细胞

PP 细胞的数量很少,主要存在于胰岛的周边,也可见于外分泌部的导管上皮内及腺泡细胞间。胞质内也有分泌颗粒。PP 细胞分泌胰多肽(pancreatic polypeptide),能够抑制胃肠运动、胰酶分泌和胆囊收缩。

除 B 细胞外,其他几种胰岛细胞也见于胃肠黏膜内,它们的结构也相似,都能合成和分泌肽类或胺类物质,故认为胰岛细胞也属 APUD 系统,并将胃、肠、胰中这些性质类似的内分泌细胞归纳称为胃肠胰内分泌系统(gastro-entero-pancreatic endocrine system),简称 GEP 系统。

胰岛内可见交感神经末梢和副交感神经末梢,其功能也受神经系统的调节。交感神经兴奋,促进 A 细胞分泌,使血糖升高;副交感神经兴奋,促使 B 细胞分泌,使血糖降低。

第三节 肝

肝是人体最大的腺体。肝表面除裸区外,大部分有浆膜覆盖,其深部为一层富含弹性纤维的致密结缔组织被膜。肝门处的结缔组织随门静脉、肝动脉和肝管的分支伸入肝实质,将实质分隔成许多肝小叶。肝静脉收集肝实质汇集的血液,从肝的后缘出肝后注入下腔静脉。

肝产生的胆汁经胆管输入十二指肠,参与脂类物质的消化,同时具有合成多种蛋白质、参与物质代谢、生物转化、解毒、造血等多种重要的生理功能。

一、肝小叶

肝小叶(hepatic lobule)是肝的基本结构单位,呈不规则的多角棱柱体,长约 2 mm,宽约 1 mm,成年人肝有 50 万~100 万个肝小叶。小叶间有少量结缔组织。有的动物(如猪)的肝小叶间因结缔组织较多而分界明显,而人的相邻肝小叶常连成一片,分界不清。肝小叶中央有一条沿其长轴走行的中央静脉(central vein),肝细胞和肝血窦以中央静脉为中心向周围呈放射状排列(图 16-6)。

中央静脉管壁不完整,周围呈放射状排列的肝血窦汇入其中,若干中央静脉再汇合成小叶下静脉并注入肝静脉。中央静脉的管壁由内皮细胞围成,内皮外有少量结缔组织,无平滑肌。

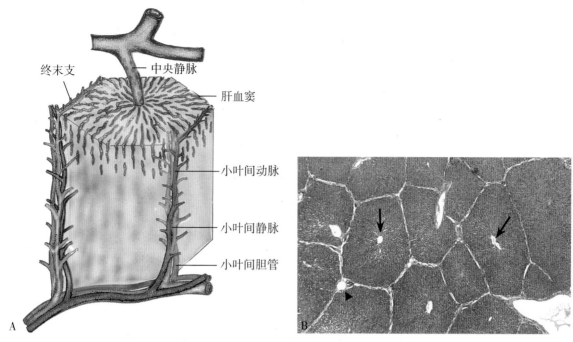

A. 模式图 B. 光镜像(猪,HE 染色,×66);↑:中央静脉;▲:门管区

图 16-6 肝小叶

肝细胞单层排列成凹凸不平、有分支的板状结构,称肝板(hepatic plate)。相邻肝板吻合连接,形成网状结构,其断面呈索状,称肝索(hepatic cord)。肝板之间为肝血窦。肝细胞相邻面的质膜局部向内凹陷,相互对合,形成胆小管。肝小叶内,肝板、肝血窦和胆小管一起形成复杂的网状结构(图 16-7)。

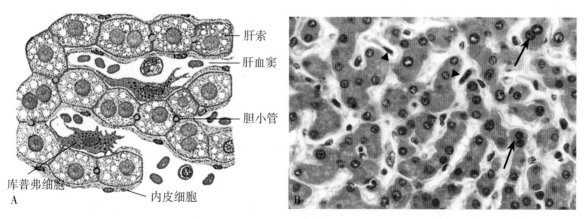

图 16-7 肝索与肝血窦
A. 模式图 B. 光镜像(HE 染色,×132);↑:双核肝细胞;▲:肝巨噬细胞

(一)肝细胞

肝细胞(hepatocyte)是构成肝小叶的主要成分,成年人肝细胞总数约为 $250×10^9$ 个,约占肝小叶体积的 80%。肝细胞呈多面体形,成年人肝细胞直径为 15~30 μm。肝细胞有 3 种不同的功能面,即血窦面、胆小管面和肝细胞连接面。一个肝细胞至少有 2~3 个血窦面。血窦面是肝细胞摄取物质和排出分泌物的功能面,有发达的微绒毛,使其表面积增大 5~6 倍。胆小管面也有很多微绒毛伸入管腔,

其四周有紧密连接环绕,严密封闭胆小管,使胆汁不致溢出。相邻肝细胞之间的连接面有紧密连接、桥粒和缝隙连接等结构,有的肝细胞之间还有贯通的细胞间通道(图 16-8)。

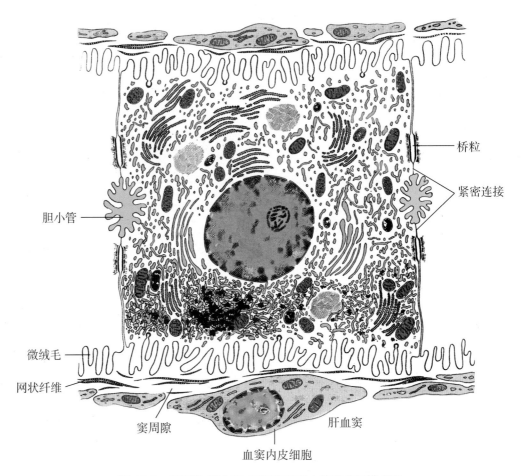

图 16-8　肝细胞、肝血窦、窦周隙及胆小管的关系模式图

　　肝细胞核大而圆,居中,核的异染色质少而浅染,有一至数个核仁。25% 的肝细胞有双核。应用流式细胞仪测定,肝的多倍体细胞数量多,以四倍体肝细胞为主,成年人肝的四倍体肝细胞在 60% 以上,这与肝细胞长期保持活跃的功能活动及物质更新有关。

　　肝细胞胞质丰富,多呈嗜酸性,当蛋白质合成旺盛时,胞质出现散在的嗜碱性物质。电镜下,胞质中各种细胞器及内涵物丰富而发达,在肝细胞的功能活动中起重要作用。

　　肝细胞内细胞骨架发达,由微丝、微管和中间丝组成,在胆小管周围的胞质内尤为丰富,对胆小管的收缩、胆汁的分泌和流动起非常重要的作用。线粒体丰富,每个细胞有 1 000~2 000 个,遍布于胞质内,为肝细胞的代谢活动提供能量。粗面内质网平行排列成群,滑面内质网为散在的小管和小泡,其膜上规律性地分布有多种酶系,同时高尔基体发达,每个肝细胞约有 50 个。这些内质网与肝的许多重要功能活动,诸如蛋白质的合成、糖化和分泌,脂类物质的代谢,胆固醇、固醇类及胆酸的合成和代谢,毒物、激素和药物代谢等密切相关。肝细胞近胆小管处的高尔基体尤为发达,与细胞胆小管面的质膜更新及胆汁排泌密切相关。溶酶体数量和大小不一,功能活跃,进入肝细胞内的外源性物质、退化的细胞器和多余物质,与溶酶体融合并被水解酶消化分解。胆色素的代谢、转运和铁的储存过程也与溶酶体有关。因而,溶酶体在肝细胞结构更新及维持正常功能中起着重要作用。与其他细胞比较,肝细胞的微体数量较多,体积也较大。微体内含多种氧化酶,以过氧化氢酶和过氧化物酶为主,微体内的氧化酶可利用氧分子直接氧化底物,产生 H_2O_2,后者在过氧化氢酶的作用下形成 O_2 和 H_2O,可消

图注(image labels): 桥粒　紧密连接　胆小管　微绒毛　网状纤维　窦周隙　肝血窦　血窦内皮细胞

除 H_2O_2 对细胞的毒性影响;还含有黄嘌呤氧化酶,氧化代谢产物黄嘌呤,产生尿酸;以及与脂类、乙醇类代谢有关的酶。肝细胞内含有糖原、脂滴、色素等内涵物,其含量随机体所处的不同生理和病理状况而异。

(二)肝血窦

肝血窦(hepatic sinusoid)位于肝板之间,腔大且不规则,借肝板上的孔相互连通成肝小叶内的毛细血管网。窦壁由内皮细胞组成,窦内有定居的肝巨噬细胞,并可见大颗粒淋巴细胞。血液慢速从小叶周边经血窦汇入中央静脉,血浆内成分得以与肝细胞进行充分交换。

肝血窦内皮细胞(hepatic sinusoid endothelial cell)的腔面可见少量微绒毛及小凹陷,细胞扁薄的部分有发达的窗孔,大小不等,直径多为 0.1 μm 左右,大的可达 1~2 μm,内皮窗孔无隔膜,众多窗孔聚集成群,构成肝血窦内皮细胞筛板样结构(图 16-9)。内皮细胞胞质内细胞器少,但含较多吞饮小泡。内皮细胞连接较松散,细胞间常有 0.1~0.5 μm 的间隙,有的间隙甚至可达 1 μm 宽。人和多数哺乳动物的肝血窦内皮外无基膜,仅见少量网状纤维附着,因此,血液与肝细胞间无严密的屏障结构。肝血窦是通透性最大的血窦之一,血浆中除乳糜颗粒不能通过外,其他大分子物质均可自由通过,有利于肝细胞与血液间进行物质交换。

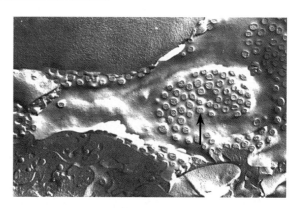

↑:筛状内皮细胞孔

图 16-9 肝血窦内皮细胞冰冻蚀刻扫描电镜像(豚鼠, ×18 000)

肝巨噬细胞(hepatic macrophage)又称库普弗细胞(Kupffer cell),是肝内定居的巨噬细胞,位于肝血窦内。肝巨噬细胞形态不规则,以许多板状伪足和丝状伪足附着在内皮细胞上,或穿过内皮窗孔和细胞间隙伸入内皮下(图 16-10)。细胞表面有许多皱襞、微绒毛,胞质内有发达的溶酶体,内含丰富的溶酶体酶,还常见吞噬体和吞饮泡。肝巨噬细胞来自血液单核细胞,具有变形运动和活跃的吞噬与吞饮能力,可吞噬清除从肠道经门静脉进入肝内的细菌及各种异物、衰老和损伤的红细胞,对机体有重要的防御功能,属于单核吞噬细胞系统。

肝内大颗粒淋巴细胞(hepatic large granular lymphocyte, HLGL)附着在内皮细胞或肝巨噬细胞上,偶尔还能进入窦周隙。HLGL 的核往往偏于一侧,呈肾形,在核凹陷侧的胞质内可见一些较大的颗粒及线粒体等细胞器。研究证实,它是肝内的 NK 细胞,胞内颗粒具有嗜天青或嗜锇性,含有穿孔素、溶细胞素、组织蛋白酶等成分,对肿瘤细胞和被病毒感染的肝细胞有直接杀伤作用。HLGL 和肝巨噬细胞共同构成了肝内的免疫防线。

(三)窦周隙和贮脂细胞

窦周隙(perisinusoidal space)是肝血窦内皮细胞与肝细胞之间的狭小间隙,又称迪塞间隙(Disse space)。窦周隙宽约 0.4 μm,在正常肝标本光镜下观察很难辨认,在某些病理情况下间隙可增宽。由于肝血窦内皮细胞通透性高,故窦周隙内充满血浆,肝细胞血窦面的大量微绒毛伸入血浆内,使这里成

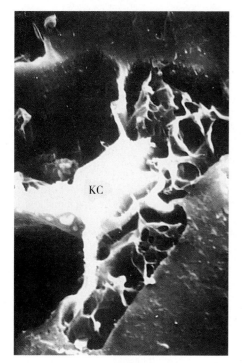

KC:库普弗细胞

图 16-10 肝巨噬细胞和肝细胞血窦面冷冻断裂扫描电镜像(胎肝,×10 000)

为肝细胞和血液之间进行物质交换的场所。窦周隙还可见散在的贮脂细胞和网状纤维。

贮脂细胞(fat-storing cell)位于窦周隙内,也称星状细胞、伊藤细胞(Ito cell)。细胞形态不规则,有突起,附着于内皮细胞底面和肝细胞表面,或伸入肝细胞之间。胞质内含有许多通过代谢形成的大脂滴是其最主要的特征,细胞附近常见网状纤维。在 HE 染色切片中,贮脂细胞不易鉴别,用氯化金或硝酸银浸染法或结蛋白免疫细胞化学法可清楚显示。贮脂细胞的主要功能是储存维生素 A,人体摄取的维生素 A 70%~80% 都在其内储存及代谢。正常贮脂细胞处于静止状态,在某些因素作用下,活化的贮脂细胞分泌多种细胞因子,合成胶原的能力增强,故其与肝纤维增生性病变的发生和发展密切相关。

(四) 胆小管

胆小管(bile canaliculus)是相邻两个肝细胞的质膜局部向内凹陷而成的微细管道,运送肝细胞产生的胆汁。胆小管在肝板内连接成网,其管径粗细较均匀,直径 0.5~1.0 μm,管道内有许多微绒毛,凸入管腔(图 16-11,图 16-12)。靠近胆小管的相邻肝细胞膜形成由紧密连接、桥粒等组成的连接复合体结构,可封闭胆小管,防止胆汁外溢至细胞间或窦周隙内。当肝细胞发生变性、坏死或胆道堵塞、内压增大时,胆小管正常结构被破坏,胆汁将溢入窦周隙,继而进入血窦,出现黄疸。

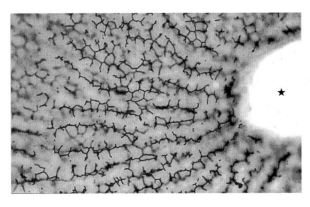

★:中央静脉

图 16-11　胆小管光镜像(兔肝,镀银染色,×66)

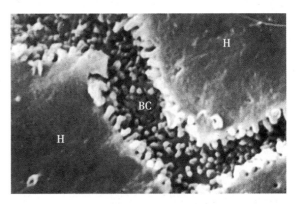

BC:胆小管;H:肝细胞

**图 16-12　胆小管冷冻断裂扫描电镜像
(豚鼠肝,×30 000)**

二、肝门管区

在肝组织切片中,相邻肝小叶之间呈三角形或椭圆形,包含肝门管道分支的结缔组织区域称门管区(portal area)。从肝门进出的门静脉、肝动脉和肝管在肝内反复分支,相伴走行于门管区内,分别称为小叶间静脉、小叶间动脉和小叶间胆管。每个肝小叶周围有 3~4 个门管区。小叶间静脉管径较大,腔大而不规则,管壁薄;小叶间动脉管径细,腔小,管壁相对较厚;小叶间胆管管壁为单层立方上皮(图 16-13)。

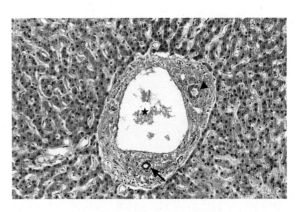

★:小叶间静脉;↑:小叶间胆管;
▲:小叶间动脉

图 16-13　肝门管区光镜像(HE 染色,×25)

三、肝内胆汁排出途径

肝细胞分泌的胆汁经胆小管从肝小叶中央流向周边,汇入小叶边缘处的短小管道,即闰管,又称黑林管（Hering canal）。黑林管较细，管径约 15 μm，由立方上皮围成，细胞着色浅。电镜下可见较多高尔基体与吞饮小泡，表明有一定的分泌和吸收功能。黑林管出肝小叶后，汇入小叶间胆管。小叶间胆管再汇合成左、右肝管。肝管管径增大，管壁上皮渐变为单层柱状，于肝门处出肝。

第四节　胆　　囊

　　胆囊分为底、体和颈 3 部分，胆囊颈与胆管相续。由肝分泌的胆汁经左右肝管、肝总管、胆囊管进入胆囊储存，胆囊将浓缩的胆汁经胆囊管、胆总管排入十二指肠。

　　胆囊壁由黏膜、肌层和外膜组成。黏膜有许多高而分支的皱襞凸入腔内，胆囊收缩时，皱襞高大明显；胆囊充盈扩张时，皱襞消失，黏膜变平。黏膜上皮为单层柱状上皮，固有层较薄，无腺体，但皱襞之间的上皮常凹入固有膜内，形成许多窦状凹陷，称黏膜窦。胆囊扩张时，黏膜窦消失。窦内易有细菌或异物残留，引起炎症。柱状上皮游离面有微绒毛，细胞核位于基部，核上区有高尔基体、线粒体、粗面内质网等，还可见小泡、脂滴及少量黏液颗粒。上皮细胞有一定的分泌作用，但以吸收功能为主。固有层富含血管。肌层的平滑肌厚薄不一，胆囊底部较厚，颈部次之，体部最薄。平滑肌呈纵行或螺旋排列，肌束间有较多弹性纤维。外膜较厚，大部分为浆膜，其余为纤维膜（图 16-14）。

　　肝外胆管分黏膜、肌层和外膜 3 层。黏膜有纵行皱襞。上皮为单层柱状，含杯状细胞，固有层内有黏液腺。肝管和胆总管的上 1/3 肌层很薄，平滑肌分散；胆总管的中 1/3 肌层渐厚，尤其是纵行平滑肌增多；胆总管下 1/3 的肌层分内环行、外纵行两层。胆管外膜为较厚的结缔组织。胆管纵行平滑肌收缩可使管道缩短，管腔扩大，有利于胆汁通过。

　　胆囊的容量为 40~70 mL。胆囊上皮细胞能主动吸收胆汁中的水和无机盐（主要是 Na^+、Ca^{2+}、Cl^- 和重碳酸盐）。胆囊每小时约吸收水 3 mL，使胆汁浓缩 4~10 倍。胆囊通过收缩功能使胆汁排出，并调节胆管内的压力。胆管括约肌呈收缩状态时，从肝排出的胆汁流入舒张的胆囊内，经胆囊储存并浓缩；进食后，胆囊持续收缩 30~60 min，胆管括约肌松弛，将胆汁排入肠腔。

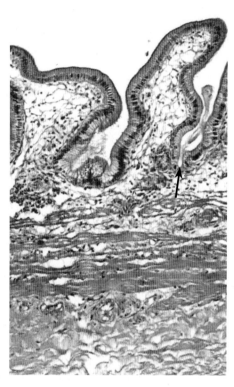

↑：下陷的黏膜窦

图 16-14　胆囊光镜像（HE 染色，×33）

（钟近洁）

数字课程学习······

 微课　　 教学 PPT　　 拓展阅读　　 中英文小结　　自测题

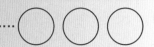

第十七章

呼 吸 系 统

呼吸系统(respiratory system)由鼻、咽、喉、气管、主支气管和肺组成。从鼻腔到肺内的终末细支气管是气体进出的通道,为导气部;从肺内的呼吸性细支气管到终末的肺泡可进行气体交换,为呼吸部。呼吸系统各器官协同完成从外界摄入 O_2、排出 CO_2 的功能。此外,鼻有嗅觉功能,鼻和喉可参与发音,肺可参与机体多种物质的代谢和转化,肺血管内的巨核细胞还有生成血小板的造血能力。

第一节 鼻 腔

鼻腔为气体进入肺的入口,是由骨性和软骨性的鼻中隔隔开的成对腔室。鼻腔内表面为鼻黏膜,由上皮和固有层构成。根据鼻黏膜结构和功能的不同,鼻腔可分为前庭部、呼吸部和嗅部(图 17-1)。

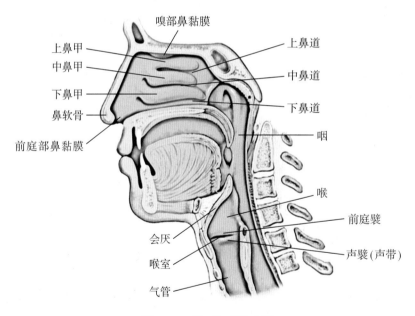

图 17-1 鼻、咽、喉模式图

一、前庭部

前庭部为鼻腔入口处鼻翼围成的空腔。前庭部的鼻黏膜被覆未角化的复层扁平上皮,近外鼻孔处的上皮与面部皮肤的表皮相移行,出现鼻毛、皮脂腺和汗腺。鼻毛可截留随空气进入鼻腔的大颗粒物质,皮脂腺分泌物可协助捕获大颗粒物质。前庭部的黏膜深层与鼻软骨的软骨膜直接相贴。

二、呼吸部

呼吸部占鼻腔的大部分,其腔面的鼻黏膜内衬于下鼻甲、中鼻甲、鼻道及鼻中隔的中下部,因富含血管而呈粉红色。上皮为假复层纤毛柱状上皮,杯状细胞较多。固有层为疏松结缔组织,含黏液腺和混合腺,称为鼻腺。鼻腺的分泌物与杯状细胞分泌物共同形成一层黏液覆盖于黏膜表面,黏着的尘粒或细菌等异物,可随上皮纤毛向咽部的定向摆动,推向咽部而被咳出。此外,固有层还含有丰富的静脉丛,静脉丛血流方向与空气的流动方向相反,可通过散热和渗出对吸入空气起加温和湿润作用。在变态反应或病毒感染时,可使静脉丛异常充血,黏膜肿胀,鼻道变窄,限制气体通过。鼻黏膜损伤时此部位也容易出血。

三、嗅部

嗅部位于上鼻甲和相对的鼻中隔上部两侧,在活体组织中呈浅黄色。嗅部鼻黏膜的固有层与深部的骨膜直接相连。人嗅部鼻黏膜面积约 2 cm^2,其上皮为假复层柱状上皮,称嗅上皮,比呼吸部的上皮略厚,由嗅细胞、支持细胞和基细胞组成(图 17-2)。

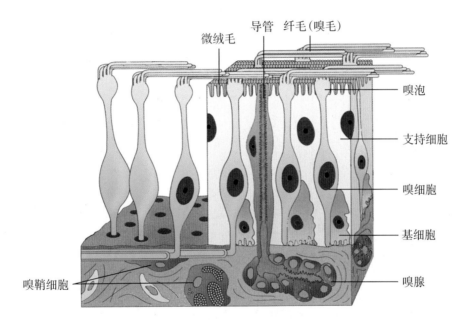

图 17-2 嗅黏膜模式图

(一) 嗅细胞

嗅细胞(olfactory cell)位于支持细胞之间,为双极神经元。细胞呈梭形,细胞核居中,细胞顶部发出的树突细长,伸至上皮游离面,末端膨大成球状,称嗅泡(olfactory vesicle),从嗅泡伸出 10~30 根较长的静纤毛,称嗅毛(olfactory cilium)。嗅毛往往向一侧倒伏,浸埋于上皮表面的分泌物中,由于嗅毛内的微管无动力臂,故不能摆动,但能感受挥发性气味化学分子的刺激,传入中枢,产生嗅觉,为嗅觉感受器。嗅细胞基部发出一条细长的轴突,穿过基膜进入固有层,被一种称为嗅鞘细胞(olfactory ensheathing cell,OEC)的神经胶质细胞包裹构成无髓神经纤维,多条无髓神经纤维组成嗅神经(olfactory nerve)。

(二) 支持细胞

支持细胞(supporting cell)是嗅上皮中数量最多的细胞。细胞呈高柱状,其顶部宽大,基部较细,游离面有许多微绒毛。细胞核呈卵圆形,位于胞质顶部,胞质内可见脂褐素颗粒。支持细胞起支持、营养和分隔嗅细胞的作用。

(三) 基细胞

基细胞(basal cell)位于上皮基底部,体积较小,呈锥形,是一种干细胞,可增殖分化为支持细胞和嗅细胞。

嗅黏膜的固有层为薄层结缔组织,其深部与骨膜相连。固有层含较多浆液性腺,称嗅腺(olfactory gland),其分泌物经导管排到黏膜表面,可清除黏膜上皮被检测到的气味分子的残留物,以保持嗅细胞感受刺激的敏感性。嗅腺的腺细胞中含有脂褐素颗粒,与嗅上皮支持细胞中的脂褐素颗粒共同促使嗅黏膜呈黄色。

第二节　喉

喉为连接咽和气管的通道,它兼有通气和发音两种功能。喉以软骨为支架,软骨之间以韧带、肌肉和关节相连。喉的会厌表面为黏膜,内部为会厌软骨(弹性软骨)。会厌舌面及喉面上部的黏膜上皮为复层扁平上皮,舌面上皮内有味蕾,会厌的喉面下部的黏膜上皮为假复层纤毛柱状上皮。会厌各部固有层的疏松结缔组织富含弹性纤维,并有混合腺和淋巴组织(图17-3)。

喉腔由喉壁围成,内表面衬有黏膜,与舌根、咽及气管的黏膜相延续,侧壁黏膜向腔内突出形成了上、下两对皱襞,上为前庭襞(vestibular fold),下为声襞(vocal fold),前庭襞和声襞之间的腔为喉室(ventricle of larynx)。

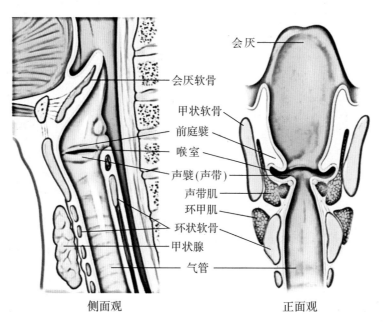

会厌
会厌软骨
甲状软骨
前庭襞
喉室
声襞(声带)
声带肌
环甲肌
环状软骨
甲状腺
气管

侧面观　　　　　　正面观

图17-3　喉结构模式图

前庭襞与喉室的黏膜及黏膜下层结构相似,其上皮为假复层纤毛柱状,固有层和黏膜下层为疏松结缔组织,含有许多混合腺及淋巴组织。声襞即声带(vocal cord),游离缘为膜部,基部为软骨部。膜部覆有复层扁平上皮,固有层较厚,其浅部为疏松结缔组织,炎症时易发生水肿;深部为致密结缔组织,内含大量的弹性纤维,形成致密的板状结构,称声韧带,是发音的主要结构之一。固有层下方的骨骼肌为声带肌,能调节声带和声韧带的张力。声带振动主要发生在膜部,声带小结、息肉及水肿等病变也都发生于膜部。声带的软骨部黏膜结构与前庭襞相似。

第三节　气管与主支气管

气管与主支气管为连于喉和肺之间的管道,两者结构相似,管壁由内向外依次分为黏膜、黏膜下层和外膜3层(图17-4)。

一、黏膜

黏膜由上皮和固有层组成（图 17-5）。

（一）上皮

上皮为假复层纤毛柱状上皮，由纤毛细胞、杯状细胞、刷细胞、小颗粒细胞和基细胞组成（图 17-6）。

1. **纤毛细胞**（ciliated cell） 数量最多，细胞呈柱状，游离面有密集的纤毛，每个细胞有纤毛 250~300 根。纤毛向咽部快速摆动，将黏液及附于其上的尘埃、细菌等异物推向咽部被咳出，发挥清除异物和净化吸入空气的作用。病原体感染或吸烟、刺激性烟雾、粉尘等慢性刺激可使纤毛粘连、变短、倒伏，数量减少甚至消失。

2. **杯状细胞**（goblet cell） 数量较多，散在分布于纤毛细胞间，其分泌物与黏膜下层腺体的分泌物在上皮表面形成黏液性屏障，可黏附空气中的异物颗粒，溶解吸入 SO_2 等有毒气体。与纤毛细胞相反，慢性刺激可使杯状细胞数量增多。

3. **刷细胞**（brush cell） 呈柱状，游离面有排列整齐的微绒毛，形如刷状。刷细胞的基部与感觉神经末梢形成突触，故认为该细胞可能有感受刺激的作用。

4. **小颗粒细胞**（small granule cell） 数量少，呈锥形，散在分布于上皮深部，HE 染色不易与基细

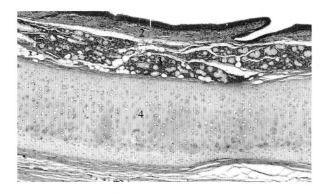

1. 上皮；2. 固有层；3. 气管腺；4. 外膜

图 17-4 气管壁光镜像（HE 染色，×40）

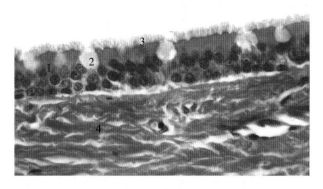

1. 纤毛细胞；2. 杯状细胞；3. 纤毛；4. 固有层

图 17-5 气管黏膜光镜像（HE 染色，×400）

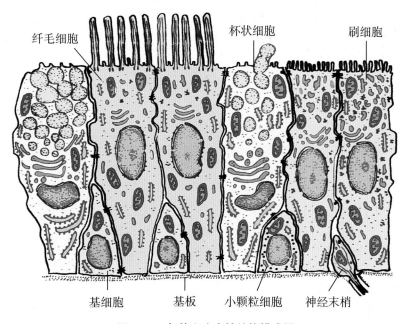

纤毛细胞　　　　杯状细胞　　　　刷细胞

基细胞　　　基板　　　小颗粒细胞　　　神经末梢

图 17-6 气管上皮电镜结构模式图

胞相辨别。电镜下可见,胞质内有许多致密核心颗粒。小颗粒细胞可释放儿茶酚胺、5 羟色胺和一些多肽类物质如蛉蟾素、降钙素等,可调节呼吸道平滑肌和血管壁平滑肌的收缩及腺体的分泌。在叶支气管至细支气管的上皮内,特别是小支气管分叉处,小颗粒细胞成群分布,与神经纤维相联系形成神经上皮小体。小颗粒细胞属于弥散神经内分泌系统(DNES),DNES 源于胚胎时期原始前肠,故主要分布于消化及呼吸管道。

5. **基细胞(basal cell)**　呈锥形,位于上皮深部,为干细胞,可增殖分化为上皮中其他各类细胞。

(二) 固有层

上皮与固有层之间,在光镜下可见明显的基膜。固有层结缔组织中有较多弹性纤维、淋巴组织,其中浆细胞能合成免疫球蛋白 IgA,IgA 与上皮细胞产生的分泌片结合形成 sIgA,释放入管腔,发挥免疫防御作用。

二、黏膜下层

黏膜下层为疏松结缔组织,与固有层和外膜无明显界线,内有较多的混合腺,称气管腺(tracheal gland)(图 17-4),其黏液性腺泡所分泌的黏液与上皮中杯状细胞分泌的黏液共同形成黏液层,覆盖在黏膜表面。浆液性腺泡分泌的稀薄液体位于黏液层下方,有利于纤毛的正常摆动。

三、外膜

外膜较厚,由 16~20 个透明软骨环和疏松结缔组织组成,软骨环之间以弹性纤维构成的膜状韧带连接,单个透明软骨环呈"C"形,软骨环的缺口处为气管后壁,内有弹性纤维组成的韧带、平滑肌束。这样的结构保证了管道的通畅性和灵活性,咳嗽时,平滑肌收缩,管腔缩小,有利于清除痰液。

第四节　肺

肺表面被覆一层光滑的浆膜,即脏胸膜。肺组织分为实质和间质两部分,前者由肺内支气管树和末端的肺泡构成,后者为浆膜伸入肺内的结缔组织,其中含有血管、淋巴管和神经。主支气管经肺门入肺后反复分支呈树枝状,称支气管树,依次为叶支气管、段支气管、小支气管、细支气管、终末细支气管、呼吸性细支气管、肺泡管、肺泡囊。每一细支气管连同它的分支和肺泡,组成一个肺小叶(pulmonary lobule)。肺小叶呈锥形,其尖朝向肺门,底面向肺表面,小叶之间有结缔组织间隔(图 17-7)。每叶肺有 50~80 个

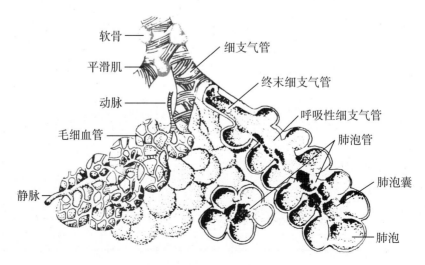

软骨
平滑肌
动脉
毛细血管
静脉

细支气管
终末细支气管
呼吸性细支气管
肺泡管
肺泡囊
肺泡

图 17-7　肺小叶模式图

肺小叶,它们是肺的结构单位。临床上称仅累及若干肺小叶的炎症为小叶性肺炎,而称累及肺段、肺叶的大范围炎症为大叶性肺炎。

一、肺的导气部

肺的导气部是气流通过的管道,包括叶支气管到终末细支气管,各段管道随着分支的变细,管径变小,管壁变薄,结构愈趋简单。

(一) 叶支气管至小支气管

叶支气管至小支气管的管壁结构与主支气管基本相似,但随着管径变细,管壁变薄,管壁的3层结构分界渐不明显,主要结构发生移行性改变(图17-8,图17-9)。

1. **黏膜** 上皮为假复层纤毛柱状上皮,但杯状细胞数量逐渐减少。固有层变薄,其外侧出现少量的环行平滑肌束。

2. **黏膜下层** 腺体逐渐减少。

3. **外膜** "C"形的透明软骨环被不规则形的软骨片取代,且软骨片逐渐减少。

(二) 细支气管

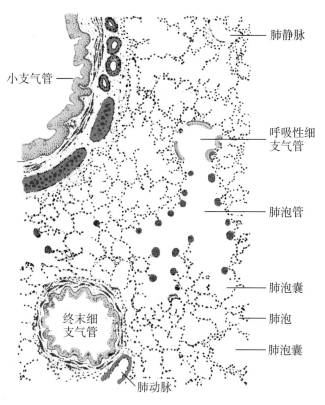

图 17-8 肺光镜结构模式图

细支气管(bronchiole)内径约1.0 mm,上皮由假复层纤毛柱状渐变成单层纤毛柱状,杯状细胞、腺体和软骨片逐渐减少或消失,环行平滑肌逐渐增多,黏膜随管径变细可形成皱襞(图17-10)。

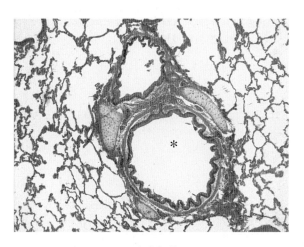

*:小支气管

图 17-9 小支气管光镜像(HE 染色,低倍)

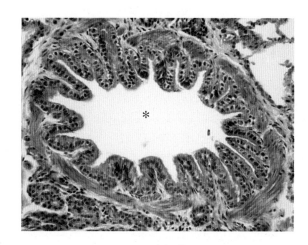

*:细支气管

图 17-10 细支气管光镜像(HE 染色,低倍)

(三) 终末细支气管

终末细支气管(terminal bronchiole)内径约0.5 mm,黏膜皱襞明显,上皮为单层柱状或单层立方形,无杯状细胞。管壁内的腺体和软骨片全部消失,出现完整的环行平滑肌(图17-11)。细支气管和终末细支气管管壁的环行平滑肌可在自主神经的支配下收缩或舒张,以调节进入肺小叶的气流量,是产生气道阻力的主要部位。在支气管哮喘等病理状态下,肺间质内的肥大细胞释放大量组胺,引起细支气管和终末细支气管平滑肌发生痉挛性收缩,进出肺的气流量减少,导致呼吸困难。

电镜下可见,终末细支气管的上皮由纤毛细胞和分泌细胞组成,纤毛细胞较少,分泌细胞较多。分泌细胞又称克拉拉细胞(Clara cell),这种细胞在小支气管既已出现,然后逐渐增多。克拉拉细胞呈柱状,细胞顶部呈圆顶状凸向管腔,顶部胞质内含分泌颗粒,分泌物稀薄,内含蛋白水解酶,可分解管腔内的黏液,降低分泌物的黏稠度,有利于排出(图17-12)。克拉拉细胞内含有较多的氧化酶系,可对吸入的毒物或药物进行生物转化,使其毒性减弱。克拉拉细胞能产生表面活性物质,降低细支气管的表面张力,防止气道壁坍塌。克拉拉细胞还能产生相对分子质量为 16×10^3 的克拉拉细胞分泌蛋白(Clara cell secretory protein,CC16),在某些呼吸系统疾病如慢性阻塞性肺疾病和哮喘时,气道液体和血清中的 CC16 的浓度发生变化,因此 CC16 可作为支气管、肺泡灌洗液或血清中可测量的肺标志物,诊断呼吸系统疾病。上皮受损时,克拉拉细胞能增殖、分化为纤毛细胞。

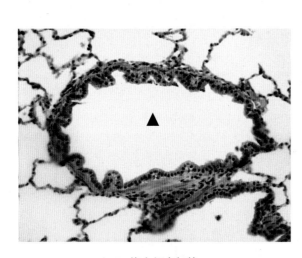

▲:终末细支气管

图17-11 终末细支气管光镜像(HE 染色,低倍)

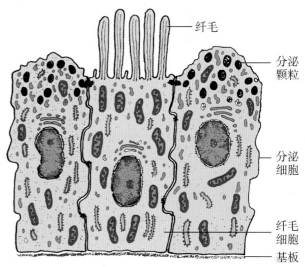

图17-12 终末细支气管上皮的纤毛细胞及分泌细胞电镜结构模式图

二、肺的呼吸部

肺的呼吸部是呼吸系统完成换气功能的部位,包括从终末细支气管到肺泡,其各部的共同特点是有开口连于肺泡(图17-13)。

(一)呼吸性细支气管

呼吸性细支气管(respiratory bronchiole)是终末细支气管的分支,管壁上有少量肺泡的开口,因而管壁结构不完整。呼吸性细支气管的上皮为单层立方上皮,包括纤毛细胞和克拉拉细胞,在肺泡开口处,单层立方上皮移行为单层扁平上皮。上皮外有少量环行平滑肌和弹性纤维(图17-14)。

(二)肺泡管

肺泡管(alveolar duct)是呼吸性细支气管的分支,管壁上有许多肺泡开口,其自身的管壁结构很少,仅在相邻肺泡开口之间保留少许,在光镜下呈结节状膨大,其表面覆以单层立方上皮或单层扁平上皮,深部为少量平滑肌束和弹性纤维,平滑肌纤维环绕在肺泡开口处(图17-15)。

(三)肺泡囊

肺泡囊(alveolar sac)与肺泡管相连,是许多肺泡共同开口形成的囊腔。相邻肺泡开口之间无平滑肌,故光镜下无结节状膨大(图17-15)。

(四)肺泡

肺泡(pulmonary alveoli)是气道的终末部分,开口于肺泡囊、肺泡管或呼吸性细支气管,是肺进行

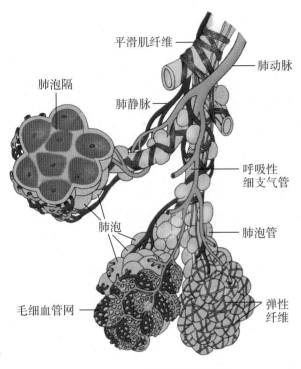

图 17-13　肺的呼吸部模式图

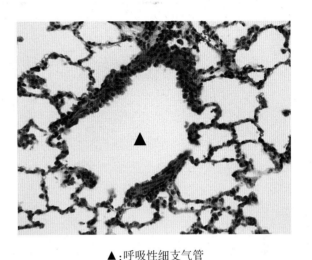

▲:呼吸性细支气管

图 17-14　呼吸性细支气管光镜像(HE 染色,低倍)

气体交换的实际部位。成年人两侧肺有 3 亿~4 亿个肺泡,总面积可达 140 m²。肺泡为多面性囊泡,直径约 200 μm,壁很薄,由单层肺泡上皮和基膜组成。

1. **肺泡上皮**　由Ⅰ型肺泡细胞和Ⅱ型肺泡细胞组成(图 17-16,图 17-17)。

(1) Ⅰ型肺泡细胞(type Ⅰ alveolar cell)　占肺泡上皮细胞数量的 40%,但覆盖了肺泡约 95% 的表面积,是进行气体交换的部位。Ⅰ型肺泡细胞除含核部略厚外,其余部分扁平菲薄,厚约 0.2 μm,光镜下难以辨认。电镜下可见,胞质中细胞器较少,有较多的吞饮小泡,内有细胞吞入的微小尘粒和表面活性物质,细胞能将它们转运到间质内清除。Ⅰ型肺泡细胞无分裂能力,损伤后由Ⅱ型肺泡细胞增殖分化补充。

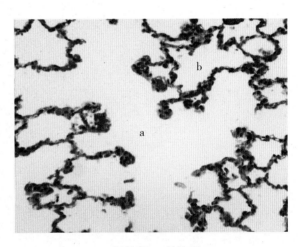

a:肺泡管;b: 肺泡囊

图 17-15　肺泡管光镜像(HE 染色,低倍)

(2) Ⅱ型肺泡细胞(type Ⅱ alveolar cell)　分布于Ⅰ型肺泡细胞之间,数量占肺泡细胞数量的 60%,但仅覆盖肺泡约 5% 的表面积。细胞呈立方形或圆形,核圆形,胞质着色浅,呈泡沫状。电镜下可见,细胞游离面有少量微绒毛,胞质内富含线粒体、溶酶体、高尔基体和粗面内质网,在核上方有较多电子密度高的分泌颗粒,颗粒内含同心圆或平行排列的板层状结构,称板层小体(lamellar body),其主要成分为磷脂,以二棕榈酰卵磷脂为主,此外还有蛋白质和糖胺多糖等(图 17-18)。细胞以胞吐形式将颗粒内容物释放后,在肺泡上皮表面形成一层薄膜,称表面活性物质(surfactant)。表面活性物质有降低肺泡表面张力的重要作用。吸气时,肺泡扩张,表面活性物质密度减小,肺泡表面张力增大,肺泡回缩力增强,可防止肺泡过度膨胀;呼气时,肺泡缩小,表面活性物质密度增加,肺泡表面张力降低,肺泡回缩力减弱,可防止肺泡过度塌陷。早产儿可因Ⅱ型肺泡细胞尚未发育完善,表面活性物质分泌不足,

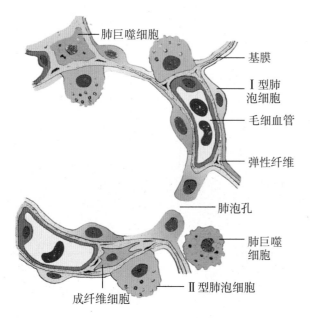

图 17-16　肺泡及肺泡孔模式图

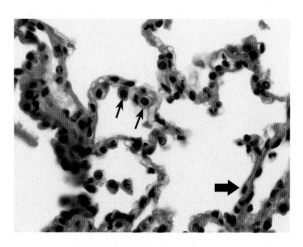

▲:Ⅰ型肺泡细胞;↑:Ⅱ型肺泡细胞

图 17-17　肺泡上皮细胞光镜像(HE 染色,高倍)

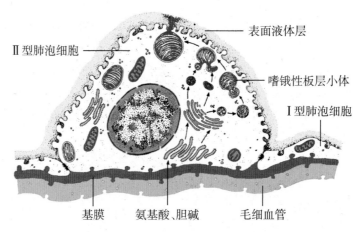

图 17-18　Ⅱ型肺泡细胞电镜结构模式图

使肺泡不能扩张,出现新生儿肺透明膜病(又称新生儿呼吸窘迫综合征)。有研究发现,表面活性物质还具有杀菌作用,能帮助清除到达肺泡内的病原生物。表面活性物质由Ⅱ型肺泡细胞不断产生,经Ⅰ型肺泡细胞吞噬转运,保持不断地更新。

2. **肺泡隔**(alveolar septum)　为相邻肺泡之间的薄层结缔组织,属于肺的间质。肺泡隔内有丰富的连续毛细血管,紧贴肺泡上皮,有利于肺泡腔中的 O_2 与毛细血管中的 CO_2 进行交换。肺泡隔内还含丰富的弹性纤维,其弹性起回缩肺泡的作用(图 17-19)。老年人弹性纤维退化变性或炎症等病变使弹性纤维破坏,可致肺泡弹性减弱,呼气时肺内残留气体增加,导致肺气肿。

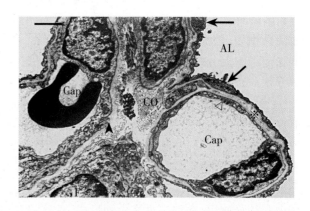

Cap:毛细血管;F:成纤维细胞;CO:胶原原纤维;AL:肺泡腔;
↑:Ⅰ型肺泡细胞;△:毛细血管内皮细胞;▲:基膜

图 17-19　肺泡上皮与肺泡隔电镜像

此外,肺泡隔内还有成纤维细胞、肺巨噬细胞(pulmonary macrophage)、浆细胞、肥大细胞及淋巴管和神经纤维。肺巨噬细胞由单核细胞演化而来,广泛分布于肺间质,以肺泡隔中最多,少量游走进入肺泡腔。肺巨噬细胞具有活跃的吞噬功能,能清除进入肺泡和肺间质的尘粒、细菌等异物,发挥重要的免疫防御作用。当肺巨噬细胞吞噬了较多尘粒后,称为尘细胞(dust cell)。当心力衰竭患者出现肺淤血时,大量从血管溢出的红细胞被肺巨噬细胞吞噬,红细胞中的血红蛋白转变为含铁血黄素颗粒,储存于胞质中,则称为心力衰竭细胞(heart failure cell)。肺巨噬细胞吞噬细菌和异物后,大部分进入细支气管,通过黏液流动和纤毛摆动排出体外,少数沉积在肺间质内,或进入淋巴管迁移至肺门淋巴结。

3. **肺泡孔**(alveolar pore)　是相邻肺泡之间气体流通的小孔,直径 10~15 μm,一个肺泡壁上可有一个或数个肺泡孔,起平衡肺泡间气体含量的作用(图 17-16)。当某个终末细支气管或呼吸性细支气管阻塞时,肺泡孔起侧支通气作用,防止肺泡萎陷。肺部感染时,肺泡孔也是炎症扩散的渠道。

4. **气 - 血屏障**(blood-air barrier)　肺泡腔中的 O_2 与肺泡隔毛细血管中的 CO_2 进行气体交换时通过的结构称气 - 血屏障,由肺泡表面液体层、I 型肺泡细胞与基膜、薄层结缔组织、连续毛细血管基膜与内皮细胞构成。有的部位两层基膜之间没有结缔组织,直接相贴融合为一层。气 - 血屏障很薄,总厚度 0.2~0.5 μm,有利于气体交换的迅速进行。间质性肺炎时,肺泡隔结缔组织水肿,炎症细胞浸润,可使气 - 血屏障增厚,以致肺气体交换功能障碍。

三、肺的血管、淋巴管和神经

(一) 血管

肺有两组血供来源,即肺动脉和支气管动脉。肺动脉是肺的功能性血管,属弹性动脉。肺动脉从右心室发出至肺门入肺后,随主支气管的各级分支而分支,直到肺泡隔内形成毛细血管网,毛细血管内的血液与肺泡进行气体交换后,汇集成小静脉行于肺小叶间结缔组织内,再汇集成较大的静脉,与支气管分支及肺动脉分支伴行,最后在肺门处汇合成两条肺静脉出肺,回到左心房。支气管动脉是肺的营养性血管,属肌性动脉。支气管动脉发自胸主动脉或肋间动脉,与主支气管伴行入肺后,沿途在肺的导气部和呼吸性细支气管的各段管壁内分支形成毛细血管,营养管壁组织。支气管动脉也有分支参与形成肺泡隔内的毛细血管网。上述毛细血管一部分汇入肺静脉,另一部分汇集成支气管静脉出肺。支气管动脉的分支还供应肺浆膜、肺淋巴结、肺间质等。

由于全身血液均通过肺循环,故肺血管内皮细胞的代谢作用对机体的影响很大,内皮细胞具有激活、合成和灭活流经肺循环各种生物活性物质的作用。近年的研究发现,肺血管内存在大量巨核细胞,其脱落的胞质可形成血小板。

(二) 淋巴管

肺内淋巴管分深丛和浅丛两组。深丛分布于肺支气管树的管壁内、肺泡隔内及部分肺血管周围,并汇合成数支淋巴管,伴随肺静脉向肺门方向走行,入肺门淋巴结。浅丛分布于胸膜下结缔组织毛细血管网,汇合成数支较大的淋巴管,也注入肺门淋巴结。

(三) 神经

肺的传入神经纤维和传出神经纤维在肺门处形成肺丛,神经纤维随支气管分支和血管分支入肺。传出神经末梢包括交感神经和副交感神经,分布于支气管树管壁的平滑肌、血管壁平滑肌和腺体。交感神经为肾上腺素能神经,兴奋时可引起支气管平滑肌舒张、血管平滑肌收缩和抑制腺体分泌。副交感神经为胆碱能神经,兴奋时引起支气管平滑肌收缩、血管平滑肌舒张和刺激腺体分泌。传入神经纤维走行于迷走神经内,其末梢分布于支气管树各级结构管壁的黏膜内、肺泡上皮间和胸膜的结缔组织内,将肺内的刺激传入呼吸中枢。

(赵　敏)

数字课程学习……

 微课　　 教学 PPT　　 拓展阅读　　 中英文小结　　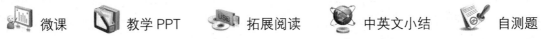 自测题

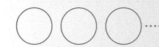

第十八章

泌尿系统

泌尿系统(urinary system)包括肾、输尿管、膀胱和尿道。肾产生尿液、排出代谢产物,调节水盐代谢和酸碱平衡,维持机体内环境的稳定。肾能分泌多种生物活性物质,如肾素(renin)、前列腺素(prostaglandin,PG)、促红细胞生成素(erythropoietin,EPO)等,对机体多种生理功能起重要调节作用。输尿管、膀胱和尿道为排尿管道。

第一节 肾

肾表面有致密结缔组织构成的被膜,实质分为浅部的肾皮质(renal cortex)和深部的肾髓质(renal medulla)(图18-1)。肾髓质由8~15个肾锥体(renal pyramid)构成,其尖端钝圆,凸入肾小盏内,称肾乳头(renal papilla),乳头管开口于此,肾产生的尿液由乳头管进入肾小盏。肾锥体底部较宽,与肾皮质相连,位于肾皮质和肾髓质交界处。从肾锥体底部呈辐射状伸入肾皮质的条纹状结构称髓放线(medullary ray),由肾髓质内的直行管道在肾皮质延续而成。位于髓放线之间的肾皮质称皮质迷路(cortical labyrinth)。每条髓放线及其周围的皮质迷路组成一个肾小叶(renal lobule)。一个肾锥体及与其相连的肾皮质组成一个肾叶(renal lobe)。位于肾锥体之间的肾皮质称肾柱(renal column)(图18-2)。

肾实质由大量肾单位(nephron)和集合管(collecting duct)构成。每个肾单位包括一个肾小体(renal corpuscle)和一条与它相连的肾小管(renal tubule),是尿液形成的结构和功能单位。集合管是浓缩尿

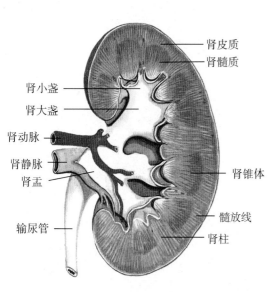

图18-1 肾纵剖面模式图

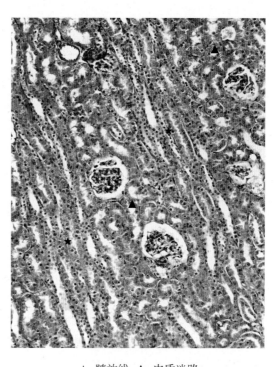

★:髓放线;▲:皮质迷路

图18-2 肾皮质光镜像(兔,HE染色,低倍)

液的部位,开口于乳头管。肾小管汇入集合管,肾小管和集合管都是单层上皮构成的管道,合称泌尿小管(uriniferous tubule)。肾间质由少量结缔组织、血管和神经等构成。

一、肾单位

肾单位是肾的基本功能单位,由肾小体和肾小管组成。每个肾有 100 万~400 万个肾单位,它们与集合管共同行使泌尿功能。

肾小体由血管球和肾小囊组成。肾小管分近端小管、细段与远端小管 3 段,其中近端小管和远端小管又分直部和曲部。肾小管的起始段与肾小体的肾小囊相连,呈盘曲状在肾小体附近走行,称近端小管曲部或近曲小管(proximal convoluted tubule);继而变直称近端小管直部或近直小管(proximal straight tubule);随后管径变细,称细段(thin segment);细段之后管径又增粗,先是直行称远端小管直部或远直小管(distal straight tubule);

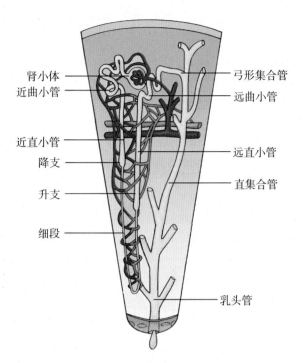

图 18-3　肾单位和集合管模式图

之后又呈盘曲状走行于所相连的肾小体附近,称远端小管曲部或远曲小管(distal convoluted tubule),最后汇入集合管。近端小管直部、细段和远端小管直部三者构成"U"形的髓袢(medullary loop),又称肾单位袢(nephron loop)或亨勒袢(Henle's loop)。髓袢由肾皮质向肾髓质方向下行的一段称降支,由肾髓质向肾皮质方向上行的一段称升支(图 18-3)。

肾单位各部分和集合管在肾内的分布是有规律的,肾小体和肾小管的弯曲部分位于皮质迷路和肾柱内,肾小管的直行部分与集合管大多位于髓放线和肾锥体内(表 18-1)。

表 18-1　肾单位与集合管的组成与分布

组成				分布
肾单位	肾小体	血管球		(皮质迷路、肾柱)
		肾小囊		
	肾小管	近端小管	曲部	(皮质迷路、肾柱)
			直部	髓袢 (髓放线、肾锥体)
		细段		
		远端小管	直部	
			曲部	(皮质迷路、肾柱)
泌尿小管	集合管	弓形集合管		(皮质迷路)
		直集合管		(髓放线、肾锥体)
		乳头管		(肾乳头)

根据肾小体在皮质中的位置不同,可将肾单位分为浅表肾单位(superficial nephron)和髓旁肾单位(juxtamedullary nephron)(表 18-2)。

表 18-2 两种肾单位形态结构、分布与功能特点比较

	肾小体位置	肾小体体积	数量	髓袢和细段	生理意义
浅表肾单位	肾皮质浅部	较小	较多(85%)	较短	尿液形成
髓旁肾单位	肾皮质深部	较大	较少(15%)	较长	尿液浓缩

(一) 肾小体

肾小体呈球形,也称肾小球,直径约 200 μm,由血管球和肾小囊组成。肾小体有两个极,微动脉出入端称血管极(vascular pole),对侧端是肾小囊与近曲小管通连处,称尿极(urinary pole)(图 18-4~ 图 18-6)。

1. **血管球**(glomerulus) 是肾小囊包绕的一团盘曲状毛细血管。一条入球微动脉从血管极进入肾小囊内,分成 4~5 支初级分支,每个分支再分出许多袢状毛细血管,毛细血管可互相吻合成网。近血管极处毛细血管汇合,形成一条出球微动脉离开肾小囊。因此,血管球是独特的动脉性毛细血管网。入球微动脉管径较出球微动脉粗,使得毛细血管内血压较高。毛细血管为有孔型,孔径 50~100 nm,多无隔膜,有利于血液中的小分子物质滤出。内皮游离面有细胞衣,富含带负电荷的唾液酸糖蛋白,能阻止带负电荷的蛋白质通过。

血管系膜(mesangium)又称球内系膜(intraglomerular mesangium),连接于血管球毛细血管之间,主要由球内系膜细胞(intraglomerular mesangial cell)和系膜基质组成。电镜下可见,球内系膜细胞呈星形,细胞突起可伸至内皮与基膜之间;核小而圆,电子密度略高;胞质内有较发达的粗面内质网、高尔基体、丰富的核糖体、散在的溶酶体和大小不一的吞噬体;胞体和突起内有较多的微管、微丝和中间丝。目前认为,球内系膜细胞具有收缩功能,能合成基膜和系膜基质的成分,还可吞噬和降解沉积在基膜上的免疫复合物,分泌细胞因子、前列腺素等,参与基膜的更新和修复。系膜基质填充在系膜细胞之间,呈水合凝胶状,起支持和通透作用,为血管球毛细血管内血浆成分滤入肾小囊提供理想条件。血管系膜内还可见少量巨噬细胞。临床上某

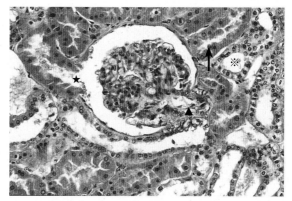

▲:血管极;★:尿极;↑:近曲小管;※:远曲小管

图 18-4 肾小体光镜像(HE 染色,高倍)

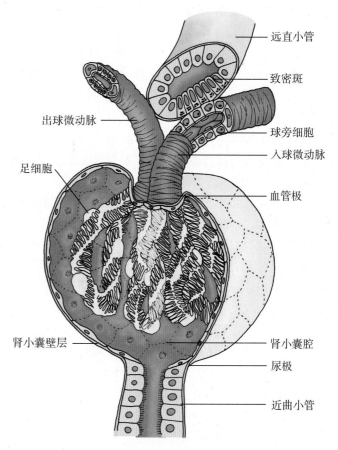

远直小管
致密斑
出球微动脉
球旁细胞
入球微动脉
足细胞
血管极
肾小囊腔
肾小囊壁层
尿极
近曲小管

图 18-5 肾小体和球旁复合体模式图

些类型的肾小球肾炎,光镜下常见系膜细胞弥漫性增生;系膜基质增多,电镜下可见系膜区有电子致密物沉积,影响滤过功能。

2. **肾小囊**(renal capsule)　也称鲍曼囊(Bowman capsule),是包绕在血管球外的杯状双层囊,两层上皮之间的狭窄腔隙即肾小囊腔。贴近血管球的内层细胞(或称脏层)为足细胞(podocyte),有许多大小不等的突起。内层在血管极处反折,与肾小囊外层(或称壁层)相连续;外层为单层扁平上皮,在尿极处与近曲小管上皮相连续,在此肾小囊腔与肾小管腔相通。

足细胞体积较大,核较大、染色较浅,胞体凸向肾小囊腔。胞质内有发达的粗面内质网、丰富的游离核糖体和发达的高尔基体,具有蛋白合成功能;常见吞饮小泡和溶酶体,与吞饮功能相关;足细胞的骨架系统如微管、微丝和中间丝较丰富。扫描电镜下可见,足细胞的胞体伸出几支粗大的初级突起(primary process),在初级突起上再分出许多指状的次级突起(secondary process),紧贴在毛细血管基膜外面。足细胞的次级突起互相穿插相嵌合,呈栅栏状,突起之间有宽 20~30 nm 的裂隙,称滤过裂隙(filtration slit)或裂孔(slit pore),裂隙上覆盖一层 4~6 nm 厚的裂孔膜(slit membrane)。裂隙素(nephrin)、足细胞素(podocin)等是足细胞裂孔膜相关蛋白分子,缺乏这些蛋白时,会影响裂孔膜的结构,导致尿中出现蛋白质。足突内微丝收缩可改变裂孔的宽度,影响血浆成分滤入肾小囊。足细胞还参与基膜的形成与更新,维持血管球的形状,调节血管球滤过率(图 18-7)。

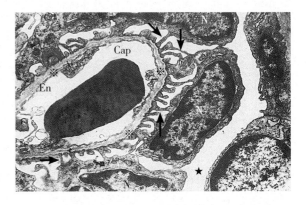

★:肾小囊腔;※:基膜;N 足细胞胞体;↑:足细胞足突;
Cap:毛细血管;En:内皮

图 18-6　肾小体电镜像(×17 000)

血管球基膜较厚,成年人厚度为 240~350 nm,由毛细血管和足细胞产生的基板融合而成。电镜下基膜分 3 层,中层厚而致密,内、外层薄而稀疏。基膜主要成分为Ⅳ型胶原蛋白、层粘连蛋白和蛋白多糖(其糖胺多糖以带负电荷的硫酸肝素为主)等,Ⅳ型胶原蛋白与蛋白多糖形成网状结构。基膜能阻止大分子通过。

肾小体犹如滤过器,当血液流经血管球毛细血管时,因血管内血压较高,血浆内部分物质经有孔内皮、基膜和足细胞裂孔膜滤入肾小囊腔,这 3 层结构统称滤过屏障(filtration barrier)或滤过膜(filtration membrane)(图 18-8)。不同物质通过滤过膜的能力取决于被滤过物质的分子大小及其所带的电荷。一般情况下,相对分子质量 7×10^3 以下、直径 4 nm 以下的物质可通过滤过膜,其中又以带正电荷的物质易于通过,如葡萄糖、多肽、尿素、电解质和水等。血管球毛细血管内血浆滤入肾小囊腔的液体称原尿,原尿除不含大分子蛋白质外,其成分与血浆相似。

成年人一昼夜两肾可形成原尿约 180 L。若滤

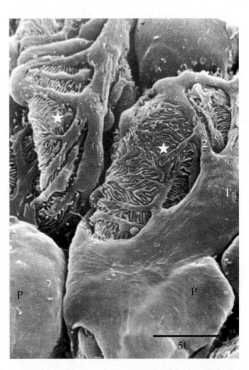

P:足细胞胞体;1.初级突起;2.次级突起
★:相嵌合成栅栏状的足突

图 18-7　肾小体足细胞(大鼠)肾冷冻断裂扫描电镜像(Bar=5 µm)

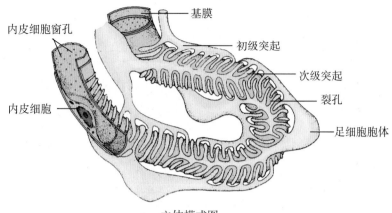

立体模式图

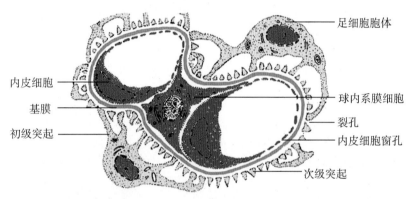

切面模式图

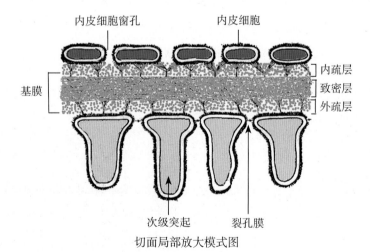

切面局部放大模式图

图 18-8 滤过屏障超微结构模式图

过膜受损害（如肾小球肾炎等），大分子蛋白质甚至血细胞均可漏出，出现蛋白尿或血尿。

（二）肾小管

肾小管的管壁由单层上皮构成，有重吸收原尿成分和排泄等作用（图18-9）。

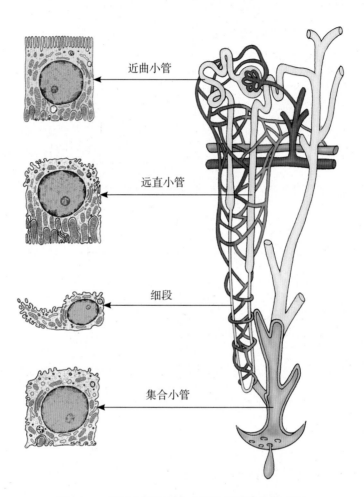

近曲小管

远直小管

细段

集合小管

图18-9 泌尿小管各段上皮细胞超微结构模式图

1. **近端小管** 是肾小管中最长、最粗的一段，包括近曲小管和近直小管。管径50~60 μm，长约14 mm，约占肾小管总长的1/2。

近曲小管的上皮细胞为立方形或锥形。光镜下可见，细胞分界不清，胞体较大，胞质嗜酸性，核圆、位于近基底部，上皮细胞腔面有刷状缘（brush border）（图18-10）。电镜下可见刷状缘由大量较长的微绒毛整齐排列构成，使细胞游离面的表面积明显扩大，人的两肾近曲小管表面积总计可达50~60 m²。微绒毛基部有许多小管和小泡及大量溶酶体，这些结构与重吸收功能有关。细胞侧面有许多侧突，相邻细胞的侧突相互嵌合，光镜下细胞分界不清与此有关。细胞基部有发达的质膜内褶，内褶之间有许多纵向排列的杆状线粒体（图18-11）。侧突和质膜内褶使细胞侧面及基底面面

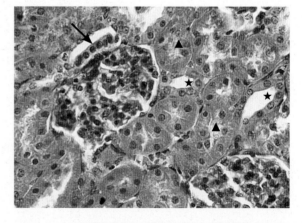

▲:近曲小管；★:远曲小管；↑:致密斑

图18-10 肾皮质迷路光镜像（兔，HE染色，高倍）

积扩大,有利于重吸收物质的排出。基部与侧突质膜内还有丰富的 Na^+-K^+-ATP 酶(钠 – 钾泵),与滤液中 Na^+ 的重吸收有关。

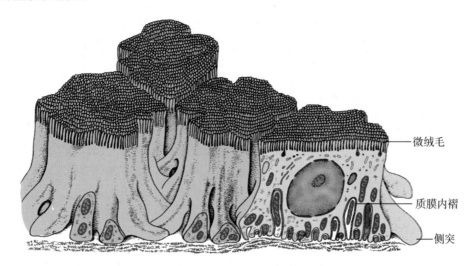

微绒毛

质膜内褶

侧突

图 18-11 近曲小管上皮细胞超微结构立体模式图

近直小管直行于髓放线和肾锥体内,参与组成髓袢降支,其结构与近曲小管基本相似,但上皮细胞较矮,微绒毛、侧突和质膜内褶等不如曲部发达(图 18-12)。

近端小管上皮细胞间有紧密连接,但不是完全封闭的,对水和离子通透的阻力较低。细胞膜上有水通道蛋白 1(aquaporin-1,AQP-1),对水有高度通透性。与 Na^+ 转运相耦联的还有 HCO_3^-、Cl^- 等阴离子和葡萄糖、氨基酸。因为近端小管细胞膜上有相应的共运输载体(转运体),所以近端小管是重吸收原尿成分的主要场所,原尿中几乎所有葡萄糖、氨基酸、蛋白质,以及大部分水、离子和尿素等均在此处被重吸收。此外,近端小管还向腔内分泌或排泄体内一些代谢终产物或某些药物,如 H^+、NH_4^+、肌酐和马尿酸等。临床上利用马尿酸或酚红排泄试验来检测近端小管的功能。

2. **细段** 位于近端小管和远端小管之间,浅表肾单位的细段较短,主要位于髓袢降支;髓旁肾单位的细段长,由降支再折返上行,参与构成升支。细段管径细,直径 10~15 μm,管壁为单层扁平上皮,细胞含核部分凸向管腔,胞质着色较浅,无刷状缘(图 18-13)。由于细段上皮薄,有利于水和离子通透。

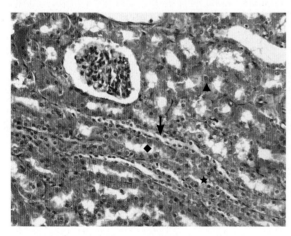

▲:皮质迷路;★:髓放线;↑:远直小管;
◆:近直小管

图 18-12 肾皮质迷路和髓放线光镜像
(兔,HE 染色,高倍)

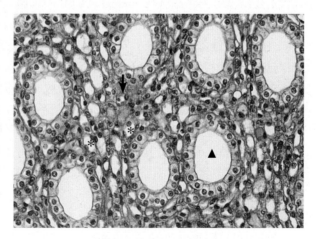

*:细段;↑:毛细血管;▲:直集合管

图 18-13 肾髓质光镜像(兔,HE 染色,高倍)

3. **远端小管** 包括远直小管和远曲小管。与近端小管比较,远端小管壁较薄,管腔较大而规则。管壁上皮细胞呈立方形,比近端小管的细胞小,核位于中央或靠近管腔,胞质着色较浅;细胞界线较清楚,游离面无刷状缘,基底纵纹较明显。

远直小管经肾锥体和髓放线上行至肾皮质,是髓袢升支的重要组成部分,其管径约 $30\ \mu m$。电镜下可见,细胞表面有少量微绒毛,基底部质膜内褶发达,长的内褶可伸达细胞顶部。

远曲小管直径 $35\sim45\ \mu m$,其超微结构与直部相似,但质膜内褶不如直部发达。远曲小管是离子交换的重要部位,细胞有吸收水、Na^+ 和排出 K^+、H^+、NH_3 等功能,对维持体液的酸碱平衡发挥重要作用。醛固酮能促进此段重吸收 Na^+ 和排出 K^+;抗利尿激素能促进此段对水的重吸收,使尿液浓缩、尿量减少。

近端小管与远端小管比较要点见表 18-3。

表 18-3　近端小管与远端小管比较要点

部位	HE染色	细胞游离面		细胞侧面		细胞基部		细胞核位置
		光镜	电镜	光镜	电镜	光镜	电镜	
近端小管	较深	有刷状缘	大量细长微绒毛,许多小管、小泡和溶酶体	细胞大而分界不清	侧突嵌合	基底纵纹发达	质膜内褶多,纵向杆状线粒体	近基部
远端小管	较浅	无刷状缘	少量短小微绒毛	分界较清	侧突少	基底纵纹发达	质膜内褶发达,可达细胞顶部	近管腔或中央

二、集合管

集合管包括弓形集合管、直集合管和乳头管。弓形集合管很短,位于皮质迷路内,一端连接远曲小管,另一端呈弧形弯入髓放线,与直集合管相通。直集合管在髓放线和肾锥体内下行,沿途不断与其他集合管合并,末端进入肾乳头改称乳头管,开口于肾小盏。集合管的管径由细(直径 $40\ \mu m$)变粗(直径 $200\sim300\ \mu m$),管壁上皮由单层立方变为单层柱状,至乳头管处成为高柱状。

集合管上皮细胞分界清楚,核圆、居中或靠近底部,胞质染色浅而清亮(图 18-13)。细胞超微结构比远端小管简单,细胞器少,细胞游离面仅有少量短微绒毛,也可见少量侧突和短小的质膜内褶。集合管上皮细胞分为主细胞(principal cell)和闰细胞(intercalated cell)两种类型。集合管主要由主细胞组成,主细胞富含水通道蛋白,能重吸收 NaCl 和水,分泌 K^+。闰细胞数量少,线粒体较多,通过分泌 H^+ 或 HCO_3^- 来维持酸碱平衡。集合管是肾单位的终末部分,能进一步重吸收水和交换离子,使原尿浓缩;与远曲小管相似,其功能活动也受醛固酮和抗利尿激素的调节。另一方面,集合管还可在心房利钠尿多肽(ANP)的作用下,减少对水的重吸收,导致尿量增多。

肾小体形成的原尿经过肾小管和集合管后,其中的绝大部分水、营养物质和无机盐被重吸收入血液,部分离子也在此进行交换,肾小管上皮细胞还排出机体部分代谢产物。最后形成的浓缩液体称终尿,经乳头管排入肾小盏,其量为每天 1~2 L,仅占原尿的 1% 左右。因此,肾在泌尿过程中不仅排出了机体的代谢产物,而且对维持机体水盐平衡和内环境的稳定起重要作用。

三、球旁复合体

球旁复合体(juxtaglomerular complex)也称血管球旁器(juxtaglomerular apparatus),由球旁细胞、致密斑和球外系膜细胞组成。三者都位于肾小体血管极处的三角形区域,致密斑为三角形的底,入球微动脉和出球微动脉分别形成两条侧边,球旁细胞主要分布在入球微动脉管壁上,球外系膜细胞则位于三角区的中心(图 18-14)。

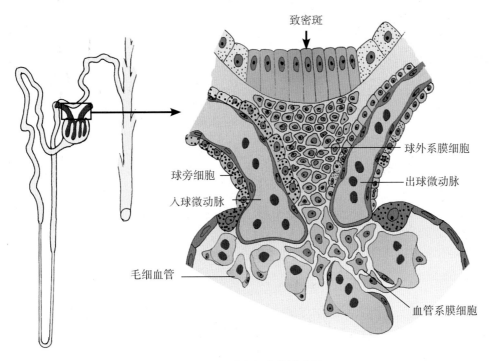

致密斑

球外系膜细胞

球旁细胞

出球微动脉

入球微动脉

毛细血管

血管系膜细胞

图 18-14　球旁复合体模式图

（一）球旁细胞

入球微动脉行至近肾小体血管极处,其血管壁中膜的平滑肌细胞分化为上皮样细胞,称球旁细胞（juxtaglomerular cell）。细胞体积较大,呈立方形或多边形,核大而圆,着色浅,胞质丰富呈弱嗜碱性（图 18-14）。电镜下可见,细胞内肌丝少,粗面内质网与高尔基体发达;胞质内含丰富的分泌颗粒,又称颗粒细胞,颗粒内含肾素,可用 Bowie 染色显示（图 18-15）。球旁细胞和内皮细胞之间无弹性膜和基膜相隔,分泌物易于释放入血液。肾素是一种蛋白水解酶,能使血浆中的血管紧张素原变成血管紧张素 Ⅰ。后者在肺血管内皮细胞游离面的转换酶作用下,转变为血管紧张素 Ⅱ。两种血管紧张素均可使血管平滑肌收缩,血压升高,但血管紧张素 Ⅱ 的作用更强。血管紧张素还可刺激肾上腺皮质分泌醛固酮,促进肾远曲小管和集合管吸收 Na^+ 和水,导致血容量增大,血压升高。肾素 - 血管紧张素系统

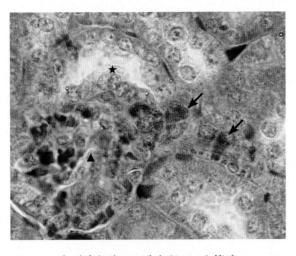

↑:球旁细胞;★:致密斑;▲:血管球

图 18-15　球旁细胞光镜像（小鼠,Bowie 染色,高倍）

是机体维持血压的重要机制之一。

（二）致密斑

致密斑（macula densa）为远直小管末端、近肾小体血管极的上皮细胞聚集形成的椭圆形斑块，因该处细胞增高、变窄，导致细胞核排列密集，故称致密斑（图18-10，图18-14，图18-15）。光镜下可见，细胞染色浅，核呈椭圆形，常靠近细胞顶部。电镜下可见，细胞基部有细小而分支的突起，可通过不完整的基膜与邻近的球旁细胞、球外系膜细胞连接。致密斑是一种离子感受器，能敏锐地感受远端小管内滤液中 Na^+ 浓度的变化。当滤液内 Na^+ 浓度降低时，致密斑细胞将信息传递给球旁细胞，促进其分泌肾素，增强远端小管和集合管对 Na^+ 的重吸收，使血液 Na^+ 水平升高。

（三）球外系膜细胞

球外系膜细胞（extraglomerular mesangial cell）又称极垫细胞（polar cushion cell）。球外系膜与球内系膜相延续，球外系膜细胞的形态结构也与球内系膜细胞相似，它既与致密斑紧密相贴，又与球旁细胞、球内系膜细胞之间有缝隙连接，因此认为它在球旁复合体功能活动中可能起信息传递作用（图18-14）。

四、肾间质

肾间质（renal interstitium）为肾内的结缔组织、血管、神经等。其中结缔组织在皮质很少，越接近肾乳头越多。肾间质内为间质细胞（interstitial cell），其长轴垂直于髓袢走向。电镜下可见，具有分支的突起，胞质内除有较多细胞器外，还有较多脂滴。间质细胞合成间质内的纤维和基质，产生前列腺素、促红细胞生成素等（图18-16）。

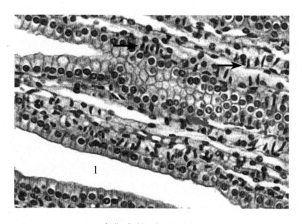

1. 直集合管；↑:间质细胞

图18-16　肾髓质光镜像（HE 染色，高倍）

五、肾的血液循环

肾动脉经肾门入肾后分为数支叶间动脉，在肾柱内上行至肾皮质与肾髓质交界处，横向分支为弓形动脉。弓形动脉分出若干小叶间动脉，呈放射状走行于皮质迷路内，其末端抵达被膜下形成毛细血管网。小叶间动脉沿途向两侧分出许多入球微动脉进入肾小体，形成血管球，继而汇合成出球微动脉。浅表肾单位的出球微动脉离开肾小体后，又分支形成球后毛细血管网，分布在肾小管周围。毛细血管网依次汇合成小叶间静脉、弓形静脉和叶间静脉，它们与相应动脉伴行，最后形成肾静脉出肾。髓旁肾单位的出球微动脉不仅形成球后毛细血管网，还发出若干直小动脉直行进入肾髓质，之后在肾髓质的不同深度，折返直行上升为直小静脉，构成"U"形直血管袢，与髓袢伴行，两者功能关系密切（图18-17~18-19）。

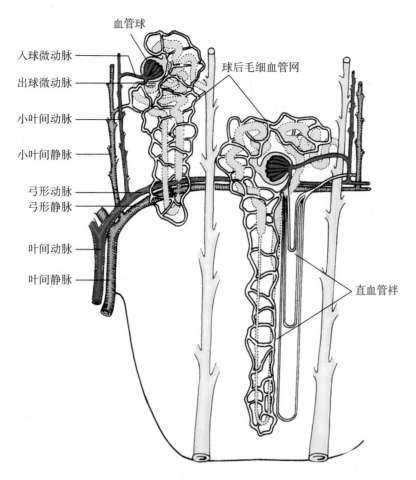

血管球

入球微动脉

出球微动脉

球后毛细血管网

小叶间动脉

小叶间静脉

弓形动脉

弓形静脉

叶间动脉

叶间静脉

直血管袢

图 18-17　肾内血管分布示意图

肾的血液循环与肾功能密切相关,其特点是如下。①血流量大,流速快,约占心排血量的1/4,这是由于肾动脉直接发自腹主动脉,短而粗;此外,肾内血管行走较直,血液能很快抵达血管球。②90%的血液供应皮质,进入肾小体后被滤过。③入球微动脉较出球微动脉粗,因而使血管球内的压力较高,有利于滤过。④两次形成毛细血管网,即入球微动脉分支形成血管球,出球微动脉分布在肾小管周围形成球后毛细血管网。由于血液流经血管球时大量水分被滤出,因此球后毛细血管内血液的胶体渗透压很高,有利于肾小管上皮细胞重吸收的物质进入血流。⑤肾髓质内的直小血管与髓袢相伴行,有利于肾小管和集合管的重吸收和尿液浓缩。

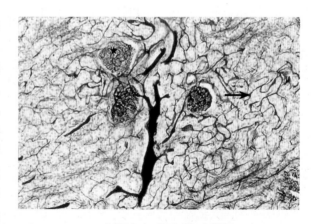

★:血管球;↑:球后毛细血管网

图 18-18　肾皮质血管光镜像(肾动脉墨汁灌注法,×33)

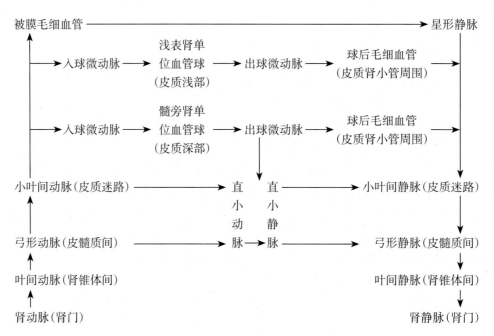

图 18-19 肾的血液循环通路示意图

第二节 排尿管道

排尿管道包括输尿管、膀胱及尿道。其组织结构基本相似,均由黏膜、肌层和外膜组成。黏膜由上皮和固有层构成,上皮为变移上皮,固有层为结缔组织。

一、输尿管

输尿管的变移上皮较厚,有 4~5 层细胞,扩张时可变为 2~3 层。输尿管上 2/3 段的肌层为内纵行、外环行两层平滑肌;下 1/3 段肌层增厚,为内纵行、中环行和外纵行 3 层。外膜为疏松结缔组织(图18-20)。

二、膀胱

膀胱的黏膜形成许多皱襞,仅膀胱三角处的黏膜平滑。膀胱充盈时,皱襞减少或消失。膀胱空虚时变移上皮很厚,有 8~10 层细胞,表层盖细胞大,近似矩形;膀胱充盈时上皮变薄,仅 3~4 层细胞,盖细胞也变扁(图 18-21,图 18-22)。电镜下可见,盖细胞游离面胞膜有内褶和囊泡,膀胱充盈时内褶可展开拉平;细胞近游离面的胞质较为浓密,细胞间有发达的紧密连接,防止了高度浓缩的尿液中各种离子进入组织,以及组织内的水进入尿液。固有层含较多弹性纤维。肌层厚,由内纵行、中环行和外纵行 3 层平滑肌组成,各层肌纤维相互交错,分界

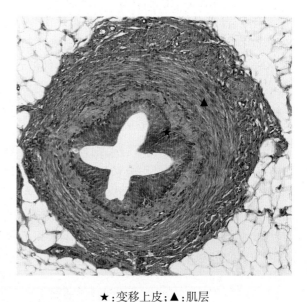

★:变移上皮;▲:肌层

图 18-20 输尿管光镜像(犬,HE 染色,低倍)

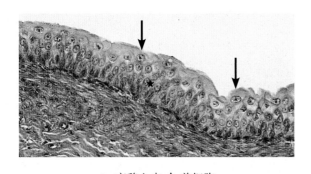

★:变移上皮;↑:盖细胞

图 18-21　膀胱收缩状态光镜像（兔,HE 染色,高倍）

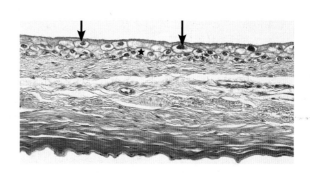

★:变移上皮;↑:盖细胞

图 18-22　膀胱舒张状态光镜像（兔,HE 染色,高倍）

不清。中层环行肌在尿道内口处增厚为括约肌。外膜除膀胱顶部为浆膜外,多为疏松结缔组织。

三、尿道

尿道黏膜上皮各段不一,近膀胱处是变移上皮,中部是假复层柱状上皮,外段近尿道外口处为复层扁平上皮。肌层分内纵行、外环行两层平滑肌,环行肌较发达。尿道外口处多一层环行横纹肌,为尿道外括约肌。

（罗　彬　黄天明）

数字课程学习……

 微课　　 教学 PPT　　 拓展阅读　　 中英文小结　　 自测题

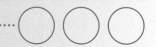

第十九章

男性生殖系统

男性生殖系统（male reproductive system）由睾丸、生殖管道、附属腺及外生殖器组成（图 19-1）。睾丸能产生精子和分泌雄性激素。生殖管道包括附睾、输精管和射精管、尿道，其功能是促进精子成熟，营养、储存和运输精子。附属腺包括精囊腺、前列腺和尿道球腺。附属腺与生殖管道的分泌物参与精液的组成。外生殖器包括阴囊和阴茎。阴囊为精子发生提供适宜的温度，阴茎是性交器官。

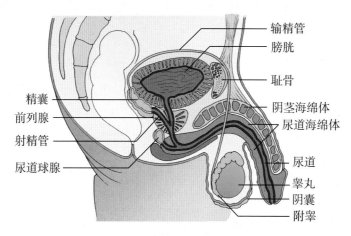

图 19-1　男性生殖系统模式图

第一节　睾　丸

睾丸位于阴囊内，表面覆以浆膜，即鞘膜脏层，深部为致密结缔组织构成的白膜（tunica albuginea），白膜在睾丸后缘增厚形成睾丸纵隔（mediastinum testis）。纵隔的结缔组织呈放射状伸入睾丸实质，将睾丸实质分成约 250 个锥形小叶，每个小叶内有 1~4 条弯曲细长的生精小管，生精小管在近睾丸纵隔处变为短而直的直精小管。直精小管进入睾丸纵隔相互吻合形成睾丸网。生精小管之间的疏松结缔组织称睾丸间质（图 19-2）。

一、生精小管

成年人的生精小管（seminiferous tubule）长 30~70 cm，直径 150~250 μm，管壁厚 60~80 μm，由生精上皮（spermatogenic epithelium）构成。生精上皮由支持细胞和 5~8 层生精细胞（spermatogenic

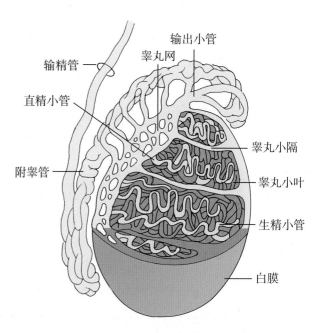

图 19-2　睾丸与附睾模式图

cell)组成。上皮基膜外侧有胶原纤维和梭形的肌样细胞(myoid cell)。肌样细胞收缩有助于精子排出(图 19-3,图 19-4)。

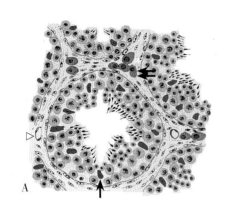
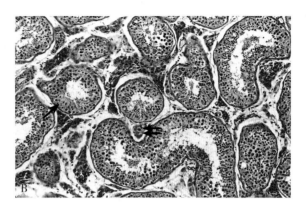

↑:支持细胞;↑↑:间质细胞;△:毛细血管

图 19-3　生精小管与睾丸间质

A. 生精小管与睾丸间质结构模式图　B. 生精小管与睾丸间质光镜像(HE 染色,×33)

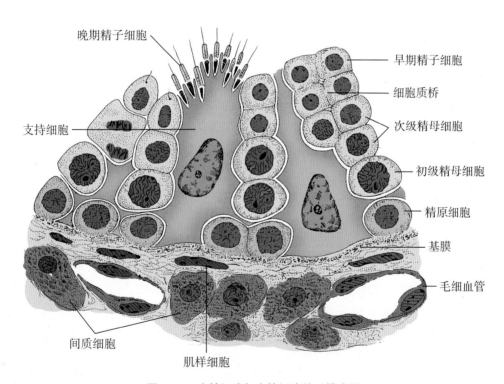

图 19-4　生精细胞与支持细胞关系模式图

(一)生精细胞

生精细胞自生精上皮基底部至腔面,依次有精原细胞、初级精母细胞、次级精母细胞、精子细胞和精子。青春期前,生精小管管腔很小甚或缺如,管壁上仅有精原细胞和支持细胞。从青春期开始,在垂体促性腺激素的作用下,生殖细胞不断增殖、分化,形成精子。从精原细胞到形成精子的过程称精子发生(spermatogenesis),在人体需(64±4.5)d,经历精原细胞的增殖、精母细胞的减数分裂和精子形成 3 个阶段(图 19-5)。

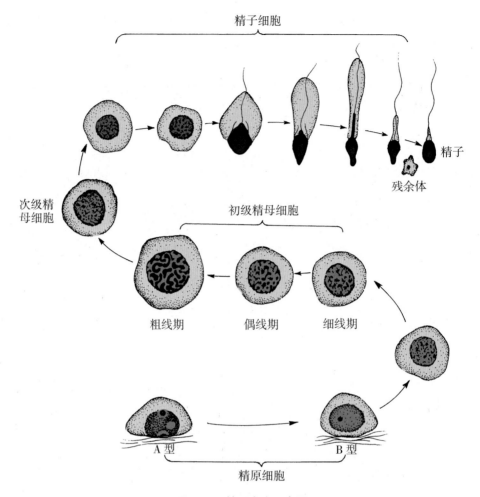

精子细胞

精子

残余体

初级精母细胞

次级精
母细胞

粗线期　　偶线期　　细线期

A 型　　　　　　B 型

精原细胞

图 19-5　精子发生示意图

1. **精原细胞**（spermatogonium）　来源于胚胎时期的原始生殖细胞,紧贴基膜,呈圆形或椭圆形,直径 12 μm。精原细胞分为 A、B 两型。A 型精原细胞核呈卵圆形,染色质细小,染色深,核中央常见淡染区;或染色质细密,染色浅。A 型精原细胞是生精细胞中的干细胞,能不断地分裂增殖,一部分子代细胞继续作为干细胞,另一部分分化为 B 型精原细胞。B 型精原细胞核呈圆形,核周边有较粗的染色质颗粒。B 型精原细胞经过数次分裂后,分化为初级精母细胞。

2. **初级精母细胞**（primary spermatocyte）　位于精原细胞近腔侧,圆形,体积较大,直径约 18 μm。核大而圆,核型为 46,XY。初级精母细胞经过 DNA 复制后（4n DNA）,进行第一次减数分裂,形成两个次级精母细胞。由于第一次减数分裂的分裂前期历时较长,所以在生精小管的切面中常可见到处于不同增殖阶段的初级精母细胞。

3. **次级精母细胞**（secondary spermatocyte）　位置靠近腔面,直径约 12 μm。核呈圆形,染色较深,核型为 23,X 或 23,Y（2n DNA）。次级精母细胞不进行 DNA 复制,迅速进入第二次减数分裂,产生两个精子细胞,核型为 23,X 或 23,Y（1n DNA）。减数分裂（meiosis）又称成熟分裂,仅见于生殖细胞的发育过程。经过两次减数分裂,染色体数目减少一半,由二倍体的细胞变成单倍体的细胞。在第一次成熟分裂的前期,同源染色体发生联会和交叉,进而进行遗传物质（基因）的交换和分离,从而使精子和卵子具有不同的基因组合。在成熟分裂过程中,如果同源染色体不分离或者基因交换发生错误,将会导致精子（卵子）染色体数目和遗传构成异常,异常的精子（卵子）受精后,可能导致子代畸形。

4. **精子细胞**（spermatid）　位于近腔面,直径约 8 μm。核圆,染色质细密。精子细胞是单倍体,细胞不再分裂,而是经过复杂的变态,由圆形逐渐转变为蝌蚪状的精子,这一过程称精子形成(spermiogenesis),包括 5 个主要变化:①核染色质高度浓缩,成为精子头部的主要结构;②由高尔基体形成顶体(acrosome),位于核的一侧;③中心体迁移到顶体对侧,其中一个中心粒的微管延长,形成轴丝,成为精子尾部(或称鞭毛)的主要结构;④线粒体聚集,缠绕在轴丝近段周围,形成线粒体鞘;⑤多余的胞质汇聚于尾侧,形成残余体(residual body),最后脱落(图 19-6)。

5. **精子(spermatozoon)**　人的精子形似蝌蚪,长约 60 μm,可分头、尾两部(图 19-6)。头部嵌入支持细胞的顶部胞质中,尾部游离于生精小管内。头部正面观呈卵圆形,侧面观呈梨形,长 3.7~4.7 μm,宽 2.5~3.2 μm,厚 1.0 μm。头内有一个高度浓缩的细胞核,核的前 2/3 有扁囊状的顶体覆盖。电镜下可见,核内染色质中常可见不规则的透亮区,称为核液泡(nuclear vacuole),正常精子核液泡大小不超过头部的 20%,顶体后区不含核液泡。顶体是特殊的溶酶体,内含多种水解酶,如顶体素、透明

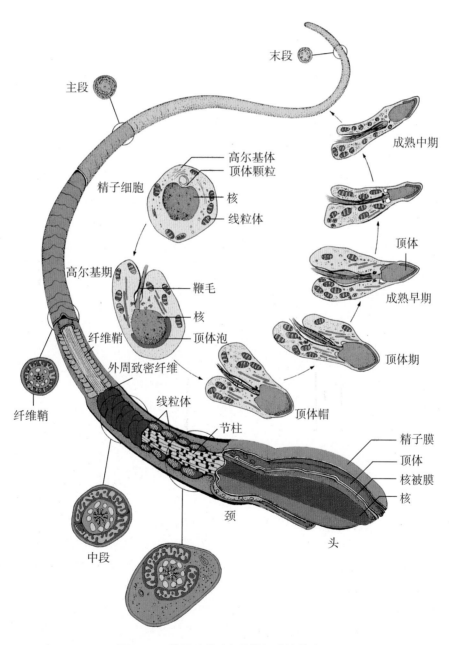

图 19-6　精子形成过程及精子结构模式图

质酸酶、酸性磷酸酶、芳基硫酸酯酶 A、放射冠穿透酶、胶原酶样多肽酶等。在顶体尾部还有与受精相关的顶体后环（postacrosomal ring）和核后环（postnuclear ring）。尾部是精子的运动装置，可分为颈段、中段、主段和末段 4 部分。构成尾部全长的轴心是轴丝，由 9+2 排列的微管组成。中段的轴丝外有 9 根纵行外周致密纤维，外侧再包有一层线粒体鞘。主段最长，外周有纤维鞘。末段短，仅有轴丝（图 19-7）。

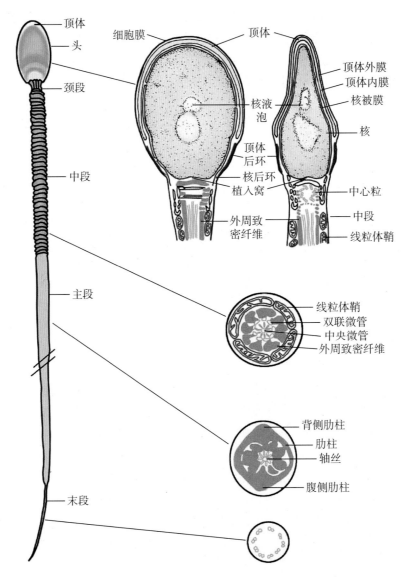

图 19-7　人精子超微结构模式图

在精子发生过程中，由一个精原细胞增殖分化所产生的各级生精细胞，其胞质并未完全分开，有细胞质桥（cytoplasmic bridge）相连，形成同步发育的细胞群，称同源细胞群现象（图 19-8）。

生精细胞在生精上皮中的排列是严格有序的。处于不同发生阶段的生精细胞形成特定的细胞组合（cellular association），尽管从生精小管全长来看，精子发生是不同步的。但是从生精小管某个局部来看，间隔一定的时间又会再现相同的细胞组合，这种细胞组合又称为期（stage）。在人的睾丸组织切片上，可见生精小管不同断面具有 6 种不同发育阶段的生精细胞组合，即有 6 个期（图 19-9）。

生精细胞核中的组蛋白（histone）随精子的发育过程而发生变化。组蛋白存在于精原细胞、精母

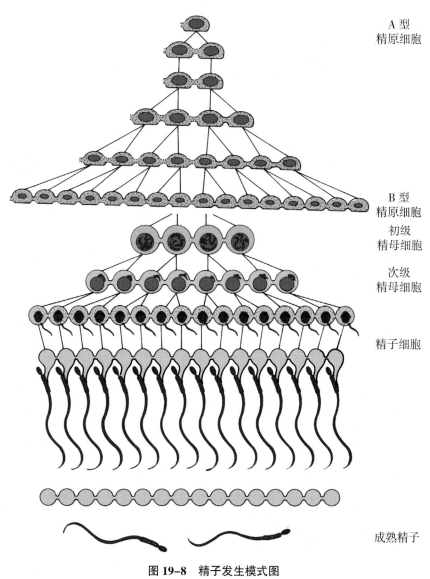

A 型
精原细胞

B 型
精原细胞

初级
精母细胞

次级
精母细胞

精子细胞

成熟精子

图 19-8 精子发生模式图
显示细胞质桥和同源细胞群。

细胞和早期精子细胞的核内,随精子的发育过程其含量逐渐减少直至消失。从晚期精子细胞阶段开始,组蛋白逐渐被一种碱性蛋白质———鱼精蛋白(protamine,又称精核蛋白)取代。鱼精蛋白富含精氨酸和胱氨酸残基,可抑制 DNA 转录,使细胞核结构更稳定,有利于正常受精。

(二)支持细胞

支持细胞又称 Sertoli 细胞,每个生精小管的横断面上有 8~11 个支持细胞(sustentacular cell)。细胞呈不规则长锥形,从生精上皮基底一直伸达腔面。由于其侧面镶嵌着各级生精细胞,故光镜下细胞轮廓不清,核呈三角形或不规则形,染色浅,核仁明显(图 19-10,图 19-11)。电镜下可见,胞质内有大量滑面内质网和一些粗面内质网,高尔基体发达,线粒体和溶酶体较多,并有许多脂滴、糖原颗粒、微丝和微管。成年人的支持细胞不再分裂,数量恒定。相邻支持细胞侧面近基部的胞膜形成紧密连接,将生精上皮分成基底室(basal compartment)和近腔室(abluminal compartment)两部分。基底室位于生精上皮基膜和支持细胞紧密连接之间,内有精原细胞;近腔室位于紧密连接上方,与生精小管管腔相通,内有精母细胞、精子细胞和精子。生精小管与血液之间存在着血 - 睾屏障(blood-testis barrier),其组成包括血管内皮及其基膜、结缔组织、生精上皮基膜和支持细胞紧密连接,其中紧密连接是构成血 -

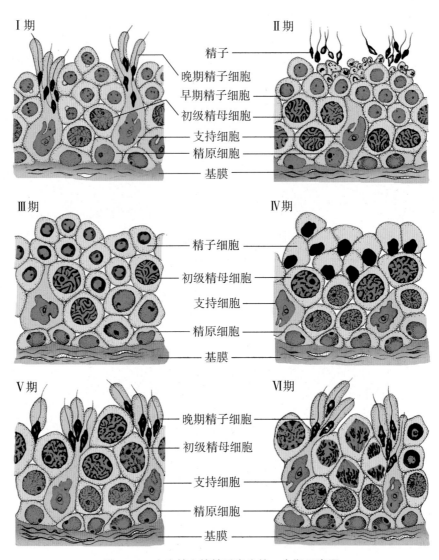

图 19-9 人生精小管精子发生的 6 个期示意图

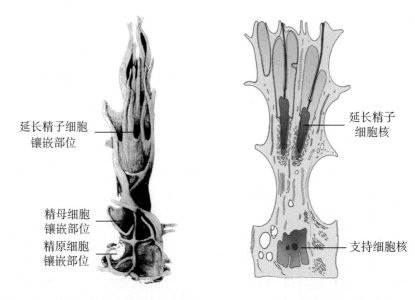

图 19-10 睾丸支持细胞三维立体示意图 图 19-11 睾丸支持细胞模式图

睾屏障的主要结构。

　　支持细胞对生精细胞起支持和营养作用。支持细胞在卵泡刺激素(FSH)和雄激素的作用下,合成和分泌雄激素结合蛋白(androgen binding protein,ABP),这种蛋白可与雄激素结合,以保持生精小管内有较高的雄激素水平,促进精子发生。同时,支持细胞能够分泌抑制素(inhibin)和激活素(activin),调节腺垂体合成与分泌 FSH(图 19-12)。抑制素抑制垂体腺细胞分泌 FSH,激活素与抑制素的作用相拮抗。支持细胞还分泌少量液体进入生精小管管腔,成为睾丸液,有助于精子的运送。而其微丝和微管的收缩可使不断成熟的生精细胞向腔面移动,并促使精子释放入管腔。精子成熟后脱落的残余胞质,被支持细胞吞噬和消化。支持细胞的紧密连接参与构成的血-睾屏障,可阻止某些物质进出生精上皮,形成并维持有利于精子发生的微环境,还能防止精子抗原物质逸出到生精小管外而引发自身免疫反应。在男性胚胎时期,支持细胞能够分泌抗米勒管激素(anti-Müllerian hormone,AMH),后者促进米勒管退化。

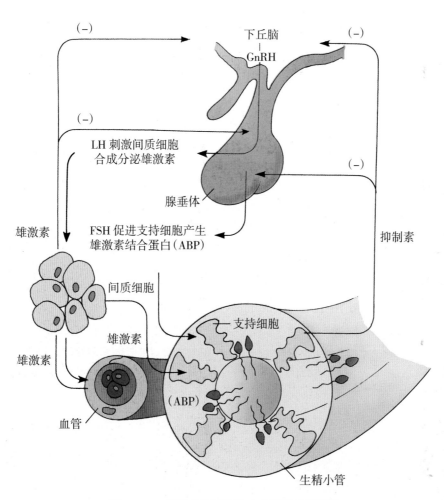

图 19-12　精子发生过程的内分泌调节示意图

二、睾丸间质

　　睾丸间质位于生精小管之间,为富含血管和淋巴管的疏松结缔组织,含有睾丸间质细胞(testicular interstitial cell),又称莱迪希细胞(Leydig cell)。细胞体积较大,成群分布。呈圆形或多边形,核圆,居中,胞质嗜酸性,具有类固醇激素分泌细胞的超微结构特征。从青春期开始,睾丸间质细胞在黄体生成素(LH)的刺激下,分泌雄激素(androgen)。雄激素可促进精子发生和男性生殖器官发育,以及维持第二性征和性功能。

三、直精小管和睾丸网

生精小管近睾丸纵隔处变成短而细的直行管道，称直精小管（straight tubule），管壁上皮为单层立方或矮柱状，无生精细胞。直精小管进入睾丸纵隔内分支吻合成网状的管道，为睾丸网（rete testis），由单层立方上皮组成，管腔大而不规则。精子经直精小管和睾丸网出睾丸进入附睾（图19-13）。

四、睾丸功能的内分泌调节

下丘脑的神经内分泌细胞分泌促性腺激素释放激素（GnRH），促进腺垂体远侧部的促性腺激素细胞分泌 FSH 和 LH。在男性，FSH 促进支持细胞合成 ABP；LH 可刺激睾丸间质细胞合成与分泌雄激素，又称间质细胞刺激素（ICSH）。支持细胞分泌的抑制素和睾丸间质细胞分泌的雄激素，又可以反馈抑制下丘脑 GnRH 及腺垂体 FSH 和 LH 的分泌（图19-12）。

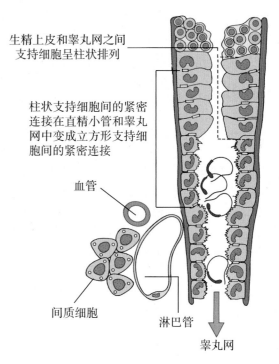

图 19-13　精子经直精小管和睾丸网运输模式图

第二节　生殖管道

男性生殖管道包括附睾、输精管、射精管及尿道，为精子的成熟、储存和输送提供有利的环境。

一、附睾

附睾位于睾丸的后外侧，分头、体、尾3部分，头部主要由输出小管组成，体部和尾部由附睾管组成（图19-14，图19-15）。输出小管（efferent duct）是与睾丸网连接的8~12根弯曲小管，上皮由高柱状纤毛细胞、低柱状主细胞（也称吸收细胞）和基细胞相间排列构成，故管腔不规则。纤毛细胞胞质深染，核长形，位于细胞近腔面，细胞游离面有大量纤毛，纤毛的摆动使精子处于悬浮状态，有利于精子向附睾管运行。吸收细胞的核靠近基部，核上区胞质中含大量溶酶体及大小不等的吞

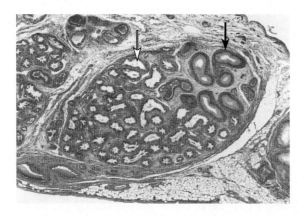

↑(白):输出小管;↑(黑):附睾管

图 19-14　附睾头部光镜像（HE 染色，×33）

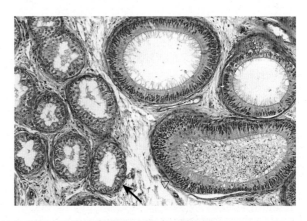

↑:输出小管;△:附睾管

图 19-15　附睾头部光镜像（HE 染色，×66）

饮小泡,发挥重吸收睾丸液的作用。基细胞是输出小管上皮中的干细胞,位于上皮深层,维持上皮的更新。

附睾管(epididymal duct)为一条长 4~6 m 并极度盘曲的管道,远端与输精管相连,其管腔规则,充满精子和分泌物。附睾管上皮为假复层纤毛柱状,主要由主细胞和基细胞组成。主细胞在附睾管起始段为高柱状,之后逐渐变低,至末段转变为立方形。细胞表面有成簇排列的粗而长的静纤毛,胞质中富含线粒体和粗面内质网,核上方有数个高尔基体,还可见较多致密颗粒及泡样结构,主细胞有分泌和吸收功能。基细胞矮小,呈锥形,位于上皮深层。

附睾管的上皮基膜外侧有薄层平滑肌围绕,管壁外为富含血管的疏松结缔组织。

精子在附睾内停留 8~17 d,并经历一系列成熟变化,才能获得运动能力,达到功能上的成熟。这不仅依赖于雄激素的存在,而且与附睾上皮细胞分泌的肉毒碱、甘油磷酸胆碱和唾液酸等密切相关。附睾的功能异常也会影响精子的成熟,导致不育。

血 - 附睾屏障(blood-epididymis barrier)位于主细胞近腔面的紧密连接处。能保护成熟中的精子不受外界干扰,并将精子与免疫系统隔离。

二、输精管

输精管是壁厚腔小的肌性管道,管壁由黏膜、肌层和外膜 3 层组成。黏膜表面为较薄的假复层柱状上皮,固有层结缔组织中弹性纤维丰富。肌层厚,由内纵行、中环行和外纵行排列的平滑肌纤维组成(图 19-16)。射精时,肌层强力收缩,将精子快速排出。

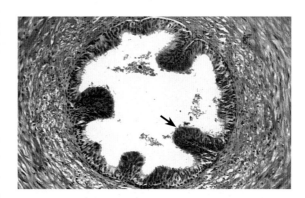

↑:上皮

图 19-16　输精管光镜像(HE 染色,×66)

第三节　附　属　腺

附属腺和生殖管道的分泌物及精子共同组成精液(semen)(图 19-17)。健康男性一般每次射精量为 3~5 mL,每毫升精液含 1 亿 ~2 亿个精子;人类正常精液中的精子浓度≥15×10^6 个 /mL,若精子数浓度 <4×10^6 个 /mL,可导致不育症。

一、前列腺

前列腺呈栗形,环绕于尿道起始段。腺的被膜与支架组织均由富含弹性纤维和平滑肌纤维的结缔组织组成。腺实质主要由 30~50 个复管泡腺组成,有 15~30 条导管开口于尿道精阜的两侧。腺实质可分 3 个带:尿道周带(又称黏膜腺),最小,位于尿道黏膜内;内带(又称黏膜下腺),位于黏膜下层;外带(又称主腺),构成前列腺的大部。腺分泌部由单层立方上皮、单层柱状上皮及假复层柱状上皮构成,故腺腔很不规则。腔内可见分泌物浓缩形成的圆形嗜酸性板层状小体,称前列腺凝固体(prostatic concretion),其随年龄的增长而增多,甚至钙化成为前列腺结石(图 19-18,图 19-19)。

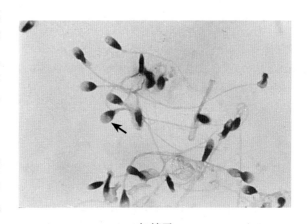

↑:精子

图 19-17　精液涂片光镜像(苏木精染色,×330)

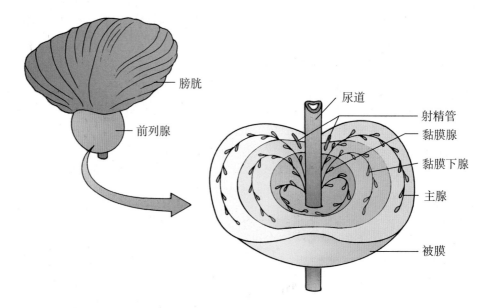

图 19-18　前列腺模式图

从青春期开始,前列腺在雄激素的刺激下分泌活动增强,分泌物为稀薄的乳白色液体,富含酸性磷酸酶和纤维蛋白溶酶,还有柠檬酸和锌等物质。老年人的前列腺常呈增生肥大(多发生在黏膜腺和黏膜下腺),压迫尿道,造成排尿困难。

二、精囊腺

精囊腺是一对盘曲的囊状器官。黏膜向腔内突起形成高大的皱襞,黏膜表面是假复层柱状上皮,胞质内含有许多分泌颗粒和黄色的脂色素。黏膜外有薄的平滑肌层和结缔组织外膜。在雄激素刺激下,精囊腺分泌弱碱性的淡黄色液体,内含果糖、前列腺素等成分。果糖为精子的运动提供能量。

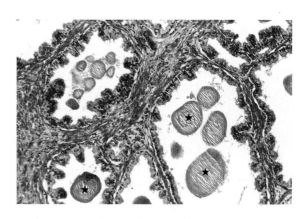

★:腺泡中含有的凝固体

图 19-19　前列腺光镜像(HE 染色,×100)

三、尿道球腺

尿道球腺是一对豌豆状的复管泡状腺。上皮为单层立方或单层柱状,腺体分泌的黏液于射精前排出,以润滑尿道。

第四节　阴　茎

阴茎主要由两条阴茎海绵体、一条尿道海绵体、白膜和皮肤构成。海绵体主要由小梁和血窦构成,阴茎深动脉的分支螺旋动脉穿行于小梁中,与血窦通连。静脉多位于海绵体周边部白膜下方,白膜为质地坚韧的致密结缔组织(图 19-20)。一般情况下,流入血窦的血液很少,血窦呈裂隙状,海绵体柔软。当大量血液流入血窦,血窦充血而胀大,白膜下的静脉受压,血液回流一时受阻,海绵体变硬,阴茎勃起。阴茎血窦内皮细胞能释放多种使平滑肌细胞松弛的物质,统称内皮舒张因子,一氧化氮(NO)是其中之一,可促使螺旋动脉的平滑肌细胞松弛,引起血管扩张,血窦充血。

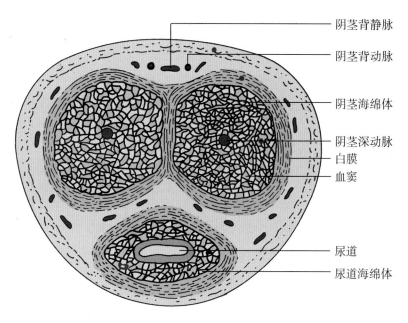

图 19-20 阴茎横切面模式图

（徐 晨 伍静文）

数字课程学习……

 微课　　 教学 PPT　　 拓展阅读　　 中英文小结　　自测题

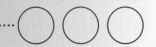

第二十章

女性生殖系统

女性生殖系统（female reproductive system）由卵巢、输卵管、子宫、阴道和外生殖器组成（图 20-1）。卵巢是产生卵细胞和分泌性激素的器官；输卵管的功能是营养和输送生殖细胞，也是受精的部位；子宫是孕育胎儿的器官。女性的乳腺可分泌乳汁和哺育婴儿，其发育和形态结构变化与女性激素直接相关，故也列入本章叙述。

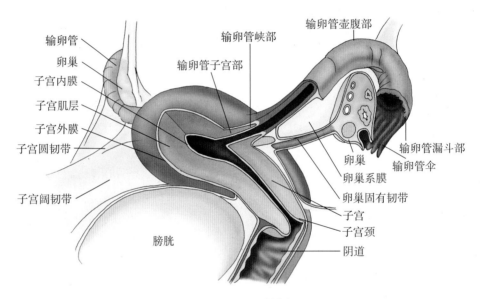

图 20-1　女性生殖系统模式图

女性生殖器随年龄发生显著的变化，在青春期以前生长缓慢，进入青春期（10~19 岁）后迅速生长发育和成熟，卵巢启动排卵并分泌性激素，月经来潮，第二性征发育，开始具备生育能力。女性于 45~55 岁进入围绝经期，卵巢功能减退，生殖器官逐渐萎缩，继而进入绝经期。

第一节　卵　巢

卵巢（ovary）表面覆以单层立方或扁平的表面上皮（superficial epithelium），与卵巢系膜的间皮相延续。上皮下方为薄层致密结缔组织，称为白膜。卵巢实质分为外周的皮质和中央的髓质，两者间无明显界线。皮质较厚，内有处于不同发育阶段的卵泡（ovarian follicle）、黄体（corpus luteum）和白体等结构，卵泡间的基质含大量梭形的基质细胞（stromal cell）、网状纤维及散在的平滑肌细胞。髓质较小，由疏松结缔组织构成，含较大弯曲的血管、淋巴管和神经。近卵巢门的结缔组织中有少量门细胞（hilus cell），其结构和功能类似睾丸间质细胞，可分泌雄激素（图 20-2）。

一、卵泡的发育与成熟

卵泡的发育分为 4 个阶段：原始卵泡、初级卵泡、次级卵泡和成熟卵泡（图 20-3）。初级卵泡和次级卵泡合称为生长卵泡(growing follicle)。

卵泡发育从胚胎时期已经开始,胚胎第 5 个月的双侧卵巢中约有原始卵泡 700 万个,之后逐渐发生凋亡而减少,出生时有 70 万~200 万个,至青春期仅剩约 4 万个。从青春期开始,在垂体周期性分泌的卵泡刺激素(FSH)和黄体生成素(LH)作用下,每隔 28 d 左右有 15~20 个卵泡生长发育,但一般最终只有一个卵泡发育至成熟并排卵,其余在卵泡发育的不同阶段闭锁。卵泡的发育速度较慢,从一个原始卵泡发育为成熟卵泡,并非在一个月经周期内完成,整个过程需要约 90 d。女性一生约排卵 400 个。绝经期后,排卵停止。

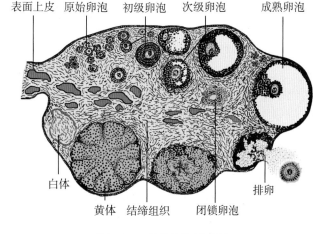

图 20-2 卵巢结构模式图

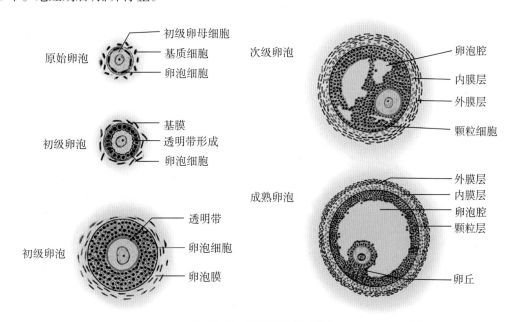

图 20-3 各级卵泡模式图

(一)原始卵泡

原始卵泡(primordial follicle)位于皮质浅层,数量最多,体积最小,是处于静止状态的卵泡。原始卵泡由中央一个初级卵母细胞(primary oocyte)和周围一层扁平的卵泡细胞(follicular cell)构成(图 20-4)。初级卵母细胞为圆形,直径约 30 μm,核大呈圆形并偏左,染色浅呈泡状,核仁大而明显,胞质嗜酸性。电镜下可见,胞质中有较多线粒体、高尔基体、粗面内质网和少量溶酶体等,还有成层排列的滑面内质网。初级卵母细胞是在胚胎时期由卵原细胞(oogonium)分裂分化形成,并长期停滞在第一次减数分裂前期的双线期。卵泡细胞呈扁平形,较小,核扁圆色深。卵泡细胞之间有缝隙连接和桥

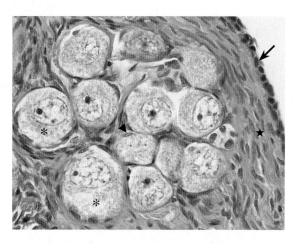

*:初级卵母细胞;▲:卵泡细胞;★:白膜;↑:表面上皮

图 20-4 原始卵泡光镜像(HE 染色,油镜)

粒,其与卵母细胞之间有许多缝隙连接,与周围结缔组织间有薄层基膜。卵泡细胞具有支持和营养卵母细胞的作用。

(二)初级卵泡

从青春期开始,在 FSH 的作用下,原始卵泡陆续发育为初级卵泡(primary follicle),卵泡体积增大。初级卵母细胞增大,核也增大,核仁深染;胞质内高尔基体、粗面内质网、游离核糖体和线粒体等增多;在紧邻质膜的胞质中出现皮质颗粒(cortical granule),为电子密度高的溶酶体,其所含的酶类在以后受精过程中发挥重要作用。卵泡细胞增生,形态由扁平状变为立方形或柱状,进而由单层变为多层(5~6层)(图 20-5)。在初级卵母细胞与周围的卵泡细胞之间出现一层均质状且折光性强的嗜酸性薄膜,呈 PAS 反应阳性,称透明带(zona pellucida,ZP),透明带由初级卵母细胞和卵泡细胞共同分泌形成(图 20-6)。电镜下可见,初级卵母细胞的微绒毛和卵泡细胞的细长突起从两侧分别伸入透明带,在微绒毛和突起之间有桥粒和缝隙连接(图 20-7,图 20-8)。缝隙连接有利于卵泡细胞向卵母细胞输送

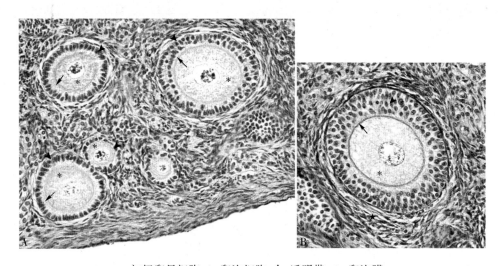

*:初级卵母细胞;▲:卵泡细胞;↑:透明带;★:卵泡膜

图 20-5 早期和晚期初级卵泡光镜像(HE 染色,高倍)

A.早期初级卵泡 B.晚期初级卵泡

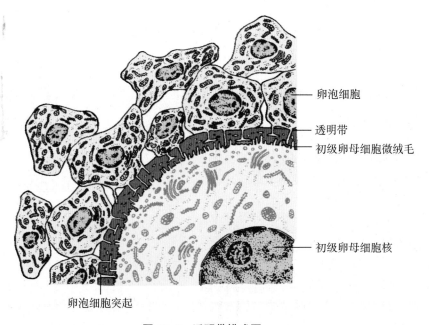

卵泡细胞

透明带

初级卵母细胞微绒毛

初级卵母细胞核

卵泡细胞突起

图 20-6 透明带模式图

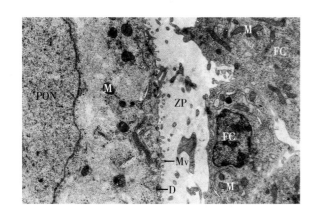

PON:初级卵母细胞核;FC:卵泡细胞;ZP:透明带;

D:桥粒;Mv:微绒毛;M:线粒体

图 20-7 初级卵母细胞－透明带－卵泡细胞透射电镜像

（大鼠，×10 500）

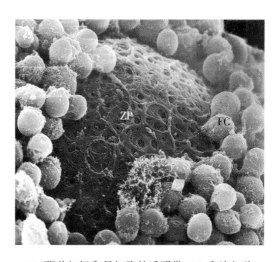

ZP:覆盖初级卵母细胞的透明带;FC:卵泡细胞

图 20-8 卵泡细胞－透明带扫描电镜像（×2 950）

营养物质和与卵母细胞发育有关的信息分子,以协调功能。透明带由凝胶状的特异性糖蛋白构成,其糖蛋白至少有 ZP1、ZP2、ZP3 和 ZP4 4 种,其中 ZP3 和 ZP2 为精子受体,对受精过程中卵细胞与精子的相互识别和特异性结合具有重要意义。卵泡周围结缔组织内的基质细胞增生和分化,形成卵泡膜(follicular theca),与卵泡细胞间隔以基膜。随着初级卵泡的发育,卵泡逐渐移向皮质深部。

（三）次级卵泡

初级卵泡继续生长发育,当卵泡细胞间出现液腔时,这种卵泡称为次级卵泡(secondary follicle),又称囊状卵泡(antral follicle)。卵泡体积继续增大,直径可达 10 mm 或更大。初级卵母细胞进一步增大,达到最大体积,直径约 125 μm。当卵泡细胞增厚至 6~12 层,细胞间出现大小不等的液腔,随后融合成一个新月形的大腔,称卵泡腔(follicular antrum),腔内充满卵泡液。卵泡液由卵泡细胞的分泌物和卵泡膜毛细血管的血浆渗出液共同形成,内含营养成分、促性腺激素、类固醇激素和多种生物活性物质,它们均与卵泡的发育有关。逐渐扩大的卵泡腔将初级卵母细胞及周围的卵泡细胞推向卵泡腔一侧,形成一圆形隆起凸入卵泡腔,称为卵丘(cumulus oophorus)。紧贴透明带的一层卵泡细胞发育为高柱状,呈放射状排列,称放射冠(corona radiata)。卵泡腔周围的数层卵泡细胞形成卵泡壁,称颗粒层,此时,卵泡细胞改称颗粒细胞(granulosa cell)。卵泡膜分化为内外两层:①内膜层(theca interna),毛细血管丰富,基质细胞分化为多边形的膜细胞(theca cell),具有类固醇分泌细胞的超微结构特征;②外膜层(theca externa),血管少,由环形排列的胶原纤维和少量平滑肌细胞构成(图 20-9)。

（四）成熟卵泡

次级卵泡发育到最后阶段称为成熟卵泡(mature follicle)。卵泡体积显著增大,直径可超过 20 mm,占据皮质全层并在卵巢表面形成一个突起(图 20-2)。卵泡壁的颗粒细胞停止分裂增殖,而卵泡腔不断扩大,卵泡液增多,使颗粒层变薄。接近排卵前,卵丘脱离卵泡壁,漂浮于卵泡液中。在排卵前 36~48 h,初级卵母细胞恢复并完成第一次减数分裂,形成次级卵母细胞(secondary oocyte)和第一极体(first polar body)。第一极体很小,位于次级卵母细胞与透明带之间的卵周隙(perivitelline space)内。次级卵母细胞随即进入第二次减数分裂,停滞于分裂中期。

次级卵泡和成熟卵泡具有内分泌功能,主要合成和分泌雌激素。雌激素的合成是膜细胞和颗粒细胞分别在 LH 和 FSH 的作用下协同完成的。膜细胞合成的雄激素透过基膜进入颗粒细胞,在颗粒细胞内芳香化酶系作用下转化为雌激素。雌激素少量进入卵泡液,大部分进入血液循环,调节子宫内膜等靶器官的生理活动(图 20-10)。

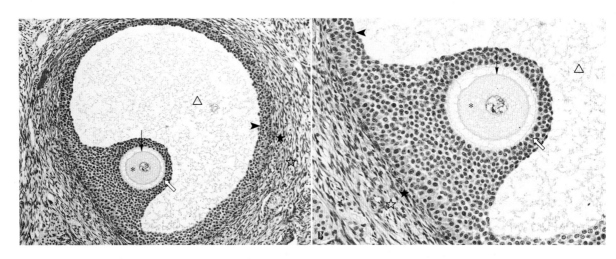

*:初级卵母细胞；▲:颗粒层；↑:透明带；⇧:放射冠；△:卵泡腔；★:内膜层；☆:外膜层

图 20-9　次级卵泡光镜像（HE 染色）
A.次级卵泡,中倍　B.卵丘,高倍

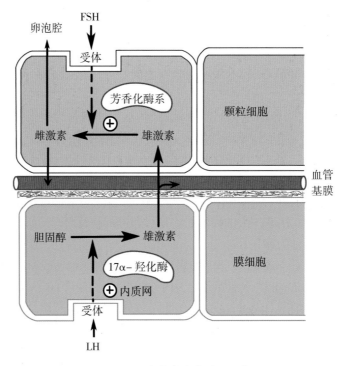

图 20-10　雌激素合成过程示意图

二、排卵

　　成熟卵泡破裂,次级卵母细胞从卵巢排出的过程称排卵(ovulation)。排卵前,卵泡液急剧增多,卵泡体积进一步增大并突出于卵巢表面,致使局部卵泡壁、白膜和表面上皮变薄缺血,形成半透明的卵泡斑(follicular stigma)(图 20-11)。随后,卵泡斑处的组织被卵泡液中的胶原酶和透明质酸酶等酶类分解而破裂,加上颗粒细胞分泌的前列腺素引起卵泡膜外层平滑肌收缩,使次级卵母细胞连同透明带、放射冠和卵泡液排出,随后被输卵管伞摄入。生育期妇女,一般每隔 28 d 左右排一次卵,多数人每次只排一个卵,两侧卵巢交替进行。正常排卵发生在月经周期的第 14 天左右。若次级卵母细胞于排卵后 24 h 内未受精,便退化并被吸收;若受精,则继续完成第二次减数分裂,形成一个单倍体(染色体核型为 23,X)的成熟卵子(ovum)和一个第二极体(second polar body)。

三、黄体

排卵后,残留在卵巢内的卵泡壁颗粒层和卵泡膜,连同壁上的血管一起向卵泡腔内塌陷,在 LH 的作用下逐渐发育成富含血管的具有内分泌功能的细胞团,新鲜时因这些细胞内含有脂色素而显黄色,故称黄体。其中颗粒细胞分化为颗粒黄体细胞(granulosa lutein cell),其数量多,体积大,呈多边形,染色浅,位于黄体中央,分泌孕激素。膜细胞转变为膜黄体细胞(theca lutein cell),数量少,体积小,呈圆形或多边形,染色较深,位于黄体的周边并随结缔组织隔伸入颗粒黄体细胞之间。两种黄体细胞协同作用分泌雌激素,它们都具有类固醇分泌细胞的超微结构特点(图 20-12)。

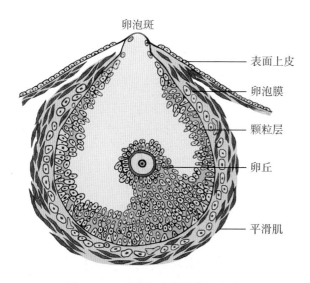

图 20-11 成熟卵泡排卵前示意图

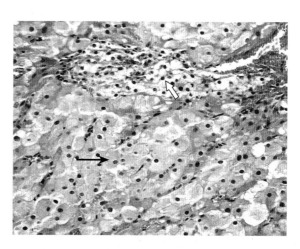

↑:颗粒黄体细胞;⇧:膜黄体细胞

图 20-12 黄体光镜像(HE 染色,高倍)

黄体的发育取决于排出的卵是否受精,若未受精,黄体仅维持 12~14 d 即退化,称月经黄体(corpus luteum of menstruation);若受精,在绒毛膜分泌的人绒毛膜促性腺激素(human chorionic gonadotropin, HCG)的刺激下,黄体继续发育,直径可达 4~5 cm,称妊娠黄体(corpus luteum of pregnancy)。妊娠黄体除分泌大量的孕激素和雌激素外,还分泌松弛素,它们均有助于维持妊娠。妊娠黄体可维持 6 个月甚或更长时间。两种黄体最终均退化,并被致密结缔组织取代,成为瘢痕样的白体(corpus albicans)。妊娠黄体退化后,其内分泌功能被胎盘滋养层细胞取代。

四、闭锁卵泡

退化的卵泡称闭锁卵泡(atretic follicle)。卵泡的闭锁早在胚胎时期就已开始,出生后一直持续至绝经期后数年。卵泡闭锁是一种细胞凋亡的过程,可发生在卵泡发育的任何阶段。早期的卵泡闭锁时卵母细胞和卵泡细胞变小、卵泡皱缩,最后两种细胞都发生自溶。当闭锁发生于次级卵泡或成熟卵泡时,其中的卵母细胞退化死亡,透明带坍塌破碎,颗粒细胞有丝分裂终止并发生凋亡,随后死亡的细胞和透明带碎片都被巨噬细胞和中性粒细胞吞噬清除。晚期次级卵泡退化时,膜细胞体积增大,形似膜黄体细胞,被结缔组织和血管分隔为团索状结构,称间质腺(interstitial gland)。间质腺能分泌雌激素。间质腺在啮齿类动物的卵巢中发育较多,在人的卵巢内很少。

第二节 输 卵 管

输卵管(oviduct)的管壁由黏膜、肌层和浆膜构成。

黏膜向管腔内突出,形成许多纵行而又分支的皱襞,皱襞于壶腹部最为发达,因此管腔很不规则。黏膜由单层柱状上皮和固有层构成。上皮细胞包括分泌细胞和纤毛细胞两种(图20-13,图20-14)。分泌细胞染色较深,其分泌物构成输卵管液,其中含有氨基酸、葡萄糖、果糖和少量乳酸等,可营养卵细胞和辅助卵细胞运行。纤毛细胞在漏斗部和输卵管伞数量最多,移向子宫部逐渐减少,其纤毛可有节奏地向子宫方向摆动,有助于推进卵细胞向子宫的运送。此外,输卵管液和纤毛的协同作用可阻止细菌经输卵管进入腹膜腔。纤毛摆动造成的阻力对精子具有筛选作用,只有少数运动能力强的精子才能到达壶腹部与卵细胞相遇。在卵巢激素的作用下,输卵管上皮发生周期性的变化。排卵前,上皮细胞变高,分泌细胞胞质内充满分泌颗粒;排卵后,分泌细胞以顶浆分泌方式排出分泌物,上皮细胞变矮。黏膜的固有层为薄层疏松结缔组织,含有丰富的毛细血管和散在的平滑肌纤维。

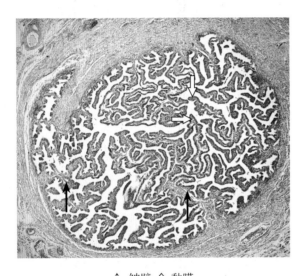

↑:皱襞;⇧:黏膜

图20-13 输卵管(横切面)光镜像(大鼠,HE染色,低倍)

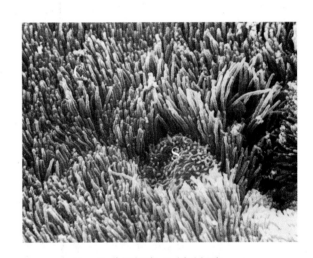

S:分泌细胞;C:纤毛细胞

图20-14 输卵管黏膜表面扫描电镜像(×8 000)

肌层由内环行和外纵行两层平滑肌构成,以峡部最厚,漏斗部较薄。浆膜由间皮和富含血管的疏松结缔组织构成。

第三节 子 宫

子宫(uterus)为厚壁的肌性器官,分为子宫底、子宫体和子宫颈。子宫壁由外向内分为外膜、肌层和内膜(图20-15)。

一、子宫底和子宫体

(一) 外膜
子宫外膜(perimetrium)为浆膜。

(二) 肌层
子宫肌膜(myometrium)很厚,由平滑肌和肌纤维间的结缔组织构成。结缔组织中有较多的未分化间充质细胞。肌层分为黏膜下层、中间层和浆膜下层。黏膜下层和浆膜下层较薄,平滑肌呈纵行走向。中间层最厚,平滑肌分为内环行和外斜行两层,其间含有丰富的血管。子宫的平滑肌纤维长 30~50 μm,妊娠时在孕激素和雌激素的作用下,其长度可达 500~600 μm,并且可分裂增生。此外,结缔组织中未分化的间充质细胞也可增生分化为平滑肌纤维。分娩后,肌纤维很快恢复正常大小,部分肌纤维凋亡。肌层收缩有助于精子向输卵管运行、经血的排出和胎儿娩出等。

(三)内膜

子宫内膜(endometrium)由单层柱状上皮和固有层构成。上皮由大量分泌细胞和少量纤毛细胞组成。固有层也称内膜基质,很厚,由疏松结缔组织构成,其中含有大量分化程度较低的梭形或星形的基质细胞、网状纤维、血管和子宫腺(uterine gland)等。子宫腺一般为单管状腺,由上皮下陷形成,近肌层的腺有分支。

子宫底和子宫体的内膜可分为浅部的功能层(functional layer)和深部的基底层(basal layer)。功能层较厚,内膜的周期性变

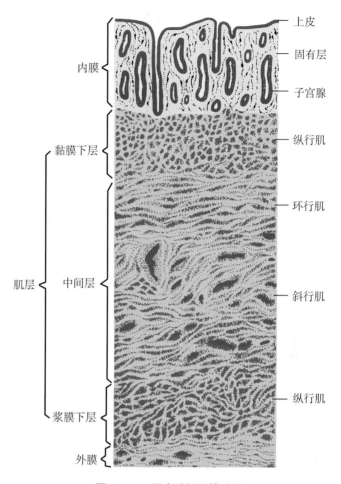

图 20-15 子宫壁切面模式图

化主要发生在此层,也是胚泡植入发育的部位。功能层在月经期和分娩时会发生剥脱。基底层较薄,在月经期和分娩时不会脱落,并且有较强的增生和修复能力,能再生新的功能层。

子宫内膜有独特的血管分布。子宫动脉的分支进入肌层的中间层后呈弓状走行,称弓状动脉。弓状动脉发出许多与子宫腔面垂直的放射状小动脉,小动脉在肌层与内膜交界处发出一些短而直的分支进入基底层,称基底动脉,它不受卵巢激素的影响;其主支在内膜内呈螺旋状走行,称螺旋动脉(spiral artery),营养功能层,对卵巢激素极为敏感。螺旋动脉的终末支在功能层浅层形成毛细血管网,汇入静脉窦及小静脉,后者穿过肌层后汇入子宫静脉(图 20-16)。

二、子宫内膜的周期性变化

自青春期至围绝经期,在卵巢周期性分泌的性激素作用下,子宫底和子宫体的内膜功能层发生周期性变化,每 28 d 左右发生一次内膜剥脱、出血、增生和修复,称月经周期(menstrual cycle)。每个月经周期是从月经的第 1 天起至下次月经来潮的前一天止。在典型的月经周期中,第 1~4 天为月经期,第 5~14 天为增生期,第 15~28 天为分泌期(图 20-17)。

(一)增生期

因增生期(proliferative phase)卵巢内有若干卵泡正在快速生长发育,故又称卵泡期。月经期后,子宫内膜仅厚约 0.5 mm。在生长卵泡分泌的雌激素作用下,剥脱的内膜功能层由基底层增生修复。子宫腺基部的腺上皮细胞分裂增生和迁移,重建子宫腺并形成一层新的表面柱状上皮。固有层内的基质细胞分裂增生,产生大量的纤维和基质。增生早期,子宫腺短,直而细,较稀少。至增生中期,子

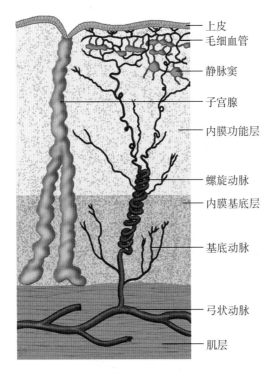

图 20-16　子宫动脉和子宫腺示意图

上皮
毛细血管
静脉窦
子宫腺
内膜功能层
螺旋动脉
内膜基底层
基底动脉
弓状动脉
肌层

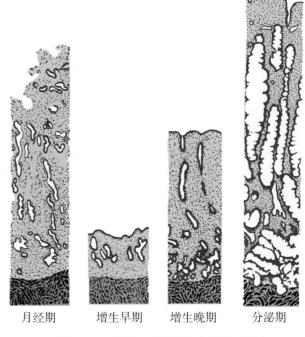

月经期　　增生早期　　增生晚期　　分泌期

图 20-17　子宫内膜周期性变化模式图

宫腺增多、增长并稍弯曲,腺细胞核位置参差不齐呈假复层状,腺细胞胞质内的核糖体、粗面内质网和高尔基体增多,线粒体增大,胞质内出现糖原。增生晚期的子宫腺继续增长且更弯曲,腺腔扩大,糖原开始聚集于核下区。螺旋动脉伸长并稍弯曲。增生期末,内膜增厚至 2~4 mm(图 20-18)。到月经周期第 14 天时,卵巢内的成熟卵泡排卵,子宫内膜进入分泌期。

(二) 分泌期

分泌期(secretory phase)又称黄体期,此时卵巢排卵后黄体形成和发育。在黄体分泌的孕激素和雌激素作用下,子宫内膜继续增厚,可达到 5~6 mm。子宫腺进一步增长并更加弯曲,腺腔扩大,腺上皮细胞核下糖原聚集明显,形成光镜下所见核下空泡。排卵后第 3 天核下空泡排列整齐,所有腺细胞的核均移至细胞顶部。之后,糖原由核下区转移到核上区,并以顶浆分泌方式排入腺腔,腺腔内充满富含营养物质的嗜酸性分泌物,此时细胞核又位于细胞基底部。腺细胞排泌后,细胞低矮,细胞顶部边缘不整齐,腺腔扩大呈锯齿状。固有层内组织液增多呈水肿状态。螺旋动脉进一步增长,螺旋扭曲明显,伸至接近内膜表面(图 20-19)。基质细胞生长变大,其胞质内充满糖原和脂滴,形成前蜕膜细胞(predecidual cell)。卵若受精,则内膜继续增厚,发育为蜕膜;否则,进入月经期。

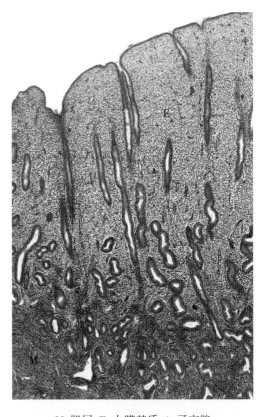

M:肌层;E:内膜基质;*:子宫腺

图 20-18　增生期子宫内膜光镜像
(HE 染色,低倍)

(三) 月经期

月经期(menstrual phase)是由于排出的卵未受精,月经黄体退化,孕激素和雌激素的水平骤然下降,引起内膜功能层螺旋动脉发生持续性收缩,导致功能层缺血坏死。随后螺旋动脉又突然短暂扩张,血管破裂,血液溢出并积聚于内膜浅层。最后退变坏死的内膜组织和血液一起流入子宫腔,从阴道排出,即为月经(menstruation)(图 20-20)。一次月经的失血量为 35~50 mL。月经期末,功能层全部脱落。在月经停止前,基底层残留的子宫腺上皮细胞和基质细胞迅速分裂增生,内膜逐步修复并进入下一周期的增生期。

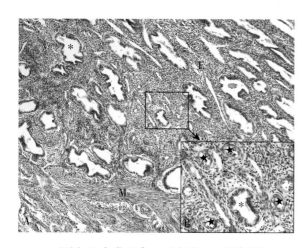

M:肌层;E:内膜基质;*:子宫腺;★:螺旋动脉

图 20-19 分泌期子宫内膜光镜像(HE 染色)
A. 低倍 B. 高倍

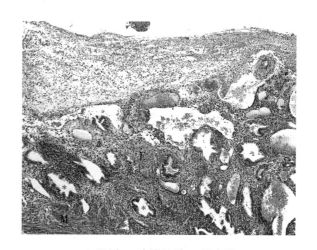

M:肌层;E:内膜基质;*:子宫腺

图 20-20 月经期子宫内膜光镜像(HE 染色,低倍)

三、子宫内膜周期性变化的神经内分泌调节

子宫内膜周期性变化主要受下丘脑-垂体-卵巢轴的调控。下丘脑神经内分泌细胞分泌促性腺激素释放激素(GnRH),GnRH 刺激腺垂体远侧部合成和分泌 FSH 和 LH。FSH 促进卵泡生长发育和成熟并分泌雌激素,使子宫内膜进入增生期。当血液中雌激素水平达到一定程度时,反馈作用于下丘脑和垂体,从而抑制 FSH 的分泌,并促进 LH 的分泌。排卵前约 24 h,GnRH 的脉冲式释放导致 LH 高峰,也引起 FSH 的增高,FSH 的峰值低于 LH。当 LH 和 FSH 的量成一定比例时,卵巢排卵,黄体形成。黄体产生孕激素和雌激素,刺激子宫内膜进入分泌期。当血液中孕激素升高到一定水平时,又反馈作用于下丘脑和垂体,抑制腺垂体释放 LH,引起黄体退化,使孕激素和雌激素水平骤然下降,于是子宫内膜进入月经期。而月经期雌、孕激素的减少,使其负反馈抑制下丘脑和垂体的作用下降,FSH 又开始新一轮的分泌,释放增加,从而刺激下一周期的卵泡发育和月经周期的进行,并周而复始(图 20-21)。

四、子宫颈

子宫颈(cervix)的外膜是纤维膜,肌层由少量分散的平滑肌纤维和富含弹性纤维的结缔组织构成,黏膜厚 2~3 mm,由上皮和固有层构成。子宫颈前后壁黏膜正中线上各有一条纵行黏膜皱襞,由此向外发出多个不规则的斜行皱襞,皱襞间裂隙形成腺样隐窝,形似分支管状腺,也称子宫颈腺。黏膜中无螺旋动脉,在月经期不发生剥脱现象。上皮为单层柱状,由分泌细胞、纤毛细胞和储备细胞(reserve cell)构成。其中,分泌细胞最多,排卵期间雌激素可促进该细胞分泌,分泌物为清亮透明的碱性黏液,

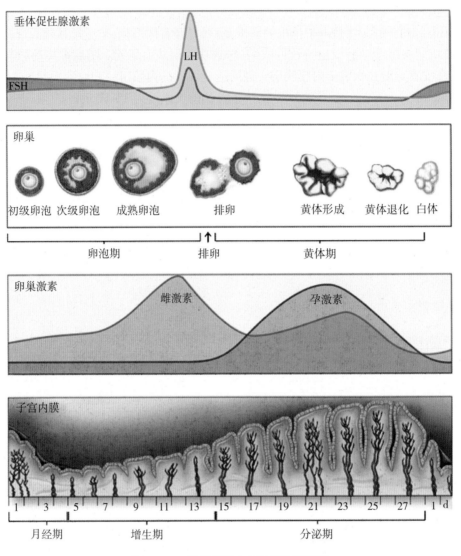

图 20-21　月经周期内分泌调控示意图

有利于精子通过;排卵后黄体形成,在孕激素作用下,细胞分泌量减少,黏液的黏稠度增加,使精子难以通过;妊娠时,分泌物更加黏稠形成黏液栓,成为阻止精子和微生物进入子宫腔的屏障。纤毛细胞较少,纤毛向阴道方向摆动有利于分泌物的排出。储备细胞较小,圆形或椭圆形,分散于柱状细胞和基膜之间,该细胞分化程度较低,在上皮的损伤修复中发挥重要作用。在慢性炎症时,储备细胞可增殖化生为复层扁平上皮,并可发生癌变。子宫颈阴道部的黏膜光滑,上皮为未角化复层扁平上皮。在子宫口处,单层柱状上皮移行为复层扁平上皮,该处分界清晰,是宫颈癌的好发部位(图 20-22)。

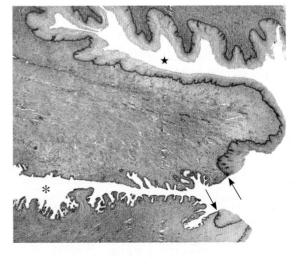

↑:子宫口上皮移行处;★:阴道穹隆;*:子宫颈管

图 20-22　子宫颈光镜像(HE 染色,低倍)

第四节　阴　道

阴道壁由黏膜、肌层和外膜构成。黏膜由上皮和固有层构成,它们一起凸入阴道腔形成许多横行的皱襞。上皮为未角化的复层扁平上皮,其形态结构受卵巢激素的影响而发生周期性变化。在雌激素作用下,上皮细胞在向表面迁移的过程中合成和储存大量糖原。当表层细胞脱落后,糖原被阴道内的乳酸杆菌分解为乳酸,使阴道保持酸性,有一定的抗菌作用。老年或其他原因导致雌激素水平下降时,阴道内 pH 升高,易致阴道感染。阴道脱落细胞中还含有子宫内膜和子宫颈的脱落细胞。此外,癌细胞易脱落,故通过阴道脱落细胞检查,有助于癌变的早期发现。固有层厚,由致密结缔组织构成,含有丰富的毛细血管和弹性纤维,不含腺体。

肌层较薄弱,平滑肌束呈右旋或左旋的螺旋状,相互交错成格子状,这种特殊的排列结构使阴道壁易于扩大,并抵制牵拉。肌束间有丰富的弹性纤维。阴道外口处有环行骨骼肌形成的尿道阴道括约肌。外膜是富含弹性纤维的致密结缔组织。

第五节　乳　腺

女性乳腺(mammary gland)在卵巢激素的作用下于青春期开始发育,其结构随年龄和生理状况而异。妊娠期与哺乳期的乳腺有泌乳功能,称活动期乳腺;无泌乳功能的乳腺称静止期乳腺(图 20-23)。

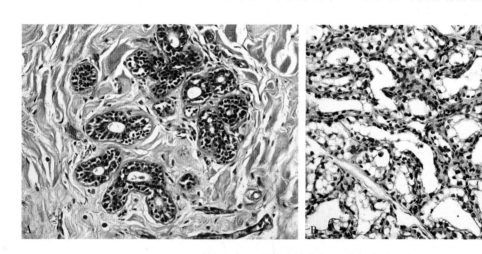

图 20-23　乳腺光镜像(HE 染色,低倍)
A. 静止期　B. 活动期

一、乳腺的一般结构

乳腺由腺泡和导管构成,其间是含有大量脂肪细胞的结缔组织。结缔组织将腺体分隔为 15~25 个乳腺叶,每个乳腺叶又被分隔为若干乳腺小叶,每个乳腺小叶为一个复管泡状腺。腺泡上皮为单层立方或单层柱状,腺上皮细胞与基膜间有肌上皮细胞。导管包括小叶内导管、小叶间导管和叶导管(又称总导管或输乳管),它们分别由单层立方上皮或单层柱状上皮、复层柱状上皮和复层扁平上皮构成。每个叶导管单独开口于乳头,与乳头表皮相连接。

二、静止期乳腺

静止期乳腺指性成熟未孕女性的乳腺。腺体不发达,仅有少量小的腺泡和导管,脂肪组织和结缔组织很丰富。静止期乳腺的结构随月经周期有一定的周期性变化。在增生期,乳腺导管的上皮细胞增生;在分泌期,乳腺导管扩张,结缔组织中的血管充血,组织水肿,乳腺略增大。

三、活动期乳腺

妊娠期间,在雌激素、孕激素和人胎盘催乳素等激素的协同作用下,乳腺小导管和腺泡的细胞迅速增生,腺泡增大,结缔组织和脂肪组织相对减少。小叶内的疏松结缔组织中出现淋巴细胞和浆细胞的浸润。妊娠后期,在垂体催乳素的刺激下,腺泡开始分泌。分泌物称初乳(colostrum),含脂滴、乳蛋白和乳糖等,还含有浆细胞与腺上皮细胞联合产生的免疫球蛋白 A(IgA)。初乳内常有吞噬脂滴的巨噬细胞,称初乳小体。哺乳期间,乳腺在催乳素的作用下,腺体变得更加发达。在不同的小叶内,腺泡的合成与分泌活动交替进行,可见分泌前的腺泡上皮为高柱状,分泌后呈立方形或扁平状,腺腔内充满乳汁。停止哺乳后,由于催乳素锐减,大部分腺泡退化,腺泡上皮细胞发生凋亡脱落,最后被巨噬细胞吞噬清除,结缔组织和脂肪组织则大量增多,于是乳腺转入静止期。绝经后,雌激素和孕激素水平下降,乳腺的腺泡和导管进一步减少,同时结缔组织减少,乳腺体积变小。

(霍涌玮)

数字课程学习……

 微课　　 教学 PPT　　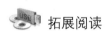 拓展阅读　　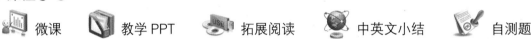 中英文小结　　 自测题

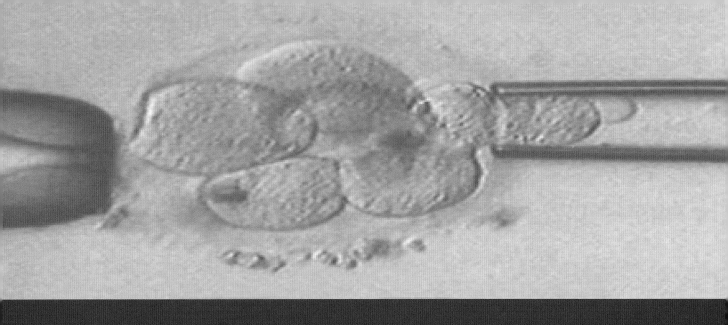

下篇　胚　胎　学

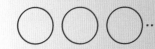

第二十一章

胚胎学绪论

第一节　胚胎学的内容

人类经历了漫长的生物进化过程，是由原核细胞（prokaryotic cell）到真核细胞（eukaryotic cell），由单细胞生物到多细胞生物，由简单到复杂，由低级到高级，最终形成了现代人类。人类是自然界生物中进化程度最高、结构与功能最复杂的有机体，然而这个复杂的有机体最初是起源于一个细胞——受精卵（fertilized ovum）或称合子（zygote）。受精卵经增殖、分裂、分化等一系列复杂的过程，历时 266 d，最终发育为成熟的胎儿，这个过程称个体发生（ontogenesis）。

胚胎学（embryology）是研究生物个体发生、发育及其机制与规律的学科，研究内容包括两性生殖细胞发生、受精、胚胎发育、胚胎与母体的关系、先天畸形等。人体胚胎学（human embryology）研究人体的发生、发育及其机制与规律，即研究由受精卵发育为成熟胎儿的全过程。

人胚胎在母体子宫中发育经历 38 周（约 266 d），分为两个时期：①从受精到第 8 周末为胚期（embryonic period），在此期，受精卵由单个细胞经过迅速而复杂的增殖、分裂、分化，历经胚（embryo）的不同阶段；至此期末，各器官、系统与外形均初具人体雏形；此时只有 3 cm 长，称"袖珍人"。②从第 9 周至出生为胎期（fetal period），此期内胎儿（fetus）逐渐长大，各器官、系统继续发育分化，部分器官的功能逐渐出现并进一步完善。

妊娠第 28 周至产后 7 d，称围生期（perinatal stage），此期关系到孕妇、产妇及胎儿、新生儿一系列的生理或病理变化。此期的母体与胎儿及新生儿的保健医学，称围生医学（perinatology）。

研究人体出生前和出生后整个生命过程的科学，称人体发育学（development of human）。包括精、卵结合后生命的开始孕育，胚期及胎期在子宫内的生前发育和从新生儿、婴儿、儿童、青春期到成年期直至衰老死亡的全部出生后发育过程。

第二节　胚胎学发展简史及其主要分支

胚胎学的研究历经了几十个世纪。依据研究方法的不同，形成了几个主要分支学科。

一、描述胚胎学

描述胚胎学（descriptive embryology）是胚胎学的基础内容。主要应用形态学方法研究胚胎发育的形态演变过程，包括外形的演变，从原始器官到永久器官的演变，系统的形成，细胞的增殖、迁移和凋亡等。

古希腊学者亚里士多德（Aristotle，前 384—前 322）通过对鸡胚发育进行观察，推测人胚胎来源于月经血与精液的混合。意大利学者达芬奇（Leonardo da Vinci，1452—1519）较为精确地描绘了妊娠子宫、胎儿及胎膜的解剖图，并测量了胚胎生长过程中的长度。1651 年，英国学者威廉·哈维（William Harvey，1578—1658）发表《论动物的生殖》，记述了多种鸟类与哺乳动物胚胎的生长发育，提出"一切生命皆来自卵"的假设。

显微镜问世后，荷兰人列文虎克（Anton Van Leeuwenhoek，1632—1723）与德国人格拉夫（Regnier de Graaf，1641—1673)分别发现了精子与卵泡；意大利人马尔比基(Marcello Malpighi，1628—1694)观察到鸡胚的体节、神经管与卵黄管。以他们为代表的学者提出了"先成论"的观点，认为精子(或卵子)内含有一个预先存在的"小人"，当精子进入卵子后(或卵子受到精子的刺激后)小人逐渐发育长大为成体(图21-1)。18世纪中叶，德国学者沃尔夫(Caspar Friedrich Wolff，1733—1794)指出，早期胚胎中没有预先存在的结构，胚胎的四肢和器官是经历了从无到有、由简单到复杂的渐变过程，因而提出了"渐成论"学说。从"先成论"到"渐成论"，是人类对生殖过程认识的一次飞跃，也是胚胎学发展史的里程碑之一。不过，由于"渐成论"存在许多理论推导和想象，对胚胎发生过程及其机制依然缺乏了解。

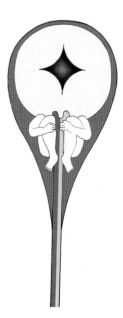

图21-1　"先成论"观点想象图

细胞学说的建立使胚胎学的研究获得了迅速的进展。细胞学说的概念使人们认识到胚胎是由一个细胞——合子发育而来。1855年，德国学者雷马克(Robert Remark，1815—1865)根据沃尔夫和贝尔的报告及自己的观察，提出胚胎发育的三胚层学说，这是描述胚胎学起始的重要标志。此期，胚胎学家对多种动物的胚胎发育进行了全面的观察和系统的描述，形成了描述胚胎学。

二、比较胚胎学

比较胚胎学(comparative embryology)以比较不同种系动物(包括人类)的胚胎发育为研究内容，为探讨生物演变和进化过程及其内在联系提供依据，有助于更加深刻地理解胚胎的发育。

1828年，爱沙尼亚学者贝尔(Karl Von Baer，1792—1876)在《论动物的发育》中指出，人与各种脊椎动物的早期胚胎极为相似，对不同动物胚胎之间的比较要比成体之间的比较能更清晰地证明动物间的亲缘关系，在胚胎发育中渐次出现纲、目、科、属、种的特征(即贝尔定律)。贝尔的研究成果彻底否定了"先成论"，并创立了比较胚胎学。1859年，英国学者达尔文(Charles Darwin，1809—1882)进一步肯定了贝尔定律，指出不同动物胚胎早期的相似表明物种起源的共同性，后期的差异则是由各种动物所处外界环境的不同造成的。

19世纪60年代，德国学者米勒(Johannes Peter Müller，1821—1897)与海克尔(Ernst Heinrich Haeckel，1834—1919)提出"个体发育是系统发育简短而迅速地重演"，简称"重演律"。该学说基本上是正确的，但由于胚胎发育期短暂，不可能重演全部祖先的进化过程，如哺乳动物胚中可见到类似鱼的鳃裂，但未发展为鳃。19世纪末，德国人魏斯曼(August Weismann，1834—1914)提出区分体细胞(somatic cell)和生殖细胞(germ cell)的观点，认为生殖细胞是物种延续的要素，而体细胞只有保护、营养和作为生殖载体的作用，推测生殖细胞内含有不等价的"决定子"，后者决定胚胎细胞分化发育为机体的不同组织；他主张"决定子"可代代相传的"种质学说"，是现代遗传学基因理论的萌芽。丹麦人约翰森(W.L.Johannsen，1851—1927)1909年首次提出基因(gene)这一名词，用它来指任何一种生物中控制任何性状而其遗传规律又符合孟德尔定律的遗传因子，并且提出基因型和表现型两个术语，前者指一个生物的基因成分，后者指这些基因所表现的性状。

三、实验胚胎学

实验胚胎学(experimental embryology)通过对胚胎或体外培养的胚胎组织给予化学或物理等因素作用，观察其对胚胎发育的影响，以研究胚胎发育的内在规律与机制。实验胚胎学由对胚胎形态结构的描述，发展到对机体发育原因的探讨。

19世纪末，德国学者斯佩曼(Hans Spemann，1869—1941)用显微外科方法进行胚胎发育机制的研究,对两栖动物胚进行了分离、切割、移植、重组等实验,证明 4 细胞、8 细胞或 16 细胞时期的卵裂球或核的发育潜能与未分裂的受精卵没有区别,从而动摇了魏斯曼的"决定子"理论。斯佩曼创立了"诱导"学说。他将蝾螈胚胎的背唇(后来的脊索中胚层物质)移植到另一蝾螈早期原肠胚的囊胚腔中,诱导产生了第二个胚胎。提出胚胎的某些组织(诱导者)能对邻近的组织(反应者)的分化起诱导作用。之后学者们不断证实,在器官原基形成时期,上皮与间充质组织之间、相邻胚层组织之间均普遍存在诱导关系,这种关系在不同发育期有不同的特殊性,这种组织关系一旦紊乱或被破坏,将导致发育异常(畸形)。这些实验与理论奠立了实验胚胎学的基础。斯佩曼因此获得 1935 年诺贝尔生理学或医学奖。

四、化学胚胎学

为了探索诱导物的性质,一些学者应用化学与生物化学技术对各类胚胎所有发育阶段的组分和构成进行分析,即化学胚胎学(chemical embryology)。

20 世纪 30 年代初,李约瑟(Joseph Terence Needham,1900—1995)创立了化学胚胎学。他在研究胚胎发育过程中,对组织或细胞内部化学物质的变化、能量的消长等做了大量的观察与分析,了解到胚胎的生理活动与形态发育和分化的关系;还细致地分析了许多器官、细胞中各种元素和分子的重要性及其不可或缺的原因。

五、分子胚胎学与发育生物学

20 世纪 50 年代,人们开始用分子生物学的理论和方法研究胚胎发生过程中遗传基因表达的时空顺序与调控因素,其表达产物在胚胎发育中特别是在胚胎各组织细胞之间相互诱导中的作用,以及受精、植入、细胞分化、组织诱导、细胞迁移等生物学过程的分子基础,旨在深入地阐明胚胎发育的机制,形成了分子胚胎学(molecular embryology)。

目前认为,胚胎发育是众多与增殖、分化等发育相关的基因在时间和空间上严格的程序性表达,即是由遗传程序决定的。分子胚胎学与实验胚胎学、细胞生物学、分子遗传学等学科互相渗透,形成了发育生物学(developmental biology)。发育生物学主要研究胚胎发育的遗传物质基础,胚胎的细胞和组织的分子构成、生理生化及形态表型如何以遗传为基础进行演变,来源于亲代的基因库如何在发育过程中按一定时空顺序予以表达,基因型和表现型之间的因果关系等,已成为现代生命科学的重要基础学科。

六、畸形学

在胚胎发育过程中,由于遗传因素或环境有害因素的影响,可导致胚胎发育异常,即先天畸形。畸形学(teratology)旨在研究各种先天畸形发生的原因、过程、机制和预防措施。

七、生殖工程学

生殖工程学是借助人工方法,使精子和卵母细胞结合产生新个体的学科,包括体外受精、胚胎移植、卵质内细胞核注射或单精子注射,及其衍生技术。试管婴儿的诞生、克隆动物的问世等都是生殖工程学对人类的贡献。生殖工程学除涉及妇产科学、生殖内分泌学以外,还涉及实验胚胎学、遗传工程、基因工程、心理学、伦理学、分子生物学、显微外科学及免疫学等学科,已逐渐形成一个新兴学科。

我国的胚胎学研究始于 20 世纪 20 年代,胚胎学家朱洗(1900—1962)、童第周(1902—1979)、张汇泉(1899—1986)和薛社普(1917—2017)等对该领域做出了卓有成效的贡献。

本教材的胚胎学部分,以描述胚胎学为主要内容,并适当介绍重要的先天畸形及其他分支学科的研究成果。

第三节　胚胎学的研究方法

胚胎学的研究方法很多,常用的方法主要有如下两类。

一、形态学方法

（一）活体观察法

活体观察法是指用显微摄影术等直接将胚胎发育的全过程记录下来,进行研究的方法。可分为体内胚胎活体观察与体外全胚胎培养活体观察。

（二）细胞和组织学观察法

细胞和组织学观察法是指利用细胞和组织学技术,如光学显微镜技术、电子显微镜技术、分子生物学技术等,对胚胎进行观察研究。

二、实验胚胎学方法

实验胚胎学方法中,显微操作术是早期胚胎实验研究的重要方法之一,如可进行细胞核移植、取核、细胞内注射等。此外,常用的方法还有体外授精、胚胎培养、胚胎保存、胚胎移植、卵质内单精子注射等。

第四节　学习胚胎学的意义和方法

胚胎学能帮助人们用唯物主义观点理解生命个体的发生与演变,以及个体与环境的联系。医学生学习了胚胎学,才可完整地了解人。只有认识了人体外形及体内各系统、器官、组织、细胞的胚胎发生和演变过程,才能更深刻地理解医学专业知识,如解剖学中器官的形态、位置、毗邻关系及形态和位置的变异、各器官的相关性,组织学中干细胞的概念,病理学中按细胞的胚层来源对恶性肿瘤进行的分类等。只有掌握有关胚胎发育的全过程及胚胎和母体关系的知识,产科医师才能对孕妇进行正确的妊娠跟踪和保健指导;只有认识了胚胎发育异常导致的各种先天畸形及其发生的原因、机制,才能提高儿科医师正确诊断和防治多种先天疾病的水平;生殖工程学为不孕不育症患者带来福音;人体胚胎学还是计划生育学与优生学赖以发展的学科之一。

人体胚胎学属于发育生物学范畴,建议在学习时注意以下几点。

（1）仔细观察胚胎标本、模型、切片、图谱等,不仅要结合教材中的描述进行观察,更要建立空间概念与形象思维。

（2）胚胎在从一个细胞(受精卵)发育为$(5\sim7)\times10^{12}$个细胞构成的足月胎儿的过程中,几乎重新演绎了从真核细胞形成至进化到人类的 20 多亿年的全过程,每一部分都在发生复杂而剧烈的动态变化。有些结构在几天,甚至几小时内就变得面目全非,甚至完全消失,人胚前 8 周这种变化尤为激烈。这是胚胎学不同于解剖学、组织学等形态学科的显著特点。因此,在学习时既要了解某一时期胚胎的立体形态(三维结构),也要掌握在不同时期这些结构的来源与演变过程,即胚胎的时间与空间的结构变化(四维空间)。

（3）各个器官、系统、组织的胚胎发育往往相互关联、同时演变,例如消化系统与呼吸系统的发生与发育,泌尿系统与生殖系统的发生与发育等。

（4）各器官结构的形态发生和演变过程非常复杂,一旦受到内在或外来因素的干扰,即会出现发育异常,引起先天畸形;对照正常发育去解析发育异常,有助于对胚胎正常发育过程的理解。

（徐　晨）

数字课程学习……

微课　　教学 PPT　　拓展阅读　　中英文小结　　自测题

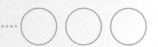

第二十二章

受精与胚胎早期发育

受精是胚胎发育的先决条件。在胚期,受精卵发育为初具人形的胎儿,这是整个胚胎发育的关键时期。

第一节　生殖细胞和受精

一、生殖细胞

生殖细胞(germ cell)又称配子(gamete),包括男性睾丸内的精子(sperm)和女性卵巢内的卵子(ovum)。两种配子通过配子发生(gametogenesis)过程,发育为生殖细胞。此过程主要包括:①两次减数分裂,又称成熟分裂,通过这种分裂,细胞染色体数减少到正常体细胞的一半,成为单倍体细胞,为精子与卵子相遇受精、受精卵染色体恢复二倍体核型做好准备;②一系列细胞分化过程,详见第十九章和第二十章。

在男性睾丸生精小管内初步发育成熟的精子,为单倍体细胞,其染色体核型为 23,X 或 23,Y。此时人的精子形似蝌蚪,分头、尾两部。头部有一个染色质高度浓缩的细胞核,核的前 2/3 有顶体覆盖,尾部是精子的运动装置。精子经直精小管和睾丸网出睾丸,进入附睾。精子在附睾内停留 8~17 d,并经历一系列成熟变化,此时才获得前向运动的能力和受精的潜力。

顶体是特殊的溶酶体,内含多种水解酶。精子头、顶体区胞膜的外表面被一层来自精液中的精浆蛋白(seminal plasma protein)和一层糖蛋白覆盖,能阻止顶体酶释放。精子通过女性的子宫和输卵管时,所覆盖的蛋白被去除,从而使精子获得受精的能力,此现象称获能(capacitation)。精子在女性生殖管道内的受精能力一般可维持 1 d。

从卵巢排出的卵子为次级卵母细胞,处于第二次减数分裂的中期,仍为二倍体细胞。此时,为受精做好准备的卵子,周围包裹着透明带和放射冠,进入并停留在输卵管壶腹部;放射冠卵泡细胞收回伸过透明带的胞质突起,不再与卵细胞接触。受精过程中,精子穿入卵细胞内,卵子受此激发完成第二次减数分裂,形成单倍体的卵细胞,染色体核型为 23,X。若未受精,卵子则在排卵后 12~24 h 退化。

二、受精

受精(fertilization)指精子与卵子结合形成受精卵的过程,一般发生在输卵管壶腹部。受精的过程可分为 3 期(图 22-1)。

(一) I 期

精子穿过放射冠。正常成年男性一次可射出 3 亿 ~5 亿个精子,只有 1% 能进入子宫,其中300~500 个精子能通过尾部运动抵达输卵管壶腹部并获能。部分获能精子与放射冠相遇时,顶体外膜与其外覆盖的精子细胞膜融合,释放顶体酶,此胞吐过程称为顶体反应(acrosome reaction)。顶体酶可溶解放射冠卵泡细胞之间的细胞外基质,使精子穿越放射冠。

(二) II 期

精子穿过透明带。透明带上的糖蛋白 ZP3 与精子细胞膜上相应受体结合后,ZP3 诱导顶体完整的精子发生顶体反应,释放顶体酶,继续消化透明带。在精子尾部运动的推进作用和顶体酶的消化作

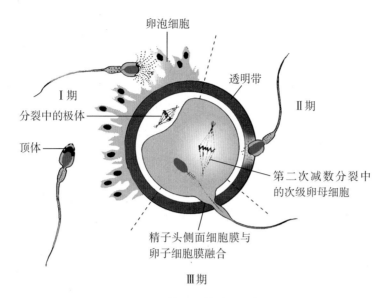

图 22-1 精子受精过程示意图

用下,精子可穿过透明带,进入透明带与卵细胞间的间隙。此时,精子顶体后膜与顶体反应后的精子细胞膜融合,保证精子头部细胞膜的连续性。

(三)Ⅲ期

精子、卵子细胞膜融合。精子头部后侧面的细胞膜与卵子细胞膜融合,随即精子的细胞核及胞质进入卵子内,精子其余部分的细胞膜留在卵子表面。此时,卵子发生 3 个方面的变化。①卵子浅层胞质内的皮质颗粒立即释放多种溶酶体酶,使透明带结构发生变化,特别是使 ZP2 和 ZP3 分子变性,不能再与精子结合,从而阻止其他精子穿过透明带,该过程称透明带反应(zona reaction)。这一反应保证了正常的单精受精(monospermy)。②卵子迅速完成第二次减数分裂,并产生一个几乎没有胞质的第二极体。③卵子胞质代谢活动被激活,为后续的细胞分化做好准备,此时精子尾部剩余结构变性消失。精子和卵子的细胞核分别称为雄原核(male pronucleus)和雌原核(female pronucleus)。两个原核逐渐在细胞中部靠拢,最终核被膜消失,染色体混合,形成二倍体的受精卵,又称合子,受精过程到此完成。

发育正常并已获能的精子与发育正常的卵子在限定的时间相遇是受精的基本条件。应用避孕套、子宫帽、输卵管黏堵或输精管结扎等措施,可以阻止精子与卵子相遇,达到避孕的目的。

受精的生物学意义如下。①精子与卵子的结合,恢复了细胞的二倍体核型;同时,来自双亲的遗传物质随机组合,加之生殖细胞在减数分裂时曾发生染色体联会和片段交换,因此由受精卵发育而来的新个体既维持了双亲的遗传特点,又具有与亲代不完全相同的性状。②受精决定新个体的遗传性别。带有 Y 染色体的精子与卵子结合,合子发育为男性;带有 X 染色体的精子与卵子结合,合子则发育为女性。③精子进入卵子,使原本相对静止的卵子转入旺盛的能量代谢与生化合成状态,受精卵开始进行细胞分裂,启动胚胎发育的进程。

第二节　胚胎的早期发生

一、卵裂和胚泡形成

受精卵一旦形成,便开始一边向子宫方向移行,一边进行细胞分裂。由于子细胞被透明带包裹,因而随着细胞数目的增加,细胞体积逐渐变小。受精卵的这种特殊的有丝分裂称卵裂(cleavage),卵裂产生的子细胞称卵裂球(blastomere)。到受精后第 3 天,卵裂球数达 12~16 个,共同组成一个实心胚,外观如桑葚,故称桑葚胚(morula)。桑葚胚于受精后的第4天进入子宫腔后,细胞继续分裂,当卵裂球数达到100个左右时,细胞间出现若干小的腔隙,它们逐渐汇合成一个大腔,腔内充满液体。此时透明带开始溶解,胚呈现为囊泡状,故称胚泡(blastocyst),中心腔隙为胚泡腔(blastocoele)。胚泡腔由一层扁平细胞包绕,构成胚泡壁,与吸收营养有关,称滋养层(trophoblast),后期参与胎盘的形成。位于胚泡腔内一侧有一群细胞,称内细胞群(inner cell mass,ICM)或胚胎层,将形成胚胎主体。约在受精后第5天末,胚泡完全脱离透明带,滋养层裸露(图22-2,图22-3)。

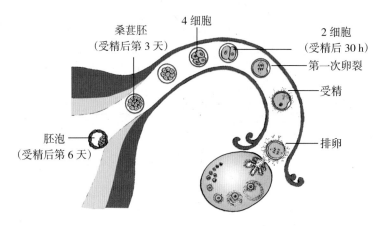

图22-2 排卵、受精和卵裂过程示意图

二、胚泡植入和胚层形成

(一)胚泡植入

胚泡埋入子宫内膜的过程称植入(implantation),又称着床(imbed)。植入于受精后第5~6天开始,于受精后第11~12天完成。受精后第5天末,胚泡完全从透明带孵出,内细胞群侧的滋养层细胞在L选择素(L-selectin)与滋养蛋白(trophinin)等桥联配体的介导下黏附于子宫内膜上皮,并启动植入过程。滋养层的细小突起穿过子宫内膜上皮细胞间隙进入子宫内膜,引导胚泡浸入并逐渐被包埋其中(图22-4)。胚泡全部植入子宫内膜后,植入口先由纤维蛋白凝栓封堵,后逐渐被迁移过来的子宫内膜上皮细胞封闭,植入完成。

在植入过程中,与内膜接触的滋养层细胞迅速增殖,滋养层增厚,并分化为内、外两层。外层细胞互相融合,细胞间界线消失,称合体滋养层(syncytiotrophoblast);内层细胞界线清楚,由单层立方细胞组成,称细胞滋养层(cytotrophoblast)。细胞滋养层的细胞通过分裂使细胞数目不断增多,并补充、融入合体滋养层。受精后第9天左右,胚泡深入子宫内膜时,合体滋养层内出现一些小的腔隙,称滋养层陷窝,并相互连通成网。然后,合体滋养层侵蚀子宫内膜中充满母体血液的血窦壁,使陷窝、血窦相通,母体血进入陷窝,流经滋养层,子宫胎盘循环得以建立(图22-5)。

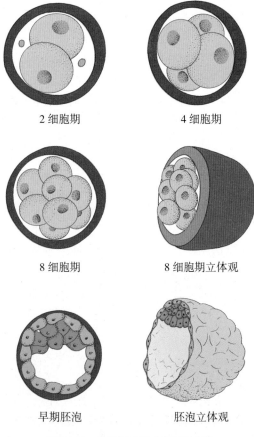

2细胞期　　　　4细胞期

8细胞期　　　　8细胞期立体观

早期胚泡　　　　胚泡立体观

图22-3 卵裂和胚泡形成模式图

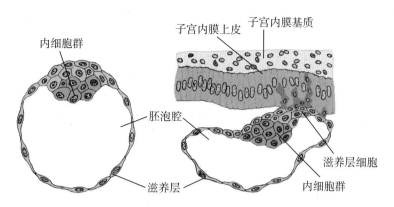

图 22-4　胚泡及其正在穿过子宫内膜的模式图

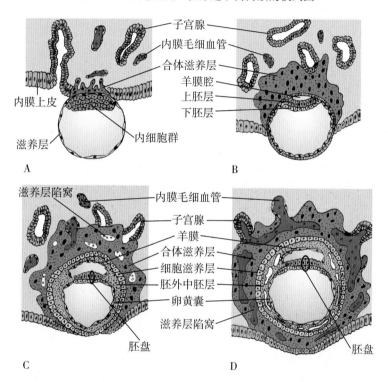

图 22-5　胚泡植入子宫内膜过程模式图

A. 植入早期(第 7 天) B. 第 8 天　C. 植入后期(第 9 天) D. 植入完成(第 12 天)

植入时的子宫内膜处于分泌期,植入后血液供应更丰富,腺体分泌更旺盛,基质细胞变得十分肥大,富含糖原和脂滴,内膜进一步增厚。子宫内膜的这些变化称蜕膜反应(decidua reaction),此时的子宫内膜改称蜕膜(decidua),基质细胞改称蜕膜细胞(decidua cell)。根据蜕膜与胚的位置关系,将其分为 3 部分:①底蜕膜(decidua basalis),位于胚深面;②包蜕膜(decidua capsularis),覆盖在胚的宫腔侧;③壁蜕膜(decidua parietalis),为子宫其余部分的蜕膜(图 22-6)。

胚泡的植入部位通常在子宫的体部和底部,最常见于后壁。若植入部位近子宫颈处,在此形成的胎盘,称前置胎盘(placenta praevia),分娩时胎盘可堵塞产

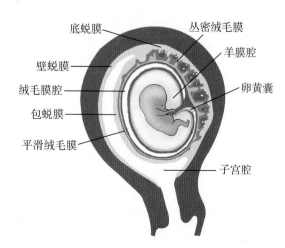

图 22-6　胚胎与子宫蜕膜的关系示意图

道,导致胎儿娩出困难。若植入在子宫以外的部位,称异位妊娠(ectopic pregnancy),多发生在输卵管,偶见于子宫阔韧带、肠系膜、子宫直肠陷窝,甚至卵巢表面(图22-7)。异位妊娠胚胎多因营养供应不足而早期死亡,少数植入输卵管的胚胎发育到较大后引起输卵管破裂和大出血。

植入过程受母体雌激素和孕激素的精细调节,这些激素的正常分泌使子宫内膜保持在分泌期。若母体内分泌紊乱或受药物干扰,子宫内膜的周期性变化与胚泡发育不同步,植入便不能完成。胚泡的植入还需要有正常的子宫腔内环境,子宫炎症或有避孕环等异物,均可阻碍胚泡植入。

(二) 胚层形成

1. 二胚层胚盘及相关结构的形成 在第2周胚泡植入过程中,内细胞群的细胞增殖分化,逐渐形成圆盘状的胚盘(germ disc),由两个胚层组成,称二胚层胚盘。邻近滋养层的一层柱状细胞为上胚层(epiblast),靠近胚泡腔侧的一层立方细胞为下胚层(hypoblast)。两个胚层紧贴,中间隔以基膜。胚盘是人体发生的原基。

受精后第8天左右,上胚层内出现一个充满液体的小腔隙并逐渐增大,称羊膜腔(amniotic cavity),腔内液体为羊水(amniotic fluid)。邻近细胞滋养层的一层上胚层细胞称成羊膜细胞(amnioblast),该层细胞形成最早的羊膜(amniotic membrane),并与上胚层的其余部分共同包裹羊膜腔,所形成的囊称羊膜囊(amnion)。下胚层的周缘细胞向腹侧生长延伸,形成由单层扁平上皮细胞围成的另一个囊,即卵黄囊(yolk sac),下胚层构成卵黄囊的顶。羊膜囊和卵黄囊对胚盘起保护和营养作用。在卵黄囊和羊膜腔形成的同时,胚泡腔内出现松散排列的星状细胞和细胞外基质,充填于细胞滋养层与卵黄囊、羊膜囊之间,形成胚外中胚层(extraembryonic mesoderm)(图22-8)。继而胚外中胚层细胞间出现腔隙,腔隙逐渐汇合增大,在胚外中胚层内形成一个大腔,称胚外体腔(extraembryonic coelom)。附着于滋养层和羊膜外面的胚外中胚层称胚外体壁中胚层(extraembryonic somatopleuric mesoderm),附着于卵黄囊外面的称胚外脏壁中胚层(extraembryonic splanchnopleuric mesoderm)。随着胚外体腔的扩大,二胚层胚盘与其背腹两侧的羊膜囊、卵黄囊仅由少部分胚外中胚层与滋养层直接相连,这部分胚外中胚层称体蒂(body stalk)。体蒂将发育为脐带的主要成分(图22-9)。

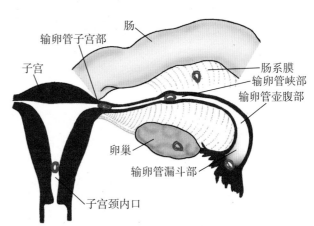

图 22-7　异位植入示意图

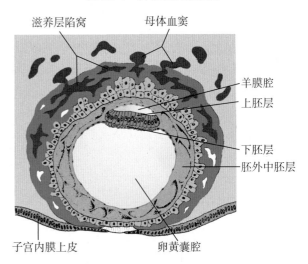

图 22-8　胚泡的结构模式图

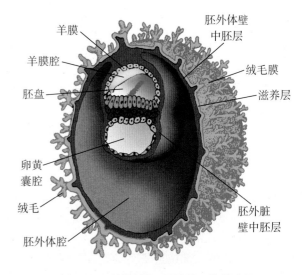

图 22-9　受精后第3周胚的立体模式图

2. 三胚层胚盘及相关结构的形成 受精后第 3 周初, 部分上胚层细胞增殖较快, 在上胚层表面的中轴形成一个因细胞增多而增厚的细胞条带, 称原条(primitive streak)。原条的头端略膨大, 为原结(primitive node)。继而在原条的长轴上出现一条纵行的浅沟, 称原沟(primitive groove); 原结的中心出现浅凹, 称原窝(primitive pit), 又称原凹。原沟深部的细胞向深面增殖, 并向左右两侧和头尾方向朝着周边扩展迁移: 一部分细胞进入下胚层, 并逐渐全部置换了下胚层的细胞, 将下胚层取而代之, 改称内胚层(endoderm); 另一部分细胞迁至上、下胚层之间, 自成一层, 称胚内中胚层, 即中胚层(mesoderm), 它在胚盘边缘与胚外中胚层相接。在内胚层和中胚层出现之后, 原上胚层改称外胚层(ectoderm)。于是, 在受精后第 3 周末, 三胚层胚盘形成, 以上过程称为原肠胚形成(gastrulation)(图 22-10)。因此, 内、中、外 3 个胚层均起源于上胚层。

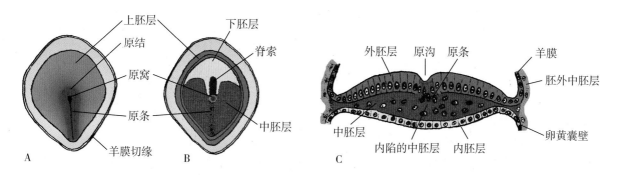

图 22-10 受精后第 16 天胚盘模式图
A. 胚盘背面观 B. 切除上胚层, 示中胚层和脊索 C. 通过原条的胚盘横切面, 示中胚层形成

原条的出现使胚盘能区分出头尾端、左右侧, 出现原条的一端即为胚体的尾端。由于头端大, 尾端小, 此时的胚盘呈梨形。从原窝向头端增生迁移的细胞, 在内、外胚层之间形成一条单独的细胞索, 称脊索(notochord), 也属于中胚层。作为中轴骨的基础, 脊索在早期胚胎起一定支架作用。在脊索的头端和原条的尾端, 各有一个无中胚层的小区, 此处的内、外胚层直接相贴, 呈薄膜状, 分别称口咽膜(oropharyngeal membrane)和泄殖腔膜(cloacal membrane)。随着胚体的发育, 脊索向头端生长, 原条相对缩短, 最终消失(图 22-11)。

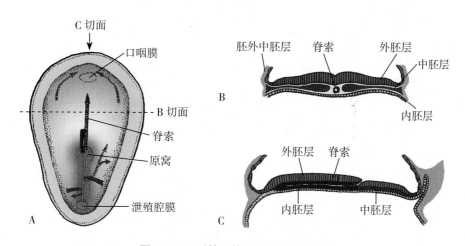

图 22-11 受精后第 18 天胚盘模式图
A. 胚盘背面观 B. 胚盘正中横切面观 C. 胚盘正中纵切面观

三、胚层分化

在受精后第 4~8 周,3 个胚层逐渐分化形成各个器官的原基。

(一)外胚层的分化

脊索形成后,诱导其背侧中线的外胚层增厚呈板条状,称神经板(neural plate)。构成神经板的外胚层,也称神经外胚层(neuroectoderm),其余部分称表面外胚层(surface ectoderm)。神经板随脊索的生长而增长,且头端宽于尾端。继而神经板沿长轴向深面的脊索方向凹陷,形成一条深沟,称神经沟(neural groove),沟两侧边缘隆起称神经褶(neural fold)。两侧神经褶首先在神经沟中段靠拢并愈合,继之愈合向头、尾两端进展,最后在头、尾两端各留一开口,分别称前神经孔(anterior neuropore)和后神经孔(posterior neuropore)。前、后神经孔在受精后第 4 周愈合,使神经沟完全封闭成一条管状结构,称神经管(neural tube)(图 22-12)。神经管两侧的表面外胚层在管的背侧靠拢并愈合,使神经管位于其深面。神经管是中枢神经系统的原基,将分化为脑和脊髓及松果体、神经垂体和视网膜等。如果前、后神经孔未愈合,将会分别导致无脑畸形和脊髓裂(详见第二十八章)。

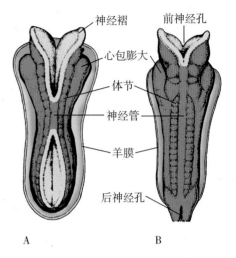

图 22-12   神经管立体模式图
A. 约胚胎第 22 天   B. 约胚胎第 23 天

在神经沟闭合为神经管的过程中,神经板外侧缘的一些细胞迁移到神经管背侧,并很快形成两条位于神经管背外侧的纵行细胞索,称神经嵴(neural crest)(图 22-13)。神经嵴是周围神经系统的原基,其细胞继续迁移至表面的外胚层和深面的中胚层。位于躯干区域的神经嵴细胞循两条路线迁移:一条从背侧,通过真皮,穿过表皮基板孔,进入外胚层,形成皮肤和毛囊内的黑素细胞;另一条从腹侧,通过每个体节的前半部分,形成感觉神经节、交感副交感神经节细胞和肠道的神经元、施万细胞及肾上腺髓质嗜铬细胞。位于颅侧区域的神经嵴细胞形成脑神经节的神经元、胶质细胞及黑素细胞,并参与颅面部骨骼的形成。

表面外胚层将分化为皮肤的表皮及其附属器,此外,还分化为釉质、角膜上皮、晶状体、内耳膜迷路、腺垂体及口腔、鼻腔与肛门的上皮等。

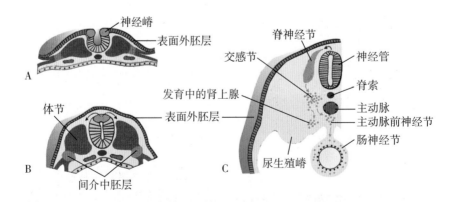

图 22-13   神经嵴细胞的形成和迁移立体模式图
A、B. 神经嵴细胞在神经褶处形成,神经管闭合后才开始迁移
C. 神经嵴细胞沿腹侧路线,分化为不同的结构

（二）中胚层的分化

脊索两旁的中胚层细胞增殖较快,从内向外依次分化为轴旁中胚层、间介中胚层和侧中胚层。中胚层的细胞通常先形成间充质(详见第四章),然后分化为结缔组织、肌组织和血管等(图 22-14)。

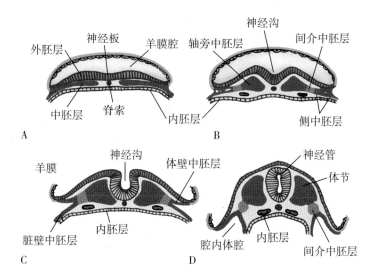

图 22-14 中胚层早期分化模式图
A.受精后第 17 天　B.受精后第 19 天　C.受精后第 20 天　D.受精后第 21 天

1. **轴旁中胚层**(paraxial mesoderm)　紧邻脊索两侧的中胚层细胞迅速增殖,形成一对纵行的细胞索,即轴旁中胚层。它随即裂为多个块状细胞团,称体节(somite)。体节左、右成对,从颈部向尾部依次形成,并逐渐增多。受精后第 5 周时,体节全部形成,共 42~44 对。体节随后分化为生骨节、生肌节和生皮节。体节的腹内侧部向脊索方向迁移,聚集形成生骨节(sclerotome),包绕脊髓和脊索,将形成中轴骨骼(如脊柱);背内侧部分化为生肌节(myotome),将形成背部的骨骼肌;背外侧部细胞迁移分化,将形成四肢和体壁的骨骼肌;体节余下的背侧部分分化为生皮节(dermatome),将形成皮肤真皮和皮下组织。生肌节细胞继续扩展到生皮节的深面,与之形成皮肌节(dermomyotome)(图 22-15)。脊索的大部分将退化消失,仅在脊柱的椎间盘内残留为髓核。

2. **间介中胚层**(intermediate mesoderm)　位于轴旁中胚层与侧中胚层之间,头端细胞节段性聚集,称生肾节;尾端则不分节段,而呈索状,称生肾索。间介中胚层将分化为泌尿生殖系统的主要器官(详见第二十六章)。

3. **侧中胚层**(lateral mesoderm)　是中胚层最外侧的部分。其内部先出现一些小的腔隙,然后融合为一个大的胚内体腔(intraembryonic coelom),并与胚外体腔相通。胚内体腔形成之后,侧中胚层便分为两层:与外胚层相贴的为体壁中胚层(parietal mesoderm),与羊膜囊外的胚外体壁中胚层相接,未来主要分化为胸腹肋部和四肢的骨骼肌和结缔组织,以及腹膜、胸膜和心包膜的脏层;与内胚层相贴的为脏壁中胚层(visceral mesoderm),覆盖于由内胚层演化形成的原始消化管外面,与卵黄囊壁上的胚外脏壁中胚层相连,将分化为消化、呼吸系统的肌组织、结缔组织,以及腹膜、胸膜、心包膜的壁层。胚内体腔从头端到尾端将分化为心包腔、胸膜腔和腹膜腔。

（三）内胚层的分化

受精后第 3 周末或第 4 周初,随着胚盘向腹侧卷折,内胚层被包入胚体内,形成原始消化管,将分化为消化管、消化腺、呼吸道和肺的上皮组织,以及中耳、甲状腺、甲状旁腺、胸腺、膀胱等器官的上皮组织。

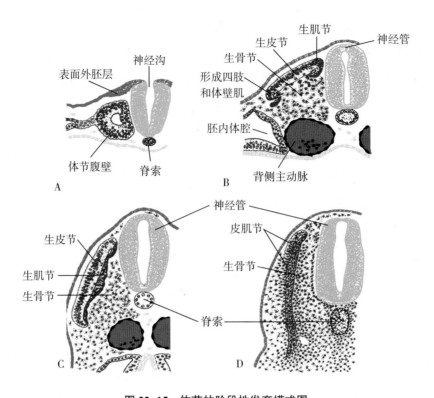

图 22-15　体节的阶段性发育模式图
A.体节形成 B.体节各部分的分化 C、D.生肌节与生皮节组成皮肌节

四、胚体形成与外形建立

伴随三胚层的分化,胚盘边缘向腹侧卷折形成头褶(head fold)、尾褶(tail fold)和左右侧褶(lateral fold),扁平形的胚盘逐渐变为圆柱形的胚体。

胚盘各部分生长速度的差异导致胚盘卷折:胚盘中轴部由于神经管和体节的生长而向背侧隆起,又由于外胚层的生长速度快于内胚层,导致侧褶的出现,使外胚层包于胚体外表,内胚层卷到胚体内部。胚体头尾方向的生长速度快于左右侧向的生长。头端由于脑和颜面器官的发生,其生长速度又快于尾端,因而胚盘卷折为头大尾小的圆柱形胚体,胚盘边缘则卷折到胚体腹侧,并逐渐靠拢,最终在成脐处会聚。

圆柱形胚体形成的结果是,胚体凸入羊膜腔,浸泡于羊水中;体蒂和卵黄囊于胚体腹侧中心合并,外包羊膜,形成原始脐带;口咽膜和泄殖腔膜分别转到胚体头和尾的腹侧;外胚层包于胚体外表;内胚层卷折到胚体内部,形成头尾方向的原始消化管,其中段的腹侧与卵黄囊相通(两者相连的一段卵黄囊已缩窄,称卵黄蒂),头端由口咽膜封闭,尾端由泄殖腔膜封闭(图 22-16)。

至受精后第 8 周末,胚体外表可见眼、耳和鼻的原基及发育中的四肢,已初具人形(图 22-17)。

五、胚胎各期外形特征和胚胎龄的推算

胚胎龄的推算通常有两种方式:①根据月经龄;②根据受精龄。临床上常以月经龄推算预产期,即从孕妇末次月经的第 1 天算起,至胎儿娩出共约 40 周。但由于妇女的月经周期常受环境变化的影响,故胚胎龄的推算难免有误差。学术研究则常用受精龄,即从受精之日为起点推算胚胎龄。受精一般发生在末次月经第 1 天之后的 2 周左右,故从受精到胎儿娩出约经 38 周。但是,获得的人胚胎标本大多缺乏产妇月经时间的准确记录,造成胚胎龄推算的困难。因此胚胎学家根据对大量胚胎标本

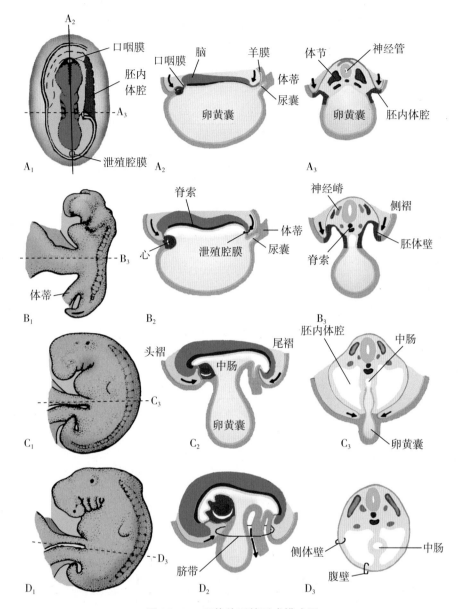

图 22-16　胚体外形的形成模式图

A₁. 受精后第 20 天（背面观）B₁. 受精后第 23 天（侧面观）C₁. 受精后第 26 天（侧面观）；
D₁. 受精后第 28 天（侧面观）A₂~D₂. A₁~D₁ 的纵切面　A₃~D₃. A₁~D₁ 的横切面

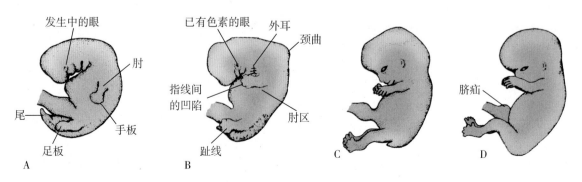

图 22-17　受精后 5~8 周人胚胎外形模式图

A. 第 33 天　B. 第 48 天　C. 第 52 天　D. 第 56 天

的观察研究,总结归纳出各期胚胎的外形特征和长度,以此作为推算胚胎龄的依据,如胚胎第 1~3 周,主要根据胚的发育状况和胚盘的结构;胚胎第 4~5 周,主要根据体节数及鳃弓与眼、耳、鼻等原基的出现情况;胚胎第 6~8 周,则依据四肢与颜面的发育特征(表 22-1)。对胎龄的推算,主要根据颜面、皮肤、毛发、四肢、外生殖器等的发育状况,并参照身长、足长和体重等(表 22-2)。

表 22-1 胚的外形特征与长度

胎龄 / 周	外形特征	长度 /mm
1	受精、卵裂,胚泡形成,开始植入	
2	圆形二胚层胚盘,植入完成,绒毛膜形成	0.1~0.4(GL)
3	梨形三胚层胚盘,神经板和神经褶出现,体节初现	0.5~1.5(GL)
4	胚体渐形成,神经管形成,体节 3~29 对,鳃弓 1~2 对,眼、鼻、耳原基初现,脐带与胎盘形成	1.5~5.0(CRL)
5	胚体屈向腹侧,鳃弓 5 对,肢芽出现,手板明显,体节 30~40 对	4~8(CRL)
6	肢芽分为两节,足板明显,视网膜出现色素,耳郭突出现	7~12(CRL)
7	手足板相继出现指、趾雏形,体节不见,颜面形成,乳腺嵴出现	10~21(CRL)
8	手指、足趾明显,指、趾出现分节,眼睑出现,尿生殖膜和肛膜先后破裂,外阴可见,性别不分,脐疝明显	19~35(CRL)

表 22-2 胎儿外形主要特征及身长、足长与体重

胎龄 / 周	外形特征	身长 /mm(CRL)	足长 /mm	体重 /g
9	眼睑闭合,外阴性别不可辨	50	7	8
10	肠袢退回腹腔,指甲开始发生,眼睑闭合	61	9	14
12	外阴可辨性别,颈明显	87	14	45
14	头竖直,下肢发育好,趾甲开始发生	120	20(22.0)	110
16	耳竖起	140	27(26.3)	200
18	胎脂出现	160	33(32.9)	320
20	头与躯干出现胎毛	190	39(37.9)	460
22	皮肤红、皱	210	45(43.2)	630
24	指甲全出现,胎体瘦	230	50(49.8)	820
26	眼睑部分打开,睫毛出现	250	55(54.0)	1 000
28	眼重新打开,头发出现,皮肤略皱	270	59(61.9)	1 300
30	趾甲全出现,胎体平滑,睾丸开始下降	280	63(63.4)	1 700
32	指甲平齐指尖,皮肤浅红光滑	300	68(67.4)	2 100
36	胎体丰满,胎毛基本消失,趾甲平齐趾尖,肢体弯曲	340	79(73.4)	2 900
38	胸部发育好,乳房略隆起,睾丸位于阴囊或腹股沟管,指甲超过指尖	360	83(77.1)	3 400

注:足长括弧内数据是应用 B 超测国人妊娠胎儿足长所得均数,其他数据均参照 Moore(1988)直接测量胎儿结果。

胚胎长度的测量标准有 3 种:①最大长度(greatest length,GL),多用于测量第 1~3 周的胚;②冠 - 臀长(crown-rump length,CRL),又称坐高,用于测量第 4 周及以后的胚胎;③顶 - 跟长(crown-heal length,CHL),又称立高,常用于测量胎儿(图 22-18)。

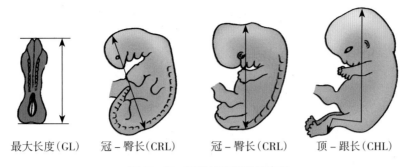

图 22-18　胚胎长度测量示意图

第三节　胎膜和胎盘

胎膜和胎盘属于胚胎的附属结构,不参与胚胎主体的形成,对胚胎起保护、营养、呼吸、排泄等作用,有的结构还有内分泌功能。胎儿娩出后,胎膜、胎盘即与子宫分离并被排出体外,总称胞衣(afterbirth),又称衣胞。

一、胎膜

胎膜(fetal membrane)包括来源于胚泡的绒毛膜、羊膜、卵黄囊、尿囊和脐带(图 22-19)。

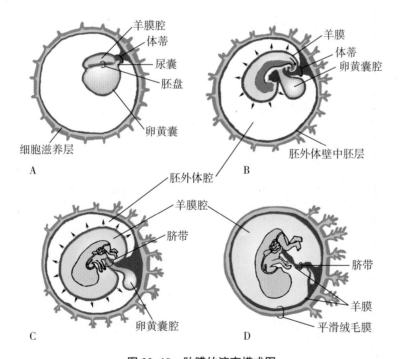

图 22-19　胎膜的演变模式图
A.受精后第 3 周　B.受精后第 4 周　C.受精后第 10 周　D.受精后第 20 周

(一)绒毛膜

植入完成后,滋养层分化为细胞滋养层和合体滋养层两层。受精后第 2 周末,细胞滋养层局部增殖,向外伸入合体滋养层内,生成许多绒毛状突起,形成初级绒毛干。受精后第 3 周时,胚外中胚层细胞增殖并逐渐伸入初级绒毛干内,改称次级绒毛干。此时,滋养层及其内面的胚外中胚层构成的板状结构称绒毛膜板(chorionic plate),绒毛膜板及由其发出的绒毛统称为绒毛膜(chorion)。随后,绒毛膜板中的胚外中胚层间充质分化为结缔组织和原始小血管,此时改称三级绒毛干(tertiary stem villus)。同时,绒毛干末端的细胞滋养层细胞增殖,穿出合体滋养层,长入母体子宫底蜕膜组织,将绒毛干固着于底蜕膜上。这些穿出的细胞滋养层细胞还沿蜕膜向周围扩展,彼此连接,在绒毛膜表面形成一层细胞滋养层壳(cytotrophoblastic shell),使绒毛膜与子宫底蜕膜牢固连接(图22-20)。

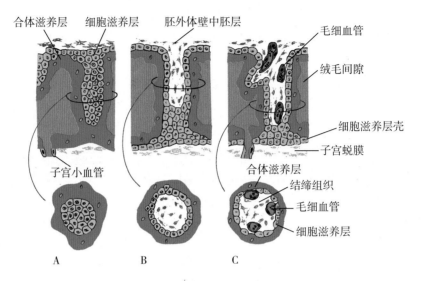

图 22-20　绒毛干的分化发育模式图

A.初级绒毛干　B.次级绒毛干　C.三级绒毛干

上排图为绒毛干纵切面,下排图为绒毛干横切面。

原合体滋养层陷窝演变为绒毛干之间的绒毛间隙(intervillous space),间隙内充满来自子宫螺旋动脉的母体血。各级绒毛干的表面都发出分支,形成许多细小的绒毛,浸浴在绒毛间隙血内。起初绒毛与三级绒毛干结构类似,从受精后第4个月初开始,绒毛的细胞滋养层和部分结缔组织变性消失,只剩一层很薄的合体滋养层和毛细血管内皮。胚胎通过绒毛汲取母血中的营养物质并排出代谢产物。绒毛膜包在胚胎及其他附属结构的最外面,直接与子宫蜕膜接触。大量绒毛的发育使绒毛膜与子宫蜕膜的接触面增大,有利于胚胎与母体间的物质交换。

胚胎早期,整个绒毛膜表面的绒毛均匀分布。之后,由于包蜕膜侧的血供匮乏,绒毛逐渐退化、消失,形成表面无绒毛的平滑绒毛膜(smooth chorion)。底蜕膜侧的血供充足,该处绒毛反复分支,生长茂密,称丛密绒毛膜(chorion frondosum),它与底蜕膜一起组成胎盘。丛密绒毛膜内的血管通过脐带与胚体内的血管通连。此后,随着胚胎的发育增长及羊膜腔的不断扩大,羊膜、平滑绒毛膜和包蜕膜进一步凸向子宫腔,最终包蜕膜与壁蜕膜融合,子宫腔消失(图22-21)。

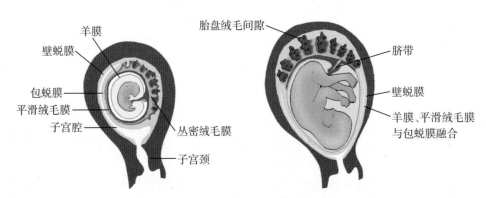

图 22-21　胎膜、蜕膜与胎盘模式图

在绒毛膜发育过程中,若血管发育不良或与胚体血管未连通,胚胎可因缺乏营养而发育迟缓或死亡;若滋养层细胞过度增生,绒毛内结缔组织变性水肿,血管消失,胚胎发育受阻,绒毛呈水泡状或葡萄状,称水泡状胎块或葡萄胎。如滋养层细胞癌变,则称绒毛膜上皮癌。

(二)羊膜

羊膜是胎膜的最内层,为半透明薄膜。羊膜形成的囊称羊膜囊,囊内为羊膜腔,充满羊水,胚胎浸泡在羊水中生长发育。羊膜最初附着于胚盘的边缘,与外胚层连续。随着胚体形成、羊膜腔扩大和胚体凸入羊膜腔内,羊膜在胚胎的腹侧包裹体蒂,形成原始脐带。随着胚体的逐渐长大,羊膜腔随之扩大并逐渐使羊膜与绒毛膜相贴融合,称羊膜绒毛膜(amniochorionic membrane),胚外体腔因此消失。临产时,子宫颈口处的羊膜绒毛膜破裂,羊水溢出,称破水。

妊娠早期的羊水呈无色透明状,由羊膜不断分泌和吸收。妊娠 16 周后,胎儿开始吞咽羊水,其消化系统、泌尿系统的排泄物及脱落的上皮细胞也进入羊水,羊水变得浑浊。

羊膜和羊水在胚胎发育中对胚胎起着重要的保护作用,如胚胎在羊水中可较自由地活动,有利于骨骼和肌的发育,并防止胚胎局部粘连,缓冲外力的压迫与震荡。临产时,羊水还具扩张宫颈与冲洗产道的作用。随着胚胎长大,羊水也相应增多,足月分娩时有 1 000~1 500 mL。

羊水过少(500 mL 以下)易发生羊膜与胎儿粘连,影响正常发育;羊水过多(2 000 mL 以上),也可影响胎儿正常发育。羊水含量不正常,与许多因素有关,包括某些先天畸形,如胎儿无肾或尿道闭锁可致羊水过少,无脑畸形或消化管闭锁可致羊水过多。穿刺抽取羊水,进行细胞染色体检查、DNA 分析或测定羊水中某些物质的含量,可以早期诊断某些先天异常。

(三)卵黄囊

卵黄囊位于原始消化管腹侧。鸟类胚胎的卵黄囊储有大量卵黄,为胚胎发育提供营养。人胚胎的卵黄囊内没有卵黄,其出现也是种系发生和进化过程的重演。人胚胎卵黄囊被包入脐带后,与原始消化管相连的卵黄蒂于妊娠第 6 周闭锁,卵黄囊也逐渐退化。但人类的造血干细胞来自卵黄囊壁的胚外中胚层,而卵黄囊近尿囊处的内胚层是原始生殖细胞的产生地,后者由此迁移至生殖腺嵴(详见第二十六章)。

(四)尿囊

尿囊(allantois)是从卵黄囊尾侧向体蒂内伸出的一个盲管,随着胚体尾端的卷折而开口于原始消化管尾段的腹侧。尿囊根部演化为膀胱,其余部分成为从膀胱顶部至脐内的一条细管,称脐尿管(urachus)。脐尿管将闭锁,成为脐中韧带。尿囊壁胚外中胚层形成尿囊动脉和尿囊静脉,之后演变为脐带内的脐动脉和脐静脉。

(五)脐带

脐带(umbilical cord)是连于胚胎脐部与胎盘间的索状结构,外覆羊膜,内含黏液性结缔组织。结缔组织内除有闭锁的卵黄囊和脐尿管外,还有脐动脉和脐静脉。脐血管连接胚胎血管和胎盘绒毛血管。脐动脉有两条,因其比脐带长,故呈螺旋状走行。脐动脉将胚胎血液运送至胎盘绒毛血管,与绒毛间隙内的母体血进行物质交换。脐静脉仅有一条,它把吸收了丰富营养物质和 O_2 的血液送回胚胎。胎儿出生时,脐带长 40~60 cm,直径 1.5~2 cm。脐带过短,胎儿娩出时易引起胎盘过早剥离,造成出血过多;脐带过长,易缠绕胎儿四肢或颈部,可致局部发育不良,甚至造成胎儿窒息死亡。

二、胎盘

(一)胎盘的结构

胎盘(placenta)是由胎儿的丛密绒毛膜与母体的底蜕膜共同组成的圆盘形结构。足月胎儿的胎盘质量约为 500 g,直径 15~20 cm,中央厚,周边薄,平均厚约 2.5 cm。胎盘的胎儿面光滑,覆有羊膜,脐带附于中央或稍偏,透过羊膜可见呈放射状走行的脐血管分支;母体面粗糙,为剥离后的底蜕膜,可见 15~30 个由浅沟分隔的胎盘小叶(cotyledon)(图 22-22)。

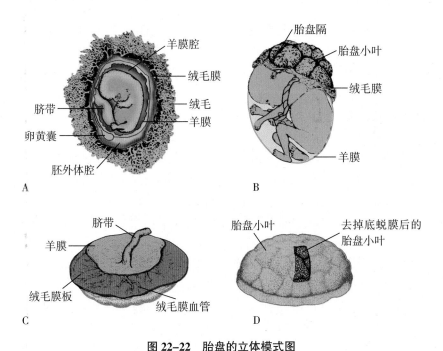

图 22-22　胎盘的立体模式图

A、B.胎盘与胚胎的关系　C、D.从羊膜面和子宫蜕膜面示胎盘的形态结构

在胎盘垂直切面上,可见羊膜下方为绒毛膜板和结缔组织,脐血管的分支行于其中。绒毛膜板发出 40~60 根绒毛干,绒毛干又发出许多细小绒毛,绒毛干的末端以细胞滋养层壳固着于底蜕膜上。脐血管的分支沿绒毛干进入绒毛内,形成毛细血管。绒毛干之间为绒毛间隙,有底蜕膜构成的短隔伸入其内,称胎盘隔(placental septum)。胎盘隔将胎盘分隔为 15~30 个胎盘小叶,每个小叶含 1~4 根绒毛干及其分支。子宫螺旋动脉与子宫静脉的分支开口于绒毛间隙,故绒毛间隙内充满母体血液,并且因胎盘隔未抵绒毛膜板而使绒毛间隙相互连通,绒毛浸浴其内。

(二)胎盘的血液循环和胎盘膜

胎盘内有母体和胎儿 2 套血液循环系统。母体动脉血从子宫螺旋动脉流入绒毛间隙,在此与绒毛内毛细血管的胎儿血进行物质交换,然后再经子宫静脉流回母体。胎儿静脉性质的血经脐动脉及其分支流入绒毛内的毛细血管,与绒毛间隙内的母体血进行物质交换,从而成为富含 O_2 和营养物质的动脉性质的血,然后经脐静脉回流到胎儿体内。综上,母体和胎儿的血液在各自的封闭管道内循环,互不相混,但可进行物质交换(图 22-23)。

胎儿血与母体血在胎盘内进行物质交换所通过的结构,称胎盘膜(placental membrane)或胎盘屏障(placental barrier)。早期胎盘膜由合体滋养层、细胞滋养层和基膜、绒毛内薄层结缔组织、毛细血管基膜和内皮组成。发育后期,由于细胞滋养层在许多部位消失,以及合体滋养层在一些部位仅为一薄层胞质,故胎盘膜变薄,胎儿血与母体血间仅隔以绒毛毛细血管内皮、薄层合体滋养层及两者的基膜,更有利于物质交换。

(三)胎盘的功能

1. 物质交换　是胎盘的主要功能,胎儿通过胎盘从母血中获得营养和 O_2,排出代谢产物和 CO_2。因此胎盘具有相当于成体的小肠、肺和肾的功能。由于某些药物、病毒和激素可以通过胎盘膜,影响胎儿发育,故孕妇用药需慎重,并应预防感染。胎儿的免疫球蛋白(IgG)几乎都来自母亲,这些 IgG 从 14 周起开始通过胎盘膜,使胎儿被动获得抵御各种感染性疾病的能力。出生后,新生儿开始产生自己的 IgG,3 岁左右达成年人水平。

2. 内分泌　胎盘的合体滋养层能分泌多种激素,对维持妊娠起重要作用。主要激素有:①人绒毛膜促性腺激素(HCG),其作用与黄体生成素类似,能促进母体黄体的生长发育,以维持妊娠。HCG 在

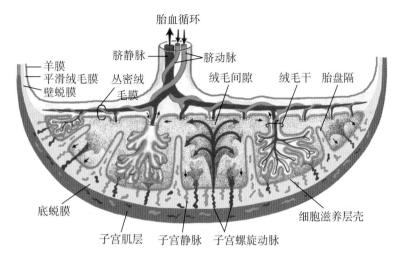

↑:血流方向;红色:富含营养和 O_2 的血;蓝色:含代谢废物和 CO_2 的血

图 22-23 胎盘的结构与血液循环模式图

妊娠第 2 周开始分泌,妊娠第 8 周达高峰,之后逐渐下降。HCG 经母亲尿液排出,孕妇尿液中的 HCG 水平可作为临床上早期诊断妊娠的指标。②人胎盘催乳素(human placental lactogen,HPL),既能促使母体乳腺的生长发育,又类似生长激素,促进胎儿的生长发育。HPL 于妊娠第 2 个月开始分泌,妊娠第 8 个月达高峰,直到分娩。③孕激素和雌激素,于妊娠第 4 个月开始分泌,之后逐渐增多。母体的卵巢黄体退化后,胎盘分泌的这两种激素起着维持继续妊娠的作用。

第四节 双胎、连体双胎和多胎

一、双胎

双胎(twins)又称孪生。双胎的发生率约占新生儿的 1%。双胎有两种。一种是双卵双胎(dizygotic twins),是由于两个卵子同时排出,并被不同的精子受精,即双胎来自两个受精卵。双卵双胎占双胎的大多数。它们有各自的胎膜与胎盘,但有时因靠得太近,两个胎盘和两个绒毛膜相互融合在一起(图 22-24)。由于双卵双胎遗传结构完全不同,因此性别可相同或不同,相貌和生理特性的差异如同一般兄弟姐妹,仅是同龄而已。

另一种是单卵双胎(monozygotic twins),即一个受精卵发育为两个胚胎。单卵分开而形成两个胚胎可发生在不同的发育阶段:①最早可在 2 细胞期,受精卵发育出两个胚泡,它们分别植入,两个胎儿有各自的羊膜腔、胚外体腔和胎盘。②通常发生在胚泡早期,一个胚泡内出现两个内细胞群,各自发育为一个胚胎,它们位于各自的羊膜腔内,但共居一个胚外体腔,共享一个胎盘。③少见的是发生在二胚层胚盘阶段,一个胚盘上出现两个原条与脊

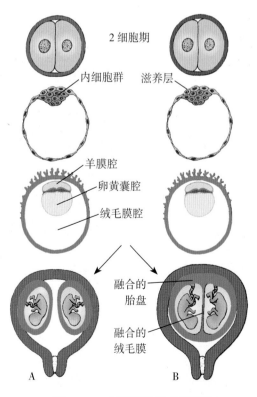

图 22-24 双卵双胎形成示意图
A. 有各自的胎盘和胎膜 B. 胎盘、绒毛膜都发生融合

索,诱导形成两个神经管,发育为两个胚胎,双胎同位于一个羊膜腔内,共居一个胚外体腔,共享一个胎盘(图 22-25)。这种双胎的遗传基因完全一样,因此性别一致,血型、指纹、相貌、体态和生理特征等也极相似。

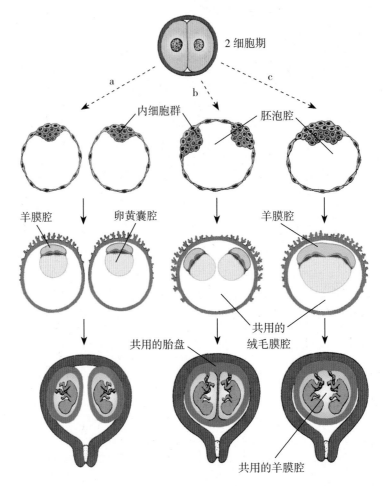

2 细胞期

内细胞群　　　胚泡腔

羊膜腔　　　卵黄囊腔　　　　　羊膜腔

共用的绒毛膜腔

共用的胎盘

共用的羊膜腔

a:分开在 2 细胞期;b:分开在早期的内细胞群;c:分开在较晚期的内细胞群

图 22-25　单卵双胎形成示意图

双胎容易早产,围生期死亡率和发病率均较高。双胎约占未发育成熟新生儿的 12%,其体重也轻。出生时体重轻和发育未成熟,使双胎死亡率远高于单胎妊娠,可达 10%~20%。

二、连体双胎

连体双胎(conjoined twins)是指两个未完全分离的单卵双胎。在单卵双胎中,当一个胚盘出现两个原条并分别发育为两个胚胎时,若两原条靠得较近,胚体形成时发生局部连接,则导致连体双胎。

三、多胎

多胎(multiple birth)指一次娩出 3 个以上新生儿。多胎可以是单卵性、多卵性或混合性,常见为混合性多胎。多胎发生率低,三胎约万分之一,四胎约百万分之一,五胎以上更为罕见。多胎不易存活。

第五节　发育机制概述

在一定时程内,一个受精卵发育成一个四肢齐全、五脏俱备、结构复杂精妙、出生后就能四肢舞动呱呱啼哭的胎儿,展现了精彩纷呈而又井然有序的生命孕育过程。这一过程由何决定,由谁指导,如何调节,其分子和细胞机制如何,本节扼要介绍如下。

一、决定人体发育的基因及其转录因子

(一)发育基因

个体发育是由相关基因及其表达产物转录因子决定的。人们通过对模式生物(model organism)发育基因的大量研究,发现了许多对哺乳类发育非常重要的基因,如 *Hox*、*Pax*、*Sox* 等。例如,*Hox* 基因主要引导胚体头尾向主轴分节性结构的发育,还与一些非主轴结构(如消化管、四肢、血细胞、内外生殖器)的发育有关;*Pax* 基因在感觉器官和神经系统的发育过程中起重要作用。

(二)与发育有关的转录因子

转录因子(transcription factor)是一类由相关基因表达的蛋白质,含有与种属基因启动子或增强子DNA 区间结合的结构域,还拥有与 RNA 多聚酶Ⅱ或其他转录因子相互作用的结构域。某些转录因子存在于所有细胞,对发育具有普遍的调节作用;某些转录因子只特异性地存在于某类细胞或发育的某个阶段,对启动某种模式的基因表达非常重要,能导致重大的发育变化。转录因子主要有两大类,一类是碱性螺旋 – 环 – 螺旋(basic helix-loop-helix,bHLH)蛋白,另一类为锌指蛋白(zinc finger protein)。

二、信号分子及其受体在发育中的作用

发育基因决定人体胚胎的发育,但这些基因何时表达相应的转录因子,在哪个器官或细胞表达,却受到"当时""当地"多种分子的激发或调节,这些分子同样引导着胚胎的发育进程,这就是细胞间信号分子及其特异的受体分子。

信号分子(signaling molecule),有时也称细胞因子(cytokine),主要有 4 类,即生长因子(growth factor,NGF)、转化生长因子 –β(transforming growth factor-β,TGF-β)、hedgehog 因子和 Wnt 因子。信号分子离开产生它的细胞,作用于其他细胞,与其特异的受体相结合,受体分子构型改变,激发级联反应事件,将分子信号沿信号转导途径(signal transduction pathway)传至所在细胞的细胞核,使该细胞基因表达产物的种类和数量发生改变,从而影响该细胞的发育进程。

以体节的分化为例,发育的分子调节过程如下。启动和促进体节分化的信号来自体节周围的结构,包括脊索、神经管、表皮和侧中胚层(图 22-26)。脊索和神经管的腹侧壁分泌sonic hedgehog(SHH)基因表达的蛋白产物,诱导体节的腹内侧部分化为生骨节。生骨节一旦形成,其细胞表达转录因子 Pax1,后者激发软骨 – 骨形成基因表达,使脊椎形成。来自神经管背侧壁的 Wnt 蛋白促进转录因子 Pax3 的表达,使体节的皮肌节形成。Wnt 蛋白还作

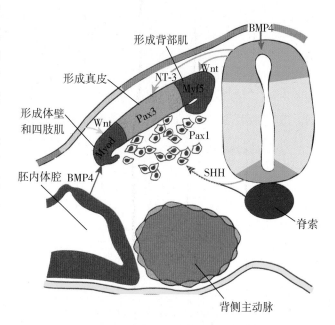

图 22-26　体节分化的基因调节示意图

用于体节的背内侧部,使该部的肌特异性基因 *Myf5* 表达,形成背部的肌组织。来自侧中胚层的抑制性蛋白 BMP4、FGF,与来自表皮的激活性 Wnt 蛋白相互作用,指导体节背外侧部的另一种肌特异性基因 *Myod* 的表达,形成四肢和体壁的肌。神经管背侧壁分泌的神经营养素 –3(NT–3)指导体节背侧部的中间部分形成真皮。

三、发育过程中细胞的结局及其相互作用

(一)细胞增殖与细胞凋亡

人体发育的过程,就是细胞分裂增殖、凋亡、分化、成熟和相互作用的过程。细胞增殖(cell proliferation),是通过有丝分裂,使细胞数量增加,形成新的形态结构,如原条的出现。细胞凋亡(apoptosis)是一个由基因编码控制的细胞主动自杀过程,意味着旧结构的消失和新结构的诞生,如下胚层消失,内胚层取而代之。细胞凋亡是胚胎发育的必然要求,存在于胚胎发育的始终,但数量远少于增殖的细胞。正是因为在不同的发育阶段和在不同的发育部位,细胞增殖和凋亡相互协调,才形成胎儿出生时的复杂形态结构。

(二)细胞分化和细胞决定

在发育过程中,细胞数量增多,其形态结构和功能也因分化而逐渐多样化。细胞分化(cell differentiation)是指在胚胎发育的过程中,细胞子代在形态、结构和功能上出现变化,与亲代细胞产生差异的过程。通过细胞分化,细胞趋于成熟,特殊结构或生物活性物质出现,获得特殊而稳定的功能,甚至失去进一步分裂的能力。细胞分化发生在胚胎发育的不同阶段,其启动和分化方向是由相关发育基因和细胞所在环境中化学物质的诱导双重因素决定的,这种决定过程称为细胞决定(cell determination)。

(三)细胞之间的相互作用

在胚胎发育过程中,细胞之间的相互作用有 5 种方式:①细胞诱导(cell induction),是指发育过程中一部分细胞影响和决定邻近细胞分化方向和定向迁移的过程。例如,脊索诱导其背侧的外胚层形成神经板、神经沟和神经管,是典型的细胞诱导。②细胞抑制(cell inhibition),是指在胚胎发育中,已分化的细胞抑制邻近细胞进行相同分化,是一种细胞间的负反馈调节。例如,已分化的神经元发出信号,迫使邻近的细胞不再分化为神经元,而是分化为神经胶质细胞。③细胞识别(cell recognition),是指细胞通过其表面信号分子(受体)与另一细胞表面的信号分子或分泌产物(配体)选择性地相互作用,最终产生细胞应答的过程。例如,精子与透明带上的糖蛋白 ZP3 结合引起顶体反应,神经细胞识别肌细胞并与之形成神经肌接头等。④细胞黏附(cell adhesion),是指细胞之间或细胞与基质间的相互接触和结合,由一类糖蛋白所介导。这类糖蛋白称细胞黏附分子(cell adhesion molecule,CAM),由细胞合成,一般分布于细胞表面或细胞外基质中。细胞黏附与细胞的伸展、迁移和结构稳定关系密切。⑤细胞运动(cell movement),又称细胞迁移(cell migration),是指细胞离开原来的部位,逐渐定向迁移到最后的位置,最典型的例子是神经嵴细胞的迁移。细胞迁移具有方向性,这是由于细胞所在的环境中特别是靶区域存在某种化学因子,能诱导细胞定向迁移。

在个体发育过程中,细胞通过生长分化和相互作用,形成最后的形态、结构、联系和功能,这一过程称细胞成熟(cell maturation),与细胞分化难以截然分开。胎儿各系统的细胞成熟意味着胎儿的发育成熟,新生命即将诞生。

第六节　先天畸形概述

先天畸形(congenital malformation)是一类由胚胎发育异常而引起的、以形态结构异常为主要特征的先天性疾病。出生缺陷(birth defect)是指因胚胎发育异常,出生时就存在的结构、功能、代谢、精神、

行为等方面的异常,其内容比先天畸形更加宽泛。有些出生缺陷在婴儿出生时即能识别,有些出生缺陷随生长发育才逐渐显露出来,并出现某些症状。还有一些出生缺陷只有通过特殊检查或外科手术等才能诊断。

先天畸形大多数形成于胚胎发育的早期,即妊娠前 2 个月内,此时正是器官发生的重要阶段。部分母亲在这一时期,尤其是特别敏感的妊娠第 3 周、第 4 周期间,并未意识到已怀孕,没有远离有害因素的影响,如吸烟、饮酒等,从而增加了致畸的风险。

一、先天畸形的发生率

根据各国的调查资料统计,先天畸形占总出生率的 2%~7%。在出现的各种畸形中,四肢畸形占 26%,神经管畸形占 17%,泌尿生殖系统畸形占 14%,颜面畸形占 9%,消化系统畸形占 8%,心血管畸形占 4%,多发畸形占 22%。

根据全国出生缺陷监测结果推算,估计我国每年有 30 万 ~40 万例体表先天畸形婴儿出生,加上出生后数年才表现出来的缺陷,先天残疾儿童达 80 万 ~120 万,占年出生人口的 4%~6%。我国最常见的 5 种出生缺陷和残疾依次是:神经管畸形、唇(腭)裂、多指(趾)、先天性心脏病和脑积水。

二、先天畸形的分类

(一)病因学分类

按畸形发生的原因,先天畸形可分为遗传因素、环境因素和原因未明三大类。环境因素引起的先天畸形又按不同病因(致畸因素),进一步分为药物和环境化学物、病原生物感染、电离辐射、母体疾病 4 类先天畸形。

(二)胚胎学和病理学分类

从胚胎学和病理学角度,可将先天畸形分为 9 类:①发育不全,指发育失败或未能发育,如肾发育不全、无眼畸形等;②发育不良,指发育过早停止,如腭裂畸形、幼稚子宫等;③增生,指发育过度,如多指(趾)畸形;④骨骼发育异常,如短(缺)肢畸形等;⑤遗传结构残留,因退化失败所致,如主动脉导管未闭、肛门闭锁等;⑥未分隔或管道未形成,如并指(趾)畸形、食管闭锁等;⑦神经管闭合不全,如脊柱裂等;⑧非典型分化,如骶尾畸胎瘤、神经胚细胞瘤等;⑨附件,器官形成多个发生中心或器官发生异位,如多乳头和输尿管异位畸形等。

(三)世界卫生组织分类

在临床应用和医学统计中,需要一种使用方便、界定明确、国际统一的先天畸形分类法。WHO 颁布的第 10 版国际疾病分类(ICD-10)中,对先天畸形用字母数字方式进行了分类。其特点是,将各种先天畸形、变形和染色体异常分成 11 类,而将先天性代谢障碍、腹股沟疝、脐疝、畸胎瘤、地中海贫血、血管瘤和淋巴管瘤等分别归入各器官系统疾病的范围。

目前,我国对出生缺陷的检测即以 WHO 分类法为基础,共检测 44 种出生缺陷。其中 12 种先天畸形是世界各国常规监测的对象,是国际学术和资料交流中的代表性畸形,分别是:无脑畸形、脊柱裂、先天性脑积水、腭裂、唇裂、腭裂伴唇裂、食管狭窄或闭锁、直肠肛门闭锁或狭窄、尿道下裂、上肢短缺缺陷、下肢短缺缺陷和唐氏综合征。

三、先天畸形的病因和发生机制

在人类的各种出生缺陷(包括畸形)中,约 25% 为遗传因素所致,10% 为环境因素所致,65% 为环境与遗传因素相互作用或不明原因所致。

(一)遗传因素

引起先天畸形的遗传因素可分为染色体畸变和基因突变两类。

1. **染色体畸变**（chromosome aberration）　包括染色体数目的异常和染色体结构的异常。这类染色体异常可由亲代遗传,也可由生殖细胞的异常发育引起。

染色体数目异常包括多倍体、非整倍体等。多倍体胎儿多数自然流产。染色体数目增加或减少1~2条,称非整倍体。如染色体增加了 1 条,称三体型,即 2n+1,如 21 号染色体三体型,则引起先天愚型,即唐氏综合征;18 号染色体三体型,则引起爱德华综合征。性染色体三体型(47, XXY)多见,引起先天性睾丸发育不全,即克兰费尔特综合征。如染色体减少了 1 条,就称单体型,即 2n−1。常染色体的单体型胚胎几乎不能成活;性染色体的单体型仅有 3% 成活,且有畸形,如先天性卵巢发育不全,即特纳综合征(45, XO)。

染色体结构异常包括缺失、重复、易位、倒位、插入等。如 5 号染色体短臂末端断裂缺失,可引起猫叫综合征(cat cry syndrome)。

放射线照射、病毒感染、微波辐射、某些药物或化学物质等均可引起染色体畸变。流行病学研究发现,染色体不分离与母亲妊娠时的年龄有关。如 21 号染色体三体型综合征,妊娠时母亲年龄越大发生率越高,40~44 岁时发生率可达 2%。

2. **基因突变**（gene mutation）　指 DNA 分子碱基组成或排列顺序发生了改变,而染色体外形未见异常。基因突变是先天畸形的重要原因之一,并且畸形会遗传给后代。先天畸形主要有软骨发育不全、肾上腺肥大、小头畸形、多囊肾、皮肤松垂症等,其种类远比染色体畸变引起的先天畸形少。基因突变主要引起机体微观结构或功能方面的遗传性疾病,如镰状细胞贫血、苯丙酮酸尿症等。

（二）环境因素

1. **环境的类型**　引起先天畸形的环境因素统称致畸因子(teratogen)。影响胚胎发育的环境从外向内包括 3 个层次:①母体所处的外环境,最为复杂,大部分致畸因子都来源于这一环境;②母体自身的内环境,包括母体的健康状况、营养状况、代谢类型等;③胚胎所处的微环境,包括胎膜、胎盘、羊水等,这些因素直接作用于胚胎。外环境中的致畸因子有的可穿过内环境和微环境直接作用于胚胎,有的则通过影响和改变内环境和或微环境间接作用于胚胎。母体内环境的异常改变也能直接或间接地作用于胚胎。有时还存在外、内环境致畸因子的共同作用。

2. **致畸因子的类型**　包括 5 类。

(1) 生物性致畸因子　已经确定的有风疹病毒、巨细胞病毒、单纯疱疹病毒、弓形虫和梅毒螺旋体等。如风疹病毒可引起心脏畸形、先天性白内障、先天性耳聋等。

(2) 物理性致畸因子　各种射线、机械性压迫和损伤等对人类胚胎发育具有明确的致畸作用。如高强度电离辐射可引起胎儿小头畸形、中枢神经系统发育障碍、骨骼畸形、多器官畸形和生长迟缓等。

(3) 致畸性药物　包括抗肿瘤、抗惊厥、抗生素、抗凝血和激素等药物。如抗肿瘤药物氨基蝶呤可引起无脑畸形、小头畸形及四肢畸形,大量链霉素可引起先天性耳聋,长期服用性激素可引起胎儿生殖系统畸形,抗凝血剂香豆素在妊娠早期应用可引起胎儿鼻发育异常,曾用于治疗妊娠呕吐的沙利度胺可造成残肢畸形及其他畸形。

(4) 致畸性化学物　包括某些多环芳香碳氢化合物、某些亚硝基化合物、某些烷基和苯类化合物、某些含磷的农药、重金属(如铅、镉、汞)等。如甲基汞可引起大脑萎缩、共济失调等。

(5) 其他致畸因子　吸烟、酗酒、缺氧,甚至严重营养不良均有致畸作用。如过量饮酒可引起胎儿多种畸形,称胎儿酒精综合征(fetal alcohol syndrome),表现为小头、小眼、发育障碍和智力低下等。

（三）环境因素与遗传因素的相互作用

在所有的先天畸形中,单纯由遗传因素或环境因素引起的先天畸形仅是少数,多数先天畸形是遗传因素与环境因素相互作用的结果。一方面,环境致畸因子可引起染色体畸变和基因突变,改变胚胎的遗传结构而导致畸形;另一方面,胚胎的遗传特性(即基因型)决定和影响着胚胎对环境致畸因子的易感程度。例如,风疹病毒是一种明确的生物致畸因子,在同一环境条件下,在一次风疹流行中几位妊娠妇女都受到了感染,但出生的婴儿有的出现严重的先天畸形,有的畸形较轻微,而有的则完全无异常。说明作用于胚胎的环境因素是否对胚胎起作用,以及作用的大小均受到胚胎遗传特性的影响。

另外,有些由遗传因素决定的先天代谢缺陷性疾病,出生后可以通过改变某些环境因素来避免或减轻先天异常的临床表现。如葡萄糖 –6– 磷酸脱氢酶缺乏症(俗称蚕豆病)是由于红细胞内葡萄糖 –6– 磷酸脱氢酶的遗传性缺陷,在某些药物(如磺胺、奎宁等)或蚕豆等环境因素作用下,所出现的急性溶血性贫血,但只要不接触环境中的诱因,就可以不发病。通过控制环境因素,可使个体本身潜在的遗传因素不能表达,不出现临床表现,但不能根除对子代的遗传效应。

在遗传因素和环境因素相互作用引起的先天畸形中,两种因素所起的作用大小不同。用来衡量遗传因素在某种畸形发生中所起作用大小的指标,称该畸形的遗传度(heritability)。如先天心脏畸形的遗传度为 35%,腭裂的遗传度为 76%,脊柱裂的遗传度为 60%。遗传度越高,说明遗传因素在畸形发生中的作用越大。

(四)胚胎的致畸敏感期

胚胎发育是一个连续的过程,处于不同发育阶段的胚胎对环境致畸因子的敏感程度不同。受到致畸因子作用后,最易发生畸形的胚胎发育阶段称致畸敏感期(susceptible period to teratogenic agent)。

在胚胎前 2 周受到致畸因子作用后,胚通常死亡而很少发展为畸形。在胚胎第 3~8 周,胚体内细胞增殖分化活跃,器官原基出现专一性分化,逐渐形成专一性的组织和器官,因此该发育阶段的每一个环节都容易受到致畸因子的干扰和影响,尤其是器官原基的出现和分化最易受到干扰而发生器官水平的畸形,此时期是致畸敏感期。

在胎儿期,胎儿受环境致畸因子作用后,也会发生畸形,但多为微观结构异常和功能缺陷,一般不会出现外观形态结构的畸形。但少数器官因分化较晚,如外生殖器,于妊娠第 3 个月开始分化,妊娠第 8 个月发育成形,因此在此期受到致畸因子的作用,仍会出现器官水平上的畸形,如外生殖器发育不全、隐睾等。中枢神经系统在胎儿期对致畸因子仍较敏感。研究表明,脑的生长加速期在胚胎第 15~20 周,脑细胞分化始于胚胎第 30 周到出生后 1 岁半,出生后也一直在发育。

总之,胚胎某器官处在迅速分化和形态发生阶段时,更容易受致畸因子的损伤而致畸,这个发育时期就是该器官的致畸敏感期。

（冯　颖）

数字课程学习……

 微课　　 教学 PPT　　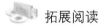 拓展阅读　　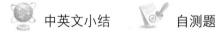 中英文小结　　 自测题

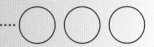

第二十三章

生殖工程

生殖工程（reproductive engineering）是通过改变生物自然生殖过程，借助人工方法，不经两性性交而使精子和卵母细胞结合产生新个体的助孕技术。狭义的生殖工程技术主要指体外受精－胚胎移植及其衍生技术。广义的生殖工程技术是指所有通过非自然性交途径对人类生殖过程进行干预的助孕或优生技术。生殖工程技术除涉及妇产科学、生殖内分泌学以外，还涉及实验胚胎学、遗传工程、基因工程、心理学、伦理学、分子生物学、显微外科学及免疫学等学科。人类生殖工程学已逐渐形成一门融合多个学科的新兴学科。

第一节　生殖工程研究的内容

生殖工程的研究内容主要如下。

一、辅助生殖技术

辅助生殖技术（assisted reproductive technology，ART）是指在体外对配子和胚胎进行操作，帮助不孕夫妇受孕的一组方法，又称助孕技术。辅助生殖技术包括人工授精和体外受精－胚胎移植及其衍生技术。

（一）人工授精

人工授精（artificial insemination，AI）技术是通过非性交的方法将丈夫或供精者精子置于女性生殖管道内，使精子与次级卵母细胞自然结合形成受精卵，从而达到妊娠的一种辅助生殖技术，是人类生殖工程领域中实施较早的技术之一。人工授精按精子来源或人工授精部位进行分类。

1. **按精子来源分类**　①夫精人工授精（artificial insemination with husband's semen，AIH），指使用丈夫精液进行的人工授精。适应证主要有：男性轻度少精、弱精、精液液化异常、性功能异常和生殖器畸形，宫颈因素不孕，生殖道畸形及心理因素导致性交不能，免疫性因素不孕和其他原因不明不孕。②供精人工授精（artificial insemination with donor's semen，AID），指使用自愿献精者精液的人工授精。在我国，AID 是必须获国家卫生健康委批准才允许开展的技术，已经成为被广泛接受的治疗方法。适应证主要有：不可逆的无精子症、严重的少精症、弱精症和畸精症；输精管绝育术后期望生育而复通术失败者；射精障碍；男方和／或家族有不宜生育的严重遗传性疾病；母儿血型不合，不能得到存活新生儿。

2. **按人工授精部位分类**　①阴道内人工授精（intravaginal insemination，IVI）；②宫颈内人工授精（intracervical insemination，ICI）；③宫腔内人工授精（intrauterine insemination，IUI）；④直接腹腔内人工授精（direct intraperitoneal insemination，DIPI）；⑤直接卵泡内人工授精（direct intrafollicular insemination，DIFI）；⑥经阴道输卵管内人工授精（transvaginal intratubal insemination，VITI）。目前，临床上以 IUI 和 ICI 最为常见，IUI 已成为大多数生殖医学中心采用的人工授精方式。

（二）体外受精－胚胎移植及其衍生技术

体外受精－胚胎移植是人类辅助生殖技术的核心技术，主要步骤包括控制性促排卵、穿刺取卵、精子处理、体外受精、胚胎体外培养、胚胎移植等。由其衍生出来的辅助生殖技术有次级卵母细胞胞质内单精子注射、辅助孵化、胚胎植入前遗传学诊断、冻融胚胎、赠精和赠卵等技术。

1. **体外受精－胚胎移植**（*in vitro* fertilization and embryo transfer，IVF–ET）　俗称"试管婴儿"（test-tube baby），是指取出不孕患者夫妇的次级卵母细胞和精子，在体外发生受精并培养 3~5 d，再将发育到卵裂期或胚泡阶段的胚胎移植到宫腔内，使其着床发育成胎儿的全过程（图 23–1）。

（1）适应证　各种因素导致的女性配子运输障碍、排卵障碍、子宫内膜异位症、免疫性不孕和原因不明的不孕等，尤其是经过其他助孕方法多次失败者；男性轻度少、弱、畸精症。

（2）胚移植的数目　根据女方年龄、胚质量等条件，确定胚移植的数目。我国国家卫生健康委文件规定，35 岁以下患者，第一个周期最多移植两个胚。目前，随着体外培养技术的不断提高，为了降低多胎妊娠率，单胚移植已经成为趋势。

2. **卵质内单精子注射**（intracytoplasmic sperm injection，ICSI）　是指通过将一个精子注射入次级卵母细胞内实现受精（图 23–2）。主要用于严重的男性少、弱、畸精症和精子顶体异常等。1988 年 Siller 等首先利用显微外科手术从先天输精管缺如的无精子症患者的附睾头部获取精子，实施 ICSI 技术后获得妊娠。1993 年 Craft 等采集睾丸精子结合 ICSI，成功地辅助睾丸性无精子症患者生育。此后应用睾丸、附睾采集精子结合 ICSI 快速发展，目前已成为治疗男性不育的有效方法之一。

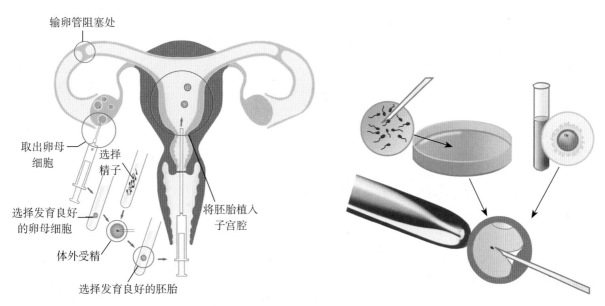

图 23–1　体外受精－胚胎移植原理模式图　　　图 23–2　卵胞质内单精子显微注射示意图

3. **细胞核移植**（nuclear transfer，NT）　是指将一个供体的细胞核，移植到另一个去核的次级卵母细胞或受精卵中，形成重构卵并使之发育生长。按供核细胞的种类分为 3 类：早期胚细胞核移植、干细胞核移植、体细胞核移植。细胞核移植最重要的事件是 1997 年"多莉"羊的诞生。

核移植是利用核质关系理论，受体次级卵母细胞胞质与供体细胞核相互作用，利用供体细胞核的核全能性（nuclear totipotency），使重构卵获得与受精卵有相同的核等价性（nuclear equivalence），因而能够发育形成个体。核质关系对重构胚的影响表现在两方面：一是供体细胞核维持重构卵的正常倍性；二是受体胞质要有诱导供核去分化、重编程、恢复全能性，并使之与受精卵具有核等价性等能力。

4. **辅助孵化**（assisted hatching）　是指对孵出困难的胚胎，在移植前在透明带上打孔或将其削薄，以利于胚孵出的技术（图 23–3）。主要适用于不明原因的反复 IVF 失败、女方年龄大和透明带过厚等患者。辅助孵化能促进胚孵出，提高着床率。

5. 冷藏胚胎(cryopreserved embryo) IVF-ET
后,若有剩余的质量较好的胚,可以冷冻保存起来,
称为冷藏胚胎,待以后自然周期或人工周期将胚复
苏后,再移入子宫腔内,增加受孕的机会。

二、植入前遗传学诊断

人群中平均每人携带 5~6 个致病基因,这将对
未来的人类造成巨大的遗传负荷。目前,对大多数
的遗传性疾病还缺乏有效的治疗手段,降低某种特
定遗传性疾病最主要的方法就是在遗传优生咨询的
基础上,准确地诊断出高危人群,再采取科学有效的
预防对策和措施。

(一) 概念

植入前遗传学诊断(preimplantation genetic diagnosis,
PGD)是指在体外受精–胚胎移植过程中,对来源于
配子或胚的少量遗传物质进行遗传学分析,对具有
遗传风险患者的胚胎进行植入前活检和遗传学分
析,选择不含某种遗传缺陷的胚进行宫腔内移植的
方法(图 23-4)。用于 PGD 检测的基本技术包括荧
光原位杂交技术、多重 PCR 技术、多重连接探针扩
增技术、微阵列–比较基因组杂交技术及二代测序
技术等。

(二) 意义

胚植入前遗传学诊断是一种新型的孕前诊断技
术,它不仅可以防止遗传缺陷患儿的出生,还避免了
选择性流产或引产可能造成的危害及伦理道德上的
冲突;同时,对于贯彻我国计划生育的优生、优育政
策,提高我国人口素质,具有深远的影响和意义。

(三) 适应证

目前,PGD 广泛应用于人类遗传性疾病的诊断,
包括单基因遗传病、染色体结构和数目异常、性染色
体连锁疾病及可能生育遗传异常患儿的高风险人群。
具体为:①非整倍体筛查;②染色体疾病;③单基因遗
传病;④易感基因的剔除;⑤人类白细胞抗原分型。

(四) 植入前遗传学诊断的取材

PGD 的取材方法主要有 3 种:①胚胎活检,取材
方法为激光打孔法、机械切割法或 Tyrode 酸化法在
透明带上打孔后吸出细胞(图 23-5);②极体活检,利用激光法或机械法对第一极体或第二极体或两者
进行取材和遗传学分析;③卵裂期活检,是在受精卵分裂到 6~10 个细胞期时,使用化学法、机械法、激
光法在透明带上打孔,通过用显微操作仪吸取 1~2 个卵裂球细胞进行遗传病的诊断。

主要的材料如下。

1. 极体 是卵母细胞减数分裂的产物,含有与卵母细胞互补的遗传物质,通过对极体的分析可

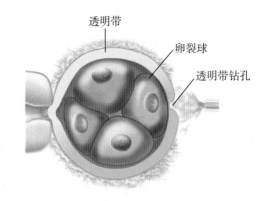

图 23-3 辅助孵化技术模式图

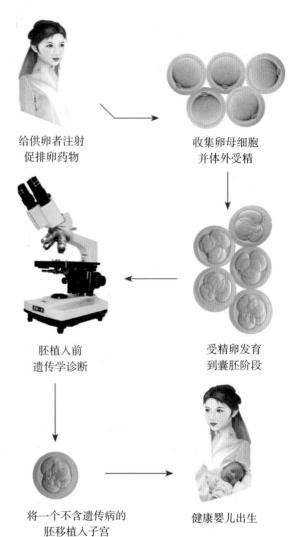

图 23-4 植入前遗传学诊断示意图

以间接推测相应卵母细胞的染色体状态。用第一极体或第二极体(分别含有二倍量和单倍量的 DNA),不影响次级卵母细胞受精和正常发育。极体活检对胚的创伤性小,且无嵌合型染色体,能间接反映母源性遗传缺陷。但极体细胞不能检测父源性非整倍体核型或发生于受精期间及受精后的其他异常,且只能取到一个细胞核进行分析,且极体容易发生退化,影响诊断效率和可靠性。

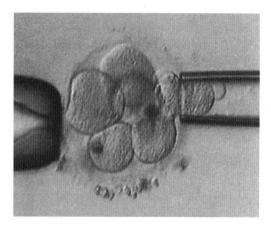

图 23-5 胚胎活检

2. 卵裂球 目前 PGD 多选择在受精卵分裂到 6~10 细胞期胚进行。从中取出 1~2 个卵裂球进行遗传学诊断。卵裂球活检是目前临床上最常用的 PGD 方法,可以同时检测母源性和父源性染色体异常或单基因病。

3. 胚泡滋养层细胞 滋养层细胞活检用于诊断不影响胚的发育,且能获取相对较多的细胞(5~10 个),增加了诊断的可靠性。但是,受精后仅有 20%~50% 的胚可发育到胚泡,从而限制了可供诊断胚的数目。此外,胚泡期活检的诊断时间受到严格控制,从而也限制了胚泡期活检在临床上的应用。

三、配子的冷冻贮存和胚冷冻

冷冻技术是生殖工程技术中的重要组成部分,包括人类精子、卵母细胞或卵巢组织和胚的冷冻技术。该技术不仅能使生殖细胞、组织长期保存,还能为肿瘤患者手术、化学治疗或放射治疗前及目前不想生育但又担心将来可能遭遇生育能力下降的个体“储备生育力”。

(一) 配子的冷冻贮存

1. 精子的冷冻贮存 精液冷冻贮存的研究已经有 200 多年的历史。从 1953 年诞生了世界首例冷冻精液 - 人工授精婴儿以来,人类精子冷冻贮存技术趋于成熟。与新鲜精液相比,冷冻精液应用于临床具有以下优点:能排除艾滋病等性传播疾病感染,利于治疗周期安排和规模化治疗,受者夫妇可选择供者。精液冷冻贮存除用于储备供者精液、治疗不育症外,还可用于个人的生殖保险,即储备精液供以后希望生育时采用,以及开展冷冻生物学方面的研究。

供精者的基本条件:①精液质量正常;②无全身性疾病和严重器质性疾患,无不良嗜好,无长期接触放射线或有毒有害物质等情况;③无性传播疾病;④无遗传性疾病及染色体异常。

2. 卵母细胞冷冻贮存 是在胚冷冻基础上发展起来的一项极具应用潜力的生殖技术。1986 年 Chen 等首次报道冻融人类次级卵母细胞获得妊娠成功,从而揭开了人卵母细胞冷冻贮存的序幕。

卵母细胞冷冻贮存方法有两种。①程序化慢速冷冻,利用较低浓度的冷冻保护剂,经程序冷冻实现卵母细胞缓慢脱水,利用植冰方法越过细胞的超冷阶段,进一步启动脱水过程,在进入液氮前使卵母细胞胞质处于玻璃化状态,实现卵母细胞低温保存。脱水冷冻过程中,细胞内残存的冰晶在复苏时骤然膨大会引起细胞损伤。较低的复苏率和发育潜能降低是慢速冷冻发展的瓶颈。②玻璃化冷冻,冷冻时将卵母细胞先置于平衡液中平衡 5~10 min,卵母细胞皱缩再复张后转移至冷冻液微滴中维持 30~40 s,同时装上载体,快速投入液氮冷冻保存。该方法避免了细胞内冰晶形成,大大提高了卵母细胞冷冻的复苏率。因此,目前国内外多数生殖中心主要采用玻璃化冷冻。

卵母细胞冷冻贮存的意义:①避免胚冷冻引发的伦理争议或法律限制;②减轻超促排卵带来的经济负担,降低卵巢过度刺激的风险;③为某些年轻未育患者保存生育力;④建立“卵母细胞库”,为少卵、无卵、卵巢早衰等女性提供卵母细胞;⑤为科研提供足够数量的次级卵母细胞,推动发育生物学、遗传学、组织学和胚胎学等学科的发展。

（二）胚冷冻

在对不孕症患者实施"试管婴儿"的治疗时,常采用克罗米芬、氯米芬、来曲唑和促性腺激素等药物诱导排卵,使卵巢一次排出多个卵母细胞。每个治疗周期中,只有 1~3 个胚移植到子宫腔内,因此,可将剩余质量好的胚冷冻保存起来。如果本次治疗周期没有妊娠,可在以后的周期行冻胚移植,不必再进行超排卵,既可免除病人的痛苦,又节约费用。

1. **胚冷冻的机制**　人精子、胚和卵母细胞的冷冻贮存原理基本相同。在冷冻前,必须事先以冷冻保护剂处理。冻存的细胞在温度降至 $-5\sim-15℃$ 时,首先是冻存液形成冰晶,随着细胞外溶液冰晶的增多,未冻结的胞质浓度增高,从而导致细胞进行性脱水。冷冻结束后,将胚放在 $-196℃$ 的液氮中保存。若保存环境良好,冷藏胚胎可贮存数年之久。

2. **胚冷冻保存的意义**　可以合理限制移植胚数,降低多胎妊娠率;为胚移植失败或流产患者提供再次移植机会;在超排卵周期出现卵巢过度刺激迹象时,取消胚移植,将胚进行冷冻保存,以后周期再行冷藏胚胎移植。

3. **不同发育阶段胚的冷冻**　从受精卵到胚发育的各个阶段,由于其形态及膜的特性各不相同,对冷冻保护剂敏感性也有差异,因此,冷冻方案也不同。可以在原核期、2~8 细胞期、胚泡期冷冻保存胚胎。

四、生殖细胞基因治疗

生殖细胞基因治疗（germ line gene therapy）是将正常基因转移到有遗传缺陷的生殖细胞（精子或卵母细胞）中,使之表达基因产物,以达到发育成正常个体的方法。生殖细胞基因治疗若用于人类的基因改进,就会对人类的基因库产生影响;生殖细胞基因治疗如果成功,可一次性祛除患者和后代的遗传病或癌症等;但该项技术尚待其基础研究的深入与完善。

五、转基因动物研究

（一）转基因动物

用实验室方法将外源基因导入动物基因组,整合到动物基因组上的外源基因,称转基因（transgene）。外源基因与动物本身的基因整合在一起,并随细胞的分裂而增殖,在动物体内得到表达,并稳定地遗传给子代,产生具有新遗传特征或性状的动物,称转基因动物（transgenic animal）。转基因动物技术与克隆动物技术的有机结合形成了转基因克隆动物技术。

转基因动物生产主要步骤如下。①目的基因的选择。②将重组基因转入受精卵,将转入了外源基因的受精卵植入同期发情的受体动物前,需完成整合胚胎的检测筛选,并建立 ES 细胞系。重组基因转入受精卵常使用的方法有显微注射法、反转录病毒感染法、胚胎干细胞法、精子载体法、脂质体法等。③检测出生后基因整合和表达情况,对整合表达的转基因动物进行育种试验,建立转基因品系。

（二）转基因动物与医药产业

转基因动物是一种个体表达反应系统,是最复杂、并具有应用前景的生物反应系统。转基因动物生物反应器用于人工难以合成的药物开发,有着潜在的巨大经济价值。

动物乳腺有广泛表达外源基因的能力,可以生产各种蛋白质和多肽。用动物乳腺生产重组蛋白质产品,有产品活性高、产量高、生产成本低等优势。据估计,用细胞培养方法生产 1.0 g 药物蛋白,成本需 800~5 000 美元;而采用乳腺生物反应器方法只需 0.02~0.50 美元。传统药物的研制生产周期是 15~20 年,乳腺生物反应器方法一般为 5 年。

我国从 1984 年开始转基因动物研究,并获得了含人 β- 珠蛋白基因的转基因小鼠。2003 年,我国成功培育出含有人岩藻糖转移酶基因的体细胞克隆牛,标志着我国转基因体细胞克隆牛技术已跻身世界前列。

六、胚胎干细胞与干细胞工程

（一）胚胎干细胞

1. **胚胎干细胞的概念** 胚胎干细胞（embryonic stem cell，ES cell）是一种从胚泡的内细胞群（inner cell mass，ICM）或胚胎原始生殖细胞（primordial germ cell，PGC）中经分离、体外抑制分化得到的具有发育全能性（或多能性）的一类干细胞。由于内细胞群的每个细胞都可以发育成完整的个体，因而这些细胞具有全能性。与 ICM 不同的是，PGC 是从胚胎性腺中分离得到的。两种不同来源胚胎干细胞的形态、标志、体内分化潜能及种系传递功能都相似，均可继续分化为诸如神经细胞、心肌细胞、造血细胞等 200 多种组织、器官的原始细胞。

在胎儿、儿童和成年人组织中存在的多能干细胞，统称成体干细胞（adult stem cell，ASC）。最初科学家将 Oct3/4、Sox2、c-Myc 与 Klf4 4 种转录因子转入小鼠成体的成纤维细胞中，得到了增殖能力、形态学、表观遗传修饰、核型、端粒酶活性、细胞表面标志、胚胎干细胞特征基因表达、畸胎瘤和拟胚体形成能力等与胚胎干细胞相似的诱导多能干细胞（induced pluripotent stem cell，iPSC），实现了从体细胞向干细胞的重编程。iPSC 具有和胚胎干细胞类似的功能，绕开了胚胎干细胞研究中一直面临的伦理（如核移植的供卵问题）和法律等诸多障碍。

建立 iPSC 包含的主要环节有：①选择体细胞和编程因子；②将编程因子转染入体细胞内；③体细胞培养；④iPSC 的筛选与鉴定。随着深入研究发现，编程因子组合除 Oct3/4、Sox2、c-Myc、Klf4 外，还有 Oct4、Sox2、Nanog、Lin28 组合，Oct4、SV40、largeT 组合，Oct4、Sox2、SV40、largeT 组合等。

2. **胚胎干细胞的应用前景**

（1）发育生物学的研究模型 有关人胚胎干细胞的理论与实践，为在细胞和分子水平上研究哺乳动物发育生物学提供了理想的实验体系。利用胚胎干细胞可以建立多种细胞类型的体外分化体系，不仅可以了解早期胚胎发育中某些基因的功能，而且可以通过改变某些基因表达水平，研究特定细胞的体外分化，为 ES 细胞体外定向诱导分化奠定基础。同时，还可作为模型，研究人类和小鼠等之间组织发育和功能的差别。

（2）疾病治疗 胚胎干细胞有发育分化为所有类型组织细胞的能力，可用来修复甚至替换已丧失功能的组织和器官。任何导致正常细胞功能异常或结构丧失的疾病，都可以通过移植由胚胎干细胞分化的特异组织细胞来治疗。

（3）新药的研制与开发 理论上，胚胎干细胞可提供任何组织类型的正常细胞。将胚胎干细胞应用于新药的研制与开发，可使新药的药理、药效、毒理及药代等研究深入细胞水平。大量胚胎干细胞标本的应用，改进了研发药品治疗效果及其安全性检验。

（二）干细胞工程

干细胞工程是利用现代生物医学和组织工程技术，通过对间充质干细胞、胚胎干细胞、造血干细胞、神经干细胞等进行体外分离纯化、定向诱导分化、转基因及核移植、大量扩增和整合构建，在体外重构人骨、肌腱、神经、血管、皮肤、角膜及造血和免疫等组织器官。在组织器官的细胞来源、细胞扩增与定向诱导分化、重构组织器官的种类、重构效率、重构组织器官的植入等方面，干细胞工程与传统的组织工程相比均存在着明显的优势。

第二节 生殖工程的主要成就

一、试管婴儿

英国生理学家罗伯特·爱德华兹（Robert Edwards）和妇科医师帕特里克·斯台普托（Patrick Steptoe）

成功地使世界上第一例"试管婴儿"路易斯·布朗(Louise Brown)于 1978 年 7 月 25 日诞生,这是人类生殖工程技术里程碑式的成果,成为 20 世纪医学史上最伟大的事件之一。我国第一例"试管婴儿"于 1988 年 3 月 10 日诞生于北京医科大学第三医院(现为北京大学第三医院)。到 2008 年初,我国已有 130 多家生殖中心及 10 个精子库,成功诞生了 3 万多例"试管婴儿"。截至 2020 年底,我国经国家卫健委批准开展人类辅助生殖技术的医疗机构有 536 家,经批准设置人类精子库的医疗机构有 27 家。每年人类辅助生殖各项技术类别总周期数超过 100 万,出生婴儿数超过 30 万,不育不孕症诊疗服务的需求逐步得到满足。以"试管婴儿"技术为核心的人类辅助生殖技术已成为治疗不孕不育症最科学有效的手段之一。

常规体外受精 – 胚胎移植,俗称第一代试管婴儿,主要克服输卵管和盆腔因素等困扰女性不孕的问题;卵质内单精子注射,俗称第二代试管婴儿,给男性不育患者带来了生育的希望。近年来,随着分子生物学、遗传学的发展,人类辅助生殖技术已从单一的治疗不孕不育发展到致力于克服遗传病、提高出生人口素质的研究,由此诞生了胚移植前遗传学诊断,俗称第三代试管婴儿。我国是世界上出生缺陷高发的国家之一,其中约有 25% 的出生缺陷与遗传因素有关。人类辅助生殖技术与遗传学及生物学技术相结合,产生的胚移植前遗传学诊断和胚移植前遗传学筛查对于遗传病高危人群进行诊断和筛查,使阻断某些遗传缺陷在家系中的传播成为可能。对于控制遗传病的延续和发展,降低出生缺陷,提高人口素质,具有十分重要的意义。

二、克隆技术

克隆是英语单词"Clone"的音译,意思是无性繁殖。由同一祖先经无性繁殖形成基因型完全相同的后代个体种群,称无性繁殖系。

(一)克隆技术的发展

20 世纪 80 年代后期,英国、中国等先后利用胚胎细胞和体细胞作为核供体细胞,克隆出了哺乳动物。克隆羊多莉(Dolly)是克隆技术最成功的范例(图 23-6)。英国科学家伊恩·威尔穆特(Ian Wilmut)等研究人员先从 A 绵羊(白脸)乳腺中取出乳腺腺上皮细胞,进行细胞培养;同时,选用 B 母羊(黑脸)进行促排卵,获得次级卵母细胞。去除卵细胞的细胞核,然后选用 A 绵羊 G_0 期的乳腺细胞与 B 绵羊的去核卵母细胞进行细胞融合,得到了 A 绵羊全部遗传物质的重组细胞(该过程称核移植)。通过体外诱导后,将重组细胞移植到将输卵管近端结扎的临时受体 C 母羊的输卵管内。7 d 后共获 29 个桑葚胚,将其中发育良好的胚泡移植到受体 D 绵羊的子宫内,最终克隆羊多莉的成功诞生。

多莉的诞生证明,动物中高度分化的体细胞核经去分化后,即可成为具有全能分化能力的细胞核,进而启动胚胎发育的全过程,表明体细胞与受精卵一样也具备发育形成完整个体的潜在能力。到 20 世纪 90 年代末,我国已用此种方法克隆了鼠、兔、山羊、牛、猪 5 种哺乳动物。

(二)克隆技术的应用前景

哺乳动物成熟体细胞生殖克隆,在推广培养优良家畜、保护和拯救濒危珍稀动物等方面应用前景广阔。克隆技术对于癌症生物学、免疫学、人类寿命等领域的研究都有不可估量的作用,也为深入研究受精卵和胚胎发生、细胞和组织分化、基因表达调控、细胞核与胞质的相互作用机制等提供了新的途径和思路。

(徐 冶)

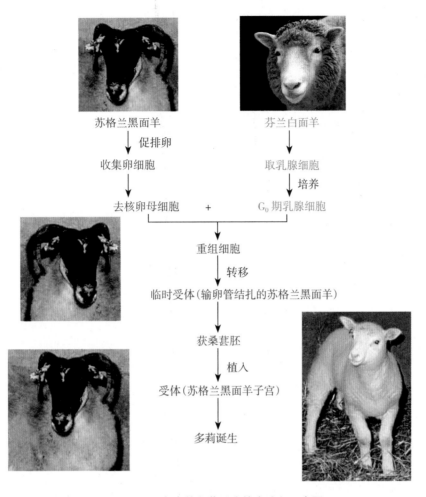

图 23-6　克隆羊多莉诞生技术流程示意图

数字课程学习……

微课　　教学 PPT　　拓展阅读　　中英文小结　　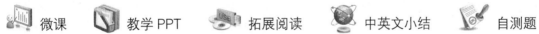自测题

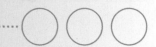

第二十四章

颜面和四肢的发生

胚胎第4周时,胚体已由扁平的盘状卷折为圆筒状。神经管头端迅速发育形成脑泡,同时其腹侧间充质增生,使胚体头端形成较大的圆形隆起并弯向腹侧,位于口咽膜的头端,称额鼻突(frontonasal prominence)。与此同时,口咽膜尾端的原始心脏发育增大并隆起,称心隆起(heart bulge)或心突(cardiac bulge)(图24-1)。

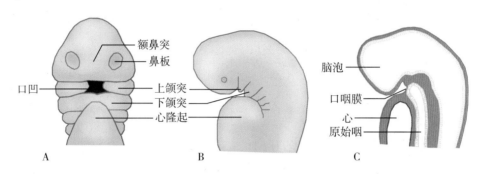

图24-1 胚胎第4周头部模式图

A. 腹面观 B. 侧面观 C. 矢状切面

第一节 鳃器的发生

胚胎第22~29天,伴随额鼻突和心隆起的出现,胚体头部两侧的间充质增生,由头端至尾端渐次形成6对背腹走向且左右对称的弓状隆起,称鳃弓(branchial arch),其外表面被覆体表外胚层,内表面被覆咽部内胚层。前4对鳃弓明显,第5对出现不久即消失,第6对很小也不明显。相邻鳃弓之间的凹陷为鳃沟(branchial groove),共5对。在鳃弓发生的同时,原始消化管头段(原始咽)侧壁的内胚层向外膨出,形成与鳃沟相对应的5对咽囊(pharyngeal pouch)。鳃沟外胚层、咽囊内胚层和两者之间的少量间充质构成的薄膜,称鳃膜(branchial membrane)。鳃弓、鳃沟、咽囊和鳃膜统称为鳃器(branchial apparatus)(图24-2)。

在鱼类和两栖类幼体,鳃器演化为具有呼吸功能的鳃等器官。在人胚早期,鳃器结构短暂存在,是个体发生重演种系发生的现象,也是生物进化、人类起源的佐证之一。当人胚期结束时,鳃弓将参与颜面和颈的形成,咽囊内胚层则是多种器官发生的原基(详见第二十五章)。

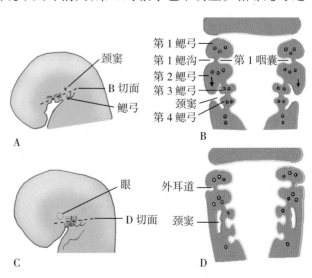

图24-2 鳃器的发生与演变模式图

A、B. 约胚胎第32天 C、D. 约胚胎第41天

第二节　颜面的发生

第 1 对鳃弓出现后,其腹侧部迅速分为上、下两支,分别称上颌突(maxillary process)和下颌突(mandibular process)。随后,左、右下颌突快速融合,与头端的额鼻突围成一个宽大的凹陷,称口凹(stomodeum),即原始口腔。原始口腔的底即为口咽膜,口咽膜于胚胎第 24 天左右破裂,原始口腔便与原始咽相通。

约胚胎第 4 周末,额鼻突下缘两侧局部的外胚层增生,形成左、右一对椭圆形的增厚区,称鼻板(nasal placode)。胚胎第 5 周时,鼻板中央凹陷形成鼻窝(nasal pit),以一条细沟与下方的口凹相通。鼻窝周缘间充质增生,形成一个马蹄形隆起,位于鼻窝内侧者,称内侧鼻突(median nasal process),外侧者称外侧鼻突(lateral nasal process)(图 24-3)。外侧鼻突与上颌突之间的浅沟称鼻泪沟(nasolacrimal groove),未来将发育成泪囊(lacrimal sac)和鼻泪管(nasolacrimal duct)。

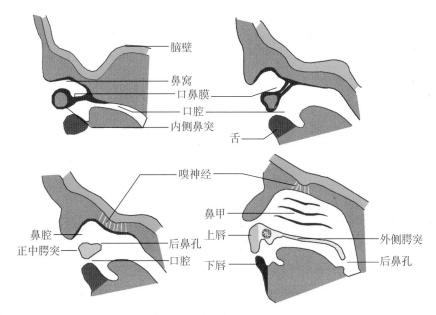

图 24-3　鼻腔的发生模式图

颜面的形成是由两侧向中央方向发展的。胚胎第 5 周,融合的左、右下颌突最终发育形成下颌和下唇。胚胎第 6~7 周,左、右上颌突也向中线生长,先后与同侧的外侧鼻突、内侧鼻突融合,形成上颌和上唇外侧的大部分,鼻窝与口凹之间的细沟则被封闭。与此同时,两侧鼻窝向中线靠拢,左、右内侧鼻突向中线生长融合并向下延伸,将形成鼻梁、鼻尖、人中和上唇的正中部。外侧鼻突将形成鼻翼和鼻外侧壁大部。额鼻突将形成前额及鼻根,原来朝向前方的鼻窝转朝下方,即为外鼻孔。胚胎第 6 周末,左、右鼻窝向深部扩大并融合,形成鼻囊(nasal sac),又称原始鼻腔,与原始口腔之间以口鼻膜(oronasal membrane)相隔。胚胎第 7 周时,口鼻膜破裂,原始鼻腔和原始口腔相通(图 24-3)。

上、下颌形成后,两者之间的裂隙称口裂(oral fissure)。口裂起初很宽大,在胚胎第 2 个月,上、下颌突的外侧部逐渐愈合,形成颊,使原来的口裂逐渐缩小。

眼的原基发生于额鼻突下缘外侧,两眼最初相距较远。随着脑的发育及上颌与鼻的形成,两眼逐渐向中线靠近并转向面部前方(详见第二十八章)。

外耳道由第 1 鳃沟演变而成,鳃沟周围的间充质增生形成耳郭(详见第二十八章)。外耳的位置原本低于下颌,随着下颌的发育逐渐被推向头部后上方。至胚胎第 8 周末,胚胎颜面已初具人貌(图 24-4)。

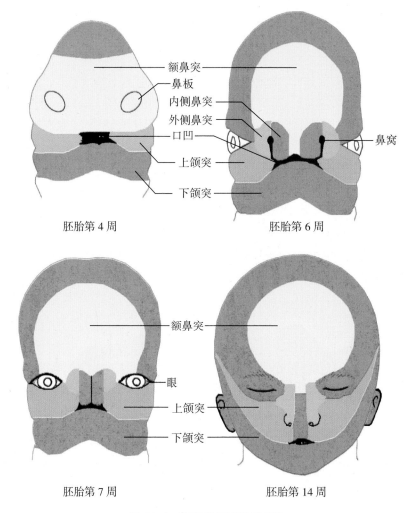

胚胎第4周　　　　　　　　　　胚胎第6周

额鼻突
鼻板
内侧鼻突
外侧鼻突
口凹
上颌突
下颌突
鼻窝

胚胎第7周　　　　　　　　　　胚胎第14周

额鼻突
眼
上颌突
下颌突

图 24-4　颜面形成过程模式图

第三节　口腔相关器官的发生

一、腭的发生

　　腭的发生起源于正中腭突和外侧腭突。胚胎第5周,左、右内侧鼻突融合后,内侧面间充质向原始口腔内长出一个短小的突起,为正中腭突(median palatine process)或初发腭(primary palate),将形成腭前端的一小部分。胚胎第6~7周,左、右上颌突内侧面间充质增生,向原始口腔内伸出的一对扁平膜状突起,称外侧腭突(lateral palatine process)。最初外侧腭突在舌的两侧斜向下生长,随着口腔的不断扩大,舌位置下降并变扁平,外侧腭突便在舌的上方呈水平方向生长,并在中线愈合,形成继发腭(secondary palate),将形成腭的大部分。初发腭与继发腭愈合后,中央残留一小孔,即切齿孔。之后,腭前部间充质骨化为硬腭,后部则为软腭,软腭后缘正中组织增生突出,形成腭垂(即悬雍垂)。

　　腭形成后,将鼻腔与永久口腔隔开,鼻腔在腭的后缘与咽相通。伴随腭的形成,额鼻突和内侧鼻突的外胚层及中胚层向原始鼻腔内增生,形成板状的鼻中隔(nasal septum),最终与腭在中线融合,将鼻腔一分为二(图24-5)。鼻腔外侧壁各发生3个嵴状皱襞,分别形成上、中、下3个鼻甲。

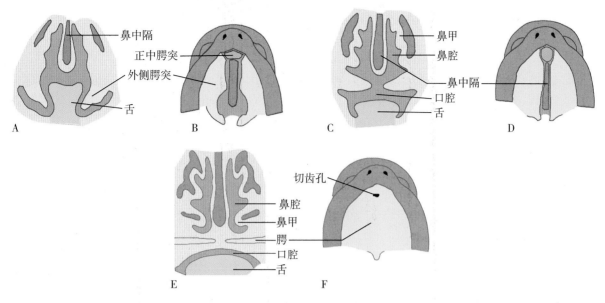

图 24-5　腭的发生与口腔、鼻腔的分隔模式图
A、C、E. 冠状切面　　B、D、F. 口腔顶面

二、舌的发生

舌的发生早于腭的发生。胚胎第 4 周末,第 1 对鳃弓腹内侧部的间充质增生,形成 3 个隆起。其中,位于原始咽底中央一个大致呈三角形的隆起称奇结节(tuberculum impar);在奇结节前方两侧各发生一个较大的圆形隆起,称侧舌膨大(lateral lingual swelling)。侧舌膨大生长迅速,越过奇结节,在中线融合形成舌的前 2/3,即舌体。奇结节仅形成舌体的极小部分,或退化消失。与此同时,在奇结节的背侧,由第 2~4 对鳃弓腹内侧部间充质增生融合形成联合突(copula),后续发育为舌的后 1/3,即舌根。舌体与舌根的愈合处留有一个"V"形界沟,沟的顶点即舌盲孔(图 24-6)。

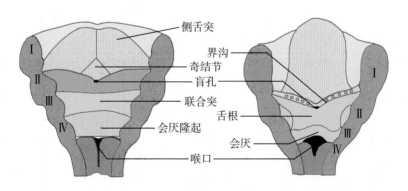

图 24-6　舌的发生模式图

三、唾液腺的发生

3 对大唾液腺中,腮腺起源于原始口腔的外胚层,下颌下腺和舌下腺起源于原始咽底壁的内胚层。腮腺原基于胚胎第 6 周中期发生于上、下颌突之间,下颌下腺原基于胚胎第 6 周末发生于口腔底,舌下腺原基于胚胎第 7 周末发生于舌旁沟(paralingual sulcus)。在将要发生腺体的部位,上皮细胞增殖并内陷入间充质内,形成上皮细胞索。细胞索远端反复分支,分支内逐渐发育出各级导管,分支末端膨大,最终发育为腺泡。唾液腺的被膜和腺体内结缔组织来自周围的间充质。

四、牙的发生

牙由原始口腔的外胚层上皮和中胚层间充质共同形成。胚胎第6周时,口凹周边的外胚层增生,沿上、下颌各形成一个与颌外形一致的"U"形带,称牙板(dental lamina)。胚胎第7周时,牙板向深部间充质生长,在上、下颌内各形成10个圆形小隆起,称牙蕾(tooth bud)。胚胎第8周时,牙蕾发育增大,其远端内陷形成帽状结构,称造釉器(enamel organ),其内填充的间充质称牙乳头(dental papilla),包裹造釉器和牙乳头的间充质形成牙囊,三者共同构成乳牙的原基(图24-7)。

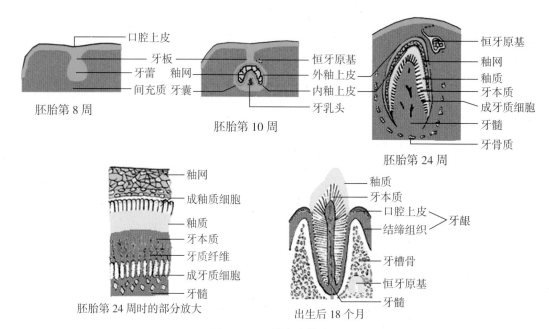

图 24-7　牙的发生模式图

(一)牙釉质的形成

胚胎第10周时,造釉器分化为3部分:外层为外釉质上皮,内层为内釉质上皮,中层为星形细胞构成的釉网。胚胎第7个月时,内釉质细胞分化为成釉质细胞(ameloblast)并开始分泌釉质。随着釉质增厚,釉网逐渐退化消失,最终成釉质细胞与外釉质上皮相贴,共同组成牙小皮。牙小皮在胎儿出生时退化消失。

(二)牙本质的形成

胚胎第10周时,靠近内釉质上皮的间充质细胞分化形成一层柱状的成牙质细胞(odontoblast)。该细胞不断分泌基质,钙化后成为牙本质。随着牙本质的增厚,成牙质细胞的胞体逐渐移向远离口腔上皮的深部,但仍留有部分胞质形成细长突起埋于牙本质内,称牙本质纤维,纤维所在的管道称牙本质小管。牙乳头的其余部分分化为牙髓。

(三)牙骨质的形成

牙囊的内侧份分化为牙骨质,外侧份分化为牙周膜。

胚胎第10周时,在每枚乳牙牙蕾浅部形成恒牙牙蕾。无乳牙对应的恒牙牙蕾在出生后才发生。恒牙形成和发育过程与乳牙相同。

第四节　颈 的 形 成

颈部由第2~6对鳃弓发育形成。胚胎第5周时,第2对鳃弓向尾侧迅速生长,越过第3、4、6对鳃弓,与心隆起上缘间充质增生所形成的心上嵴(epicardial ridge)融合。第 2 对鳃弓与被其覆盖的第 3、4、6 对鳃弓之间形成一封闭的腔隙,称颈窦(cervical sinus),颈窦很快闭锁消失。随着鳃弓的分化、食管与气管的伸长及心脏位置的下降,颈部逐渐形成并延长。

第五节　四肢的发生

胚胎第 4 周末,在胚体左、右外侧体壁先后出现上、下两对小突起,即上肢芽(upper limb bud)与下肢芽(lower limb bud),它们由深部增殖的中胚层组织和表面的外胚层组成(图 24-8)。肢芽逐渐增长变粗,胚胎第 6 周时,肢芽的末端变扁,形成手板(hand plate)和足板(foot plate),而后其远端各出现 5 条放射状增厚区,称指(趾)放线,将发育成为指(趾)骨。与此同时,在肢芽的远端和近端先后出现两个环状窄缩,将上肢芽分为手、前臂和上臂,下肢芽分为足、小腿和大腿。在肢芽内部,由近端至远端,中轴的间充质先形成软骨,继而以软骨内成骨的方式形成骨,周围的间充质分化形成肢体的肌群,脊神经向肢体内长入。随着肢体的伸长和关节的形成,在胚胎第 7 周,上、下肢发生旋转。随着指(趾)放线之间的细胞不断凋亡,至胚胎第 8 周末,手指和足趾成形(图 24-9)。

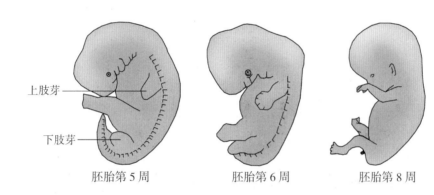

上肢芽　　下肢芽　　胚胎第 5 周　　胚胎第 6 周　　胚胎第 8 周

图 24-8　肢体的发生模式图

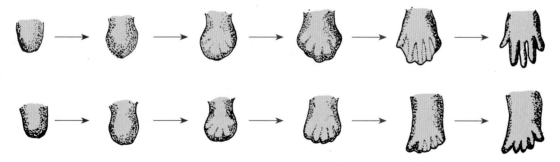

图 24-9　胚胎第 4~8 周手、足发生的形态变化

第六节　常见先天畸形

一、唇裂

唇裂(cleft lip)是最常见的颜面先天畸形,多发生于上唇。人中外侧的裂隙是由于上颌突与同侧的内侧鼻突未融合所致,多为单侧,也可见双侧唇裂。上唇正中裂是由于左、右内侧鼻突未完全融合,

较少见;下唇正中裂是由于两侧下颌突未融合,罕见(图 24-10)。

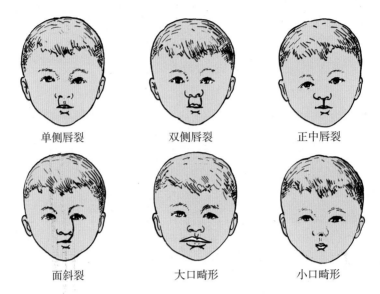

图 24-10 颜面的畸形

二、腭裂

腭裂(cleft palate)为常见畸形,有多种类型。若外侧腭突未与正中腭突融合,可导致斜行的前腭裂(单侧或双侧,常伴有唇裂);若两外侧腭突未在正中线完全融合,可导致正中腭裂;若正中腭裂与前腭裂同时存在,则称完全腭裂(图 24-11)。

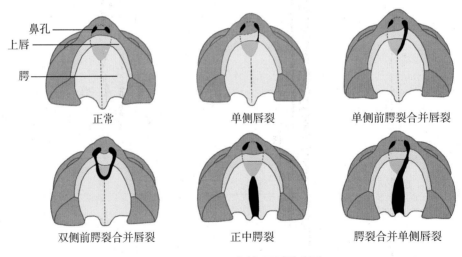

图 24-11 唇裂与腭裂模式图

三、面斜裂

面斜裂(oblique facial cleft)因上颌突与同侧的外侧鼻突未融合所致,常伴有唇裂(图 24-10)。

四、颈囊肿及颈瘘

当颈窦闭锁不全时,在胸锁乳突肌前缘处留有一个封闭囊泡,称颈囊肿(cervical cyst)。若颈囊肿有开口与咽腔(内口)或体表(外口)相通,则称颈瘘(cervical fistula);仅有内口或外口者称不完全性颈瘘;既有外口又有内口者则形成一条由咽腔通向体表的瘘管,称完全性颈瘘(图 24-12)。

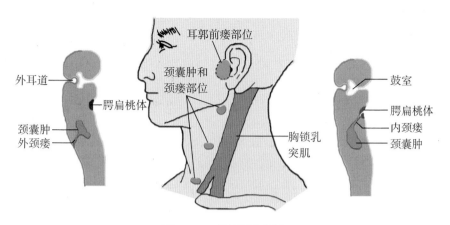

图 24-12 颈囊肿与颈瘘

五、四肢畸形

常见四肢畸形包括以下 3 类 (图 24-13)。

(一) 缺失性畸形

整肢缺失称无肢畸形 (amelia);肢某一部分缺失称残肢畸形 (meromelia),如孕期服用沙利度胺 (反应停) 导致的 "海豹儿";指 (趾) 的缺失称缺指 (趾) 畸形 (ectrodactyly)。

(二) 重复性畸形

如多指 (趾) 畸形 (polydactyly)。

(三) 发育不良

发育不良 (dysplasia) 常见短肢畸形 (micromelia)、短指 (趾) 畸形 (brachydactyly)、并肢畸形 (sirenomelia)、并指 (趾) 畸形 (syndactyly)、马蹄内翻足、关节发育不良等。

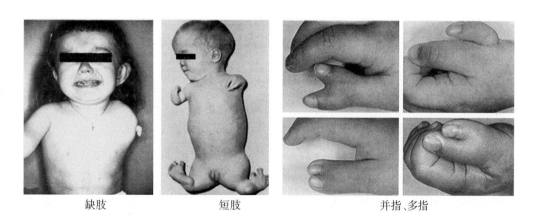

缺肢　　　　　短肢　　　　　　　并指、多指

图 24-13 上肢的先天畸形

(夏小雨)

数字课程学习……

 微课　　 教学 PPT　　 拓展阅读　　 中英文小结　　 自测题

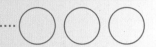

第二十五章

消化系统和呼吸系统的发生

　　胚胎第3~4周,三胚层胚盘向腹侧卷折,形成圆柱状的胚体,卵黄囊顶部的内胚层被卷入胚体内,形成原肠(primitive gut)的上皮。原肠的头段称前肠(foregut),尾段称后肠(hindgut),与卵黄囊相连的中段称中肠(midgut)。前肠头端和后肠尾端分别被口咽膜和泄殖腔膜封闭(图25-1)。前肠主要分化为咽、食管、胃、十二指肠上段、肝、胆、胰及喉以下的呼吸系统;中肠将分化为十二指肠中段至横结肠右2/3的肠管;后肠将分化为横结肠左1/3至肛管上段的肠管,以及膀胱和尿道大部分。内胚层形成消化管黏膜上皮、腺上皮、肺泡上皮及肝和胰腺的实质细胞。结缔组织、肌组织、血管内皮和间皮由脏壁中胚层分化而来。

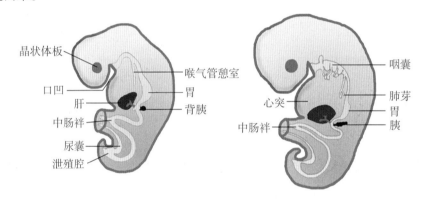

图25-1　原肠的早期演变模式图

第一节　消化系统的发生

一、原始咽的发生和咽囊的演变

　　原始咽(primary pharynx)为前肠头端膨大的部分,起自口咽膜,止于喉气管憩室的起始部。原始咽呈左右宽、背腹窄、头端粗、尾端细的漏斗状。胚胎第4周,口咽膜破裂,原始咽借原始口腔和原始鼻腔与外界相通。原始咽的侧壁向外膨出,形成5对囊状突起,称咽囊(pharyngeal pouch),分别与外侧的鳃沟相对。随胚胎发育,咽囊内胚层演变为一些重要器官(图25-2)。

　　1. **第1对咽囊**　远侧端膨大,演化为中耳的鼓室;近侧端伸长演变为咽鼓管。第1对鳃膜分化为鼓膜,第1对鳃沟形成外耳道。

　　2. **第2对咽囊**　内胚层上皮向周围间充质增生,形成腭扁桃体原基,内胚层上皮分化为扁桃体表面上皮及隐窝,上皮下的间充质分化为网状组织。胚胎第3~5个月,淋巴细胞迁移至腭扁桃体并大量增殖,形成淋巴组织。

　　3. **第3对咽囊**　胚胎第5周,背侧份上皮细胞增生,分化为下一对甲状旁腺,迁移至甲状腺原基的背侧被膜中;腹侧份上皮细胞增生,形成一对细胞索,向胚体尾端迁移,在未来的胸骨柄后方,左右细胞索汇合,形成胸腺原基。胸腺原基的内胚层细胞分化为胸腺上皮细胞,由造血器官迁移来的淋巴

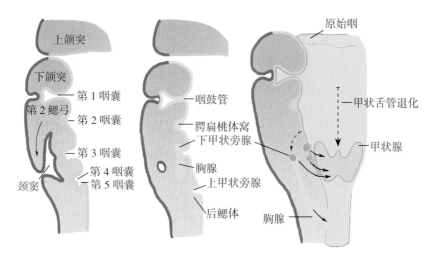

图 25-2　咽囊的演变及甲状腺的发生示意图

干细胞分化为胸腺细胞。

4. **第 4 对咽囊** 背侧细胞增生并迁移至甲状腺原基背侧被膜中,分化为上一对的甲状旁腺。

5. **第 5 对咽囊** 形成一个细胞团,称后鳃体,向尾侧迁移至甲状腺内,分化为滤泡旁细胞。也有学者认为,滤泡旁细胞来源于神经嵴细胞。

二、甲状腺的发生

胚胎第 4 周初,相当于第 1 咽囊平面的原始咽底壁正中线处,内胚层细胞增生,向间充质内下陷,形成一盲管,称甲状舌管(thyroglossal duct),为甲状腺原基。它沿颈部正中向尾侧方向生长、延伸,末端向两侧膨大,形成甲状腺侧叶及峡部。胚胎第 7 周时,甲状舌管上段退化消失,仅在起始处残留一个浅凹,为舌盲孔。约胚胎第 11 周时,含胶质的甲状腺滤泡及滤泡旁细胞开始出现,不久即开始分泌甲状腺激素和降钙素。

三、食管和胃的发生

原始咽尾端至胃之间的原始消化管分化为食管,最初很短,之后随颈部的发育和心、肺的下降而迅速增长。食管上皮最初为单层,胚胎第 7~8 周时,管腔上皮增生,使管腔狭窄或闭锁,之后增生的上皮凋亡退化,管腔重新出现,且管腔上皮变为复层。

胚胎第 4~5 周时,位于食管尾侧的前肠形成一个梭形膨大,为胃的原基。胃的背侧缘生长较快,形成胃大弯,其头端向上膨出,发育为胃底;腹侧缘生长较慢,形成胃小弯。由于胃背系膜生长迅速,发育为凸向左侧的网膜囊,使胃沿其长轴旋转 90°,胃大弯由背侧转向左侧,胃小弯由腹侧转向右侧。胃沿其背腹轴进一步旋转,使其由原来的垂直位变成由左上至右下的斜行方位(图 25-3)。

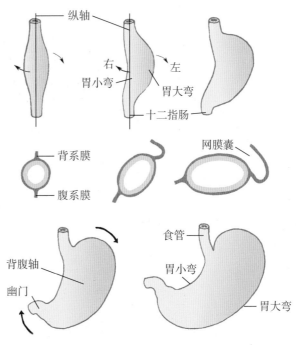

图 25-3　胃的发生模式图

四、肠的发生

胃以下的原始消化管分化为肠。肠最初为一条直管,借背系膜连于腹后壁。前肠的末端与中肠的头端部分形成十二指肠,前肠与中肠的分界在肝憩室尾端。由于肠的生长速度较快,致使十二指肠以下的一段中肠向腹侧弯曲,形成"U"形的中肠袢(midgut loop)。肠系膜上动脉走行于中肠袢背系膜的中轴部位。中肠袢顶端与卵黄蒂相连,中肠袢以卵黄蒂为界,分为头侧段的头支和尾侧段的尾支,尾支近卵黄蒂处有一突起,称盲肠突(caecal swelling),为大肠和小肠的分界,是盲肠和阑尾的原基。

胚胎第 6 周时,中肠袢生长迅速,同时由于肝、肾的发育,腹腔容积相对较小,中肠袢凸入脐带内的胚外体腔,即脐腔(umbilical coelom)内,形成生理性脐疝(physiological umbilical herniation)。肠袢在脐腔内生长的同时,以肠系膜上动脉为轴逆时针方向旋转 90°,头支转到右侧,尾支转到左侧,肠袢由矢状位变为水平位。胚胎第 10 周,由于腹腔容积增加,肠袢开始由脐腔退回腹腔,脐腔随之闭锁。在肠袢退回腹腔的过程中,头支在前,尾支在后,并继续逆时针旋转 180°,头支转至左侧,尾支转至右侧。头支形成空肠和回肠大部分,位居腹腔中部。尾支形成回肠末端和横结肠的右 2/3。盲肠突最初位于肝右叶下方,后降至右髂窝,升结肠随之形成。盲肠突的近段发育为盲肠,远侧段发育为阑尾。降结肠尾段移向中线,形成乙状结肠。胚胎第 6 周后,卵黄蒂退化消失(图 25-4)。

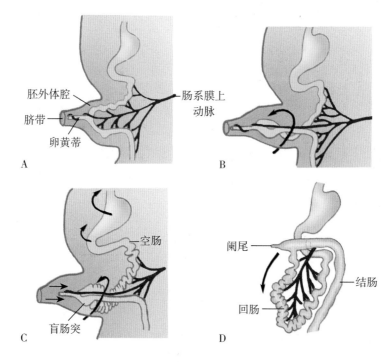

图 25-4 中肠袢的旋转模式图
A~C.左侧观　D.正面观

五、直肠和肛管的发生

后肠尾段膨大部分为泄殖腔(cloaca),其腹侧与尿囊相连,末端以泄殖腔膜(cloacal membrane)封闭。胚胎第 6~7 周时,后肠与尿囊之间的间充质增生,形成一凸入泄殖腔内的镰状隔膜,称尿直肠隔(urorectal septum)。它向尾端泄殖腔膜方向生长并与之愈合,将泄殖腔分隔为腹侧的尿生殖窦(urogenital sinus)和背侧的肛直肠管(anorectal canal)。尿生殖窦主要发育为膀胱和尿道,肛直肠管分化为直肠和肛管上段。泄殖腔膜也被分隔为腹侧的尿生殖膜（urogenital membrane）和背侧的肛膜（anal membrane）。肛膜外为外胚层凹陷形成的肛凹（anal pit）。胚胎第 8 周末，肛膜破裂，肛凹加深，发育为肛管下段。肛管上段的上皮来自内胚层，下段上皮来自外胚层，两者之间以齿状线为界（图 25-5）。

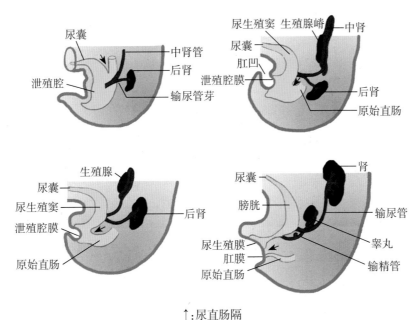

图 25-5　泄殖腔的分隔模式图

六、肝与胆的发生

胚胎第 4 周初，前肠末端腹侧壁内胚层上皮增生，形成一囊状突起，称肝憩室（hepatic diverticulum），是肝和胆的原基。肝憩室向原始横隔内迅速增生，其末端膨大，分为头、尾两支。头支末端上皮细胞增生迅速，形成肝细胞索和肝板，相互连接成网，肝细胞之间形成胆小管，肝板之间的间隙为肝血窦。肝板和肝血窦围绕中央静脉，共同形成肝小叶。头支近端分化为肝管和小叶间胆管。胚胎第 12 周，肝细胞开始分泌胆汁。胚胎时期，肝具有造血功能，产生红细胞和白细胞，在出生前 2 个月，造血功能逐渐停止，但仍保留少量造血干细胞。原始横隔内的间充质形成肝内结缔组织和肝被膜。

肝憩室尾支近端伸长发育为胆囊管，远端扩大形成胆囊。肝憩室基部发育为胆总管，与胰腺导管合并，并开口于十二指肠（图 25-6）。

七、胰腺的发生

胚胎第 4 周末，前肠末端近肝憩室根部，内胚层上皮向腹侧和背侧增生，形成腹胰芽（ventral pancreatic bud）和背胰芽（dorsal pancreatic bud）。背胰芽出现较早，位置稍高。腹胰芽和背胰芽末端反复分支，形成各级导管和腺泡，分别形成了腹胰（ventral pancreas）和背胰（dorsal pancreas）。胚胎第 3 个月，部分实质细胞游离入间充质中，分化形成胰岛，胚胎第 5 个月时，开始行使内分泌功能。贯穿腹胰和背胰全长的导管分别称腹胰管和背胰管。由于胃和十二指肠的旋转及肠壁的不均等生长，腹胰转向背胰的背侧下方并与之融合。腹胰形成胰头的下份，背胰形成胰头的上份、胰体和胰尾。背胰管远侧段和腹胰管接通，形成主胰导管（图 25-6）。背胰导管近侧段退化，如未退化，则形成副胰导管，开口于十二指肠副乳头。

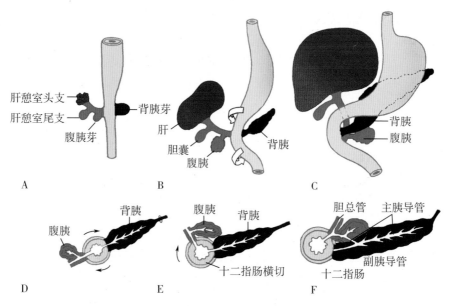

图 25-6　肝、胆及胰腺的发生模式图
A~C. 正面观　D~F. 横切面

八、消化系统常见畸形

（一）消化管狭窄或闭锁

胚胎第 6 周，消化管内胚层上皮增生，消化管腔出现暂时性闭塞。之后，增生的上皮细胞发生凋亡，上皮变薄，使管腔重建再通。如某一段管腔重建过程不完全或不发生，分别形成消化管狭窄或消化管闭锁。消化管狭窄或闭锁常见于食管和十二指肠。

（二）先天性脐疝

胚胎第 10 周，脐腔内肠管未完全退回腹腔，胎儿出生时，可见肠管从脐部膨出，或由于脐腔未闭锁，脐部残留一孔与腹腔相通，腹内压增高时，肠管可从脐部膨出，称先天性脐疝（congenital umbilical hernia）（图 25-7）。

（三）麦克尔憩室

由于卵黄蒂近端未退化，在距回盲部 40~50 cm 处的回肠壁上形成的囊状突起称麦克尔憩室（Meckel diverticulum），又称回肠憩室，顶端可有纤维索与脐相连（图 25-7）。

（四）脐瘘

由于卵黄蒂未退化，在回肠和脐之间留有一瘘管，出生后，肠内容物可通过此瘘管从脐部溢出，称脐瘘（umbilical fistula）（图 25-7）。

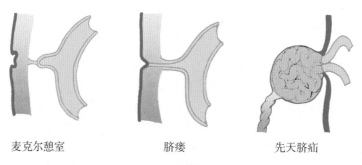

麦克尔憩室　　　　　　脐瘘　　　　　　先天脐疝

图 25-7　肠管先天畸形

（五）先天性巨结肠

由于神经嵴细胞未能迁移至结肠壁内,此段肠壁内副交感神经节缺如,该段肠管麻痹、缩窄,不能蠕动,导致其相邻的近段结肠内粪便淤积,肠管极度扩张,称先天性巨结肠（congenital megacolon),多见于直肠和乙状结肠。

（六）肛门闭锁

肛门闭锁（imperforate anus）又称不通肛,可因肛膜增厚未破或肛凹与直肠末端未能接通所致,也可因肛凹未形成,导致直肠下端为盲端,并常因尿直肠隔发育不全而伴有直肠尿道瘘（图 25-8）。

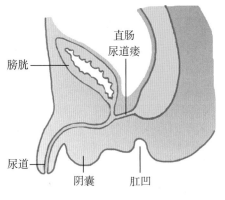

图 25-8 肛门闭锁和直肠尿道瘘

（七）肠袢转位异常

肠袢转位异常包括不转位、转位不全和反向转位。正常情况下,中肠袢从脐腔退回腹腔的过程中应逆时针方向旋转 180°。如果旋转不发生,产生左位结肠（图 25-9A）。如果未完全旋转 180°,肠管在腹腔中的位置就会不正常。如果中肠袢在退回腹腔时不是逆时针方向旋转,而是顺时针方向旋转,则致横结肠位于十二指肠之后的畸形（图 25-9B）。

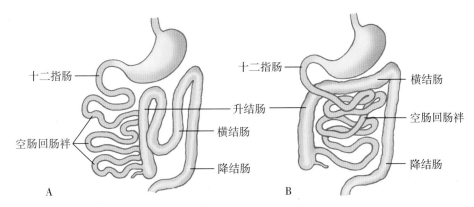

图 25-9 肠袢转位异常
A. 左位结肠 B. 反向转位

第二节 呼吸系统的发生

胚胎第 4 周时,原始咽尾端正中腹侧壁出现一纵行浅沟,称喉气管沟（laryngotracheal groove)。喉气管沟逐渐加深,向腹侧间充质中膨出,形成一盲囊,称喉气管憩室（laryngotracheal diverticulum)。在喉气管憩室向尾侧生长的同时,两侧间充质形成气管食管隔（tracheoesophageal septum),将喉气管憩室与背侧食管分开。喉气管憩室上端发育为喉,中段发育为气管,末段膨大,分为左、右两支,称肺芽（lung bud),是支气管和肺的原基（图 25-10）。

一、喉的发生

喉是由喉气管憩室的上端发育而来,喉的上皮来自内胚层,第 4 对腮弓和第 6 对鳃弓间充质分化为喉的软骨和肌肉。由于间充质快速增生,喉口由原来的裂隙状转变为"T"形（图 25-11）。

二、气管和支气管的发生

喉气管憩室中段纵向生长迅速,发育为气管,衬在气管腔面的内胚层发育为气管的上皮和腺体。

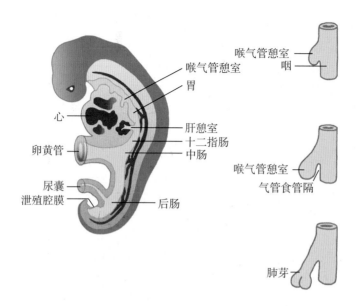

图 25-10　喉气管憩室的发生和演变模式图

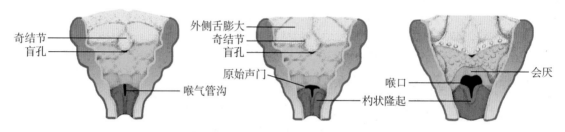

图 25-11　喉的发生和演变模式图

胚胎第 5 周,左、右两支肺芽已发育为左、右主支气管,并向尾端和外侧生长,向原始胸膜腔内侧壁伸入(图 25-12)。

三、肺的发生

胚胎第 5 周初,右主支气管分出 3 支二级支气管,左主支气管分出 2 支二级支气管,预示成体右肺分 3 叶,左肺分 2 叶。二级支气管反复分支,形成肺内支气管树。右肺先形成 10 支三级支气管,左肺形成 8 支三级支气管,初步形成成体的支气管肺段。胚胎第 6 个月末,支气管分支已达 17 级,形成了肺叶支气管、段支气管,直至终末细支气管和呼吸性细支气管。每支呼吸性细支气管进一步分支为 3~6 支肺泡管,肺泡管末端为原始肺泡构成的肺泡囊。胚胎第 7 个月末,肺泡囊的 I 型肺泡细胞数量增加,上皮细胞变薄,同时分化形成 II 型肺泡上皮细胞,并开始分泌表面活性物质。此时,肺泡隔中毛细血管已很丰富,肺功能发育基本完善,早产胎儿可进行正常呼吸,能够存活(图 25-12)。

四、呼吸系统常见畸形

(一)气管狭窄或闭锁

气管在发生过程中上皮曾过度增生,使管腔一度闭塞,而后过度增生的细胞退化并被吸收,使管腔重建再通。如管腔重建过程受阻,则产生气管狭窄,甚至闭锁。

(二)气管食管瘘

因气管食管隔发育不良,气管和食管分隔不完全,两者间以瘘管相通,形成气管食管瘘(tracheoesophageal fistula),常伴有食管闭锁(图 25-13)。

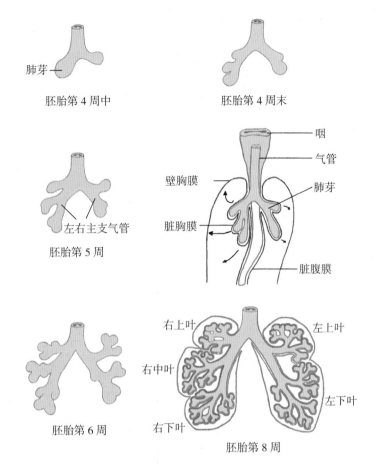

图 25-12　气管、支气管和肺的发生模式图

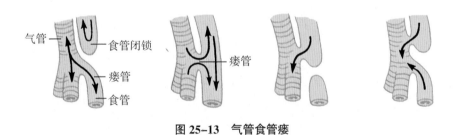

图 25-13　气管食管瘘

（三）呼吸窘迫综合征

呼吸窘迫综合征（respiratory distress syndrome）又称透明膜病（hyaline membrane disease），多见于妊娠 28 周前早产儿，由于Ⅱ型肺泡细胞尚未分化完善，不能产生足够的表面活性物质，致使肺泡表面张力增大，肺泡不能随呼吸运动扩张而出现呼吸困难。镜下可见肺泡塌陷，肺泡上皮表面覆盖一层从血管渗出的透明状血浆蛋白膜，故称透明膜病。

（王　东　张洪芹）

数字课程学习……

 微课　　 教学 PPT　　 拓展阅读　　 中英文小结　　 自测题

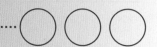

第二十六章

泌尿系统和生殖系统的发生

泌尿系统和生殖系统的主要器官均来源于胚胎早期的间介中胚层。胚胎第4周初,随着胚体侧褶的形成,间介中胚层与体节分离,移动至腹侧形成一对纵行的细胞索,其头端呈节段性排列,称生肾节,尾端称生肾索(nephrogenic cord)。胚胎第5周时,生肾索体积不断增大,从胚体后壁凸向体腔,沿胚体中轴两侧形成左右对称的纵行隆起,称尿生殖嵴(urogenital ridge)。不久,尿生殖嵴中部出现纵沟,将其分成外侧的中肾嵴(mesonephric ridge)和内侧的生殖腺嵴(gonadal ridge)。

第一节 泌尿系统的发生

一、肾和输尿管的发生

人类肾的发生经过3个阶段,依次出现前肾、中肾和后肾。它们重演了肾的种系发生(图26-1)。

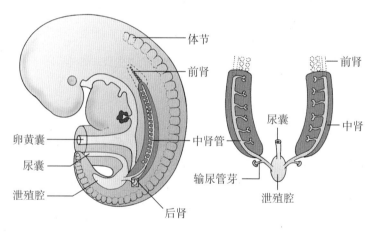

图 26-1 前肾、中肾和后肾的发生模式图

(一)前肾

前肾(pronephros)发生最早。胚胎第4周初,生肾节内出现7~10对横行的细胞索,称前肾小管,其内侧端开口于胚内体腔,外侧端向尾部延伸并互相连接,形成一条纵行管道,称前肾管。前肾无泌尿功能。胚胎第4周末,前肾小管全部退化消失,前肾管大部分保留,向尾端延伸通入泄殖腔。

(二)中肾

中肾(mesonephros)发生于胚胎第4周末。胸腹部的生肾索,自头端开始陆续形成许多横行的“S”形小管,称中肾小管(mesonephric tubule),每一条小管的内侧端膨大,并凹陷成双层杯状的肾小囊,包绕从背主动脉分支来的毛细血管,两者共同构成肾小体。中肾小管的外侧端与前肾管连接,此时前肾管改称中肾管(mesonephric duct)。中肾小管从头端至尾端依次形成,每对体节的相应位置可发生2~3对,共约有80对。当尾端的小管形成时,头端的小管已开始退化,因此经常保持约30对。由于中肾的形成,构成了两条纵行隆起的中肾嵴。中肾在人类可能有短暂的泌尿功能。至胚胎第 2 个月末,男性的中肾管和一小部分中肾小管演变为男性的生殖管道;女性的中肾管和中肾小管则几乎完全退化。

(三) 后肾

后肾(metanephros)为人体的永久肾。胚胎第 5 周初,当中肾仍在发育中,后肾即开始发生,它起源于输尿管芽和生后肾原基。

1. **输尿管芽** 中肾管尾部近泄殖腔开口处向背外侧长出一个盲管,称输尿管芽(ureteric bud),伸入中肾嵴内。输尿管芽向胚体的头端和背外侧方向不断伸长,其主干形成输尿管,顶端膨大并分支,分别形成肾盂、肾大盏、肾小盏和集合小管(图 26-2)。

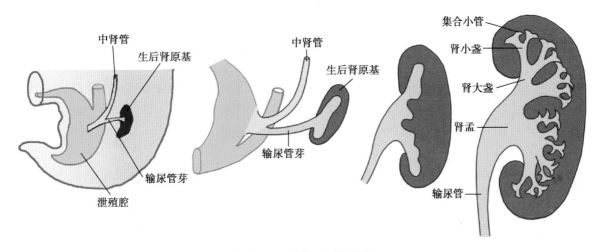

图 26-2 后肾发生模式图

2. **生后肾原基** 又称生后肾组织。在输尿管芽的诱导下,中肾嵴尾端的中胚层形成许多密集的细胞团,呈帽状包围在输尿管芽的周围,形成生后肾原基(metanephrogenic blastema)。生后肾原基的外周演变为肾的被膜,内侧在集合小管的诱导下形成许多细胞团,附着在每一根集合小管的盲端。细胞团逐渐分化为小泡,继而延伸弯曲,形成"S"形的肾小管。肾小管一端与集合小管盲端相接通,另一端膨大凹陷为肾小囊,肾小囊与来自背主动脉的毛细血管团共同构成肾小体。肾小管继续增长,发育为各段肾小管,与肾小体共同组成肾单位。

集合小管呈"T"形,向皮质浅层生长并且分支不断增多,陆续诱导形成新的肾单位。故髓旁肾单位发生早,表浅肾单位形成晚且数量多于髓旁肾单位。出生后,集合小管停止分支,肾单位不再形成,肾体积的增大是由于已形成的肾单位发育长大而致。在早产儿尚有新的肾单位形成(图 26-3)。

胚胎第 3 个月,后肾已能分辨出肾皮质和肾髓质,开始有泌尿功能。胎儿的尿液排入羊膜腔,构成此时期羊水的主要成分。由于胚胎的代谢产物主要通过胎盘排出,故胎儿若缺乏肾也能继续生长发育,但出生后双侧肾缺如的婴儿会很快死亡。

由于后肾发生于中肾嵴尾侧,故初始位置较低,位于盆腔。之后随着输尿管的伸展,以及胚体弯曲度的减小,胚体腰骶部增长的加快,肾才逐渐沿背侧体壁上升至腰部,形成腹膜后位,肾门也由原来朝向腹侧转成面向内侧(图 26-4)。

二、膀胱和尿道的发生

膀胱和尿道主要由泄殖腔腹侧的尿生殖窦分化形成。胚胎第 7 周起,尿生殖窦在演变过程中分

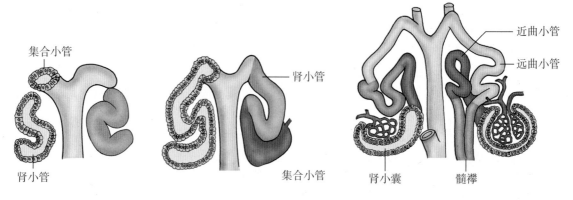

图 26-3　肾单位形成模式图

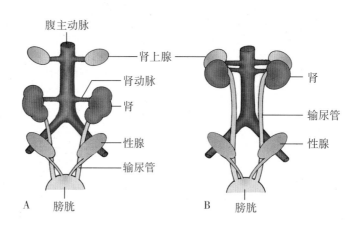

图 26-4　肾的位置变化示意图

A. 肾从盆腔上升　B. 肾定位于腰部

为 3 部分(图 26-5)。

(一) 膀胱部

尿生殖窦上段膨大部分为膀胱部,与尿囊根部共同发育为膀胱。尿囊其余部分位于脐带内,缩窄为脐尿管。胎儿出生前,脐尿管闭锁为一条从脐部连到膀胱顶端的纤维索,称脐中韧带。

(二) 尿道部

尿生殖窦中段狭窄部分为尿道部,保持管状。在男性,发育为尿道的前列腺部和膜部;在女性,形成尿道的大部分。

(三) 初阴部

尿生殖窦下段扁平结构为初阴部,其尾端有尿生殖膜与外界隔开。在男性,发育为尿道海绵体部;在女性,发育为尿道下段和阴道前庭。

输尿管最初开口于中肾管,而中肾管开口于泄殖腔。随着膀胱的形成和扩大,输尿管起始部以下的一段中肾管逐渐并入膀胱壁内,以致输尿管和中肾管分别开口于膀胱。之后因膀胱各部生长速度的差异,中肾管继续向下生长,使输尿管开口进一步移向膀胱外上方,而中肾管的开口移近膀胱中部,参与形成膀胱三角;中肾管在男性还逐渐下降到尿道前列腺部,之后发育为射精管。

三、泌尿系统的主要畸形

(一) 多囊肾

多囊肾较为常见,由基因突变导致,包括婴儿型和成年型。婴儿型为常染色体隐性遗传,是由

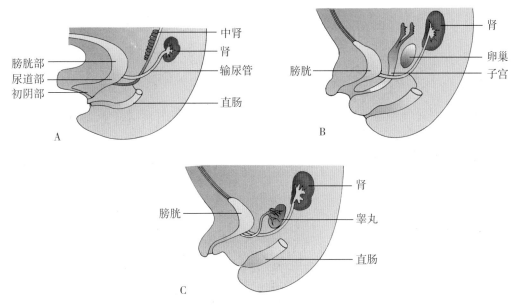

图 26-5　尿生殖窦发生及肾和输尿管的位置变化示意图
A. 未分化期　B. 女性　C. 男性

Pkhd1 基因纯合突变所致,常伴其他先天性畸形存在,出生后即发病,多于数月内死亡。成年型为常染色体显性遗传,由于 *Pkd1*、*Pkd2* 基因杂合突变,导致细胞增殖、细胞极性、细胞间黏附异常,从而影响肾小管、集合管等泌尿小管的发育而形成囊肿(图 26-6A)。由于 *Pkd1*、*Pkd2* 基因广泛表达于机体的细胞中,突变后不仅引起多囊肾,也常伴随肝囊肿、胰腺囊肿、精囊腺囊肿等。多数多囊肾患者早期无症状,伴随囊肿增多、增大,可导致肾体积增大、肾区疼痛、血尿等症状。

（二）异位肾

异位肾是由于肾在上升过程中受阻,使出生后的肾未达到正常位置。常见者位于骨盆内(图 26-6B),也有位于腹腔低位处。

（三）马蹄肾

马蹄肾是由肾在上升时两侧肾的下端发生异常融合而致(图 26-6C)。因其位置较低,以致输尿管弯曲,易发生尿道阻塞或感染。

（四）肾缺如

肾缺如一般是由中肾管未长出输尿管芽,或者输尿管芽未能诱导形成生后肾原基而致。两侧肾缺如少见,出生后不能生存;一侧的肾缺如较常见(图 26-6D),由于功能上的代偿可能无症状。

（五）双输尿管

双侧尿管因同侧发生两个输尿管芽或一侧输尿管芽过早分支成两条所致(图 26-6B)。此时,一个肾有两个肾盂各连一条输尿管,两条输尿管分别开口于膀胱,或两条输尿管在尾端合并为一条后开口于膀胱。

（六）脐尿管畸形

膀胱顶部和脐之间的脐尿管部分退化,中间未闭合而两端闭合,则形成脐尿管囊肿;若脐尿管未退化将会残留一条瘘管,称脐尿瘘,胎儿出生后,尿液可从脐部漏出(图 26-7)。

（七）膀胱外翻

膀胱外翻主要发生在男性。由于间充质细胞未长入尿生殖窦和表面的外胚层之间,使前腹壁缺乏肌组织,膀胱前壁破裂,黏膜外露,可见输尿管开口。

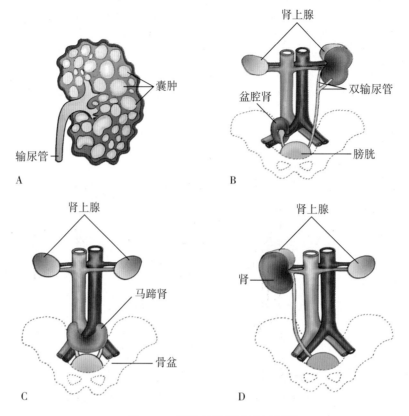

图 26-6　肾和输尿管畸形示意图

A.多囊肾　B.盆腔肾和双输尿管　C.马蹄肾　D.单侧肾缺如

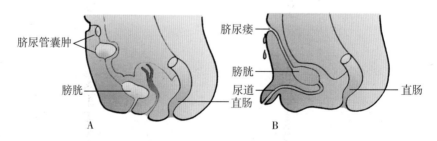

图 26-7　脐尿管畸形示意图

A.脐尿管囊肿　B.脐尿瘘

第二节　生殖系统的发生

胚胎的遗传性别尽管在受精时已经由精子的核型确定,但能够分辨出睾丸或者卵巢要到胚胎第 7 周,而外生殖器的性别分化要到胚胎第 12 周。故生殖腺、生殖管道和外生殖器的分化均经历了性未分化阶段和性分化阶段。

一、生殖腺的发生

（一）未分化性腺的发生

生殖腺嵴是睾丸、卵巢发生的原基。胚胎第 6 周时,生殖腺嵴表面的上皮向深部间充质内增生,形成许多上皮细胞索,称初级性索(primary sex cord)。胚胎第 4 周时,在近尿囊处的卵黄囊背侧的内胚层细胞出现一些大而圆的细胞,称原始生殖细胞(primordial germ cell)。胚胎第 6 周时,原始生殖细胞沿着后肠的肠背系膜逐渐迁移到生殖腺嵴内,并进入初级性索中(图 26-8)。至胚胎第 6 周末,初级性索和表面上皮脱离,两者间有一薄层间充质。

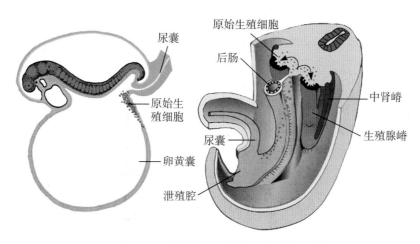

图 26-8　原始生殖细胞的迁移示意图

(二) 睾丸的发生

未分化性腺分化为睾丸还是卵巢,主要取决于原始生殖细胞和生殖腺嵴细胞有无 Y 染色体。已知在 Y 染色体短臂上有一段指导雄性性别分化的基因,称 Y 性别决定区(sex determining region of the Y,SRY)。胚胎第 7 周时,在 SRY 基因的产物睾丸决定因子(testis determining factor,TDF)的影响下,初级性索继续增生,并伸入生殖腺嵴的髓质,形成许多放射状排列的睾丸索(testicular cord)。至胚胎第 8 周时,表面上皮和睾丸索之间的间充质形成一层较厚的结缔组织,即白膜。随后睾丸索分化为生精小管、直精小管和睾丸网(图 26-9)。生精小管之间的间充质分化为睾丸间质。生精小管在青春期前没有明显的管腔,其管壁由两种细胞组成,即来自表面上皮的支持细胞和来自原始生殖细胞的精原细胞。

(三) 卵巢的发生

卵巢的分化比睾丸略晚。胚胎第 7 周,生殖腺嵴的表面上皮又向深部的间充质内增殖形成许多较短的细胞索,称次级性索(secondary sex cord)或皮质索(cortical cord),原始生殖细胞进入其中。胚胎第 10 周,初级性索退化,被基质和血管代替,形成卵巢髓质。胚胎第 16 周,次级性索与表面上皮脱离,并被间质分隔成许多孤立的细胞团,逐步发育成原始卵泡。每个原始卵泡的中央为一个由原始生殖细胞发育而来的卵原细胞,周围为一层来自次级性索的小而扁平的卵泡细胞。表面上皮深部的间充质形成薄层结缔组织白膜(图 26-9)。

胚胎发育早期,卵原细胞分裂增殖旺盛可多达 700 万个。胚胎第 5 个月后,卵原细胞不再分裂并大量退化,只有小部分长大分化为初级卵母细胞。出生时原始卵泡有 100 万 ~200 万个,之后不再增多,其中的卵原细胞均已分化为初级卵母细胞,并停留在第一次减数分裂前期,直至青春期再进一步发育。

(四) 睾丸和卵巢的下降

生殖腺最初位于腹腔后壁上部,其尾端有一条由中胚层形成的纵索,称引带,引带末端与阴唇阴囊隆起相连。之后随着胚体迅速增长,引带相对缩短,导致生殖腺下降。至胚胎第 12 周时,睾丸和卵巢均降至骨盆边缘,之后卵巢下降到盆腔的正常位置,而睾丸继续下降,于胚胎第 7~8 个月时抵达阴囊。睾丸通过腹股沟管腹环时,由腹膜形成鞘突包在睾丸的周围。鞘突随同睾丸一起降入阴囊中并成为鞘膜腔,随后鞘膜腔和腹膜腔之间的通道逐渐封闭(图 26-10)。

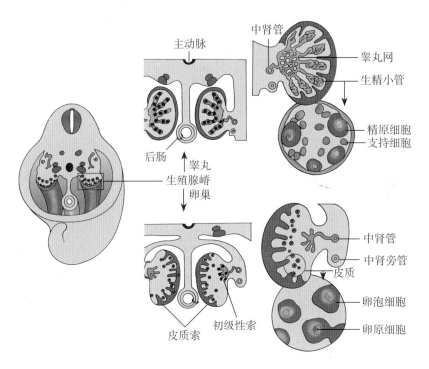

图 26-9　原始性腺及其分化模式图

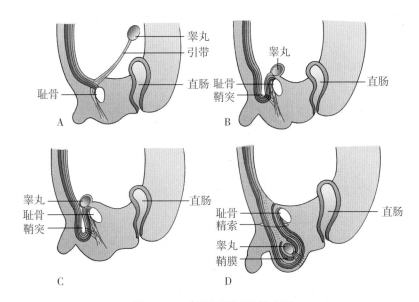

图 26-10　睾丸下降过程模式图
A. 睾丸位于腹腔后壁上部　B. 睾丸下降至骨盆边缘
C. 睾丸继续下降　D. 睾丸降入阴囊

二、生殖管道的发生

（一）未分化期

胚胎第 6 周时，男性和女性胚胎均有两套生殖管道，即中肾管和中肾旁管。中肾旁管 (paramesonephric duct) 又称米勒管，发生于中肾外侧，由体腔上皮增生并凹陷成纵沟，沟的边缘靠拢融合而成(图 26-11A)。中肾旁管的头端以漏斗形开口于腹腔;上段行走在中肾管外侧,两者互相平行;中段弯向内侧并越过中肾管的腹面,到达中肾管的内侧;左、右中肾旁管的下段在中线合并。中肾旁管的尾端为盲端,凸入尿生殖窦的背侧壁,窦壁内胚层受其诱导增厚形成一个隆起,称窦结节(sinus tubercle),又称米勒结节(Müllerian tubercle)。中肾管在窦结节两侧开口于尿生殖窦。

(二)男性生殖管道的发生

当生殖腺分化为睾丸时,睾丸中的间质细胞分泌雄激素,使与睾丸相邻的十几条中肾小管发育为附睾的输出小管,中肾管的头段增长弯曲成为附睾管,中段变直形成输精管,尾段形成射精管和精囊腺。睾丸的支持细胞分泌米勒管抑制激素(Müllerian inhibiting hormone,MIH),又称抗中肾旁管激素(anti-paramesonephric hormone,APH),抑制中肾旁管的发育,使其退化(图 26-11B)。

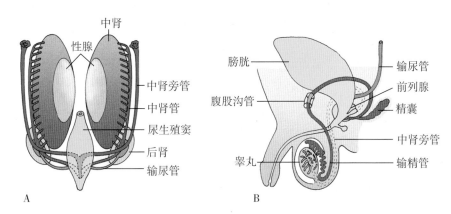

图 26-11　未分化期生殖管道和男性生殖管道的演变示意图
A. 未分化期生殖管道　B. 男性生殖管道

(三)女性生殖管道的发生

当生殖腺分化为卵巢时,由于无雄激素的影响,故中肾管和中肾小管退化。同时由于没有中肾旁管抑制物质,则中肾旁管发育。中肾旁管的上段和中段发育成输卵管,两侧的下段在中央合并,发育成子宫和阴道穹隆部。阴道其余部分由窦结节演变而来。窦结节的内胚层细胞增生,形成实心的阴道板(vaginal plate),胚胎第 5 个月时,阴道板细胞分化,中央出现阴道腔,周围的细胞形成阴道上皮。阴道腔的内端与子宫相通,外端与尿生殖窦腔之间有处女膜相隔。残留的中肾管与中肾小管形成卵巢冠和卵巢旁体等附属结构(图 26-12)。

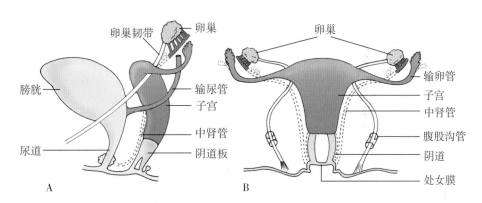

图 26-12　女性生殖管道的演变示意图
A. 左侧面观　B. 腹侧面观

三、外生殖器的发生

(一) 未分化期

胚胎第9周前,外生殖器尚分辨不出性别。胚胎第4周初,在尿生殖膜头侧的间充质增生形成一个隆起,称生殖结节(genital tubercle)。尿生殖膜两侧的间充质增生,在其左、右各形成两条隆起,内侧较小,为尿生殖褶;外侧较大,为阴唇阴囊隆起。尿生殖褶之间的凹陷为尿道沟,沟底为尿生殖膜,此膜在胚胎第9周时破裂。

(二) 男性外生殖器的发生

睾丸分泌的雄激素,促使外生殖器向男性发育。生殖结节伸长形成阴茎。两侧的尿生殖褶沿阴茎的腹侧面,从后向前合并成管,形成尿道海绵体部。左、右阴唇阴囊隆起移向尾侧并向尾端牵拉,在中线处愈合成阴囊。

(三) 女性外生殖器的发生

无雄激素作用存在时,外生殖器自然向女性分化。生殖结节略增大,形成阴蒂。两侧的尿生殖褶增大形成小阴唇,左、右阴唇阴囊隆起大部分不愈合,形成大阴唇,但头端愈合成阴阜,尾端愈合成阴唇后连合与会阴相连。尿道沟扩展,并和尿生殖窦下端共同形成阴道前庭。

四、生殖系统的主要畸形

(一) 隐睾

睾丸未下降到阴囊而仍停留在腹股沟管等处称隐睾(cryptorchidism),可发生于一侧或双侧。新生儿隐睾的发生率约为3%,其中大部分在1岁末仍可降入阴囊。由于腹腔的温度高于阴囊,影响生精小管内精子的发生,故双侧隐睾可造成不育症。且睾丸在温度较高的腹腔内,其中约有1/20可变为恶性肿瘤。

(二) 鞘突闭合异常

因鞘突未闭合,出生后当腹压增高时,肠管可进入阴囊引起先天腹股沟疝,患者常伴有隐睾。若鞘突未完全闭合,易引起鞘膜囊肿或鞘膜积液(图26-13)。

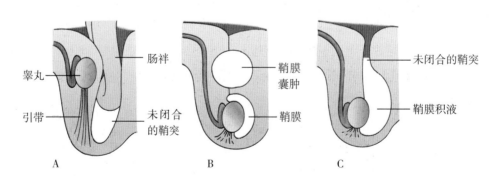

图26-13 鞘突闭合异常示意图
A.先天腹股沟疝 B.鞘膜囊肿 C.鞘膜积液

(三) 两性畸形

两性畸形(hermaphroditism)是指因性分化异常而致的性别畸形。患者的外生殖器似女似男,不易分辨。例如,男性有发育不良的阴茎和尿道下裂(似女);女性的阴蒂肥大,部分大阴唇愈合(似男)。按生殖腺和外生殖器两者关系不同,两性畸形可分为两种。

1. 真两性畸形 极为少见。患者体内同时存在睾丸和卵巢,可位于同侧,也可各居一侧。染色体核型大部分为46,XX(占80%~90%),也可为46,XY(约10%),极小部分为嵌合体。外表为男性或女性体型,外生殖器的性别常难以鉴别。

2. **假两性畸形**　患者体内只有一种生殖腺,可分为两种:①男性假两性畸形,染色体核型为46,XY,体内有睾丸,但外生殖器似女性,主要由雄激素分泌不足引起。②女性假两性畸形,染色体核型为46,XX,体内有卵巢,但外生殖器似男性。常见为先天男性化肾上腺增生症,由于肾上腺皮质分泌过多的雄激素,使外生殖器男性化。

(四)子宫异常

由于两侧中肾旁管下端愈合障碍,常引起子宫以下畸形:①双子宫,左右中肾旁管的下段完全未合并,形成了两个完全分开的子宫,双子宫常伴有双阴道。②双角子宫,左、右中肾旁管下段只部分合并,致使子宫呈分叉状,称双角子宫。③中隔子宫,由于两中肾旁管的下段合并时,合并的管壁未消失,形成子宫中隔。④单角子宫,只有一侧中肾旁管发育完好,伴有同侧发育正常的输卵管,而另一侧中肾旁管停止发育(图26-14)。

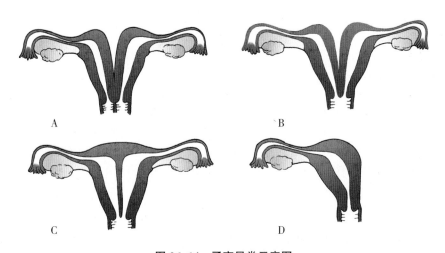

图 26-14　子宫异常示意图
A. 双子宫双阴道　B. 双角子宫　C. 双子宫单阴道　D. 单角子宫

(五)雄激素不敏感综合征

雄激素不敏感综合征(androgen insensitivity syndrome)又称睾丸女性化综合征(testicular feminization syndrome)。患者体内虽有睾丸,也能分泌雄激素,染色体核型为46,XY,但由于体细胞和中肾管细胞缺乏雄激素受体,使其生殖管道和外生殖器均未向男性方向分化。但睾丸支持细胞所分泌的中肾旁管抑制物质仍能抑制中肾旁管的发育,使它不发育成输卵管和子宫。因此,患者具有女性的外生殖器和第二性征。

(六)尿道下裂

尿道下裂指男性左、右尿生殖褶未能闭合,尿道阴茎部发育不全,尿道开口于阴茎的腹侧面。

(七)阴道闭锁

阴道闭锁由尿生殖窦结节未发育成阴道板,或阴道板未产生管腔所致。有的阴道口处女膜未穿孔,称处女膜闭锁,外观上看不到阴道。

(郝立宏　宫琳琳)

数字课程学习······

微课　教学 PPT　拓展阅读　中英文小结　自测题

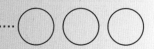

第二十七章

循环系统的发生

第一节 心血管系统的发生

心血管系统由中胚层间充质分化而来,早在胚胎第 3 周开始发生,约在胚胎第 4 周末开始血液循环。由于胚胎生长迅速,单纯依赖简单扩散方式已不能使胚体获得足够营养,因此,心血管系统成为机体形成最早且执行功能最早的系统,从而为机体各器官、组织的发育提供良好的物质条件。原始心血管系统形成早期是左右对称的,后来通过合并、扩大、萎缩、退化和新生等改建过程,演变成非对称格局而逐渐完善。

一、原始心血管系统的建立

胚胎第 15~16 天,卵黄囊壁的胚外中胚层的间充质细胞密集成细胞团,称血岛(blood island)。血岛周边的细胞变扁,分化为内皮细胞,由内皮细胞围成的通道即原始血管。血岛中央的游离细胞分化成为造血干细胞(图 27-1)。内皮管道不断向外出芽延伸,与相邻血岛形成的内皮管道互相融合通连,逐渐形成一个丛状分布的内皮管网。与此同时,体蒂和绒毛膜的中胚层内的间充质细胞也以同样方式形成内皮管网。

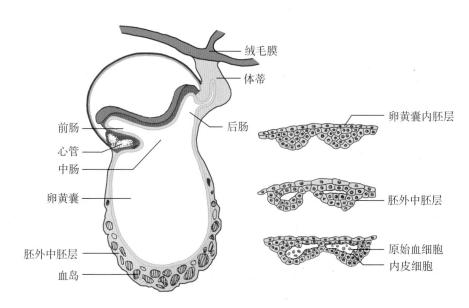

图 27-1 血岛和血管形成模式图

胚胎第 18~20 天,胚体内各处的间充质内出现裂隙,裂隙周围的间充质细胞变扁,围成内皮管,以出芽方式与邻近的内皮管融合连通,逐渐形成胚体内的内皮管网。起初形成的是弥散的内皮管网,分布于胚体内、外的间充质中。随着胚体的发育,造血干细胞进入胚体内,弥散的内皮管网相互连通,胚胎早期的血液循环即告建立。此后,有的内皮管因相互融合及血液汇流而增粗,有的则因血液减少而萎缩或消失,逐渐形成了原始心血管系统(primitive cardiovascular system)(图 27-2)。内皮管周围的间

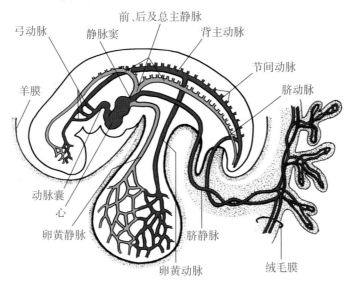

图 27-2　原始心血管系统模式图（胚胎第 4 周）

充质逐渐分化为平滑肌和结缔组织,形成中膜和外膜,显示出动脉和静脉的典型结构。

原始心血管系统左右对称,主要由心管、动脉和静脉组成。

1. **心管**　开始为 1 对,位于消化管腹侧。至胚胎第 4 周时,左右心管合并为 1 条。

2. **动脉**　由心管发出 1 对背主动脉(dorsal aorta),位于原始肠管的背侧。之后从咽至尾端的左、右背主动脉合并成为 1 条,沿途发出许多分支。从腹侧发出数对卵黄动脉(vitelline artery)和 1 对尿囊动脉(allantoic artery),卵黄动脉分布于卵黄囊,尿囊动脉经体蒂分布于绒毛膜,之后演变为脐动脉(umbilical artery)。从主动脉发生许多成对的节间动脉和其他一些分支分布于胚体。胚胎头端还有 6 对弓动脉(aortic arch),分别穿行于相应的鳃弓内,连接背主动脉与心管头端膨大的动脉囊。

3. **静脉**　包括 1 对前主静脉(anterior cardinal vein),收集上半身的血液;1 对后主静脉(posterior cardinal vein),收集下半身的血液。随后两侧的前、后主静脉分别汇合成左、右总主静脉(common cardinal vein),开口于心管尾端静脉窦的左、右角。卵黄静脉(vitelline vein)和尿囊静脉(allantoic vein)各 1 对,分别来自卵黄囊和绒毛膜,均回流于静脉窦,尿囊静脉之后演变为脐静脉(umbilical vein)。

二、心脏的发生

心脏发生于胚盘口咽膜头端的中胚层,即生心区。

(一) 原始心脏的形成

胚胎第 18~19 天,生心区的中胚层内出现围心腔(pericardial coelom),围心腔腹侧的中胚层细胞密集,形成前后纵行、左右并列的 1 对细胞长索,称生心板(cardiogenic plate),板的中央逐渐变空,形成 1 对心管(cardiac tube)。最初,心管位于胚体的头端,随着神经管的关闭和脑泡的形成,胚体头端向腹侧卷曲,原来位于口咽膜头侧的心管和围心腔转到咽的尾端腹侧,原来在围心腔腹侧的心管则转至背侧(图 27-3)。当胚体发生侧褶时,1 对并列的心管逐渐向中线靠拢,并从头端向尾端融合成为 1 条心管。与此同时,心管与周围的间充质一起从背侧陷入围心腔,于是在心管的背侧出现了心背系膜(dorsal mesocardium),将心管悬连于心包腔的背侧壁。心管陷入后的围心腔改称心包腔。心背系膜的中部很快退化消失,仅在心管的头、尾端存留。此时,心管周围的中胚层逐渐密集增厚,发育成心肌膜。由心肌膜分泌产生一层较厚的富含透明质酸的细胞外基质,充填于内皮和心肌膜之间,称心胶质(cardiac jelly),之后发育为心内膜下组织。心管周围的间充质发育成心外膜。至此,心管已具备心内膜、心肌膜和心外膜 3 层结构(图 27-4)。

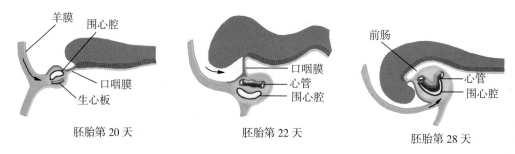

胚胎第 20 天　　　　　　　胚胎第 22 天　　　　　　　　胚胎第 28 天

图 27-3　原始心脏的位置变化示意图(人胚头部纵切)

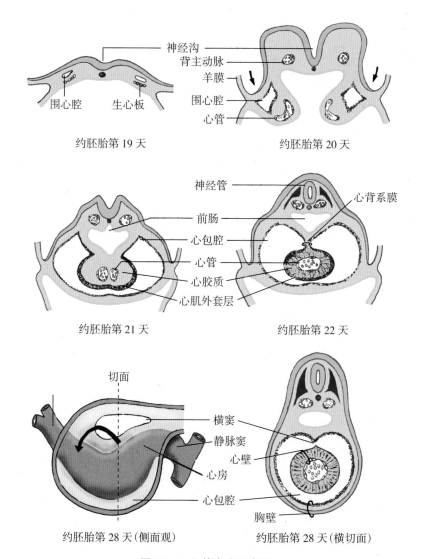

约胚胎第 19 天　　　　　　　　　　约胚胎第 20 天

约胚胎第 21 天　　　　　　　　　　约胚胎第 22 天

约胚胎第 28 天(侧面观)　　　　　约胚胎第 28 天(横切面)

图 27-4　心管发生示意图

(二)心脏外形的建立

　　心管的头端与动脉连接,尾端与静脉相连。心管各段因生长速度不同而出现 3 个膨大,由头端向尾端依次称心球(bulbus cordis)、心室和心房。之后在心房的尾端又出现一个膨大,称静脉窦(sinus venosus)。心房和静脉窦早期位于原始横隔内。静脉窦分为左、右两角,左总主静脉、右总主静脉、脐静脉和卵黄静脉分别通入两角(图 27-5)。心球的远侧份较细长,称动脉干(truncus arteriosus)。动脉

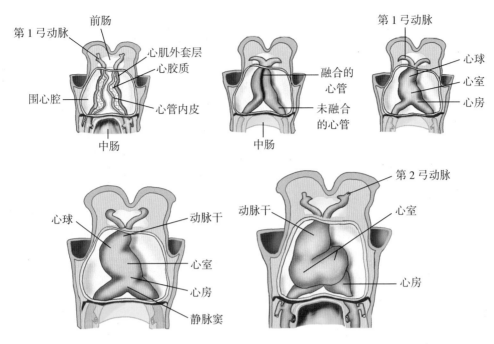

图 27-5 心脏外形建立模式图

干前端连接主动脉囊（aortic sac），主动脉囊为弓动脉的起始部。

在心管发生过程中，由于其两端固定在心包上，而心球和心室部的生长速度又远较心包腔快，因而心球和心室形成"U"形弯曲，称球室袢（bulboventricular loop）。不久，心房渐渐离开原始横隔，移至心室头端背侧，并稍偏左。静脉窦也从原始横隔内游离出来，位于心房的背面尾侧。此时的心脏外形呈"S"形。之后，心房因受腹侧的心球和背侧的食管限制，故向左、右方向扩展，膨出于动脉干的两侧。随后，心房扩大，房室沟加深，房室之间渐形成狭窄的房室管（atrioventricular canal）。心球的近侧段并入心室，成为原始右心室。原来的心室成为原始左心室，左、右心室之间的表面出现室间沟。至此，成体心脏外形已初具，但其内部仍未分隔。

（三）心脏内部的分隔

心脏内部的分隔发生于胚胎第 4~7 周，心脏各部的分隔同时进行（图 27-6）。

1. **房室管的分隔**　胚胎第 4 周，房室管背侧壁和腹侧壁的心内膜下组织增生，分别形成隆起，称背、腹心内膜垫（endocardial cushion）。两个心内膜垫彼此对向生长，至胚胎第 5 周末互相融合，将房室管分隔成左、右房室孔。围绕房室孔的间充质局部增生并向腔内隆起，逐渐形成房室瓣，右侧为三尖瓣，左侧为二尖瓣。

2. **原始心房的分隔**　胚胎第 4 周末，在原始心房顶部背侧壁的中央出现一个薄的半月形矢状隔，称第一房间隔（septum primum）或原发隔。此隔沿心房背侧壁及腹侧壁渐向心内膜垫方向生长，在其游离缘和心内膜垫之间暂留的通道，称第一房间孔（foramen primum）或原发孔。此孔逐渐变小，最后由于心内膜垫组织向上生长，并与原发隔游离缘融合而封闭。在原发孔闭合之前，原发隔上部的中央变薄而穿孔，若干个小孔融合成一个大孔，称第二房间孔（foramen secundum）或继发孔。此时原始心房被分成左、右两部分，但两者之间仍有继发孔连通。

胚胎第 5 周末，在原发隔的右侧，从心房顶端腹侧壁再长出一个弓形或半月形的隔，称第二房间隔（septum secundum）或继发隔。此隔较厚，渐向心内膜垫生长，下缘呈弧形，当其前、后缘与心内膜垫接触时，下方留有一个卵圆形的孔，称卵圆孔（foramen ovale）。卵圆孔的位置比原发隔上的继发孔稍低，两孔呈交错重叠。原发隔很薄，上部贴于左心房顶的部分逐渐消失，其余部分在继发隔的左侧盖于卵

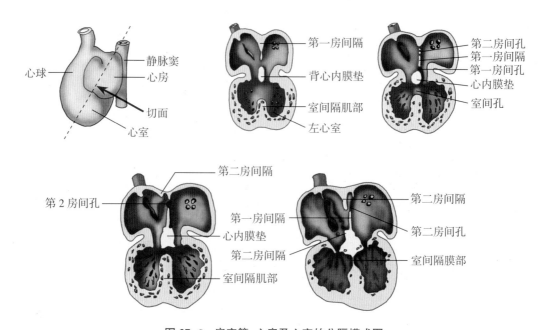

图 27-6 房室管、心房及心室的分隔模式图

圆孔上,称卵圆孔瓣(valve of foramen ovale)。由于卵圆孔瓣的存在,当心房舒张时,只允许右心房的血液流入左心房,反之则不能。

3. **原始心室的分隔** 胚胎第 4 周末,心室壁组织向上突起形成一个较厚的半月形肌性嵴,称室间隔肌部(muscular part of interventricular septum)。此隔不断向心内膜垫方向伸展,上缘凹陷,与心内膜垫之间留有一孔,称室间孔(interventricular foramen),使左、右心室相通。胚胎第 7 周末,由于心球内球嵴的延伸和心内膜垫组织的增生,形成室间隔的膜部,室间孔封闭(图 27-6)。

4. **动脉干与心球的分隔** 胚胎第 5 周,动脉干和心球内膜下组织局部增厚,形成 1 对向下延伸的螺旋状纵嵴,称左、右球嵴(bulbar ridge)。之后左、右球嵴在中线融合,形成螺旋状走行的隔,称主动脉肺动脉隔(aorticopulmonary septum),将动脉干和心球分隔成肺动脉干和升主动脉(图 27-7)。因为主动脉肺动脉隔呈螺旋状,故肺动脉干呈扭曲状围绕升主动脉。当主动脉和肺动脉分隔完成时,主动脉连通左心室,肺动脉干连通右心室。主动脉和肺动脉起始部的心内膜下组织增厚,各形成 3 个隆起,并逐渐改变形状成为薄的半月瓣。

5. **静脉窦及其相连静脉的演变** 起初,静脉窦开口于心房的中央部,窦的左、右角分别与同侧的总主静脉、脐静脉和卵黄静脉相连。之后,由于血液多经右角流回心脏,故右角逐渐扩大,致使窦房口右移。在胚胎第 7~8 周时,心房扩展很快,右角随后并入右心房,形成右心房固有部(平滑部),原来通入静脉窦右角的右总主静脉和右卵黄静脉变成上、下腔静脉并直接开口于右心房。原始的右心房则变为右心耳(粗糙部)。静脉窦左角逐渐退化萎缩,其近端形成冠状窦,远端形成左心房斜静脉的根部(图 27-8)。

原始肺静脉是由第一房间隔左方的左心房背侧壁向外突出而成。最初只有 1 条肺静脉,此静脉分出左、右属支,各属支再分为两支。后来,由于左心房扩大,逐渐把原始肺静脉根部及其属支吸收并入左心房,形成左心房固有部(平滑部),导致 4 条肺静脉分别直接开口于左心房,原始的左心房成为左心耳(粗糙部)(图 27-9)。

卵黄静脉左、右各一,起自卵黄囊,穿过原始横隔进入静脉窦。卵黄静脉的发生和演变与肝的发生相关。当肝在原始横隔内迅速生长时,原来的卵黄静脉分化为 3 段:与肝相邻的一段被并入肝内,以及入肝前的远心段和出肝后的近心段。肝内的一段卵黄静脉形成肝血窦。卵黄静脉近心段,左侧

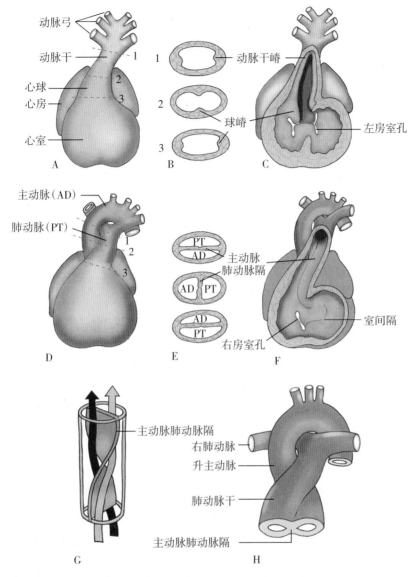

图 27-7 动脉干和心球的分隔模式图
A、D. 心脏正面观　B、E. 心球和动脉干的横切面　C、F. 心脏的冠状剖面　G. 主动脉
肺动脉隔形成示意图　H. 心球和动脉干分隔后形成的升主动脉和肺动脉干

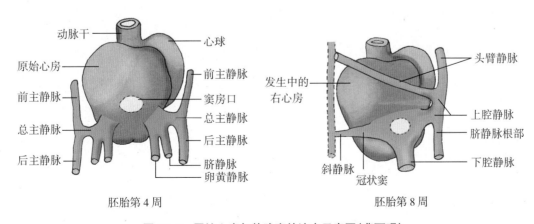

图 27-8 原始心房与静脉窦的演变示意图(背面观)

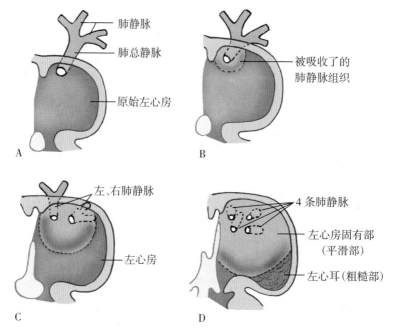

图 27-9 肺静脉被吸收并入左心房示意图

支消失,右侧支形成肝静脉和下腔静脉的近心段。卵黄静脉的远心段,于胚胎第 4 周末,左、右侧支之间发生了 3 个横向的交通支环绕十二指肠,头、尾两个交通支位于十二指肠腹侧,中间一个交通支位于十二指肠背侧,这样形成两个静脉环;不久,头侧环的左支和尾侧环的右支消失;于是两支卵黄静脉的远心段形成了一条"S"形的血管,即为门静脉的原基(图 27-10)。

胚胎早期,左、右脐静脉起始于胎盘,经体蒂(脐带)入胚体,沿腹壁经肝两侧穿过原始横隔,入静脉窦。胚胎第 5 周时,肝扩大,脐静脉与之接触也分支入肝,与肝血窦相通。随后,来自脐静脉的血液越来越多地经过肝内血管流回心脏,由于从胎盘流回的血液主要经左脐静脉入肝,于是整个右脐静脉和左脐静脉近心段萎缩消失,只有左脐静脉的远心段保留并增粗。穿行于肝内的小血管合并扩大成一条静脉导管,一端与左脐静脉相连,另一端通入下腔静脉,它作为一条旁路,使一部分来自胎盘的血液经其分流注入下腔静脉(图 27-10)。胎儿出生后,静脉导管闭锁,形成静脉导管索,肝外的一段脐静脉(原左脐静脉远心段)闭锁形成肝圆韧带。

几对主静脉经过复杂的演变,变为上腔静脉和下腔静脉等。

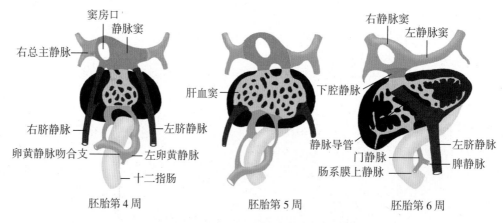

图 27-10 卵黄静脉及脐静脉的演变示意图

三、弓动脉的发生与演变

　　胚胎第4周,鳃弓发生,分布于鳃弓内的动脉称弓动脉。弓动脉起自主动脉囊,在鳃弓内走向背侧,与同侧的背主动脉相通连。第1对弓动脉发生最早,之后在第2~4对鳃弓中相继发生了第2~4对弓动脉。稍晚,在第5、6对鳃弓中又发生了第5、6对弓动脉。随着左、右心管的合并,左、右腹主动脉也融合成了一个主动脉囊。所以,6对弓动脉都发自主动脉囊。这6对弓动脉由于发生时间先后不同,因此不能同时看到。通常在后两对弓动脉出现时,前两对即已消失或发生演变。弓动脉从胚胎第4周开始出现,胚胎第5~8周完成演变(图27-11)。

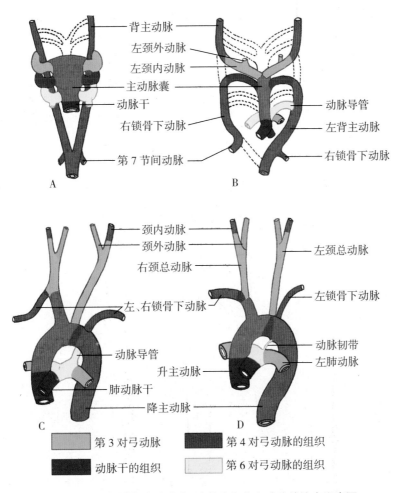

图 27-11　动脉干、主动脉囊、肺动脉和背主动脉的演变示意图

　　第1、2对弓动脉很早即退化消失,但与其相连的一段背主动脉不退化。第3对弓动脉近侧段及部分主动脉囊形成颈总动脉,远侧段及与第3对弓动脉相连的背主动脉形成颈内动脉。颈外动脉由第3对弓动脉发生的分支形成。第3、4对弓动脉之间的背主动脉萎缩消失。第4对弓动脉左、右两侧的改变不同,左侧第4弓动脉与动脉囊的左半及与其相连的尾侧一段背主动脉,形成主动脉弓;右侧第4弓动脉变成右锁骨下动脉的近侧段。右锁骨下动脉的远侧段来自右侧背主动脉和右侧第7节间动脉。左锁骨下动脉来自左侧第7节间动脉,后来其起点向颅侧移位,最后定位于左颈总动脉起点附近。第5对弓动脉发育不全并很快退化,有的则根本不发生。第6对弓动脉,左右各发出一个分支伸向肺芽,形成左、右肺动脉。左侧第6弓动脉的肺动脉起始部与背主动脉之间的一段,形成动脉导管（ductus arteriosus）；右侧第 6 号动脉与此相应的一段则完全消失。因此在胎儿时期，从右心室入肺动脉的血液绝大部分经动脉导管入主动脉，只有少量流入肺。

四、胎儿血液循环和出生后的变化

（一）胎儿血液循环途径

来自胎盘富含 O_2 和营养物质的血液，经脐静脉流经肝时，大部分经静脉导管直接注入下腔静脉，小部分经肝血窦再入下腔静脉。下腔静脉还收集由下肢和盆、腹腔器官来的含 O_2 低的静脉血。从下腔静脉导入右心房的血液，少量与上腔静脉来的血液混合，大部分通过卵圆孔直接进入左心房，与由肺静脉来的少量血液混合后进入左心室（图 27-12）。

左心室的血液（氧饱和度约为 62%）大部分经主动脉弓及其 3 大分支分布到头、颈和上肢，小部分血液流入降主动脉。从头、颈部及上肢回流的静脉血经上腔静脉进入右心房，与下腔静脉来的小部分血液混合后经右心室进入肺动脉。由于胎儿肺尚无呼吸功能，故肺动脉血仅小部分（5%~10%）入肺，大部分血液（90% 以上）经动脉导管直接注入降主动脉。降主动脉血液（氧饱和度约为 58%）除少部分经分支分布到盆、腹腔器官和下肢外，大部分血液经脐动脉将运送至胎盘，在胎盘内与母体血液进行气体和物质交换后，再由脐静脉送往胎儿体内。

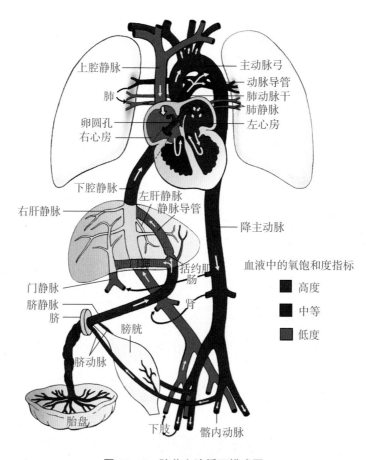

图 27-12　胎儿血液循环模式图

（二）胎儿出生后血液循环的变化

从胎儿血液循环的途径可以看出，胎体中含氧量高的血液和含氧量低的血液，还是相对分流的，但远不及成年人那样严格。胎儿出生后，脐循环中断，肺开始呼吸，动脉导管、静脉导管和脐血管均停止使用,血液循环途经发生一系列改变。主要变化如下:①脐静脉(腹腔内的部分)闭锁,成为由脐部至肝的肝圆韧带。②脐动脉大部分闭锁成为脐外侧韧带,仅近侧段保留,成为膀胱上动脉。③肝内的静脉导管闭锁,成为静脉韧带。④由于脐静脉闭锁,从下腔静脉注入右心房的血液减少,右心房压力降低。肺开始呼吸,大量血液由肺静脉回流进入左心房,左心房压力增高,于是卵圆孔瓣紧贴于继发隔,使卵圆孔闭锁。⑤动脉导管闭锁成为动脉韧带。

五、心血管系统的常见畸形

由于心血管系统发生过程复杂且变化较大,因而先天畸形也较多见,最常见的有以下几种。

(一)房间隔缺损

房间隔缺损(atrial septal defect)最常见的为卵圆孔未闭,可因下列原因产生:①卵圆孔瓣上有穿孔;②原发隔在形成继发孔时吸收过度,导致卵圆孔瓣过小,不能完全遮盖卵圆孔;③继发隔发育不全,形成异常大的卵圆孔,以致正常原发隔形成的卵圆孔瓣未能完全关闭卵圆孔;④原发隔过度吸收,同时继发隔又形成大的卵圆孔,导致更大的房间隔缺损。此外,心内膜垫发育不全,原发隔不能与其融合,也可造成房间隔缺损。

(二)室间隔缺损

室间隔缺损(ventricular septal defect)分为室间隔膜部缺损和室间隔肌部缺损。室间隔膜部缺损较为常见,由心内膜垫组织扩展时未能与球嵴和室间隔肌部融合所致(图27-13A)。室间隔肌部缺损较少见,由肌性隔形成时心肌膜组织过度吸收所致,可出现在肌性隔的各个部位,呈单发性或多发性。另外的情况是室间隔缺如(absence of interventricular septum)或室间隔未发生,形成共用心室,即两房一室三腔心。

(三)动脉干分隔异常

1. 主动脉与肺动脉错位 由于动脉干和心动脉球分隔时,主动脉肺动脉隔不按螺旋方向生长,而是形成平直的隔板,造成主动脉位于肺动脉的前面,由右心室发出;肺动脉干则由左心室发出。此畸形常伴有房室隔缺损或室间隔缺损和动脉导管未闭,使肺循环和体循环之间出现多处直接交通(图27-13B)。

2. 主动脉狭窄或肺动脉狭窄 由于动脉干与心球分隔时不均等,以致形成一侧动脉粗大,另一侧动脉狭小,即肺动脉或主动脉狭窄。此时的主动脉肺动脉隔常不与室间隔成一直线生长,因而还易造成室间隔膜部缺损,较大的动脉(主动脉或肺动脉)骑跨在膜的缺损部。

3. 动脉干永存 为较常见的畸形。主要由于分隔动脉干的主动脉肺动脉隔严重缺损或未发生,使动脉干未能分隔为肺动脉干和主动脉。动脉干骑跨在左、右心室之上,左、右肺动脉直接从动脉干两侧发出。由于左、右心室均与动脉干相通,使入肺的血量明显增加而造成肺动脉高压。又由于进入体循环的血液是混合性的,故供氧不足。患儿出生后,出现衰竭和发绀,多在出生后1年内死亡,存活至成年者极少。

4. 法洛四联症(tetralogy of Fallot) 为最常见的发绀型先天性心脏病,包括4种缺陷,即肺动脉狭窄(或右心室出口处狭窄)、室间隔缺损、主动脉骑跨和右心室肥大(图27-13C)。这种畸形发生的主要原因是动脉干与心球分隔不均,致使肺动脉狭窄和室间隔缺损,肺动脉狭窄导致右心室肥大,粗大的主动脉向右侧偏移而骑跨在室间隔缺损处。

(四)动脉导管未闭

动脉导管未闭(patent ductus arteriosus)多见于女性,女性的发生率为男性的2~3倍,为最常见的血管畸形。发生原因可能是出生后的动脉导管壁肌组织不能收缩,致使肺动脉和主动脉保持相通状态。由于动脉导管未闭,主动脉的血流必然经动脉导管向右分流,造成肺循环血量明显增加,体循环血量减少,引起肺动脉高压、右心室肥大等,影响发育和活动,并可发生心力衰竭。

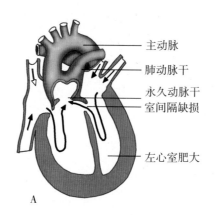

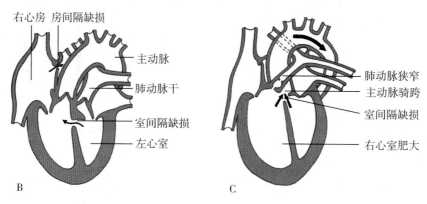

图 27-13　循环系统常见畸形
A. 室间隔膜部缺损伴永久性动脉干　B. 主动脉与肺动脉错位　C. 法洛四联症

第二节　淋巴管的发生

　　一般认为,淋巴管是由发育中的静脉管内皮向外突出形成的囊状突起或由静脉周围的间充质形成的内皮性裂隙汇合而成。胚胎第 5 周,先后在颈部、髂部与腹部出现膨大的盲囊,称原始淋巴囊(primitive lymph sac),囊中有血细胞,当原始淋巴囊与静脉再次接通后,血细胞便进入血液循环,由原始淋巴囊转变的淋巴管系建立。胚胎第 7~8 周时,全身淋巴毛细管网基本形成。

　　最初形成的淋巴网沿原始静脉分布,于一定部位扩大及合并形成 6 个原始淋巴囊:①两个颈淋巴囊,位于锁骨下静脉与前主静脉(未来的颈内静脉)连接处附近;②两个髂淋巴囊靠近髂静脉与后主静脉连接处;③一个腹膜后淋巴囊,位于后腹壁肠系膜根部;④一个乳糜池,位于腹膜后淋巴囊的背侧。

　　在 6 个原始淋巴囊的基础上,沿着体内主要静脉进一步延伸和分支形成淋巴管。胚胎第 9 周时,出现一条大淋巴管连接于颈淋巴囊与乳糜池之间成为左、右胸导管。不久,在两条管之间形成吻合支。由于吻合前右胸导管的一段与吻合后左胸导管的一段退化消失,故成体的胸导管是由右胸导管的尾侧部吻合支和左胸导管的头侧部所组成。右淋巴导管由右胸导管头侧部演变而来。胸导管与右淋巴导管分别连在左、右颈静脉与锁骨下静脉交界处。成体乳糜池由胚胎性乳糜池上部演变而来,在发育过程中接受肠系膜淋巴囊和髂淋巴囊的分支,导入胸导管。胚胎第 3 个月时,所有淋巴囊都成为淋巴管。淋巴管的瓣膜,最先出现于胚胎第 2 个月时的左侧颈淋巴囊。至胚胎第 5 个月,大部分淋巴管均已出现具有功能性的瓣膜。由于原始胸导管是成对的,因此,成体胸导管在发生上可出现许多变异。

　　与此同时,局部间充质腔隙也互相融合扩大,形成许多淋巴囊,如颈淋巴囊、髂淋巴囊和乳糜池等,各淋巴囊均与淋巴管相连接。围绕淋巴囊和大淋巴管周围细胞渐聚集成团,起初为不明显的细胞群。随后淋巴细胞随小血管一起迁入,并在此增殖形成淋巴结群。胚胎第10周时,除乳糜池上部以外,其他淋巴囊已发育成为早期淋巴结群。淋巴结的发育过程如下:首先,淋巴囊生成后,囊壁的结缔组织逐渐伸入并穿越淋巴囊,形成互相交织的网状淋巴丛,它构成淋巴结的基本支架,一个淋巴丛也可形成数个淋巴结。进入淋巴丛的淋巴管形成输入淋巴管,离开淋巴丛的淋巴管形成输出淋巴管,淋巴丛的管道也可参与形成输出淋巴管及被膜下淋巴窦。最初聚集于淋巴结原基处的淋巴细胞是由造血干细胞在肝、胸腺和骨髓内分化而来的淋巴祖细胞迁移而来。聚集于淋巴结原基的淋巴细胞簇在胚胎第10周后才逐渐变大,沿着富有小血管的结缔组织索形成致密的淋巴细胞索,成为早期髓质结构特征。胚胎第4~6个月已出现早期不典型的淋巴结,胚胎第7~8个月结构进一步完善,足月时基本发育成熟。一般认为,胎儿后期淋巴结体积逐渐长大,但淋巴结的组织发生一直未完成,因此没有免疫应答功能(图27-14)。

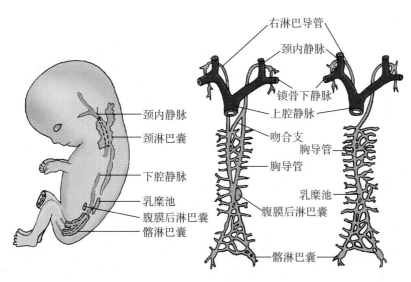

图27-14 人胚淋巴系统发生模式图

(李 臻)

数字课程学习……

微课 教学PPT 拓展阅读 中英文小结 自测题

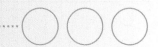

第二十八章

神经系统、眼和耳的发生

神经系统起源于神经外胚层,由神经管和神经嵴分化而成。神经管(neural tube)主要分化为脑、脊髓、神经垂体、松果体和视网膜等。神经嵴(neural crest)主要分化为神经节、周围神经和肾上腺髓质等。

第一节　神经管和神经嵴的早期分化

一、神经管的早期分化

胚胎第 4 周,前后神经孔相继闭合及完整的神经管形成后,神经管的管壁逐渐演变为假复层柱状上皮,称神经上皮(neuroepithelium)。神经上皮的基膜较厚,称外界膜(outer limiting membrane),其管腔游离面也有一层膜,称内界膜(inner limiting membrane)。神经上皮细胞不断分裂增殖并向外周迁移,先后分化为成神经细胞(neuroblast)和成神经胶质细胞(glioblast)。随着神经上皮细胞不断增殖分化,神经上皮最终形成 3 层,由内界膜面向外依次为室管膜层(ependymal layer)、套层(mantle layer)和边缘层(marginal layer)。室管膜层由单层立方形或矮柱状上皮细胞构成,仍保持一定的分裂能力,将发育成脑室和脊髓中央管的室管膜细胞。套层位于室管膜层外侧,为成神经细胞和成神经胶质细胞构成的新细胞层,最终将发育为中枢神经系统的灰质。套层中的成神经细胞起初为圆球形,而后很快长出突起,这些突起逐渐增长并延伸至套层外周,从而形成边缘层。除了成神经细胞的突起,边缘层内还含有少量由套层迁移来的成神经胶质细胞。边缘层最终将发育成中枢神经系统的白质(图 28-1)。

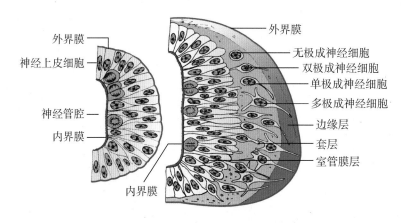

图 28-1　神经管上皮的早期分化示意图

成神经细胞一般不再分裂增殖。圆球形的成神经细胞也称无极成神经细胞(apolar neuroblast)。其发出两个突起后即为双极成神经细胞(bipolar neuroblast)。双极成神经细胞朝向神经管管腔一侧的突起逐渐退化并消失,而伸向边缘层的突起则生长迅速,形成原始轴突。因此,双极成神经细胞演变为单极成神经细胞（unipolar neuroblast）。单极成神经细胞的胞体继而发出若干短突起，形成原始树突，于是转变为多极成神经细胞（multipolar neuroblast）。而后，多极成神经细胞便分化出各种不同的神经元。

在神经细胞的发生过程中，最初生成的神经细胞数目总是比之后存留的神经细胞数目多，凡是未能与靶细胞或靶组织建立结构上联系的神经细胞或处于异常部位的神经细胞，都会在一定时间内凋亡，这说明神经细胞的存活与其靶细胞或靶组织关系密切。神经细胞的存活及其突起的发生主要受靶细胞或靶组织产生的神经营养因子的调控，如神经生长因子、成纤维细胞生长因子、表皮生长因子、胰岛素样生长因子等。神经细胞的凋亡，一方面与它们不能及时获得靶细胞或靶组织释放的神经营养因子有关；另一方面，也与它们未能和其他神经细胞形成足够的传入性突触相关。

神经胶质细胞的发生晚于神经细胞。成神经胶质细胞首先分化为各类神经胶质细胞的前体细胞，即成星形胶质细胞（astroblast）或成少突胶质细胞（oligodendroblast）。然后，成星形胶质细胞分化为纤维性星形胶质细胞和原浆性星形胶质细胞，成少突胶质细胞则分化为少突胶质细胞。小胶质细胞的发生较晚，来源目前存在争议，一般认为来自血液中的单核细胞。室管膜细胞则由神经上皮的室管膜层细胞演变而来。神经胶质细胞直至成年仍保持着较强的分裂增殖能力（图28-2）。

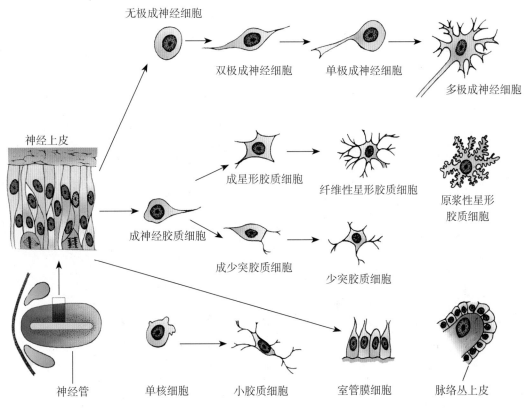

图 28-2 神经上皮的分化示意图

二、神经嵴的早期分化

神经嵴细胞增殖、分化并迁移，分别形成脑神经节、脊神经节和交感神经节内多种神经节细胞及神经胶质细胞，并参与形成周围神经纤维。部分神经嵴细胞迁移并广泛分布于身体各处，分化为非神经组织成分，如皮肤内的黑素细胞、肾上腺髓质内的嗜铬细胞、甲状腺内的滤泡旁细胞、颈动脉体内的

Ⅰ型细胞等。另外,神经嵴头段的部分细胞还可分化为间充质细胞,参与头颈部的部分骨、软骨、肌组织及结缔组织的发生,这部分神经嵴组织被称为中外胚层(mesectoderm)。

第二节　脊髓的发生

一、脊髓的形态发生及其与脊柱的关系

在神经管头段(脑部)膨大并演变为脑时,神经管中尾段(脊髓部)一直保持着较细的直管状。早期神经管脊髓部横断面的管腔较大,呈菱形。随着神经管管壁的发育,其管腔逐渐变小。之后,由于神经管背侧部左、右侧壁逐渐融合,此处管腔最终消失。腹侧部管腔则逐渐变圆并最终演变为近乎圆形的脊髓中央管。胚胎第 4 个月时,直管状脊髓逐渐出现了明显的颈膨大及腰膨大部位。

胚胎第 3 个月前,脊髓与脊柱等长,其下段可达脊柱的尾骨。此时,所有脊神经的发出处与它们相对应的椎间孔处于同一平面。胚胎第 3 个月后,由于脊柱和硬脊膜的生长比脊髓快,脊柱逐渐超越脊髓向尾端延伸。因而,脊髓位置相对上移。至出生前,脊髓下端上移到第 3 腰椎水平,以下为逐渐被拉长的线状终丝,并与尾骨相连。成年人的脊髓尾端则上移至第 1 腰椎水平。由于节段性分布的脊神经均在胚胎早期形成,并从相应节段的椎间孔穿出,在脊髓位置相对上移的过程中,脊髓颈段以下的脊神经根便越来越斜向尾侧;至腰、骶和尾段的脊神经根则在椎管内垂直下行,并与终丝共同形成马尾。随着脊柱的迅速生长,脊髓末端的终丝被拉得越来越长(图 28-3)。

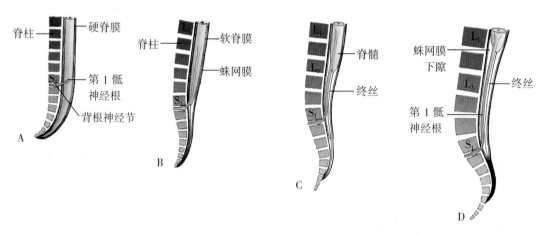

图 28-3　脊髓和脊神经的发育示意图
A.胚胎第 3 个月　B.胚胎第 5 个月　C.新生儿　D.成年人

二、脊髓的组织发生

神经管脊髓部在演变过程中,基本保持了室管膜层、套层和边缘层 3 层结构(图 28-3A)。

神经管的左、右两侧壁由于套层中成神经细胞和成神经胶质细胞的迅速增殖而变厚,使其腹侧部的侧壁形成一对基板(basal plate),背侧部的侧壁形成一对翼板(alar plate)。神经管的腹壁和背壁不发达,变薄变窄分别形成底板(floor plate)和顶板(roof plate)。基板与翼板之间的内表面,形成左、右对称的一对纵沟,称界沟(sulcus limitans)(图 28-3A)。由于中央管腹侧底板停止发育,而基板内细胞继续增多并向腹侧聚集,致使左、右两基板之间形成一条纵行的深沟,位于脊髓腹侧的正中部,称前正中裂(图 28-3B)。左、右两翼板增大并向内侧推移,在中线愈合处形成一纵行隔膜,称后正中隔。由此,基板形成脊髓灰质的前角(或前柱),其中的成神经细胞主要分化为躯体多极运动神经元;翼板则

形成脊髓灰质的后角（或后柱），其中的成神经细胞分化为中间联络神经元。若干成神经细胞聚集于基板与翼板之间，形成脊髓灰质的侧角（或侧柱），其中的成神经细胞分化为内脏运动神经元，以颈膨大及腰膨大处最为发达。随着套层内的细胞不断增生，成神经细胞的突起增长延伸到边缘层，并使之不断增厚。继而由于髓鞘发生，逐渐使边缘层演变为脊髓的白质。神经管周围的间充质分化成脊膜（图28-4）。

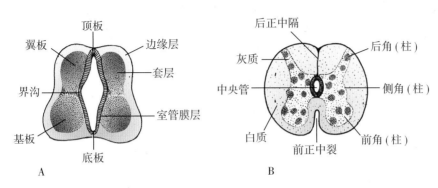

图 28-4　脊髓的发生示意图（横切面）
A.胚胎第 6 周　B.胚胎第 9 周

第三节　脑 的 发 生

脑起源于神经管的头段，其形态演变和组织发生过程与脊髓相似，但更为复杂。

一、脑泡的形成和演变

胚胎第 4 周末，神经管头段膨大形成 3 个脑泡（brain vesicle），由前向后分别为前脑泡（forebrain vesicle）、中脑泡（midbrain vesicle）和后脑泡（hindbrain vesicle），后脑泡又称菱脑泡（rhombencephalon vesicle）。中脑泡和后脑泡之间的缩窄区域称脑峡（isthmus）。脑泡时期较短，至胚胎第 5 周时，前脑泡头段向两侧膨大，分别形成左、右端脑（telencephalon），尾段形成间脑（diencephalon）；中脑泡变化不明显；后脑泡演变为头侧的后脑（metencephalon）和尾侧的末脑（myelencephalon，又称髓脑）。端脑最终演变为左、右大脑半球。间脑演变为丘脑、下丘脑和神经垂体等。中脑泡演变为中脑。后脑演变为小脑和脑桥。末脑演变为延髓，与脊髓相连。

由于脑泡各部分发育不均衡，脑部相继出现数个弯曲，在中脑部出现明显凸向背侧的头曲（cephalic flexure），又称中脑曲（mesencephalic flexure）；在菱脑与脊髓相连处也出现明显凸向背侧的颈曲（cervical flexure）。之后，随着脑部的继续发育，在端脑及脑桥处分别又出现两个凸向腹侧的弯曲，即端脑曲（telencephalic flexure）和脑桥曲（pontine flexure）。

随着脑泡的发育，神经管的管腔演变为各部位的脑室。前脑泡的腔将分别演变为左、右侧脑室和间脑的第三脑室；中脑泡的腔很小，形成狭窄的中脑导水管；后脑泡的腔演变为宽大的第四脑室（图28-5，图28-6）。

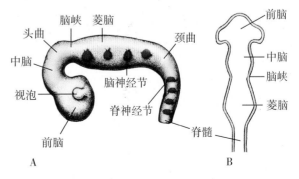

图 28-5　脑泡的形成与演变示意图(1)
A.侧面观　B.冠状切面

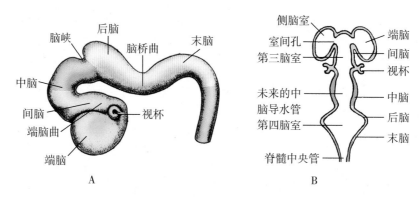

图 28-6　脑泡的形成与演变示意图(2)
A.侧面观　B.冠状切面

　　神经管头段(脑部)管壁的演变与其中尾段(脊髓部)相似,但更为复杂。在其神经上皮细胞增殖并向外迁移的同时,也分化出成神经细胞和成神经胶质细胞,形成套层。由于套层细胞继续增殖,使侧壁也形成了基板和翼板。端脑和间脑的侧壁大部分形成翼板,基板很小。端脑套层中的大部分细胞迁移到外表面,形成大脑皮质;少部分细胞聚集成团,位于皮质深面,形成神经核团。间脑、中脑、后脑和末脑中的套层细胞多聚集成神经核团或神经柱。翼板中的神经核团多为感觉中继核,基板中的神经核团多为运动核。

二、大脑皮质的组织发生

　　大脑皮质主要是由端脑套层的成神经细胞和成神经胶质细胞迁移、增殖、分化而成。

　　大脑皮质的种系发生分 3 个阶段,最早出现的是原皮质(archipallium,又称古皮质),继而出现的是旧皮质(paleocortex),最晚出现的是新皮质(neocortex)。人类大脑皮质的发生过程重演了脑皮质种系发生的过程。海马和齿状回是最早出现的皮质结构,相当于种系发生中的原皮质,与嗅觉传导有关。胚胎第 7 周时,在纹状体外侧,大量成神经细胞聚集并分化,形成梨状皮质,相当于种系发生中的旧皮质,也与嗅觉传导有关。旧皮质出现不久,成神经细胞不断分裂增殖,分批分期地迁至表层,并分化为各种不同的神经细胞,形成了新皮质,最终演变为大脑皮质中面积最大的部分(图 28-7)。由于成神经细胞分批分期地增生、分化和迁移,因而皮质中神经细胞呈层状排布。越早产生和迁移的神经细胞,其位置越深;越晚产生和迁移的神经细胞,其位置越表浅,即越靠近皮质的表面。胎儿出生时,大脑新皮质已基本形成 6 层结构。在大脑皮质内,随着神经细胞的发育,成神经胶质细胞也不断增殖分化为不同神经胶质细胞,广泛分布在大脑皮质内。早在胚胎第 8 周,随着神经细胞的不断形成,

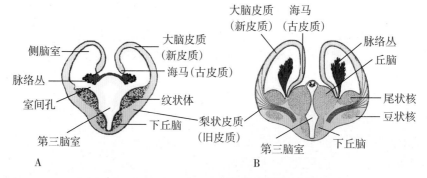

图 28-7　大脑皮质的组织发生示意图(冠状切面)
A.端脑(胚胎第 7 周)　B.间脑(胚胎第 10 周)

突触已形成,其形成过程大致包括轴突生长的终止、树突及树突棘的发育、突触部位的确定及突触的最终形成。

三、小脑的形成及小脑皮质的组织发生

小脑皮质是由后脑翼板背侧部分的菱唇(rhombic lip)对称性增厚发育分化而成。左、右菱唇在中线融合,形成小脑板(cerebellar plate),即为小脑的原基。胚胎第12周时,小脑板的两外侧部膨大,形成两个小脑半球;小脑板中部变细,形成小脑蚓。之后,由一条横裂从小脑蚓分出了小结;从小脑半球分出了绒球。由绒球和小结组成了绒球小结叶,即原小脑(archicerebellum),是小脑种系发生中最早出现的结构,保持着与前庭系统的联系。

起初,小脑板也具有室管膜层、套层和边缘层3层结构。胚胎第10~12周时,小脑板增厚,室管膜层的神经上皮细胞增殖并通过套层迁移到边缘层的外表面,形成一个薄的细胞层,称外颗粒层(external granular layer)。此层细胞仍保持分裂增殖的能力,在小脑板表面形成一个细胞增殖区,使其表面积迅速扩大并形成许多皱褶,最终形成了小脑叶片。胚胎第16周前后,外颗粒层细胞增殖迅速,达到6~7层细胞厚。之后,外颗粒层细胞不断分化出不同类型的细胞,其中部分细胞向内迁移并分化为颗粒细胞,构成内颗粒层(internal granular layer)。至胚胎第21周后,随着外颗粒层细胞陆续向内迁移,外颗粒层逐渐变薄,而内颗粒层逐渐增厚,最终形成小脑皮质的颗粒层。这种外颗粒层细胞内迁现象一直持续到出生后约7个月左右。胚胎第24周时,位于套层外缘的成神经细胞不断分化为浦肯野细胞和高尔基细胞,构成浦肯野细胞层。外颗粒层细胞因大量细胞内迁而变得数量较少,这些细胞将分化为篮状细胞和星形细胞。同时,浦肯野细胞的树突和颗粒层神经细胞的轴突向表面生长,使原来的边缘层最终演变为小脑最表面的分子层。位于套层内层的成神经细胞则集聚成团,分化为小脑髓质中的神经核团,如齿状核等(图28-8,图28-9)。

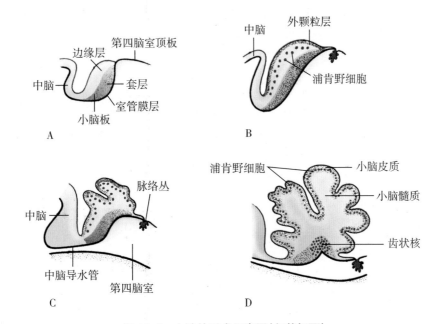

图 28-8　小脑的形成示意图(矢状切面)

A. 中脑与后脑(胚胎第8周)　B. 中脑与小脑(胚胎第10周)

C. 中脑与小脑(胚胎第12周)　D. 小脑(胚胎第16周)

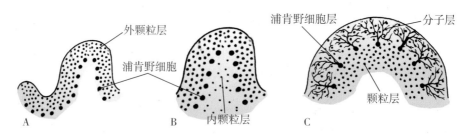

图 28-9　小脑皮质的组织发生示意图
A. 胚胎第 12 周　B. 胚胎第 16 周　C. 出生后

第四节　神经节和周围神经的发生

一、神经节的发生

神经节多起源于神经嵴。神经嵴细胞向两侧迁移,分布于神经管的背外侧,并集聚成细胞团,逐渐分化为位于某些脑神经干上的脑神经节和位于脊髓两侧脊神经背根上的脊神经节。脑神经节和脊神经节均属于感觉神经节。神经嵴细胞首先分化出成神经细胞和成神经胶质细胞,最终分别分化为神经节细胞和卫星细胞。成神经细胞最先长出两个突起,成为双极神经元。由于神经元各部的生长不均衡,致使两个突起的起始部位逐渐靠拢,最终合并为一个突起,于是双极神经元成为假单极神经元,即神经节细胞。卫星细胞包绕在神经节细胞的胞体周围。神经节周围的间充质分化为结缔组织的被膜,包绕整个神经节。

位于胸段的神经嵴,有部分细胞迁至背主动脉的背外侧,形成两列节段性排布的神经节,即交感神经节、椎旁神经节,这些神经节借纵行的交感神经纤维彼此相连,形成左、右两条纵行的交感神经节链;另有部分神经嵴细胞迁至主动脉腹侧,形成主动脉前交感神经节。其中,神经嵴细胞分化为多极的交感神经节细胞,另一部分则分化为卫星细胞。神经节外的间充质分化为结缔组织的被膜。另外,还有部分神经嵴细胞迁入由脏壁中胚层细胞增生形成的肾上腺原基内,进而分化为髓质的嗜铬细胞和少量交感神经节细胞。

副交感神经节的起源尚存在争议。有人认为副交感神经节中的神经细胞来自神经管的成神经细胞,也有人认为来源于脑神经节中的成神经细胞。

二、周围神经的发生

周围神经由感觉神经纤维和运动神经纤维构成。神经纤维是由神经细胞的突起外面包绕神经膜细胞而形成。感觉神经纤维中的突起是感觉神经节中节细胞的周围突,躯体运动神经纤维中的突起是脑干及脊髓灰质前角中运动神经元的轴突。内脏运动神经纤维的节前神经纤维中的突起是脊髓灰质侧角和脑干的内脏运动核中神经元的轴突,而节后神经纤维中的突起则是自主神经节中节细胞的轴突。神经膜细胞由神经嵴细胞分化而成,并与发生中的突起同步增殖和迁移。神经膜与突起相贴处凹陷,形成一条纵沟,沟内包埋着突起。当沟完全包绕突起时,神经膜细胞与突起间形成一个薄的系膜。在有髓神经纤维形成过程中,此系膜不断增长而且环绕突起,于是在突起外周形成了由多层细胞膜环绕而成的髓鞘。在无髓神经纤维形成过程中,一个神经膜细胞可与多条突起相贴,并形成多条深沟包绕突起,虽然此时也形成薄的系膜,但系膜不环绕,故不能形成髓鞘(详见第八章)。

第五节 眼 的 发 生

一、眼球的发生

胚胎第 4 周,当神经管前端闭合形成前脑泡时,其外侧壁向外膨出形成左、右一对囊泡,称视泡(optic vesicle)。视泡腔与脑室相通,视泡远端不断膨大,逐渐贴近表面的体表外胚层。与此同时,体表外胚层在视杯的诱导下增厚,形成晶状体板(lens placode)(图 28-10)。

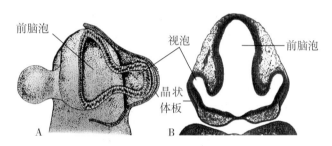

图 28-10 视泡与晶状体板的发生(胚胎第 4 周)
A.示意图 B.光镜图

而后,视泡内陷形成双层杯状结构,称视杯(optic cup)。视杯近端变细,称视柄(optic stalk),并与由前脑分化出的间脑相连。晶状体板内陷入视杯内,且渐与体表外胚层脱离,形成晶状体泡(lens vesicle)。眼的各部分是由视杯、视柄、晶状体泡和它们周围的间充质分化而成的(图 28-11)。

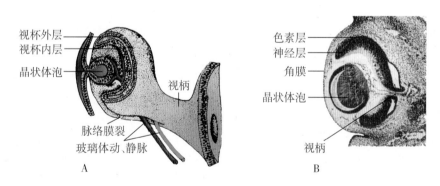

图 28-11 视杯与晶状体泡的发生(胚胎第 6~7 周)
A.示意图 B.光镜图

(一)视网膜的发生

视网膜是由视杯内、外两层共同分化而成(图 28-12)。视杯外层将分化形成视网膜的色素上皮层。视杯内层不断增厚,自胚胎第 6 周起,先后分化出节细胞、视锥细胞、无长突细胞、水平细胞、视杆细胞和双极细胞等,形成视网膜的神经层。与此同时,视杯内、外两层之间的腔逐渐变窄,最终消失。于是视杯两层直接相贴,构成视网膜的视部。在视杯口边缘部,内层上皮增厚不明显,与外层分化的色素上皮相贴,并向晶状体泡与角膜之间的间充质内延伸,形成视网膜的盲部,即睫状体与虹膜的上皮。

(二)视神经的发生

胚胎第 5 周,视杯及视柄的下方向内凹陷,形成一纵沟,称脉络膜裂(choroid fissure)。脉络膜裂内含有玻璃体动、静脉及间充质。玻璃体动、静脉为玻璃体和晶状体的发育提供营养。玻璃体动、静脉还发

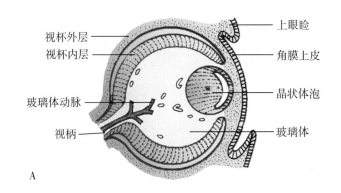

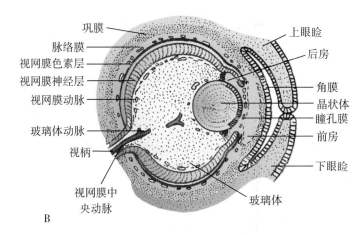

图 28-12　眼球与眼睑的发生示意图
A. 胚胎第 7 周　B. 胚胎第 15 周

出分支,营养视网膜。脉络膜裂约于胚胎第 7 周闭合,玻璃体动、静脉远端穿经玻璃体的一段将退化,并遗留一残迹,称玻璃体管。玻璃体动、静脉近端则演变为视网膜中央动、静脉(图 28-12)。视柄与视杯相连,也分为内、外 2 层。随着视网膜视部的发育,节细胞的轴突逐渐向视柄内层延伸,使视柄内层逐渐增厚,并与外层融合。同时,视柄内的成神经胶质细胞进一步分化为星形胶质细胞和少突胶质细胞,并与节细胞的轴突形成神经纤维。于是,视柄演变为视神经(图 28-13)。

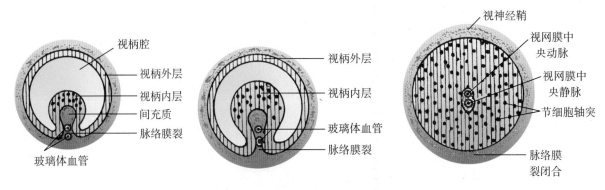

图 28-13　视神经的发育示意图(横切面)

(三) 晶状体的发生

晶状体由晶状体泡演变而成。最初晶状体泡由单层上皮围成。其前壁细胞呈单层立方形,将分化为晶状体上皮;后壁细胞呈单层高柱状,且增长较快,逐渐向前壁方向伸长,形成初级晶状体纤维。

此时,泡腔逐渐缩小,直至消失,晶状体泡变为实体结构。此后,晶状体赤道区的上皮增生较快,细胞变长,形成次级晶状体纤维。原有的初级晶状体纤维及其细胞核逐渐退化,形成晶状体核。次级晶状体纤维逐层添加到晶状体核的周围,使晶状体核及晶状体逐渐增大。此过程持续终身,但随着年龄的增长其速度逐渐减慢。

(四)角膜、睫状体、虹膜和眼房的发生

在晶状体泡的诱导下,其前方的体表外胚层将分化为角膜上皮,角膜上皮后方的间充质分化为角膜的其余各层。靠近视杯口边缘处的两层上皮(特别是外层细胞)增生,分别形成睫状体与虹膜的上皮。位于视杯口边缘周围的间充质将分别形成睫状体其余各部和虹膜基质。虹膜基质与虹膜上皮层将共同发育成虹膜。胚胎期间的虹膜基质周边部较厚,中央部较薄,封闭视杯口,称瞳孔膜(pupillary membrane)。另外,在晶状体泡与角膜上皮之间的间充质内出现一个腔隙,即前房。睫状体与虹膜形成后,虹膜、睫状体和晶状体之间形成后房。出生前,瞳孔膜被吸收,形成瞳孔。前、后房经瞳孔相通。

(五)血管膜和巩膜的发生

人胚第6~7周,视杯周围的间充质分为内、外两层。内层富含血管和色素细胞,分化为眼球壁的血管膜,血管膜大部分贴在视网膜外面,即为脉络膜。视杯周围间充质的外层较致密,分化为纤维膜,即巩膜。脉络膜与巩膜分别与视神经周围的软脑膜和硬脑膜相连续。

二、眼睑和泪腺的发生

胚胎第7周,眼球前方与角膜上皮毗邻的体表外胚层形成上、下两个皱褶,即眼睑原基,将分别发育为上、下眼睑。反折到眼睑内表面的体表外胚层分化为复层柱状的结膜上皮,并与角膜上皮相延续。眼睑外面的体表外胚层则分化为表皮。皱褶内的间充质则分化为眼睑的其他结构。胚胎第10周,上、下眼睑的边缘开始相互融合,至胚胎第7~8个月时又重新张开。上眼睑外侧部的体表外胚层上皮长入间充质内,分化出泪腺的腺泡和导管。泪腺约于出生后第6周开始分泌泪液,出生后3~4岁基本完成发育。

第六节　耳 的 发 生

一、内耳的发生

胚胎第4周初,菱脑两侧的体表外胚层受菱脑的诱导作用而变厚,形成左、右一对听板(otic placode);继之向下方间充质内陷,形成左、右一对听窝(otic pit);最后听窝闭合,并与体表外胚层分开,形成左、右一对囊状的听泡(otic vesicle)。

最初听泡为梨形,之后向背腹方向延伸增大,形成背侧的前庭囊和腹侧的耳蜗囊,并在背内侧端长出一小囊管,称内淋巴管,其盲端逐渐膨大,最终形成内淋巴囊。前庭囊将形成3个膜半规管和椭圆囊的上皮;耳蜗囊将形成膜蜗管和球囊的上皮。这样,听泡便演变为内耳的膜迷路(图28-14)。

膜蜗管于胚胎第8周时已盘曲成2.5圈,蜗管底壁上皮增生成复层上皮,称基板。基板上皮形成两个高柱状的细胞嵴。内侧嵴较大为螺旋嵴,其细胞分泌物形成胶状膜(盖膜);外侧嵴相对较小,细胞增殖分化形成螺旋器。这种变化始于膜蜗管的基部,并向蜗顶推进。同时,蜗管的外侧壁上皮及其下方的间充质不断发育,逐渐形成富含小血管的复层上皮(血管纹);蜗轴、前庭阶和鼓室阶也开始形成。至胚胎第3个月时,膜迷路周围的间充质进一步分化,形成一软骨性囊,包绕膜迷路。约在胚胎第5个月时,软骨性囊骨化,成为骨迷路。于是,膜迷路被套在骨迷路内,两者之间形成狭窄的外淋巴间隙(图28-15)。

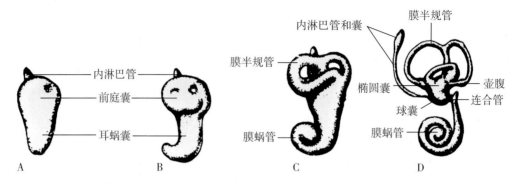

图 28-14 听泡的发育示意图(胚胎第 5~8 周)

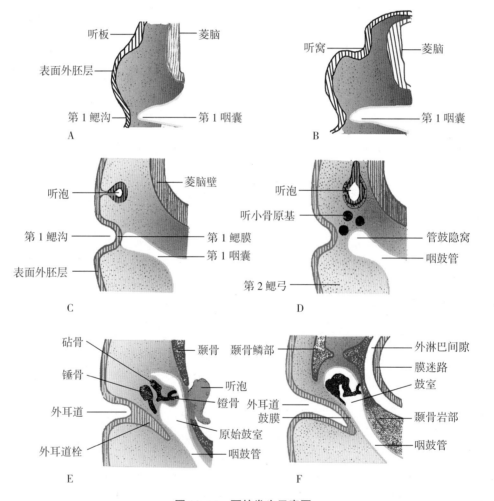

图 28-15 耳的发生示意图

A.胚胎第 4 周初期 B.胚胎第 4 周中期 C.胚胎第 4 周末期 D.胚胎第 5 周

E.胚胎发育中期 F.胚胎发育后期

二、中耳的发生

胚胎第 9 周时,第 1 对咽囊向背外侧生长,其远侧盲端膨大形成管鼓隐窝,近侧段形成咽鼓管。管鼓隐窝上方的间充质形成 3 个听小骨原基。胚胎第 6 个月时,听小骨的原基骨化形成 3 块听小骨(图 28-15E)。与此同时,管鼓隐窝远侧段扩大形成原始鼓室。听小骨周围的结缔组织被吸收而形成腔隙,与原始鼓室共同形成鼓室,听小骨位于其中。管鼓隐窝顶部的内胚层与第1鳃沟底部的外胚层相对,分别形成鼓膜表面的内、外上皮,两者之间的间充质将形成鼓膜内的结缔组织。

三、外耳的发生

胚胎第8周末,第1鳃沟向内深陷,形成外耳道的外侧段。管道底部的外胚层细胞增生形成上皮细胞板,称外耳道栓。胚胎第7个月时,外耳道栓内部的细胞退化消失,形成管腔,成为外耳道的内侧段。耳郭的发生始于胚胎第6周。第1鳃沟周围的间充质增生形成6个结节状隆起,称耳丘。后来这些耳丘围绕外耳道不断增长,最终演变为耳郭(图28-16)。

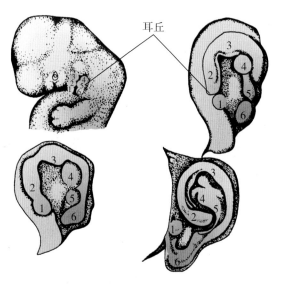

1~6:耳丘6个结节状隆起的发生与演变

图28-16 耳郭的发生示意图

第七节 主要先天畸形

一、神经系统的主要先天畸形

(一)神经管缺陷

正常情况下,胚胎第4周末神经管应完全闭合。由于某些原因,神经管未闭合或闭合不全而引起的一系列先天畸形,称神经管缺陷(neural tube defect)。其发生概率约为1/700,包括无脑畸形、脑膜膨出、脑膜脑膨出、脊柱裂等(图28-17)。

若前神经孔未闭合,就会形成无脑畸形(anencephaly),因往往伴有颅顶骨发育不全,故也称露脑(exencephaly)(图28-18)。

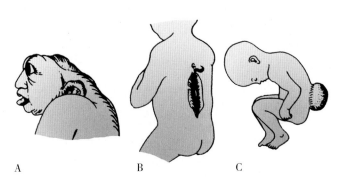

图28-17 神经系统的几种常见畸形示意图
A.无脑畸形 B.严重脊柱裂 C.中度脊柱裂

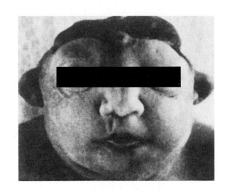

图28-18 无脑畸形(露脑)

若枕部颅骨发育不全,可出现脑膜膨出或脑膜脑膨出(meningoencephalocele),缺口处常与枕骨大孔相通(图28-19)。如果此时脑室也随之膨出,则称积水性脑膜脑膨出(meningohydroencephalocele)(图28-20)。

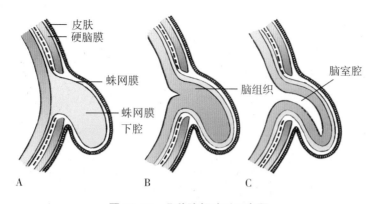

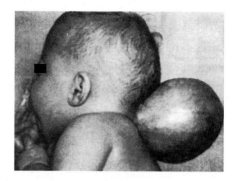

图 28-19　几种脑部畸形示意图
A.脑膜膨出　B.脑膜脑膨出　C.积水性脑膜脑膨出

图 28-20　积水性脑膜脑膨出

若后神经孔未闭合,则会形成脊髓裂(myeloschisis),脊髓裂常伴有相应节段的脊柱裂(spina bifida)。脊柱裂可发生于脊柱各段,常见于腰骶部。脊柱裂发生程度不同,轻者仅见少数几个椎弓未在背侧中线愈合,留有一小裂隙,但脊髓、脊膜和神经根均可发育正常,称隐性脊柱裂(spina bifida occulta)。严重脊柱裂可为大范围的椎弓未发育并伴有脊髓裂。此时表面皮肤裂开,脊髓外露。中度脊柱裂较常见,患处常形成一个大小不等的皮肤囊袋(图 28-17C)。若囊袋中见有脊膜和脑脊液,称脊膜膨出(meningocele);若囊袋中既有脊膜和脑脊液,又有脊髓和神经根,则称为脊髓脊膜膨出(meningomyelocele)。

(二) 脑积水

脑积水(hydrocephalus)比较多见,是由于脑室系统发育障碍,导致脑脊液生成和吸收失去平衡,其中以中脑导水管和室间孔狭窄或闭锁最为常见。由于脑脊液不能正常循环流通,致使脑室中积满液体,即脑内脑积水(internal hydrocephalus),或在蛛网膜下腔中积存大量液体,即脑外脑积水(external hydrocephalus)。两者主要临床特征为颅脑增大,颅骨和脑组织变薄,颅缝变宽。

二、眼的主要先天畸形

(一) 瞳孔膜残留

因瞳孔膜出生前未能全部吸收所致,致使瞳孔处尚有薄膜或蛛网状细丝遮盖在晶状体前面,称瞳孔膜残留(persistent pupillary membrane)。轻度瞳孔膜残留通常不影响视力和瞳孔的功能。出生后可随着年龄增长而逐渐吸收。

(二) 虹膜缺损

若脉络膜裂在虹膜处未完全闭合,造成虹膜下方缺损,致使圆形的瞳孔呈钥匙孔状,称虹膜缺损(coloboma iridis)。此畸形严重者可伴有睫状体、视网膜、视神经及眼的其他部位发育异常。

(三) 先天性白内障

先天性白内障(congenital cataract)是指出生前晶状体透明度发生异常,多为遗传性,也可由母体在妊娠早期感染风疹病毒、甲状腺功能低下、营养不良或维生素缺乏等而引起。

(四) 先天性青光眼

巩膜静脉窦发育异常,致使房水回流受阻,眼压增高及眼球膨大,最后导致视网膜受损而失明,为先天青光眼(congenital glaucoma)。基因突变或母体在妊娠早期感染风疹病毒均是造成此畸形的主要原因。

三、耳的主要先天畸形

（一）先天外耳道狭窄或闭锁

第1鳃沟和第1、2对鳃弓发育异常可导致先天外耳道狭窄或闭锁。此畸形常伴有耳郭、中耳畸形，或下颌骨发育不全，甚至先天性耳聋。

（二）先天性小耳畸形

先天性小耳畸形（congenital microtia）多为单侧，并以右侧多见，常伴有中耳畸形和听力障碍。常为第1、2对鳃弓发育不良所致，造成耳郭部分缺如，如无耳垂、无耳屏等，伴有或不伴有外耳道闭锁。

（三）先天性耳聋

先天性耳聋（congenital deafness）分遗传性和非遗传性两类。遗传性耳聋属常染色体隐性遗传，非遗传性耳聋与药物中毒、病原体感染、新生儿溶血性黄疸等因素有关。先天性耳聋主要是由骨性或膜性耳蜗发育不全，听神经、大脑听觉中枢受损，中耳鼓室或听小骨发育异常所致，故各类耳聋均可表现为传导性、感觉性或混合性耳聋。先天性耳聋患者由于听不到声音，不能进行语言学习与正常交流，故常为聋哑（deaf-mutism）。

（刘 琼）

数字课程学习……

 微课　 教学 PPT　 拓展阅读　 中英文小结　 自测题

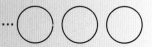

参考文献

1. 成令忠,钟翠平,蔡文琴.现代组织学[M].上海:上海科技文献出版社,2004.

2. 李继承,曾园山.组织学与胚胎学[M].北京:人民卫生出版社,2018.

3. 刘厚奇.医学发育生物学[M].北京:科学出版社,2020.

4. 吴祖泽,贺福初,裴雪涛.造血调控[M].上海:上海医科大学出版社,2000.

5. 李和,李继承.组织学与胚胎学[M].3版.北京:人民卫生出版社,2015.

6. 佐伋,刘艳平.细胞生物学[M].3版.北京:人民卫生出版社,2015.

7. 张学军,郑捷.皮肤性病学[M].9版.北京:人民卫生出版社,2018.

8. James WD,Berger TG,Elstion DM.安德鲁斯临床皮肤病学[M].北京:北京大学医学出版社,2020.

9. 莫剑忠,江石湖,萧树东.江绍基胃肠病学[M].2版.上海:上海科学技术出版社,2014.

10. 郑煜,陈霞.呼吸系统[M].北京:人民卫生出版社,2015.

11. 李和,陈活彝.组织学与胚胎学[M].2版.北京:科学出版社,2020.

12. 熊承良,商学军,刘继红.人类精子学[M].北京:人民卫生出版社,2013.

13. 卢惠霖,卢光秀.人类生殖与生殖工程[M].郑州:河南科学技术出版社,2001.

14. 杨增明,孙青原,夏国良.生殖生物学[M].北京:科学出版社,2019.

15. Anthony L Mescher. Junqueira's Basic Histology-Text and Atlas[M]. 15th ed. New York:McGrawHill, 2018.

16. Geoffrey M. Cooper,Robert E Hausman. THE CELL–A molecular Approach[M]. 6th ed. New York: Sinauer Associates,2013.

17. Pawlina W. Histology:A Text and Atlas with Correlated Cell and Molecular Biology[M]. 7th ed. New York:Wolters Kluwer,2014.

18. Ovalle WK,Nahirney PC. Netter's Essential Histology[M].3rd ed. Philadelphia:Elsevier,2021.

19. Kierszenbaum AL. Histology and Cell Biology:An Introduction to Pathology[M]. 5th ed. St. Louis: Mosby Company,2019.

20. Dongmei Cui. Atlas of Histology with Functional and Clinical Correlations[M]. Baltimore:Lippincott Williams & Wilkins,2011.

21. Wojciech Pawlina. Histology:A Text and Atlas with Correlated Cell and Molecular Biology[M]. 7th ed. Philadelphia:Wolters Kluwer,2014.

22. Kevin T Patton,Gary A Thibodeau. Anthony's Textbook of Anatomy and Physiology[M]. 20th ed. St. Louis: Mosby Company,2013.

23. Wojciech Pawlina. Histology[M]. 7th ed. Philadelphia:Wolters Kluwer,2016.

24. Leslie P. Gartner. Textbook of Histology[M]. 5th ed. Philadelphia:Elsevier,2021.

25. James S Lowe,Peter G Anderson,Susan I. Anderson. Stevens & Lowe's Human Histology[M]. 5th ed. Philadelphia:Elsevier,2020.

26. Barbara Young,Geraldine O'Dowd,Phillip Woodford. Wheater's Functional Histology:A Text and Colour Atlas[M]. 6th ed. Philadelphia:Elsevier,2014.

27. Bruce M Carlson. Human Embryology and Developmental Biology［M］. 5th ed. St. Louis：Mosby Company,2015.

28. Scott F. Gilbert,Michael J.F. Developmental Biology［M］. 11th ed. Cary ：Oxford University Press,2016.

29. Sadler TW. Langman's Medical Embryology［M］. 13rd ed. Baltimore：Lippincott Williams and Wilkins, 2015.

30. Moore KL,Persaud TVN,Torchia MG. The Developing Human：Clinically Oriented Embryology［M］.11th ed. Philadelphia：Saunders,2019.

31 Larry R. Cochard：Netter's Atlas of Human Embryology［M］. Philadelphia：Saunders,2012.

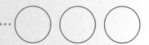

中英文名词对照